循证护理实践与护理管理

主编 马靖靖 宋 滕 薄晓英 张 艳
　　　王 杰 李 悦 张 燕 潘惠燕

黑龙江科学技术出版社
HEILONGJIANG SCIENCE AND TECHNOLOGY PRESS

图书在版编目(CIP)数据

循证护理实践与护理管理 / 马靖靖等主编. -- 哈尔滨：黑龙江科学技术出版社, 2024.7. -- ISBN 978-7-5719-2488-1

Ⅰ. R47

中国国家版本馆CIP数据核字第20247P61Z5号

循证护理实践与护理管理
XUNZHENG HULI SHIJIAN YU HULI GUANLI

主　　编	马靖靖　宋滕　薄晓英　张艳　王杰　李悦　张燕　潘惠燕
责任编辑	包金丹
封面设计	宗　宁
出　　版	黑龙江科学技术出版社
	地址：哈尔滨市南岗区公安街70-2号　邮编：150007
	电话：(0451) 53642106　传真：(0451) 53642143
	网址：www.lkcbs.cn
发　　行	全国新华书店
印　　刷	黑龙江龙江传媒有限责任公司
开　　本	787 mm×1092 mm　1/16
印　　张	23.25
字　　数	589千字
版　　次	2024年7月第1版
印　　次	2024年7月第1次印刷
书　　号	ISBN 978-7-5719-2488-1
定　　价	238.00元

【版权所有，请勿翻印、转载】

编委会 —— Editorial committee

主　编

马靖靖　宋　滕　薄晓英　张　艳
王　杰　李　悦　张　燕　潘惠燕

副主编

李　淳　孙红霞　于伟娜　陈思敏
张谧谧　王　霞　李　珊　王红丽
陈泓汝　严冬梅

编　委（按姓氏笔画排序）

于伟娜（乳山市人民医院）
马靖靖（枣庄市山亭区人民医院）
王　杰（东营乐安医院）
王　霞（聊城市茌平区第二人民医院）
王红丽（湖北医药学院附属襄阳市第一人民医院）
孙红霞（山东省邹平市九户镇卫生院）
严冬梅（四川省宜宾市第一人民医院）
李　珊（烟台桃村中心医院）
李　悦（山东省济宁市第二人民医院）
李　淳（济南市第二人民医院）
宋　滕（枣庄市立医院）
张　艳（广饶县大码头中心卫生院）
张　燕（聊城市中医医院）
张谧谧（徐州市妇幼保健院）
陈泓汝（湖北省红安县中医医院）
陈思敏（福州市第二总医院）
潘惠燕（广州中医药大学顺德医院附属勒流医院）
薄晓英（利津县汀罗镇卫生院）

目录 Contents

第一章　循证护理概述	(1)
第一节　循证护理的概念与基本要素	(1)
第二节　循证护理实践的基本步骤	(3)
第三节　循证护理的意义	(6)
第四节　循证护理的发展与展望	(11)
第二章　生命体征的观察与护理	(15)
第一节　瞳孔	(15)
第二节　呼吸	(16)
第三节　脉搏	(18)
第四节　血压	(21)
第五节　体温	(23)
第三章　护理管理	(30)
第一节　护理人员培训	(30)
第二节　护理岗位管理	(33)
第三节　病房护理管理	(41)
第四章　呼吸内科疾病的护理	(46)
第一节　急性上呼吸道感染	(46)
第二节　急性气管-支气管炎	(50)
第三节　支气管扩张症	(53)
第四节　肺炎	(59)
第五章　心内科疾病的护理	(69)
第一节　高血压	(69)
第二节　心律失常	(78)

第三节　心肌病 …………………………………………………………… (83)
　　第四节　感染性心内膜炎 ………………………………………………… (86)
　　第五节　急性心包炎 ……………………………………………………… (89)
第六章　消化内科疾病的护理 ………………………………………………… (92)
　　第一节　反流性食管炎 …………………………………………………… (92)
　　第二节　上消化道大出血 ………………………………………………… (95)
　　第三节　消化性溃疡 ……………………………………………………… (102)
　　第四节　慢性胃炎 ………………………………………………………… (106)
　　第五节　慢性胰腺炎 ……………………………………………………… (109)
　　第六节　肝硬化 …………………………………………………………… (113)
第七章　内分泌科疾病的护理 ………………………………………………… (120)
　　第一节　糖尿病 …………………………………………………………… (120)
　　第二节　肥胖症 …………………………………………………………… (129)
　　第三节　痛风 ……………………………………………………………… (133)
　　第四节　尿崩症 …………………………………………………………… (136)
　　第五节　腺垂体功能减退症 ……………………………………………… (139)
　　第六节　甲状腺功能亢进症 ……………………………………………… (144)
　　第七节　甲状腺功能减退症 ……………………………………………… (148)
　　第八节　皮质醇增多症 …………………………………………………… (151)
第八章　普外科疾病的护理 …………………………………………………… (155)
　　第一节　胆石症 …………………………………………………………… (155)
　　第二节　胆道感染 ………………………………………………………… (161)
　　第三节　胃十二指肠溃疡 ………………………………………………… (164)
　　第四节　肠梗阻 …………………………………………………………… (170)
　　第五节　直肠肛管良性疾病 ……………………………………………… (174)
　　第六节　急性胰腺炎 ……………………………………………………… (182)
　　第七节　脾破裂 …………………………………………………………… (187)
第九章　骨科疾病的护理 ……………………………………………………… (190)
　　第一节　肱骨干骨折 ……………………………………………………… (190)
　　第二节　肱骨髁上骨折 …………………………………………………… (193)
　　第三节　尺桡骨干双骨折 ………………………………………………… (196)
　　第四节　桡骨远端骨折 …………………………………………………… (200)

编委会 —— Editorial committee

主　编
马靖靖　宋　滕　薄晓英　张　艳
王　杰　李　悦　张　燕　潘惠燕

副主编
李　淳　孙红霞　于伟娜　陈思敏
张谧谧　王　霞　李　珊　王红丽
陈泓汝　严冬梅

编　委（按姓氏笔画排序）
于伟娜（乳山市人民医院）
马靖靖（枣庄市山亭区人民医院）
王　杰（东营乐安医院）
王　霞（聊城市茌平区第二人民医院）
王红丽（湖北医药学院附属襄阳市第一人民医院）
孙红霞（山东省邹平市九户镇卫生院）
严冬梅（四川省宜宾市第一人民医院）
李　珊（烟台桃村中心医院）
李　悦（山东省济宁市第二人民医院）
李　淳（济南市第二人民医院）
宋　滕（枣庄市立医院）
张　艳（广饶县大码头中心卫生院）
张　燕（聊城市中医医院）
张谧谧（徐州市妇幼保健院）
陈泓汝（湖北省红安县中医医院）
陈思敏（福州市第二总医院）
潘惠燕（广州中医药大学顺德医院附属勒流医院）
薄晓英（利津县汀罗镇卫生院）

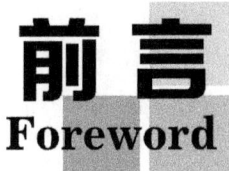

近年来,我国的社会经济和医疗专业建设迅速发展,护理队伍的整体素质均有了较大的改善。患者对护理服务的期望值持续提高,护理理念也随之不断创新和发展。护理学的研究对象是整体的人,是具有生物和社会双重属性的人。人的健康不仅指生理方面,还包括心理和社会等方面。护理人员要具备相应的社会科学知识,关注社会环境对人类健康的影响,方能满足护理对象的需求。

护理学具有较强的实践性。护理人员在临床实践中必须坚持护理理论与临床实践相结合,如在抢救心脏骤停患者时,护士熟练、准确的操作,即胸外按压的部位、深度、频率等都是抢救患者的关键。

本书的出版是为护理人员的继续教育提供知识载体,建立学习交流的平台,以扩大护理人员的视野,传播新的知识信息,使护理人员及时了解和把握本学科的前沿和动态,以更好地提高护理技术水平,有力地配合临床诊疗工作。

本书综述了临床护理的新观念、新思维和专科护理的发展动态,详细介绍了先进的临床护理内容。本书将全新的护理理念贯穿其中,着重介绍了各科室常见病与多发病的护理评估、护理诊断、护理目标、护理措施等方面的内容。本书知识系统全面,内容实用,详略得当,通俗易懂,注重培养护理人员科学的临床思维、工作方法及综合应用学科知识正确处理临床疾病的能力,具有较高的专业性、规范性、先进性与实用性,可作为各基层医院护理人员的参考用书。

护理学是一门正在发展和壮大的学科,各编者的理论知识和实践经验有限,加之编写时间仓促,书中若存在疏漏或不足之处,敬请广大读者批评指正,以期再版时修正完善。

《循证护理实践与护理管理》编委会
2024 年 3 月

第三节　心肌病 …………………………………………………………… (83)
　　第四节　感染性心内膜炎 ………………………………………………… (86)
　　第五节　急性心包炎 ……………………………………………………… (89)
第六章　消化内科疾病的护理 ……………………………………………………… (92)
　　第一节　反流性食管炎 …………………………………………………… (92)
　　第二节　上消化道大出血 ………………………………………………… (95)
　　第三节　消化性溃疡 ……………………………………………………… (102)
　　第四节　慢性胃炎 ………………………………………………………… (106)
　　第五节　慢性胰腺炎 ……………………………………………………… (109)
　　第六节　肝硬化 …………………………………………………………… (113)
第七章　内分泌科疾病的护理 ……………………………………………………… (120)
　　第一节　糖尿病 …………………………………………………………… (120)
　　第二节　肥胖症 …………………………………………………………… (129)
　　第三节　痛风 ……………………………………………………………… (133)
　　第四节　尿崩症 …………………………………………………………… (136)
　　第五节　腺垂体功能减退症 ……………………………………………… (139)
　　第六节　甲状腺功能亢进症 ……………………………………………… (144)
　　第七节　甲状腺功能减退症 ……………………………………………… (148)
　　第八节　皮质醇增多症 …………………………………………………… (151)
第八章　普外科疾病的护理 ………………………………………………………… (155)
　　第一节　胆石症 …………………………………………………………… (155)
　　第二节　胆道感染 ………………………………………………………… (161)
　　第三节　胃十二指肠溃疡 ………………………………………………… (164)
　　第四节　肠梗阻 …………………………………………………………… (170)
　　第五节　直肠肛管良性疾病 ……………………………………………… (174)
　　第六节　急性胰腺炎 ……………………………………………………… (182)
　　第七节　脾破裂 …………………………………………………………… (187)
第九章　骨科疾病的护理 …………………………………………………………… (190)
　　第一节　肱骨干骨折 ……………………………………………………… (190)
　　第二节　肱骨髁上骨折 …………………………………………………… (193)
　　第三节　尺桡骨干双骨折 ………………………………………………… (196)
　　第四节　桡骨远端骨折 …………………………………………………… (200)

目录 Contents

第一章 循证护理概述 (1)
 第一节 循证护理的概念与基本要素 (1)
 第二节 循证护理实践的基本步骤 (3)
 第三节 循证护理的意义 (6)
 第四节 循证护理的发展与展望 (11)

第二章 生命体征的观察与护理 (15)
 第一节 瞳孔 (15)
 第二节 呼吸 (16)
 第三节 脉搏 (18)
 第四节 血压 (21)
 第五节 体温 (23)

第三章 护理管理 (30)
 第一节 护理人员培训 (30)
 第二节 护理岗位管理 (33)
 第三节 病房护理管理 (41)

第四章 呼吸内科疾病的护理 (46)
 第一节 急性上呼吸道感染 (46)
 第二节 急性气管-支气管炎 (50)
 第三节 支气管扩张症 (53)
 第四节 肺炎 (59)

第五章 心内科疾病的护理 (69)
 第一节 高血压 (69)
 第二节 心律失常 (78)

第五节　股骨颈骨折 …………………………………………………… (203)

　　第六节　股骨干骨折 …………………………………………………… (207)

　　第七节　胫腓骨干骨折 ………………………………………………… (211)

第十章　妇科疾病的护理 …………………………………………………… (215)

　　第一节　闭经 …………………………………………………………… (215)

　　第二节　功能失调性子宫出血 ………………………………………… (217)

　　第三节　围绝经期综合征 ……………………………………………… (221)

　　第四节　外阴及阴道创伤 ……………………………………………… (224)

　　第五节　外阴及阴道炎 ………………………………………………… (226)

　　第六节　盆腔炎性疾病 ………………………………………………… (234)

　　第七节　子宫颈炎 ……………………………………………………… (238)

　　第八节　子宫内膜异位症 ……………………………………………… (241)

　　第九节　子宫腺肌病 …………………………………………………… (243)

　　第十节　子宫脱垂 ……………………………………………………… (246)

　　第十一节　子宫颈癌 …………………………………………………… (249)

　　第十二节　子宫内膜癌 ………………………………………………… (256)

第十一章　产科疾病的护理 ………………………………………………… (261)

　　第一节　自然流产 ……………………………………………………… (261)

　　第二节　异位妊娠 ……………………………………………………… (272)

　　第三节　妊娠合并贫血 ………………………………………………… (277)

　　第四节　妊娠合并急性阑尾炎 ………………………………………… (279)

　　第五节　过期妊娠 ……………………………………………………… (283)

　　第六节　早产 …………………………………………………………… (285)

　　第七节　胎膜早破 ……………………………………………………… (288)

　　第八节　前置胎盘 ……………………………………………………… (291)

　　第九节　胎盘早剥 ……………………………………………………… (294)

　　第十节　胎儿窘迫 ……………………………………………………… (298)

　　第十一节　胎位异常 …………………………………………………… (301)

　　第十二节　产道异常 …………………………………………………… (306)

　　第十三节　产力异常 …………………………………………………… (310)

　　第十四节　胎儿发育异常 ……………………………………………… (314)

　　第十五节　羊水栓塞 …………………………………………………… (317)

第十六节　子宫破裂 ………………………………………………………………（320）
　　第十七节　脐带异常 ………………………………………………………………（323）
第十二章　眼科疾病的护理 ……………………………………………………………（326）
　　第一节　睑缘炎 ……………………………………………………………………（326）
　　第二节　睑腺炎 ……………………………………………………………………（327）
　　第三节　泪囊炎 ……………………………………………………………………（328）
　　第四节　角膜炎 ……………………………………………………………………（333）
　　第五节　结膜疾病 …………………………………………………………………（338）
　　第六节　屈光不正与弱视 …………………………………………………………（343）
　　第七节　白内障 ……………………………………………………………………（351）
　　第八节　青光眼 ……………………………………………………………………（352）
　　第九节　玻璃体积血 ………………………………………………………………（354）
　　第十节　视网膜脱离 ………………………………………………………………（356）
　　第十一节　视网膜母细胞瘤 ………………………………………………………（358）
参考文献 ………………………………………………………………………………（360）

第一章 循证护理概述

第一节 循证护理的概念与基本要素

一、循证护理的起源和背景

循证护理的发展源于循证医学。英国临床流行病学家 Archie Cochrane 最早根据医疗卫生保健领域研究论文数量日益增多,信息传播迅速,但研究质量参差不齐,不是所有治疗决策都依据最新最佳研究证据的现象,在其 1972 年的著作《疗效与效益:卫生保健服务的随机反应》中提出了医疗决策的疗效和效益问题,呼吁要对公开发表的随机对照试验进行系统评价。1992 年加拿大 Mc Master 大学的著名内科学专家 David Sackett 教授正式提出"循证医学(evidence based medicine,EBM)"的概念,1992 年英国成立 Cochrane 中心,并于 1993 年成立 Cochrane 国际协作网。随着循证医学对全球卫生保健领域的深远影响,20 世纪 90 年代进一步提出了在医疗卫生保健领域开展"循证实践(evidence based practice,EBP)"的概念。医疗卫生保健领域循证实践的核心思想是:卫生保健领域的实践活动应以客观的科学研究结果为决策依据。循证实践通过在全球各类数据库中收集关于某项卫生保健决策/治疗方法/护理措施/干预方法的所有单项研究结果,进行系统评价,通过筛选、汇总、必要时进行统计分析,以达到推广有效的科学手段,提出有效的方法的目的,循证实践可提高医疗卫生保健领域决策的科学性、有效性,并可节约卫生资源。

随着护理学科的发展,临床护理人员开始重新思考某些传统的护理技术和护理方式的合理性、科学性和有效性。例如,以往儿童保健专家一直建议婴儿特别是出生至 4 个月的婴儿睡眠应采用俯卧位,以避免呕吐时发生误吸,并提高呼吸的顺应型;然而,最新的研究明确提示,仰卧睡觉是更安全的睡眠姿势,俯卧位睡眠与突发性婴儿死亡综合征有关,因此对婴儿睡眠的体位建议改为仰卧睡眠。在护理领域,较多传统的护理技术都需要重新反思其科学性和有效性。例如,采用划分临界值计分的方式筛选跌倒高危患者是否会遗漏需重点关注的对象?更换集尿袋的最佳时间间隔是多少?保留导尿管更换的时间两周合适吗?术前只能采用剃毛的方式备皮吗?目前临床护理规范中术前禁食禁水的时间是否过长了?采用机械通气的患者是否需要限制连续吸痰的次数?创伤有渗液的压疮患者能否用鹅颈灯烘烤创伤?对长期卧床患者骶尾部皮肤进行定期按摩的指征是什么?如何对重症监护室(Intensive Care Unit,ICU)躁动的患者进行约束管理?

ICU 患者的眼睛护理有何要求？在这些思考中，循证实践的观念和方法可以帮助护理人员用科学的方法寻求信息、分析信息、利用信息，以解决临床实践中的实际问题。

20 世纪 90 年代起，循证医学对护理学科的发展带来了深远的影响，英国 York 大学护理学院 1996 年成立了全球第一个"循证护理中心"，首次提出"循证护理实践（evidence based nursing practice，EBN）"的概念，1998 年 York 大学与 Mc Master 大学共同创办了 Evidence based Nursing 期刊。1996 年总部设在澳大利亚阿德莱德大学的 Joanna Briggs 循证卫生保健国际合作中心成立，2011 年该中心发展成为拥有全球 70 余个分中心和协作组、覆盖近 50 个国家的循证卫生保健国际协作网，促进循证实践在全球护理及相关学科的推广。

二、循证护理的定义

证据是"可获得的事实"，证据也可以是一种信念、议题，或对某件事情是否真实有效的判断。循证护理（evidence based nursing，EBN）可定义为护理人员在计划其护理活动过程中，审慎地、明确地、明智地将科研结论与其临床经验以及患者愿望相结合，获取证据，作为临床护理决策的依据的过程。循证护理构建在护理人员的临床实践基础上，它强调以临床实践中特定的、具体化的问题为出发点，将来自科学研究的结论与其临床知识和经验、患者需求进行审慎地、明确地、明智地结合，促进直接经验和间接经验在实践中的综合应用，并通过实施过程，激发团队精神和协作气氛，改革工作程序和方法，提高照护水平和患者满意度。循证护理注重终末评价和质量管理，能有效地提高护理质量，节约卫生资源。

三、循证护理的基本要素

循证实践是指导临床决策的过程，在该过程中应着重考虑的是：①所有可获得的来自研究的最佳证据；②护理人员的专业判断；③患者的需求；④应用证据的情境。现将循证护理的 4 项基本要素分述如下。

（一）最佳证据

最佳证据指来自设计严谨，且具有临床意义的研究的结论。不是所有的研究结论都可以成为循证护理的证据，在循证护理中，证据是经过严格界定和筛选获得的最新最佳证据。对通过各种途径查询得到的护理研究结果，需应用临床流行病学的基本理论和临床研究的方法学以及有关研究质量评价的标准去筛选最佳证据，对证据的科学性、可行性、适宜性、临床应用价值、有效性以及经济性进行严格评价，即看其研究的设计是否科学合理、研究结果是否具有真实性，干预方法是否对患者有益、是否对提高护理质量有利，并进行证据的汇总。只有经过认真分析和评价获得的最新、最真实可靠而且有重要临床应用价值的研究证据才是循证护理应该采纳的证据。

同时，应该注意到护理领域证据的多元性问题。卫生保健领域的问题多种多样，因此研究方法也多种多样，护理学科的科学性和人文性决定了护理研究既重视随机对照试验等量性研究资料的价值，又注重质性资料和叙述性研究的意义。当今的循证医疗严格强调随机对照试验的作用，这使在护理学科领域开展和应用循证实践受到了挑战。根据护理学科的属性和特点，循证护理注重证据的多元性。因此从护理学科的角度而言，选择文献纳入系统评价时除了考虑传统的定量设计研究的结果外（随机对照试验、非随机对照试验、病例对照研究、队列研究等定量设计的研究结果），人文社会科学和行为科学领域的质性研究和行动研究的设计也应作为进行系统评价时可纳入分析的文献，即也可以成为证据的来源。

(二)护理人员的专业判断

专业判断指护理人员对临床问题的敏感性,以及应用其丰富的临床知识和经验、熟练的临床技能做出专业决策。开展循证护理时,护理人员应能够敏感地察觉到临床问题,并将文献中的证据与临床实际问题实事求是地结合在一起而不是单纯地照搬照套,这些都是解决临床问题的突破口。很重要的前提是护理人员有系统的临床知识,丰富的实践经验、敏感的发现问题的能力、缜密的思维以及熟练的实践技能。有丰富经验和实践技能的护理人员往往能够应用其临床技能和以往的经验明确患者个体或群体的健康状况、他们所面临的问题、他们的需求和喜好、干预活动的潜在益处等,以为患者和家庭提供他们所需要的信息,提供支持性的、舒适的环境。

临床护理人员是实施循证护理的主体,因为对患者的任何处理和对疾病的诊治都是通过护理人员去实施的,因此,护理人员需要不断更新和丰富自己的知识和技能,将其与临床经验密切结合。其中临床流行病学的基本理论和临床研究的方法学是实施循证护理的学术基础。

(三)患者的需求

任何先进的诊治手段首先都必须得到患者的接受和配合才能取得最好的效果,因此循证护理必须充分考虑患者的需求。证据能否应用在患者身上解决患者的问题,取决于是否考虑患者本身的需求。患者的需求和愿望是开展循证决策的核心。现代护理观强调为患者提供个性化的、人文化的护理。患者的需求具有多样性,同一种疾病的患者,在疾病的同一个阶段,其需求也可能是不同的,任何先进的诊治手段首先必须得到患者的接受和配合才能取得最好的效果。由于患者的病情不同、个人经历和价值观的差异、是否拥有医疗保险、对疾病的了解程度及家庭背景的差异等,患者可能不会表现出有什么要求,也可能会向医护人员表达其多样化的要求。循证护理是对护理人员思维方法和工作方法的挑战,利用自身丰富的临床经验,护理人员可运用"循证实践"的方法分析患者多种多样的需求,寻求满足其需求的最佳方式,而非一味"按常规行事"。因为所谓"常规"往往强调群体,注重习惯;而"循证"则以尽可能满足患者个体的利益和需求为目的,遵循最科学的证据,必要时不惜打破常规。

护理人员、医师、患者之间平等友好的合作关系与临床决策是否正确密切相关,同时也是成功实施循证护理的重要条件。所以强调在开展循证护理过程中,护理人员必须秉持以患者为中心的观念,具备关怀照护的人文素质和利他主义的精神,注重对患者个体需求的评估和满足。

(四)应用证据的临床情境

证据的应用必须强调情境,在某一特定情境获得明显效果的研究结论并不一定适用所有的临床情境,这与该情境的资源分布情况、医院条件、患者的经济承受能力、文化习俗和信仰等均有密切的关系。因此在开展循证护理过程中,除了要考虑拟采纳的证据的科学性和有效性外,同时还应考虑证据在什么临床情境下实施,以充分评估证据应用的可行性、适宜性和是否具有临床意义。

(张　燕)

第二节　循证护理实践的基本步骤

循证护理实践是一个系统的过程,涉及护理组织、各级各层护理人员。循证护理实践主要包括3个阶段：证据综合，证据传播，以及证据应用。具体过程包括8个步骤：①明确问题；②系统的文献检索；③严格评价证据；④通过系统评价汇总证据；⑤传播证据；⑥引入证据；⑦应用证据；⑧评价证据应用后的效果。

一、证据综合

证据综合即通过系统评价寻找并确立证据。该阶段包括以下4个步骤。①明确问题：明确临床实践中的问题，并将其特定化、结构化。②系统检索文献：根据所提出的临床问题进行系统的文献检索，以寻找证据。③评价文献质量：严格评价检索到的研究设计的科学性和严谨性、结果推广的可行性和适宜性以及研究的临床意义，筛选合适的研究。④汇总证据：对筛选后纳入的研究进行汇总，即对具有同质性的同类研究结果进行Meta分析，对不能进行Meta分析的同类研究进行定性总结和分析。

二、证据传播

证据传播指将证据通过杂志期刊、电子媒介、教育和培训等方式传递到卫生保健人员、卫生保健机构、卫生保健系统中。证据的传播不仅仅是简单的证据和信息发布，而是通过周密的规划，明确目标人群（例如，临床人员、管理者、政策制订者、消费者等），而后设计专门的途径，精心组织证据和信息传播的内容、形式以及传播方式，以容易理解、接受的方式将证据和信息传递给对方，使之应用于决策过程中。

证据传播主要由以下4个步骤组成。

（一）标注证据的等级或推荐意见

证据具有等级性，这是循证实践的基本特征。根据目前国际循证实践领域普遍应用的2001年英国牛津大学循证医学中心证据分级系统，将证据水平分为5级、推荐级别分为4级。

（二）将证据资源组织成相应易于传播并利于临床专业人员理解、应用的形式

由于临床人员大多没有时间仔细阅读包含大量研究方法描述的、完整的系统评价报告，往往需要将系统评价的结果等证据资源总结为简洁易读的形式，但要标注证据的来源和证据的等级，以帮助应用时取舍。

目前对临床实践决策最具有影响力且最适合于临床专业人员借鉴的证据资源是临床实践指南（clinical practice guidelines，CPG）或集束化照护措施。基于循证的临床实践指南是针对特定的临床情况（例如跌倒的预防、压疮的预防和处置等），将相关专题的各类系统评价结论和其他证据资源汇总，构建出能够具体指导临床人员制订恰当的流程、规范，进行科学有效的评估、诊断、计划、干预、评价等决策的推荐意见。集束化照护措施是解决特定情境下各种临床问题的一系列相互关联的证据汇集（例如预防呼吸机相关性肺炎的集束化照护措施），比临床实践指南更具有针对性、涉及的范围窄，更直接、更具操作性。

以临床专业人员可接受的恰当的方式组织证据，无论是系统性较强的临床实践指南，还是针对性较强的集束化照护措施汇总，或是简约化的最佳实践信息册、证据总结，都是直接面向研究结果的使用者——临床专业人员的资源，这些循证资源省略了复杂的研究过程描述和统计阐述，以可追溯、透明、公开的形式直接列出具有临床意义的结论、证据，有利于临床专业人员有效利用这些研究结果。

(三)详细了解目标人群对证据的需求

不同的目标人群对证据的需求不同,故应进行详细评估和分析,再有目的地组织信息。

(四)以最经济的方式传递证据和信息

证据或知识传播的形式主要有3种:教育和培训、通过传播媒体信息传递、通过组织和团队系统传播证据。在这一过程中需要应用网络和信息技术、打印文本、会议、讲座、培训项目等方式。

护理部门可组织系列活动让一线护理人员了解最新科研证据,包括:①组织定期的"期刊阅读俱乐部",营造应用研究结果的氛围,鼓励阅读和分享,让护士主动对所在领域的最新研究论文进行讨论、评价。②制订循证的实践规范,要求临床决策、解决临床护理问题时询问是否依据了设计严谨的研究的结果。③创造机会让护士参与到临床研究中,尤其参与构建研究问题、审视研究计划可行性、招募研究对象、收集研究资料、促进研究对象依从性等环节,可让护士从中了解最新研究证据。④形成专业规范,要求护士在向患者进行健康指导时以研究结果为依据,开展基于循证的健康教育活动。

三、证据应用

(一)证据应用的步骤

证据应用,即遵循证据改革护理实践活动,该阶段包括以下3个步骤。①引入并应用证据:通过系统/组织变革引入证据,临床护理人员将证据与临床专门知识和经验、患者需求相结合,根据临床情境,做出适合的护理计划。②实施计划,改革原有的护理实践活动。③评价证据应用后的效果:通过动态评审的方法监测证据实施过程,评价证据应用后对卫生保健系统、护理过程、患者带来的效果。证据应用主要包括将证据应用到实践活动中,以实践活动或系统发生变革为标志。

(二)证据应用的影响因素

多项循证实践活动或临床干预被整合到了一个复杂的临床实践过程中,会对局部卫生保健系统产生影响,同时也会对临床工作程序产生影响,因此可评估该程序本身的变化和卫生服务质量的变化。证据的应用在循证实践的各个环节中最具挑战性,可能遭到来自个体层面和机构层面的种种阻碍,因为证据应用的标志是发生系统的变革。

证据应用到临床实践实质上就是临床护理质量持续改进的过程,其中主要的障碍因素包括以下几个方面。①需要应用的研究本身的因素:研究的特征和设计的质量;②护士因素:护士的循证意识;③组织因素:是否获得机构上级管理者和领导者的支持,并为证据应用创造氛围和环境条件。

为促进护理专业的发展,证据的应用需深深植入临床护理实践中。证据的应用涉及护理人员个人层面和护理系统组织层面。其中系统层面的变革显得尤为重要。系统层面的因素主要包括领导的支持、资源、实践支持功能、员工自我发展、人际关系、工作压力以及系统的文化和氛围等。在证据应用之前应对相关因素进行评估,制订相应措施,以降低阻碍因素的影响。

从护理人员个人层面而言,证据的应用往往意味着变革现有的流程,而这种变革需要打破传统的实践方式,需要改变观念,更需要时间和精力的付出,并接受知识和技能的再培训。害怕变革,担心变革对自己的工作造成威胁,是许多人消极对待临床证据应用的主要原因。此外,护理人员对自身角色的定位和护理专业信念也影响着证据的应用。例如,护士是否觉得自己有能力根据现有证据对临床实践提出变革的建议。事实上,每一名护理人员都应在证据应用中扮演属于自己的角色;在临床工作中善于观察,勤于思考,有质疑常规和标准的勇气。通过阅读本领域的文献、参加继续教育和定期参与专业学术会议等方式掌握国内外护理科研的最新信息,提高评估科研成果的能力,提高自身的专业知识、科研知识和英语水平。积极参与有关证据应用的研究,注意多学科团队合作,用评判性思维将临床中取得的经验上升为理论,在制订护理措施和处理护理问题时寻求科学依据等。

(潘惠燕)

第三节 循证护理的意义

循证护理是一种观念和工作方法,开展循证护理对临床专业人员的思维方式和工作方式是一个巨大的挑战,开展循证护理对促进临床护理实践的科学性、有效性、节约卫生资源具有重要的临床意义。

一、开展循证护理对促进学科发展有着积极深远的意义

(一)循证护理可帮助护理人员更新专业观,改进工作方法,促进学科发展

从循证护理产生的哲学基础上分析,循证护理是一种观念、理念。所谓观念是指导个体思维方式和行为方式的价值观和信念。循证实践来源于实证主义的哲学观,因此循证护理作为循证实践的分支之一,可改变护理人员以往按照习惯或凭借经验从事护理实践活动的方式,强调在做出临床判断时,遵循来自研究结论的、有效的、科学的证据,并强调不盲目接受已经发表的科研文章的结论,而要对文献进行审慎、明确地、明智地评审,同时将科研证据与护理人员的临床专业经验以及患者的需求和愿望相结合,转化为临床证据,而做出最后的临床判断。

(二)循证护理顺应了医疗卫生领域有效利用卫生资源的趋势

从循证护理产生的背景上分析,循证护理产生于全球卫生保健领域文献信息量迅速增长,同时要求卫生保健实践活动"既要有疗效又要有效益"的背景下。Archie Cochrane 指出,在卫生资源有限的现代社会里,应该对现有的卫生资源进行综合评价,有效利用。目前医疗卫生领域有众多的研究结果,但分布零散;有限的科研经费使充分利用现有的科研结果变得格外重要。同时,临床繁忙的日常工作常常使医护人员不能及时获取最新学科进展信息。卫生保健领域的专业人员在阅读文献时常感到文献数量大、发展快,同时其中一些文献质量不高,需进一步筛选、分析、评价,所以临床人员很难迅速、有效地从文献中提取所需信息,做出最有利于患者康复的临床决策。这一系列的因素使科研和临床之间脱节,理论和实践之间出现断层,临床决策过程往往缺乏对研究结果的系统总结和评价,影响临床决策的科学性。

在卫生资源有限、护理人员短缺、社会人口的老龄化问题日益突出及疾病谱不断转变(慢性病、癌症、HIV/AIDS 发病率增加)的当今社会,消费者对卫生保健的需求日益增加,有限的卫生资源和日益昂贵的医疗消费之间的矛盾同时又使人们更期望高质量、高效率的卫生保健服务。而"循证实践"从临床问题出发,通过对全球已有的相关临床研究进行系统评价,严格评价该领域相关研究的研究设计、研究结果,剔除不严谨的科研,归纳总结合理的科研,形成系统评价,指导

临床变革,并通过证据应用,进行系统干预和动态监测,保证临床变革的正确方向。因此循证护理可充分利用现有的研究资源,避免重复研究,同时减少实践中的变异性带来的不必要的资源浪费,节约卫生资源,并加速新知识和新技术的应用,以满足人群的卫生保健需求,因此循证护理是提高护理质量,为患者提供科学的、经济的、有效的护理服务的途径。

(三)循证护理可促进临床护理实践的科学性和有效性

1.循证护理可促进科学的护理实践活动

护理研究是提高护理服务质量的途径。寻找证据,作出科学的临床护理决策是循证护理的关键。目前世界上有近500种护理专业期刊,而且有许多护理领域的研究文章发表在非护理类的期刊中,但临床护理人员往往觉得很难将科学研究的结果运用到临床实践中,其中的原因主要包括:①临床护理人员没有机会了解这些研究结论。②护理人员不知道如何有效寻找所需的研究论文。③护理人员不知道如何评价研究结果的严谨性、科学性、有效性,因此不确定是否应该应用该研究结果。④即使明确了该研究结论的价值,由于该方法没有被写入护理常规和护理质量管理规范,所以护理人员仍然没有将证据应用到实践中。

而循证实践则把在全世界收集的某一特定干预方法的研究结果进行系统查询、严格评价、统计分析,剔除尚无明确证据证明有效的方法,将尽可能真实的科学结论综合后形成系统评价,并将系统评价结果制作成摘要或"临床实践指南(clinical practice guidelines,CPG)"的形式,提供给临床人员,可有利于临床护理人员迅速地获取最佳、最新的科学证据。而临床专业人员在应用证据时将所获得的证据与自身的专业知识和经验、患者的需求结合起来,形成科学、有效、实用、可行的临床干预手段,并通过有计划地组织变革将证据引入临床实践过程,最后评价证据应用后的效果。从这一过程分析,循证护理充分利用科学研究结果,同时促进了科研结果的推广和应用。但循证护理的概念广于"应用研究结果",循证护理所倡导的是一种科学的决策方法和工作程序,并还要考虑除研究证据外的其他因素,例如临床经验、患者的需求和价值观、资源等。运用循证护理可帮助护理人员建立严谨的、科学的、实事求是的专业态度和工作方法,促进科学的护理实践活动。

循证护理强调护理人员的知识和经验在寻求科学证据过程中的价值,并与临床实际问题相结合,因此,循证护理促进理论和实践有机结合,弥补理论实践的"断层"。循证护理挑战常规和某些习惯性的护理活动,提倡护理人员将临床经验与系统的研究证据相结合,以获得科学的护理方法,这对提高护理学科的地位和独立性有着积极的意义。

2.循证护理可促进有效的护理实践活动

有效的护理活动是指能够提高或保持患者的健康水平,并保证最大限度地运用现有卫生资源的护理实践活动。护理活动是否有效往往通过质量管理过程来评价。

循证护理与护理质量管理的步骤具有一致性,循证护理的8个环节与美国卫生服务质量联合鉴定组织(Joint Commission on Accreditation of Health Care Organi-zation,JCAHO)的护理质量管理10个步骤具有相似之处,两者都是一种工作方法,都具有促发变革和评价变革的功能,可通过循证护理促进护理质量提高,保证护理实践活动的有效性。

循证护理的8个步骤:①明确问题;②系统的文献检索;③严格评价证据;④通过系统评价汇总证据;⑤传播证据;⑥引入证据;⑦应用证据;⑧评价证据应用后的效果。

护理质量管理的10个步骤:①分配责任;②明确护理服务范围;③明确护理服务的重点;④寻找护理重量指征;⑤建立评价框架;⑥收集护理质量方面的资料;⑦评价护理质量;⑧采取变

革措施;⑨评估措施效果;⑩有效沟通,促进信息流动。

(四)循证护理有利于科学有效的临床护理决策

卫生保健服务是通过各种各样大大小小的决定和决策实现的,决策是利用知识和信息预测行动的可能后果,决策的好坏是卫生保健服务质量和效益的关键。卫生保健决策分为两类,一类是关于群体的宏观决策,例如国家卫生部门对不同等级的医院护理人员配备要求的决策;另一类是微观决策,例如护理人员对肺癌患者手术后监护具体护理方案的制订。护理决策涉及的是护理服务需要做什么、由谁来做、如何做等方面的决定,是影响护理质量及医疗服务费用、效益的重要环节。

从循证护理的基本概念上分析,作为全球第一所循证护理中心的英国York大学循证护理中心主任Cullum教授和美国Rochester大学护理学院临床研究中心主任Ingersoll博士在界定循证护理时,借鉴循证医学的奠基人之一Sachett教授等对循证医学的定义,认为"循证护理是护理人员在计划其护理活动过程中,审慎地、明确地、明智地应用最佳科学证据,并使之与熟练的临床知识和经验相结合,参照患者的愿望,以在某一特定领域做出符合患者需求的护理决策的过程"。很明显,这一定义所阐述的是一种决策的过程,因此循证护理从概念上属于一种决策程序和工作方法。

所有的医疗卫生领域的决策都受到3个因素的影响:证据、资源及资源分配中的价值取向。传统的决策方式常常是经验式,例如护理管理部门在决定医院临床护理人员在一般护理操作前、后洗手应采用传统的消毒肥皂流水洗手还是乙醇类消毒剂搓手时,护理人员常常会根据传统习惯(护理人员都有操作后流水洗手的职业习惯)、已有的资源(病房常规装配了流水洗手的装置)、价值取向(相信用消毒肥皂进行流水洗手最经济、最方便且效果确定)进行决策,因此大多会选择传统的消毒肥皂流水洗手,而对现存的证据(乙醇类消毒剂搓手的清洁和消毒效果、花费的成本、操作方便程度、控制院内感染的效果)或不够清楚,或持保守态度。又如,为对采用雌激素替代疗法的更年期妇女进行健康教育,一些护理人员在决定健康教育内容时,主要根据自己的临床经验、专业价值取向、可利用的资源,而证据的作用没有受到足够的重视。因此会使该健康教育泛泛而谈,没有针对性,忽略或简化带过患者所关心的问题,例如该疗法是否会增加乳腺癌的危险性、是否容易发生心血管缺血性疾病、是否增加卒中的危险性等。

但随着医疗卫生资源紧缺压力的增加,全球的卫生决策模式正在由传统的经验式决策向新的循证决策模式转变。在医疗卫生费用不断提高而资源相对紧缺的今天,患者、传媒、政府、社会各界都在呼吁增加卫生决策的透明度,提高卫生决策者的社会责任感,因此现代社会的医疗卫生政策管理人员必须对决策所依据的研究证据进行明确的陈述,即使现有的证据有限或是根本不可靠,或即使最终不得不依照可用资源和价值取向做出决策,决策者仍然必须查找和评估现有的证据。

因此决策者必须具备以下决策技能:①能够提出决策的核心问题;②能够通过文献检索找到所需证据;③能够评价相关研究的质量;④能够区分不同的证据及其适用性;⑤能够判断研究结果在类似人群中的推广性;⑥能够判断研究结果在本地人群中的适用性;⑦能够将依据证据的决策付诸实践。

可见,循证护理为科学有效的临床护理决策提供了依据和工作方法。

二、目前对循证护理理解上存在的误区

目前随着我国护理领域对循证护理认识的深入，临床护理人员开始将循证护理的方法整合到护理实践中，对推动我国护理学科的发展起到积极的作用，并给患者带来直接的益处。然而在认识和推广循证护理过程中，也出现了一些对循证护理概念和方法理解上的误区，影响了循证护理实践的正确实施和推广。

(一) 误区一：简单地将循证护理等同于将文献综述后的结果应用于临床实践

目前在我国循证护理领域最大的误区是将循证护理等同于将文献综述的结果用于临床实践。目前一些循证护理论文中常可以看见作者在确立了研究题目后，进行简单的文献检索，一笔带过地说明"对文献真实性进行评价"，然后就将文献报道的结果用于指导临床变革，并认为这一过程就是开展循证护理。这是对循证护理简单化的理解。这些论文普遍存在的问题是：要么并未对检索到的文献质量进行严格评价或仅仅简单地一笔带过，要么形式化、简单化地进行文献质量评价而不报道采用的评价标准、评价的过程、文献筛选后的结果，却将这一过程冠名为"×××领域的循证护理实践"，这种实践方式套用了"循证护理"的名义但并未正确理解其实质。如果缺乏对文献严格的质量评价和筛选，则可能将一些质量低劣甚至结果不成立的研究结论作为证据应用到临床，因此可能误导读者、误导护理实践。

在循证护理过程中，必须首先检索高质量的循证资源，例如临床实践指南、系统评价等，当没有这些循证资源或这些资源不适合于当地时，方可开始对原始研究文献的检索。对检索到的原始研究文献必须进行详细、规范的质量评价，然后进行汇总。

(二) 误区二：将系统评价等同于一般综述

系统评价是循证实践的关键环节，但系统评价绝对不同于一般意义上的文献综述。一般的文献综述有以下局限性：①其选题往往局限于近年来有较大进展的专题，或存在较多争议，需要整理归纳的专题。②其检索方法变异性较大，没有统一的规范，也没有对所选择的文献的真实性、可靠性、科学性进行审慎评审的要求。③往往对要阐明的观点带有一定的倾向性，收集资料时常常会选择与作者自己观点一致的文献。④只对研究结果作定性总结，很少对研究的设计、研究方法、结果的科学性加以评论，对可能存在的偏倚没有进行纠正。

而循证护理要求对文献进行系统评价，该种类型的综述是一种全新的文献综述，系统评价的过程本身就是一项科学研究的过程，该过程不同于一般的文献综述，表现在以下方面：①系统评价有规范统一的步骤，包括提出问题、检索并选择研究、对纳入的研究进行质量评价、收集提取资料、进行定量综合并形成结果（Meta 分析）、结果的解析、系统评价的修正与更新等步骤，因其系统、全面、深入，称为系统评价，且程序公开、透明，具有可重复性。这是一般综述所不具备的特征。②系统评价要求在批判、评价的基础上全面收集资料，避免一般综述收集文献上存在的倾向性。③系统评价要求根据一定的标准对研究质量进行审慎评审，所得到的科研结论才可以称为证据，对文献的审慎评审一般由两名研究人员对同一篇文章进行独立评阅，如有不相符，再进行讨论解决。对定量研究的评审应包括如何分组、是否随机、对退出和失访的说明、干预组的基本特征是否与对照组可比、干预组中参加干预选择性偏倚的控制、统计方法的选择是否合适等。④系统评价还要求对 RCT 研究进行定量综合，因此可避免一般综述的偏倚。系统评价过程强调深入和系统，如美国卫生保健政策和研究署（AHCPR）在制订"急性疼痛管理的临床实践指南"时，专家组曾查阅了 12 个大型数据库，收集了 9 000 多条引注，并评价和综合了其中的

1 100篇文章,才做出多项"急性疼痛管理相关措施的系统评价",并从中总结出"急性疼痛管理的临床实践指南"。

可见,系统评价与一般的综述有本质的区别。

(三)误区三:将循证护理等同于系统评价或Meta分析

有人片面地认为循证护理就是开展系统评价,因为循证护理首先建立在对文献的系统评价基础上,但事实上完整意义上的循证护理包括证据综合、证据传播和证据应用3个环节,其中证据综合即是进行系统评价。

可见,系统评价只是循证护理3个环节中的一部分,并不是完整意义上的循证护理,除了通过系统评价"寻找并确定证据"外,完整的循证护理还应包括传播证据以及应用证据指导临床实践的"证据引入、应用、评价"过程。

(四)误区四:将系统评价等同于Meta分析

有人认为系统评价就是开展Meta分析,并认为没有Meta分析的系统评价是不合格的系统评价。系统评价针对某一具体的临床问题系统全面地收集全世界已发表或未发表的临床研究,用统一的科学评价标准,筛选出符合质量标准的文章,并根据纳入研究是否具有同质性,对符合同质性要求的研究采用Meta分析等方法进行统计上的合成,得到定量的结果。由于进行Meta分析这一定量综合时增加了样本数,因此在临床发生率较低情况下为发现两种结果之间的差异增加了统计学上的把握度,有助于防止小样本导致的偏倚,故Meta分析的结果常被用作开展循证医学的证据。但Meta分析必须严格把握条件,即多项研究具有同质性,即相同的研究目的、干预方法、结局指标、测量方法等。对不具有同质性的研究强制进行Meta分析,只会得出错误的结论,误导临床实践。对不符合同质性原则,但具有相同研究目的的多项研究,虽然不能进行Meta分析,但可进行定性汇总、列表比较、分析,同样具有重要的临床价值,也符合系统评价的要求。另外,对多项具有相同研究目的的质性研究,虽然不能开展Meta分析,但可运用Meta整合的方法进行汇总。

可见,系统评价不一定包括Meta分析。

(五)误区五:将循证护理等同于开展原始研究

原始研究指护理人员组成研究小组根据事先确定的研究问题,设计科研方案、收集资料、分析资料,并将该研究结果应用到临床护理工作中,指导其护理实践。目前某些护理人员错误地认为这一开展原始科研及应用科研结果的过程就是开展循证护理。对照循证实践的概念和步骤,可以清楚地认识到无论是循证医学还是循证护理均强调"利用来自研究的外部证据",这是循证实践期望充分利用已有的卫生信息资源,避免不必要的重复和浪费的初衷。因此从概念上分析,开展循证护理不能等同于开展研究。但循证的过程可能成为产生新的研究问题的第一步,例如,如果护理人员根据研究问题从以往的文献中没能找到可靠的研究证据,或以往的研究结果存在较多不足,则他们可进一步设计科研项目,开展临床研究问答这一研究问题,并将自己的研究结果用在临床实践中改进临床护理。

可见,循证护理虽然不等于开展研究,但可引出进一步的研究问题,开展下一步的原始研究。

(六)误区六:将证据等同于随机对照试验(RCT)结果

有人认为应用RCT的结果作为护理决策的依据和指南,才可以称为循证护理,这种看法错误地将循证护理局限化。尽管在循证实践中,RCT因其设计严谨,结果的可信度高,被称为"最佳证据",但在我国护理研究领域高质量的RCT论文数量较少:四川大学华西护理学院的朱丹等研究者曾对 1986—2000 年《中华护理杂志》的 5 106 篇护理论文进行分析,结果发现干预性研究论文只有 188 篇,只占总数的 3.75%。而且这些论文在研究设计上还存在一些问题,例如在 188 篇论文中,26.8% 的研究样本数量太少;96.3% 对如何随机分配未进行具体描述;采用盲法的文章极少,只有 3 篇;98.5% 未报告纳入标准和排除标准;60% 未阐明具体的统计分析方法,甚至 40% 的研究结果未做统计分析。

尽管 RCT 被认为是最佳证据,但循证护理所遵循的证据并不仅仅局限于 RCT。护理学科的人文性特点决定了在护理领域的很多情形下,采用 RCT 既不可能,也不符合伦理道德。因此设计严谨的其他研究方法,如非随机对照研究、前瞻性的队列研究、回顾性的病例对照研究、有对照组的非连续性时间序列研究、历史对照的比较性研究,或无对照的非连续性时间序列研究以及大样本的调研结果均可提供较有力的证据。

同时,质性研究在护理领域有着独特的应用价值。如果说 RCT 是评价护理干预效果的最合适的设计,那么质性研究就是了解患者的体验、态度、信仰的最好方式。定量研究结果可以告知护理人员某种护理干预方案的效果,而质性研究则可进一步深入地剖析患者在这一过程中影响其依从性的障碍是什么,该治疗对其日常生活有何影响,该疾病对患者意味着什么,患者如何进行调整以适应这种治疗方案等。这在倡导生活质量的现代卫生保健领域显得尤其重要。因此在循证护理中,质性研究结果也提供有力证据。同时,经过评鉴的护理专家的意见也具有较高的借鉴意义,尽管这类证据为四级证据。

总之,循证实践运动倡导证据具有多元性和等级性,只要经过规范的、严格的质量评价,无论是 RCT 还是质性研究提供的证据对临床实践都具有重要指导意义。建立这种证据多元化的观念对护理学科的发展尤为重要。

澄清对循证护理的认识,可帮助护理人员正确理解循证护理,并应用循证护理推动临床护理实践进步和发展。

(孙红霞)

第四节 循证护理的发展与展望

一、全球循证护理协作网的发展

(一)循证护理在全球的发展现况

近 10 年来,循证护理在国际护理领域的发展非常迅速,目前形成了多个国际性的循证护理协作网络。全球最早的循证护理中心是成立于 1996 年的英国 York 大学循证护理中心,是全球最早提出"循证护理"的概念,并推动循证护理发展的研究机构,该中心主要进行循证护理的研究、教育和培训,并收集社区服务和健康促进方面的证据,并在 Cochrane 协作网负责"伤口管理组"的证据总结和系统评价。该中心于 1998 年与加拿大 Mc Master 大学共同创办了 Evidence-based Nursing(《循证护理》杂志),刊载护理领域的系统评价、证据总结、循证实践论文。该刊聘请一些专科领域的临床专家将护理相关领域最新临床研究文章整理成详尽的摘要,并附加评论,在选用文章前都依照文献评价的标准对论文质量进行严格评价。

澳大利亚 Joanna Briggs 循证卫生保健中心(JBI)是目前全球最大的循证护理协作网,成立于1996年,该合作中心先后在澳大利亚、英国、加拿大、美国、西班牙、新西兰、南非、泰国、新加坡、巴西、比利时等国家成立分中心,又先后在中国香港(1997年)、上海(2004年)、台湾(2005年)、北京(2012年)设立分中心,目前建立了国际性的 JBI 循证护理全球协作网——JBC(Joanna Briggs Collaboration),进行护理及相关学科相关证据的汇总、传播和应用。2008年起 JBI 与 Cochrane 协作网合作,负责 Cochrane 下的第17专业组——护理组(Cochrane Nursing Care Field,CNCF)的工作。在循证护理的理论研究上 JBI 构建了 JBI 循证卫生保健模式,每年举办循证卫生保健国际论坛,定期在全球各分中心举办循证护理培训班,推动了循证护理在全球的发展。

2004年,Worl dviews on Evidence based Nursing 创刊,该期刊源于1994年的 Journal of Knowledge Synthesis for Nursing,由美国 Honor Society of Nursing Sigma Theta Tau Inter national 主办,收录系统评价、证据临床应用、循证实践、证据总结等循证领域的论文,2009年以1.944的影响因子成为72本 SCI 护理类期刊中影响因子最高的期刊,说明了全球护理领域对循证实践的极大关注。

2005年,International Journal of Evidence-Based Healthcare 创刊,由澳大利亚 Joanna Briggs Institute 循证卫生保健中心主办,来源于2003年创刊的 JBI Report。主要收录循证卫生保健领域的系统评价、循证护理研究、证据应用类论文。成为全球第三本影响力较高的循证护理领域专业期刊。

其他著名的循证护理中心包括美国 Minnesota 大学循证护理中心、Texas 大学健康科学中心的循证护理学术中心等。这些循证护理中心均通过开展系统评价、进行循证护理培训、通过网络和杂志传播最佳护理实践证据或临床实践指南等推动全球循证护理的开展。

(二)JBI 循证卫生保健合作中心的循证实践系统

Joanna Briggs 循证卫生保健中心(JBI)作为在全球最大的推动循证护理实践的专门机构,构建了"JBI 循证卫生保健模式"的循证实践理论框架,并形成了以下两个证据系统。

1.证据综合系统

该系统主要进行循证护理证据汇总和综合的相关软件开发和应用,目前开发了 JBI SUMARI 系统,包括用于系统评价项目管理的软件 CReMS,用于 Meta 分析的 MASt ARI,用于质性研究资料整合的 QARI,用于专家报告评价的 NOT ARI,以及用于疗效和成本分析的 ACT U ARI。在该系统下还应用英国牛津大学循证医学中心开发的"文献快速评价方案在线资料库"RAPid 进行研究文献的评价和选择。

2.证据转化系统

该系统包括3部分:①JBI 循证照护和治疗临床在线网络(Clinical Online Net work of Evidence for Care and Therapeutics,JBI COnNECT);②"临床证据实践应用系统"(Practical Application of Clinical Evidence System,PACES);③"患者效果在线数据库"(Patient Outcomes On Line,POOL)。

目前在 JBI COnNECT 系统上有丰富的循证护理资源,包括220余篇系统评价,70余篇最佳实践,1 400余条证据总结,600余条循证推荐实践。同时通过"最佳实践信息报道"、International Journal of Evidence-based Healthcare 期刊、PACEsetters 杂志推动证据转化并应用到临床实践。

二、中国循证护理的发展

四川大学华西医院于1999年正式成立中国Cochrane中心后,对护理人员也进行循证实践的相关培训,并将循证实践的方法应用于临床护理实践,进行了"压疮的预防和控制的循证实践""我国护理领域随机对照试验现状分析"等项目,是我国大陆地区首次将循证实践引入护理学科的机构。

自1997年,JBI循证护理全球协作网(JBC)在中国地区设立了4个分中心:1997年在香港中文大学护理学院设立"香港JBI循证护理分中心",2004年11月在上海复旦大学护理学院设立"复旦大学JBI循证护理分中心",2005年在台湾国立杨明大学护理学院设立了"台湾杨明大学JBI循证护理分中心",2012年4月在北京大学护理学院设立"北京大学JBI循证护理分中心"。这些分中心的宗旨都是在临床护理和社区卫生健康服务中,运用循证实践的观念开展临床护理、护理研究和护理教育,促进研究成果在护理实践中的运用,提高护理服务质量。

我国内地最早的循证护理中心是设在上海的复旦大学JBI循证护理合作中心,该中心成立于2004年11月,是JBI循证卫生保健中心在全球的第20个合作中心,旨在在我国内地推广循证护理实践,进行证据合成、传播和证据应用,翻译并传播国外循证护理系统评价及最佳证据报道,以推动我国临床护理实践的发展,其主要任务是:①开展系统评价及循证护理有关的方法学研究,为临床护理人员、护理研究和教学、政府的护理决策提供可靠依据。②收集、翻译并传播国内外护理领域系统评价的摘要、最佳护理实践证据汇编及临床护理实践指南。③翻译循证护理相关理论和知识,传播循证护理思想。④进行循证护理知识和方法的教育和培训,提供培训咨询、指导和服务,推动循证护理在我国的发展。⑤组织开展证据应用项目,通过循证护理促进临床护理质量的持续改进和提高。

近10年来,循证护理成为我国护理领域关注的热点。至2012年2月,在CBM中可检索到3056篇以"循证""护理"为标题的论文,而这个数字在2005年只有379篇,可见该领域已成为我国护理实践的重要关注点。国内循证护理文献主要集中在应用循证护理的方法开展临床专科护理实践上,该领域的临床实践报道、个案护理报告占文献的绝大部分,但尚存在对循证实践实质和规范理解肤浅的现象。另外,对临床护士进行循证护理培训、在护理学课程中增加循证护理的内容等也是目前关注的重点。但是,我国护理领域的系统评价、临床实践指南构建和应用类的论文尚较少。

三、循证护理实践的前景展望

尽管循证护理已经成为护理专业领域的"热门话题",但循证护理的开展不能流于表面形式,只有通过政策的支持和深入细致的培训,才能使护理人员从观念上真正接受、从方法上真正学会、从实践环境上真正有条件应用循证护理,才能使护理研究人员熟练掌握证据生成、证据合成的程序,使临床护理人员熟练掌握证据引入、证据应用、证据评价的方法。

虽然循证护理的具体实施是从临床实践中某一微观的专题开始,但从宏观的角度分析,开展循证护理一直被视为一项从观念更新到实践方式改革的系统工程,因此开展循证护理必须首先获得行政管理层和决策机构对循证护理的认同和积极支持,这是实施循证护理的关键所在。

循证护理在我国的推广,还必须广泛加强与国外循证实践机构的密切合作和联系,以获取最新的信息和技术支持,建立互助互惠的网络;同时,开展循证护理还必须加强与国内循证医学机构的联系,国内有多个循证医学中心,已开展了形形色色的循证医学项目,通过医护之间在循证实践上的合作,形成多学科团队,用共同的程序和方法开展循证实践,这是推广这一事物的重要前提。

对推动我国逐步建立循证护理研究机构具有重要的意义。近10年来,我国护理学科发展迅速,高等护理教育快速发展,护理人员的学历层次有了较大的提高,为实施循证护理打下了基础;同时目前临床护理研究的数量也迅速增加,由于质量参差不齐,临床一线护理人员不可能也没有时间进行一一辨别,故急需对这些护理证据进行评价、综合、合成、传播,并形成临床实践指南。上述过程应通过循证护理研究机构的工作实现。通过进行科学规范的系统评价,可从大量的国内外文献资料库中筛选符合要求的研究,形成最佳的护理证据,提供给广大护理管理和实践者,指导护理实践的变革,并可充分利用现有的研究资源,避免重复研究,减少了不必要资源和时间的浪费,高效而经济,正符合时代发展的要求。另外还需要对临床护理人员进行广泛的培训,使临床一线的护理人员能够主动、积极、充分地应用循证证据资源,并将其付诸临床实践过程。

2011年起,护理学在我国已成为一级学科。推动护理研究的发展,深化专科护理建设,已成为我国护理学科建设的重点。循证护理将在我国护理学科建设中起到重要的作用。展望我国循证护理实践的发展,将以以下3方面为重点:①开展系统评价,构建循证护理实践指南,引进国外的循证护理资源,推动我国的循证护理资源的建设。②在专科护理实践中融入循证护理的理念和方法,推动我国高级护理实践的发展和专科护理水平。③通过开展循证护理培训,培养一批具有循证护理能力的临床护理人才。

总之,通过护理领域的决策者、管理者、临床实践者、研究者、教育者的共同努力,通过与国内国外多学科循证实践机构的密切合作,循证护理可在我国得以迅速发展。

(于伟娜)

第二章 生命体征的观察与护理

第一节 瞳　　孔

正常瞳孔双侧等大等圆,直径 2~5 mm。瞳孔的改变在临床上有重要意义,尤其是对神经内、外科患者。瞳孔的变化是人体生理病理状态的重要体征,有时根据瞳孔变化,可对临床某些危重疑难病症做出判断和神经系统的定位分析。

一、异常性瞳孔扩大

(一)双侧瞳孔扩大

两侧瞳孔直径持续在 6 mm 以上,为病理状态。如昏迷患者双侧瞳孔散大,对光反射消失并伴有生命体征明显变化,常为临终前瞳孔表现;枕骨大孔疝患者双侧瞳孔先缩小后散大,直径超过 6 mm,对光反射迟钝或消失;应用阿托品类药物时双侧瞳孔可扩大超过 6 mm,伴有阿托品化的一些表现;另外还见于双侧动眼神经、视神经损害,脑炎、脑膜炎、青光眼等疾病。

(二)一侧瞳孔扩大

一侧瞳孔直径大于 6 mm。常见于小脑幕切迹疝,病侧瞳孔直径先缩小后散大;单侧动眼神经、视神经受损害;艾迪综合征中表现为一侧瞳孔散大,只有在暗处强光持续照射瞳孔才出现缓慢收缩,光照停止后瞳孔缓慢散大(艾迪瞳孔或强直瞳孔);还见于海绵窦综合征,结核性脑膜炎,眶尖综合征等多种疾病。

二、异常性瞳孔缩小

(一)双侧瞳孔缩小

双侧瞳孔直径小于 2 mm。见于有机磷农药、镇静安眠药物中毒,脑桥、小脑、脑室出血的患者。

(二)一侧瞳孔缩小

单侧瞳孔直径小于 2 mm。见于小脑幕切迹疝的早期;由脑血管病、延髓、脑桥、颈髓病变引起的霍纳征,表现为一侧瞳孔缩小、眼裂变小、眼球内陷、伴有同侧面部少汗;另外由神经梅毒、多发性硬化眼部带状疱疹等引起的阿-罗瞳孔,表现为一侧瞳孔缩小,对光反射消失,调节反射存在。

(三) 两侧瞳孔大小不等
两侧瞳孔大小不等是颅内病变指征,如脑肿瘤、脑出血、脑疝等。

(四) 瞳孔对光反射改变
瞳孔对光反射的迟钝或消失常见于镇静安眠药物中毒、颅脑外伤、脑出血、脑疝等疾病,是病情加重的表现。

（宋　滕）

第二节　呼　吸

一、正常呼吸及生理性变化

(一) 正常呼吸
机体不断地从外界环境摄取氧气并将二氧化碳排出体外的气体交换过程称为呼吸。它是维持机体新陈代谢和功能活动所必需的生理过程之一。一旦呼吸停止,生命也将终止。

正常成人在安静状态下呼吸是自发的,节律规则,均匀无声且不费力,每分钟16～20次。

(二) 生理性变化
呼吸受许多因素的影响,在不同生理状态下,正常人的呼吸也会在一定范围内波动,见表2-1。

表2-1　各年龄段呼吸频率

年龄段	呼吸频率（次/分）
新生儿	30～40
婴儿	20～45
幼儿	20～35
学龄前儿童	20～30
学龄儿童	15～25
青少年	15～20
成人	12～20
老年人	12～18

1. 年龄

年龄越小,呼吸频率越快,如新生儿的呼吸约为44次/分。

2. 性别

同年龄的女性呼吸频率比男性稍快。

3. 运动

肌肉的活动可使呼吸加快,呼吸也因说话、唱歌、哭、笑以及吞咽、排泄等动作有所改变。

4.情绪

强烈的情绪变化,如恐惧、愤怒、紧张等会刺激呼吸中枢,导致屏气或呼吸加快。

5.其他

如环境温度升高或海拔增高,均会使呼吸加快加深。

二、异常呼吸的观察

(一)频率异常

1.呼吸过速

呼吸过速指呼吸频率超过 24 次/分,但仍有规则,又称气促。多见于高热、疼痛、甲状腺功能亢进的患者。一般体温每升高 1 ℃,呼吸频率增加 3~4 次/分。

2.呼吸过慢

呼吸过慢指呼吸频率缓慢,低于 12 次/分。多见于麻醉药或镇静剂过量、颅脑疾病等呼吸中枢受抑制者。

(二)节律异常

1.潮式呼吸(陈-施呼吸)

潮式呼吸表现为呼吸由浅慢到深快,达高潮后又逐渐变浅变慢,经过 5~30 秒的暂停,又重复出现上述状态的呼吸,呈潮水般涨落。发生机制:由于呼吸中枢兴奋性减弱,血中正常浓度的二氧化碳不能引起呼吸中枢兴奋,只有当缺氧严重、动脉血二氧化碳分压增高到一定程度,才能刺激呼吸中枢,使呼吸加强;当积聚的二氧化碳呼出后,呼吸中枢失去有效刺激,呼吸逐渐减弱甚至停止。多见于脑炎、尿毒症等患者,常表现为呼吸衰竭。一些老年人在深睡时也可出现潮式呼吸,是脑动脉硬化的表现。

2.间断呼吸(比奥呼吸)

有规律地呼吸几次后,突然停止呼吸,间隔一个短时期后又开始呼吸,如此反复交替。其产生机制与潮式呼吸一样,但预后更严重,常在临终前发生。见于颅内病变或呼吸系统中枢衰竭的患者。

3.点头呼吸

在呼吸时,头随呼吸上下移动,患者已处于昏迷状态,是呼吸中枢衰竭的表现。

4.叹气式呼吸

间断一段时间后做一次大呼吸,伴叹气声。偶然的一次叹气是正常的,可以扩张小肺泡,多见于精神紧张、神经官能症患者。如反复发作叹气式呼吸,是临终前的表现。

(三)深浅度异常

1.深度呼吸

深度呼吸又称库斯莫尔呼吸,是一种深长而规则的大呼吸。常见于尿毒症、糖尿病等引起的代谢性酸中毒的患者。由增加的氢离子浓度刺激呼吸感受器引起,有利于排出较多的二氧化碳,调节血液中酸碱平衡。

2.浅快呼吸

呼吸浅表而不规则,有时呈叹息样。见于呼吸肌麻痹、胸肺疾病、休克患者,也可见于濒死的患者。

(四)声音异常

1. 鼾声呼吸

由于气管或大支气管内有分泌物积聚,呼吸深大带鼾声。多见于昏迷或神经系统疾病的患者。

2. 蝉鸣样呼吸

由于细支气管、小支气管堵塞,吸气时出现高调的蝉鸣音,多因声带附近有异物阻塞,使空气进入发生困难所致。多见于支气管哮喘、喉头水肿等患者。

(五)呼吸困难

呼吸困难是指因呼吸频率、节律或深浅度的异常,导致气体交换不足,机体缺氧。患者自感空气不足、胸闷、呼吸费力,表现为焦虑、烦躁、鼻翼翕动、口唇发绀等,严重者不能平卧。

三、呼吸的测量

(一)目的

通过测量呼吸,观察、评估患者的呼吸状况,以协助诊断,为预防、诊断、康复、护理提供依据。

(二)准备

治疗盘内备秒表、笔、记录本、棉签(必要时)。

(三)操作步骤

(1)测量脉搏后,护士仍保持诊脉手势,观察患者的胸、腹起伏情况及呼吸的节律、性质、声音、深浅,呼出气体有无特殊气味,呼吸运动是否对称等。

(2)以胸(腹)部一起一伏为一次呼吸,计数1分钟。正常情况下测30秒。

(3)将呼吸次数绘制于体温单上。

(四)注意事项

(1)尽量去除影响呼吸的各种生理性因素,在患者精神松弛的状态下测量。

(2)由于呼吸受意识控制,所以测呼吸时,不应使患者察觉。

(3)呼吸微弱或危重患者,可用少许棉花置其鼻孔前,观察棉花纤维被吹动的次数,计数1分钟。

(4)小儿、呼吸异常者应测1分钟。

(李 淳)

第三节 脉 搏

一、正常脉搏及生理性变化

(一)正常脉搏

随着心脏节律性收缩和舒张,动脉内的压力也发生周期性的波动,这种周期性的压力变化可引起动脉血管发生扩张与回缩的搏动,该搏动在浅表的动脉可触摸到,临床简称为脉搏。正常人的脉搏节律均匀、规则,间隔时间相等,每搏强弱相同且有一定的弹性,每分钟搏动的次数为60~

100次（脉率）。脉搏通常与心率一致，是心率的指标。

（二）生理性变化

脉率受许多生理性因素影响而发生一定范围的波动，随年龄的增长而逐渐减慢，到高龄时逐渐增加。

1.年龄

一般新生儿、幼儿的脉率较成人快，通常平均脉率相差5次/分。

2.性别

同龄女性比男性快。

3.情绪

兴奋、恐惧、发怒时脉率增快，忧郁、睡眠时则慢。

4.活动

一般人运动、进食后脉率会加快；休息、禁食则相反。

5.药物

兴奋剂可使脉搏增快，镇静剂、洋地黄类药物可使脉搏减慢。

二、异常脉搏的观察

（一）脉率异常

1.速脉

速脉指成人脉率在安静状态下大于100次/分，又称为心动过速。见于高热、甲状腺功能亢进（甲亢，由于代谢率增加而使脉率增快）、贫血或失血等患者。正常人可有窦性心动过速，为一过性的生理现象。

2.缓脉

缓脉指成人脉率在安静状态下低于60次/分，又称心动过缓。见于颅内压增高、病窦综合征、二度以上房室传导阻滞，或服用某些药物如地高辛、普尼拉明、利血平、普萘洛尔等可出现缓脉。正常人可有生理性窦性心动过缓，多见于运动员。

（二）脉律异常

脉搏的搏动不规则，间隔时间不等，时长时短，称为脉律异常。

1.间歇脉

间歇脉指在一系列正常均匀的脉搏中出现一次提前而较弱的脉搏，其后有一较正常延长的间歇（代偿性间歇），亦称期前收缩。见于各种器质性心脏病或洋地黄中毒的患者；正常人在过度疲劳、精神兴奋、体位改变时也偶尔出现间歇脉。

2.脉搏短绌

脉搏短绌指同一单位时间内脉率少于心率。绌脉是由于心肌收缩力强弱不等，有些心排血量少的搏动可发出心音，但不能引起周围血管搏动，导致脉率少于心率。特点为脉律完全不规则、心率快慢不一、心音强弱不等。多见于心房颤动者。

（三）强弱异常

1.洪脉

当心排血量增加，血管充盈度和脉压较大时，脉搏强大有力，称洪脉。多见于高热、甲状腺功能亢进、主动脉瓣关闭不全等患者；运动后、情绪激动时也常触到洪脉。

2. 细脉

当心排血量减少,外周动脉阻力较大,动脉充盈度降低时,脉搏细弱无力,扪之如细丝,称细脉或丝脉。多见于心功能不全,大出血、主动脉瓣狭窄和休克、全身衰竭的患者,是一种危险的脉象。

3. 交替脉

节律正常而强弱交替时出现的脉搏,称为交替脉。交替脉是提示左心室衰竭的重要体征。常见于高血压性心脏病、急性心肌梗死、主动脉瓣关闭不全等患者。

4. 水冲脉

脉搏骤起骤落,急促而有力有如洪水冲涌,故名水冲脉。主要见于主动脉瓣关闭不全、动脉导管未闭、甲亢、严重贫血患者,检查方法是将患者前臂抬高过头,检查者用手紧握患者手腕掌面,可明显感知。

5. 奇脉

在吸气时脉搏明显减弱或消失为奇脉。其产生主要与吸气时,左心室的搏出量减少有关。常见于心包积液、缩窄性心包炎等患者,是心脏压塞的重要体征之一。

(四)动脉壁异常

动脉壁弹性减弱,动脉变得迂曲不光滑,有条索感,如按在琴弦上为动脉壁异常,多见于动脉硬化的患者。

三、测量脉搏的技术

(一)部位

临床上常在靠近骨骼的大动脉测量脉搏,最常用最方便的是桡动脉,患者也乐于接受。其次为颞动脉、颈动脉、肱动脉、腘动脉、足背动脉和股动脉等。如怀疑患者心搏骤停或休克时,应选择大动脉为诊脉点,如颈动脉、股动脉。

(二)测脉搏的方法

1. 目的

通过测量脉搏,判断脉搏有无异常,也可间接了解心脏的情况,观察相关疾病发生、发展规律,为诊断、治疗提供依据。

2. 准备

治疗盘内备秒表、笔、记录本及必要时带听诊器。

3. 操作步骤

(1) 洗手、戴口罩,备齐用物,携至床旁。

(2) 核对患者,解释目的。

(3) 协助患者取坐位或半坐卧位,手臂放在舒适位置,腕部伸展。

(4) 以示指、中指、无名指的指端按在桡动脉表面,压力大小以能清楚地触及脉搏为宜,注意脉律,强弱,动脉壁的弹性。

(5) 一般情况下30秒所测得的数值乘以2,心脏病患者、脉率异常者、危重患者则应以1分钟记录。

(6) 协助患者取舒适体位。

(7) 记录脉搏绘制在体温单上。

4.注意事项

(1)诊脉前患者应保持安静,剧烈运动后应休息20~30分钟后再测。

(2)偏瘫患者应选择健侧肢体测量。

(3)脉搏细、弱难以测量时,用听诊器测心率。

(4)脉搏短细的患者,应由两名护士同时测量,一人听心率,另一人测脉率,一人发出"开始""停止"的口令,记数1分钟,以分数式记录即心率/脉率,若心率每分钟120次,脉率90次,即应写成120/90次/分。

(张 艳)

第四节 血 压

血压是指血液在血管内流动时对血管壁的侧压力。一般是指动脉血压,如无特别注明均指肱动脉的血压。当心脏收缩时,主动脉压急剧升高,至收缩中期达最高值,此时的动脉血压称收缩压。当心室舒张时,主动脉压下降,至心舒末期达动脉血压的最低值,此时的动脉血压称舒张压。

一、正常血压及生理性变化

(一)正常血压

在安静状态下,正常成人的血压范围为(12.0~18.5)/(8.0~11.9)kPa,脉压为4.0~5.3 kPa。

血压的计量单位,过去多用mmHg(毫米汞柱),后改用国际统一单位kPa(千帕斯卡)。目前仍用mmHg(毫米汞柱)。两者换算公式:1 kPa=7.5 mmHg、1 mmHg=0.133 kPa。

(二)生理性变化

在各种生理情况下,动脉血压可发生各种变化,影响血压的生理因素如下。

1.年龄

随着年龄的增长血压逐渐增高,以收缩压增高较显著。儿童血压的计算公式如下:

$$收缩压=80+年龄\times 2$$

$$舒张压=收缩压\times 2/3$$

2.性别

青春期前的男女血压差别不显著。成年男子的血压比女性高0.7 kPa(5 mmHg);绝经期后的女性血压又逐渐升高,与男性差不多。

3.昼夜和睡眠

血压在上午8~10时达全天最高峰,之后逐渐降低;午饭后又逐渐升高,下午4~6时出现全天次高值,然后又逐渐降低;至入睡后2小时,血压降至全天最低值;早晨醒来又迅速升高。睡眠欠佳时,血压稍增高。

4.环境

寒冷时血管收缩,血压升高;气温高时血管扩张,血压下降。

5.部位

一般右上肢血压常高于左上肢,下肢血压高于上肢。

6.情绪

紧张、恐惧、兴奋及疼痛均可引起血压增高。

7.体重

血压正常的人发生高血压的危险性与体重增加成正比。

8.其他

吸烟、劳累、饮酒、药物等都对血压有一定的影响。

二、异常血压的观察

(一)高血压

目前基本上采用世界卫生组织(WHO)和国际抗高血压联盟(ISH)高血压治疗指南的高血压定义,即在未服抗高血压药的情况下,成人收缩压≥18.7 kPa(140 mmHg)和/或舒张压≥12.0 kPa(90 mmHg)者。95%的患者为病因不明的原发性高血压,多见于动脉硬化、肾炎、颅内压增高等,最易受损的部位是心、脑、肾、视网膜。

(二)低血压

一般认为血压低于12.0/6.7 kPa(90/50 mmHg)正常范围且有明显的血容量不足表现,如脉搏细速、心悸、头晕等,即可诊断为低血压。常见于休克、大出血等。

(三)脉压异常

脉压增大多见于主动脉瓣关闭不全、主动脉硬化等;脉压减小多见于心包积液、缩窄性心包炎等。

三、血压的测量

(一)血压计的种类和构造

1.水银血压计

水银血压计分立式和台式两种,其基本结构都包括输气球、调节空气的阀门、袖带、能充水银的玻璃管、水银槽几部分。袖带的长度和宽度应符合标准:宽度比被测肢体的直径宽20%,长度应能包绕整个肢体。充水银的玻璃管上标有刻度,范围为0~40.0 kPa(0~300 mmHg),每小格表示0.3 kPa(2 mmHg);玻璃管上端和大气相通,下端和水银槽相通。当输气球送入空气后,水银由玻璃管底部上升,水银柱顶端的中央凸起可指出压力的刻度。水银血压计测得的数值相当准确。

2.弹簧表式血压计

弹簧表式血压计由一袖带与有刻度[2.7~40.0 kPa(20~300 mmHg)]的圆盘表相连而成,表上的指针指示压力。此种血压计携带方便,但欠准确。

3.电子血压计

电子血压计袖带内有一换能器,可将信号经数字处理,在显示屏上直接显示收缩压、舒张压和脉搏的数值。此种血压计操作方便,清晰直观,不需听诊器,使用方便、简单,但欠准确。

(二)测血压的方法

1.目的

通过测量血压有无异常,了解循环系统的功能状况,为诊断、治疗提供依据。

2.准备

听诊器、血压计、记录纸、笔。

3.操作步骤

(1)测量前,让患者休息片刻,以消除活动或紧张因素对血压的影响;检查血压计,如袖带的宽窄是否适合患者、玻璃管有无裂缝、橡胶管和输气球是否漏气等。

(2)向患者解释,以取得合作。患者取坐位或仰卧位,被测肢体的肘臂伸直、掌心向上,肱动脉与心脏在同一水平。坐位时,肱动脉平第4肋软骨;卧位时,肱动脉平腋中线。如手臂低于心脏水平,血压会偏高;手臂高于心脏水平,血压会偏低。

(3)放平血压计于上臂旁,打开水银槽开关,将袖带平整地缠于上臂中部,袖带的松紧以能放入一指为宜,袖带下缘距肘窝2~3 cm。如测下肢血压,袖带下缘距腘窝3~5 cm。将听诊器胸件置于腘动脉搏动处,记录时注明下肢血压。

(4)戴上听诊器,关闭输气球气门,触及肱动脉搏动。将听诊器胸件放在肱动脉搏动最明显的地方,但勿塞入袖带内,以一手稍加固定。

(5)挤压输气球囊打气至肱动脉搏动音消失,水银柱又升高2.7~4.0 kPa(20~30 mmHg)后,以每秒0.5 kPa(4 mmHg)左右的速度放气,使水银柱缓慢下降,视线与水银柱所指刻度平行。

(6)在听诊器中听到第一声动脉音时,水银柱所指刻度即为收缩压;当搏动音突然变弱或消失时,水银柱所指的刻度即为舒张压。当变音与消失音之间有差异时,或危重者应记录两个读数。

(7)测量后,驱尽袖带内的空气,解开袖带。安置患者于舒适卧位。

(8)将血压计右倾45°,关闭气门,气球放在固定的位置,以免压碎玻璃管;关闭血压计盒盖。

(9)用分数式即收缩压/舒张压 mmHg 记录测得的血压值,如14.7/9.3 kPa(110/70 mmHg)。

4.注意事项

(1)测血压前,要求安静休息20~30分钟,如运动、情绪激动、吸烟、进食等可导致血压偏高。

(2)血压计要定期检查和校正,以保证其准确性,切勿倒置或震动。

(3)打气不可过猛、过高,如水银柱里出现气泡,应调节或检修,不可带着气泡测量。

(4)如所测血压异常或血压搏动音听不清时,需重复测量。先将袖带内气体排尽,使水银柱降至"0",稍等片刻再行第二次测量。

(5)对偏瘫、一侧肢体外伤或手术后患者,应在健侧手臂上测量。

(6)排除影响血压值的外界因素,如袖带太窄、袖带过松、放气速度太慢测得的血压值偏高,反之则血压值偏低。

(7)长期测血压应做到四定:定部位、定体位、定血压计、定时间。

(马靖靖)

第五节 体 温

体温由三大营养物质糖、脂肪、蛋白质氧化分解而产生。50%以上迅速转化为热能,50%贮存于三磷酸腺苷（ATP）内，供机体利用，最终仍转化为热能散发到体外。正常人体的温度是由大脑皮质和丘脑下部体温调节中枢所调节（下丘脑前区为散热中枢，下丘脑后区为产热中枢），并通过神经、体液因素调节产热和散热过程，保持产热与散热的动态平衡，所以正常人有相对恒定的体温。

一、正常体温及生理性变化

（一）正常体温

通常说的体温是指机体内部的温度，即胸腔、腹腔、中枢神经的温度，又称体核温度，较高且稳定。皮肤温度称体表温度。临床上通常用测量口温、肛温、腋温来衡量体温。在这三个部位测得的温度接近身体内部的温度，且测量较为方便。三个部位测得的温度略有不同，口腔温度居中，直肠温度较高，腋下温度较低。同时在三个部位进行测量，其温度差一般不超过1℃。这是由于血液在不断地流动，将热量很快地由温度较高处带往温度较低处，因而机体各部位的温度一般差异不大。

体温的正常值不是一个具体的点，而是一个范围。机体各部位由于代谢率的不同，温度略有差异，常以口腔、直肠、腋下的温度为标准，个体体温可以较正常的平均温度增减0.3~0.6℃，健康成人的平均温度波动范围见表2-2。

表2-2　健康成人不同部位温度的波动范围

部位	波动范围
口腔	36.2~37.2℃
直肠	36.5~37.5℃
腋下	36.0~37.0℃

（二）生理性变化

人的体温在一些因素的影响下，会出现生理性的变化，但这种体温的变化，往往是在正常范围内或是一闪而过的。

1. 时间

人的体温24小时内的变动在0.5~1.5℃，呈周期性变化，一般清晨2~6时体温最低，下午2~6时体温最高。这种昼夜的节律波动，与机体活动代谢的相应周期性变化有关。如长期从事夜间工作的人员，可出现夜间体温上升，日间体温下降的现象。

2. 年龄

新生儿因体温调节中枢尚未发育完全，调节体温的能力差，体温易受环境温度影响而变化；婴幼儿由于代谢率高，体温可略高于成人；老年人代谢率较低，血液循环变慢，加上活动量减少，因此体温略低于成年人。

3. 性别

一般来说，女性比男性有较厚的皮下脂肪层，维持体热能力强，故女性体温较男性高约0.3℃。并且女性的基础体温随月经周期出现规律变化，即月经来潮后逐渐下降，至排卵后，体温又逐渐上升。这种体温的规律性变化与血中孕激素及其代谢产物的变化有关。

4. 环境温度

在寒冷或炎热的环境下，机体的散热受到明显的抑制或加强，体温可暂时性地降低或升高。

另外,气流、个体暴露的范围大小亦影响个体的体温。

5.活动

任何需要耗力的劳动或运动活动,都使肌肉代谢增强,产热增加,体温升高。

6.饮食

进食的冷热可以暂时性地影响口腔温度,进食后,由于食物的特殊动力作用,可以使体温暂时性地升高0.3℃左右。

另外,强烈的情绪反应、冷热的应用以及个体的体温调节机制都对体温有影响,在测量体温的过程中要加以注意并能够做出解释。

(三)产热与散热

1.产热过程

机体产热过程是细胞新陈代谢的过程。人体通过化学方式产热,即食物氧化、骨骼肌运动、交感神经兴奋、甲状腺素分泌增多,以及体温升高均可提高新陈代谢率,而增加产热量。

2.散热过程

机体通过物理方式进行散热。机体大部分的热量通过皮肤的辐射、传导、对流、蒸发来散热;一小部分的热量通过呼吸、尿、粪便而散发于体外。当外界温度等于或高于皮肤温度时,蒸发就是人体唯一的散热形式。

(1)辐射:是热由一个物体表面通过电磁波的形式传至另一个与它不接触物体表面的一种形式。在低温环境中,它是主要的散热方式,安静时的辐射散热所占的百分比较大,可达总热量的60%。其散热量的多少与所接触物质的导热性能、接触面积和温差大小有关。

(2)传导:是机体的热量直接传给同它接触的温度较低的物体的一种散热方法,如冰袋、冰帽的使用。

(3)对流:是传导散热的特殊形式,是指通过气体或液体的流动来交换热量的一种散热方法。

(4)蒸发:由液态转变为气态,同时带走大量热量的一种散热方法,分为不显性出汗和发汗两种形式。

二、异常体温的观察

人体最高的耐受热为40.6~41.4℃,低于34℃或高于43℃则极少存活。升高超过41℃,可引起永久性的脑损伤;高热持续在42℃以上24小时常导致休克及严重并发症。所以对于体温过高或过低者应密切观察病情变化,不能有丝毫的松懈。

(一)体温过高

体温过高又称发热,是由于各种原因导致下丘脑体温调节中枢的功能障碍,产热增加而散热减少,导致体温升高超过正常范围。

1.原因

(1)感染性:如病毒、细菌、真菌、螺旋体、立克次体、支原体、寄生虫等感染引起的发热最多见。

(2)非感染性:无菌性坏死物质的吸收引起的吸收热、变态反应性发热等。

2.发热分类

以口腔温度为例,按照发热的高低将发热分为以下几类。

低热:37.5~38 ℃。
中等热:38.1~39 ℃。
高热:39.1~41 ℃。
超高热:41 ℃及以上。

3.发热过程

发热的过程常依疾病在体内的发展情况而定,一般分为三个阶段。

(1)体温上升期:特点是产热大于散热。主要表现:皮肤苍白、干燥无汗,患者畏寒、疲乏,体温升高,有时伴寒战。方式:骤升和渐升。骤升指体温在数小时内升至高峰,如肺炎球菌导致的肺炎;渐升指体温在数小时内逐渐上升,数天内达高峰,如伤寒。

(2)高热持续期:特点是产热和散热在较高水平上趋于平衡。主要表现:体温居高不下,皮肤潮红,呼吸加深加快,脉搏增快并有头痛、食欲缺乏、恶心、呕吐、口干、尿量减少等症状,甚至惊厥、谵妄、昏迷。

(3)体温下降期:特点是散热增加,产热趋于正常,体温逐渐恢复至正常水平。方式:骤降和渐降。主要表现:大量出汗、皮肤潮湿、温度降低为体温骤降。老年人易出现血压下降、脉搏细速、四肢厥冷等循环衰竭的休克症状。骤降指体温一般在数小时内降至正常,如大叶性肺炎、疟疾;渐降指体温在数天内降至正常水平,如伤寒、风湿热等。

4.热型

将不同的时间测得的体温绘制在体温单上,互相连接就构成体温曲线。各种体温曲线形状称为热型。有些发热性疾病有特殊的热型,通过观察体温曲线可协助诊断。但需注意,药物的应用可使热型变得不典型。常见的热型如下。

(1)稽留热:体温持续在39~40 ℃,达数天或数周,24小时波动范围不超过1 ℃。常见于大叶性肺炎、伤寒等急性感染性疾病的极期。

(2)弛张热:体温多在39 ℃以上,24小时体温波动幅度可超过2 ℃,但最低温度仍高于正常水平。常见于化脓性感染、败血症、浸润性肺结核、风湿热等疾病。

(3)间歇热:体温骤然升高达高峰后,持续数小时又迅速降至正常水平,经过一天或数天间歇后,体温又突然升高,如此有规律地反复发作,常见于疟疾。

(4)不规则热:发热不规律,持续时间不定。常见于流行性感冒、肿瘤等疾病引起的发热。

(二)体温过低

体温过低是指由于各种原因引起的产热减少或散热增加,导致体温低于正常范围,称为体温过低。当体温低于35 ℃时,称为体温不升。体温过低的原因如下。

(1)体温调节中枢发育未成熟:如早产儿、新生儿。

(2)疾病或创伤:见于失血性休克、极度衰竭等患者。

(3)药物中毒。

三、体温异常的护理

(一)体温过高

降温措施有物理降温、药物降温及针刺降温。

1.观察病情

加强对生命体征的观察,定时测量体温,一般每天测温4次,高热患者应每4小时测温1次,待体温恢复正常3天后,改为每天1～2次,同时观察脉搏、呼吸、血压、意识状态的变化;及时了解有关各种检查结果及治疗护理后病情好转还是恶化。

2.饮食护理

(1)补充高蛋白、高热量、高维生素、易消化的流质或半流质饮食,如粥、鸡蛋羹、面片汤、青菜、新鲜果汁等。

(2)多饮水,每天补充液量2 500～3 000 mL,必要时给予静脉点滴,以保证液体入量。

由于高热时,热量消耗增加,全身代谢率加快,蛋白质、维生素的消耗量增加,水分丢失增多,同时消化液分泌减少,胃肠蠕动减弱,所以宜及时补充水分和营养。

3.使患者舒适

(1)安置舒适的体位让患者卧床休息,同时调整室温和避免噪声。

(2)口腔护理:每天早、晚刷牙,饭前、饭后漱口,不能自理者,可行特殊口腔护理。由于发热患者唾液分泌减少,口腔黏膜干燥,机体抵抗力下降,极易引起口腔炎、口腔溃疡,因此口腔护理可预防口腔及咽部细菌繁殖。

(3)皮肤护理:发热患者退热期出汗较多,此时应及时擦干汗液并更换衣裤和大单等,以保持皮肤的清洁和干燥,防止皮肤继发性感染。

4.心理调护

注意患者的心理状态,对体温的变化给予合理的解释,以缓解患者紧张和焦虑的情绪。

(二)体温过低

(1)保暖:①给患者加盖衣被、毛毯、电热毯等或放置热水袋,注意小儿、老人、昏迷者,热水袋温度不宜过高,以防烫伤。②暖箱适用于体重小于2 500克,胎龄不足35周的早产儿、低体重儿。

(2)给予热饮。

(3)监测生命体征:监测生命体征的变化,至少每小时测体温1次,直至恢复正常且保持稳定,同时观察脉搏、呼吸、血压、意识的变化。

(4)设法提高室温:维持室温在22～24 ℃为宜。

(5)积极宣教:教会患者避免导致体温过低的因素。

四、测量体温的技术

(一)体温计的种类及构造

1.水银体温计

水银体温计又称玻璃体温计,是最常用的最普通的体温计。它是一种外标刻度的真空玻璃毛细管。其刻度范围为35～42 ℃,每小格0.1 ℃,在37 ℃刻度处以红线标记,以示醒目。体温计一端贮存水银,当水银遇热膨胀后沿毛细管上升;因毛细管下端和水银槽之间有一凹陷,所以水银柱遇冷不致下降,以便检视温度。

根据测量部位的不同可将体温计分为口表、肛表、腋表。口表的水银端呈圆柱形,较细长;肛表的水银端呈梨形,较粗短,适合插入肛门;腋表的水银端呈扁平鸭嘴形。临床上口表可代替腋表使用。

2.其他

如电子体温计、感温胶片、可弃式化学体温计等。

(二)测体温的方法

1.目的

通过测量体温,判断体温有无异常,了解患者的一般情况及疾病的发生、发展规律,为诊断、预防、治疗提供依据。

2.用物准备

(1)测温盘内备体温计(水银柱甩至35 ℃以下)、秒表、纱布、笔、记录本。

(2)若测肛温,另备润滑油、棉签、手套、卫生纸、屏风。

3.操作步骤

(1)洗手、戴口罩,备齐用物,携至床旁。

(2)核对患者并解释目的。

(3)协助患者取舒适卧位。

(4)测体温:根据病情选择合适的测温方法。①测腋温法:擦干汗液,将体温计放在患者腋下,紧贴皮肤屈肘,臂过胸,夹紧体温计。测量10分钟后,取出体温计用纱布擦拭,读数。②测口温法:嘱患者张口,将口表汞柱端放于舌下热窝处。嘱患者闭嘴用鼻呼吸,勿用牙咬体温计。测量3～5分钟。嘱患者张口,取出口表,用纱布擦拭并读数。③测肛温法:协助患者取合适卧位,露出臀部。润滑肛表前端,戴手套用手垫卫生纸分开臀部,轻轻插入肛表水银端3～4 cm。测量3～5分钟并读数。用卫生纸擦拭肛表。

(5)记录:先记录在记录本上,再绘制在体温单上。

(6)整理床单位。

(7)消毒用过的体温计。

4.注意事项

(1)测温前应注意有无影响体温波动的因素存在,如30分钟内有无进食、剧烈活动、冷热敷、坐浴等。

(2)体温值如与病情不符,应重复测量,必要时做肛温和口温对照复查。

(3)腋下有创伤、手术或消瘦夹不紧体温计者不宜测腋温;腹泻、肛门手术、心肌梗死的患者禁测肛温;精神异常、昏迷、婴幼儿等不能合作者及口鼻疾病或张口呼吸者禁测口温;进热食或面颊部热敷者,应间隔30分钟后再测口温。

(4)对小儿、重症患者测温时,护士应守护在旁。

(5)测口温时,如不慎咬破体温计,应进行以下处理:①立即清除玻璃碎屑,以免损伤口腔黏膜。②口服蛋清或牛奶,以保护消化道黏膜并延缓汞的吸收。③病情允许者,进食粗纤维食物,以加快汞的排出。

(三)体温计的消毒与检查

1.体温计的消毒

为防止测体温引起的交叉感染,保证体温计清洁,用过的体温计应消毒。

(1)先将体温计分类浸泡于含氯消毒液内30分钟后取出,再用冷开水冲洗擦干,放入清洁容器中备用。集体测温后的体温计,用后全部浸泡于消毒液中。

(2)5分钟后取出清水冲净,擦干后放入另一消毒液容器中进行第二次浸泡,半小时后取出清水冲净,擦干后放入清洁容器中备用。

(3)消毒液的容器及清洁:体温计的容器每周进行2次高压蒸汽灭菌消毒,消毒液每天更换1次,若有污染随时消毒。

(4)传染病患者应设专人体温计,单独消毒。

2.体温计的检查

在使用新的体温计前,或定期消毒体温计后,应对体温计进行校对,以检查其准确性。将全部体温计的水银柱甩至35 ℃以下,同一时间放入已测好的40 ℃水内,3分钟后取出检视。若体温计之间相差0.2 ℃以上或体温计上有裂痕者,取出不用。

(马靖靖)

第三章 护理管理

第一节 护理人员培训

一、护理人员培训的目的与功能

(一)护理人员培训的目的

1.角色转变需要

帮助护理人员了解医院宗旨、文化、价值观和发展目标,增进护理人员对组织的认同感和归属感,尽快适应角色。

2.满足工作需要

学校教育主要是完成基础教育和基本专业技术教育,毕业时所拥有的仅仅为基础理论知识与技能操作方法。进入医院护理岗位后将从事的工作大多数则是专业性较强的理论知识与技能,所以必须对其进行相应的培训。

3.适应发展需要

随着社会、经济、医学科学技术和教育的发展,只有通过接受培训,才能顺应发展的需要,不断转变观念,更新知识,提高技能,发展能力。

4.提升素质需要

培训可以促使具有不同价值观、信念、工作习惯的护理人员,按照社会、市场、岗位及管理的要求,形成统一、团结、和谐的工作团队和饱满的精神状态,提升护理人员整体素质,提高工作效率,创造优质护理服务质量。

(二)护理人员培训的功能

(1)掌握工作基本方法:通过培训,使新上岗的护理人员或调到新岗位的护理人员尽快进入工作角色,掌握工作基本方法,履行角色职责。

(2)理解护理工作宗旨:通过培训,帮助护理人员理解组织和护理工作的宗旨、价值观和发展目标,提高和增进护理人员对组织的认同感和归属感。

(3)改善护理工作态度:通过培训,强化护理人员的职业素质,为创造优质护理服务质量奠定基础。

(4)制定职业生涯规划:通过培训,协助护理人员结合自身特点制定职业生涯发展规划,使护理人员在完成各项护理工作的同时有意识地关注自身的发展,自觉地提高个人素质,最大限度地发展个人潜能。

在注重对个体培训的同时,有计划地进行护理人力资源团队的建设,以利于护理工作的顺利开展,有效优化护理质量,保障护理人力资源的可持续发展。

二、护理人员培训的程序

目前的护理人员培训程序一般由3个阶段组成:培训前准备阶段、培训中实施阶段和培训后评价阶段。

(一)培训前准备阶段

主要是进行培训需求分析、培训前测试和确立培训目标。培训需求分析是从医院发展、工作岗位需求及护理人员个人要求3个方面考虑。培训需求分析是确立培训目标、制订培训计划和评价培训效果的依据。

(二)培训中实施阶段

在确定培训需求的基础上,培训者要根据目标制订相应的培训计划。培训计划包括培训内容、时间安排、培训方法、学习形式、培训制度、受训人员和培训人员及必要的经费预算等内容。培训内容的选择应体现学习目标,既要考虑培训的系统性,也要考虑培训的可行性、适宜性。培训人员的选择要注重资格(教师本身的专业性)和责任心。培训方法与学习形式的选择应根据培训的目标、医院条件和岗位需求综合考虑。

(三)培训后评价阶段

培训评价是保证培训效果的重要一环,其主要包括4个步骤。

1.确立评价目标

以目标为基础确立评价标准。标准应具体、可操作、符合培训计划。

2.控制培训过程

控制培训过程是指培训过程中不断根据目标、标准和受训者的特点,矫正培训方法和控制培训进程。培训过程中注意观察,及时了解培训情况,及时获得培训过程中的信息,矫正偏差,保证培训取得预期效果。

3.评价培训效果

包括培训效果的评价和培训经费使用的审核两个方面,常用的评价方法如下。

(1)书面评估表评价课堂理论培训效果。

(2)小组讨论形式评价,让受训者讲述学习收获和对培训的建议。

(3)相关试卷测试及技能考核。

(4)岗位实际工作考核,观察受训者在工作中使用新知识、新技能的情况。

(5)问卷调查,通过问卷比较受训者培训前后的工作表现。

培训经费使用的审核包括:培训费用支出的有效性、可控性及合理性。

4.迁移评价效果

迁移评价效果是指把培训的效果应用于临床护理工作中,促进临床护理工作的优质化。

三、护理人员培训的形式和方法

(一)培训形式

1.岗前培训

岗前培训是使新员工熟悉组织,适应环境和岗位的过程。对刚进入工作单位的护士来说,最重要的是学会如何去做自己的工作以及保持与自己角色相适应的行为方式。岗前培训能帮助新护士放弃自己与组织要求不相适应的理念、价值观和行为方式,以便尽快地适应新组织的要求、工作准则和工作方法。岗前培训首先要使新护士在和谐的气氛中融入工作环境,为以后的工作打下良好的基础。其次,要使护士了解医院的组织文化、经营思想和发展目标,帮助护士熟悉胜任工作的必要知识技能和职业道德规范,了解医院和护理系统的有关政策、规章制度和运转程序,熟悉岗位职责和工作环境。

2.脱产培训

脱产培训是根据医院护理工作的实际需要选派不同层次的护理骨干,集中时间离开工作岗位,到专门的学校、研究机构或其他培训机构进行学习或接受教育。这种培训可以系统地学习相关理论,因此,对提高培训人员的素质和专业能力具有积极影响。脱产培训包括短期或长期脱产学习、学历教育和新技能培训等形式。

3.在职培训

在职培训是指护理人员边工作边接受指导、教育的学习过程。这种培训方法多采用导师制,即由高年资护士向低年资护士传送知识和技能的过程。这种指导关系不仅体现在操作技能方面,同时,在价值观的形成、人际关系的建立以及合作精神培养等方面都具有指导意义。

培训的安排有集中式、分散式、集中与分散相结合3种。集中式是由护理部统一安排所有新护士参加护理部组织的培训;分散式则由各临床科室护士长组织相应的临床师资,对进入本科室的新护士进行针对性的专科培训。集中与分散相结合则兼有上述两种形式。

(二)培训的方法

(1)讲授法:是一种以教师讲解为主的知识传授方法。通过教学人员的讲解可帮助学员理解有一定难度的知识。并且可同时对数量较多的护理人员进行培训。讲授法培训也可以结合案例分析进行讨论。可用于职业道德、规章制度、专科护理技术、护士礼仪等培训。

(2)演示法:是借助实物和教具,通过操作示范,使学员了解某项操作的完成步骤的一种教学方法。如心肺复苏术;呼吸机、监护仪、输液泵的使用等内容。演示法能激发学习者的学习兴趣,有利于加深对学习内容的理解。也可通过运用光盘、录像带、幻灯片等教具介绍医院的发展情况、医院环境、组织规模等,进行护士职业道德、行为规范、基础护理操作技术等教育。

(3)案例分析法:是通过观察和分析,让学员针对案例提出问题并找出解决问题方法的一种教学方法。案例分析法可以培养学员观察问题、分析问题和解决护理问题的实际能力。

(4)讨论法:是一种通过学员之间的讨论来加深对知识的理解、掌握和应用,并能解决疑难问题的培训方法。讨论法有利于知识和经验的交流,促使受训者积极思考,从而锻炼和培养实际工作能力。

(5)研讨会:是以学员感兴趣的题目为主,进行有特色的演讲,并发放相关材料,引导学习者讨论的培训方法。研讨会需要合适的场地,对参会人员数量和时间也有一定要求,这些因素都限制了研讨会的举行。适宜于在学校、研究机构或其他培训机构进行。

(6)其他方法:视听和多媒体教学法、角色扮演等方法均可选择性地运用于护理人员的培训教育。计算机网络技术的发展、远程教育手段等技术的应用,为提高护理人员的培训质量提供了更加多元的手段。

(三)培训的内容

(1)公共部分:由护理部制订培训计划并组织实施,一般为1~2周。包括医院简介、医院环境、医院组织体系、有关规章制度、职业道德、护士礼仪与行为要求、有关法律法规及护理纠纷的防范、基本护理技术、急救技术(如心肺复苏)、院内感染预防、护理文书书写等,有些医院还组织新护士的授帽仪式。

(2)专科部分:由各临床科室分别制订计划并逐项落实,普通科室为3~4周,ICU、CCU、急诊科一般为6~8周。包括熟悉本科室环境、人员结构、各类人员职责、各班工作要求、质量控制标准等,以及本科室常见病和常见急症的主要临床表现、治疗(救治)原则及护理措施、主要专科检查和特殊诊疗技术的临床应用及主要护理措施(如各种造影检查、心电监护、呼吸机的应用)等。

(四)培训的考核

(1)公共部分由护理部统一组织安排,分为理论和技能两部分,理论部分包括有关规章制度、职业道德、护士礼仪与行为要求、有关法律法规及护理纠纷的防范、护理文书书写等内容;技能部分为主要基础护理操作技术、护士礼仪及语言的考核。

(2)专科部分由各专科护士长组织有关临床师资负责,以理论考试为主,包括护士的职责、各班工作要求、本科室常见病和常见急症的临床表现、治疗(救治)原则及护理措施、专科主要检查和特殊诊疗技术的临床应用及护理(如各种造影检查、心电监护、呼吸机的应用)等。

(五)护士的继续护理学教育

继续护理学教育是继护士的规范化培训之后,以学习新理论、新知识、新技术和新方法为主的一种终身性护理学教育。主要内容包括学术会议、专题讲座、调研考察报告、护理疑难病例讨论会、技术操作示教、专题培训班等,一般以短期和业余学习为主。

1.学分授予

继续护理学教育实行学分制,分为Ⅰ类学分和Ⅱ类学分。

2.学分制管理

继续护理学教育实行学分制,可按照《继续医学教育学分授予试行办法》执行。护理人员继续教育学分制要求护理技术人员每年参加经认可的继续护理学教育活动的最低学分为25学分,其中Ⅰ类学分须达到3~10分,Ⅱ类学分须达到15~22分。省、自治区、直辖市级医院的主管护师及其以上人员5年内必须获得国家级继续护理学教育项目授予5~10学分。护理技术人员在任期内每年须修满25学分以上(包括25学分),才能再次注册、聘任及晋升。

(王红丽)

第二节 护理岗位管理

医院应当实行护理岗位管理,按照科学管理、按需设岗、保障患者安全和临床护理质量的原则,合理设置护理岗位,明确岗位职责、任职条件,健全管理制度,提高管理效率。

一、护理岗位设置

《卫生健康委员会关于实施医院护士岗位管理的指导意见》中对改革护士管理方式、护理岗位设置等方面提出了明确的要求。

(一)护理岗位设置的原则

1.以改革护理服务模式为基础

实行"以患者为中心"的责任制整体护理工作模式,在责任护士全面履行专业照顾、病情观察、治疗处置、心理护理、健康教育和康复指导等职责的基础上,开展岗位管理相关工作。

2.以建立岗位管理制度为核心

医院根据功能任务、规模和服务量,将护士从按身份管理逐步转变为按岗位管理,科学设置护理岗位,实行按需设岗、按岗聘用、竞聘上岗,逐步建立激励性的用人机制。通过实施岗位管理,实现同工同酬、多劳多得、优绩优酬。

3.以促进护士队伍健康发展为目标

遵循公平、公正、公开的原则,建立和完善护理岗位管理制度,稳定临床一线护士队伍,使医院护士得到充分的待遇保障、晋升空间、培训支持和职业发展,促进护士队伍健康发展。

4.建立合理的岗位系列框架

运用科学的方法,收集、分析、整合工作岗位相关信息,对岗位的职责、权力、隶属关系、任职资质等作出书面规定并形成正式文件,制定出合格的岗位说明书。

(二)护理岗位的设置

医院护理岗位设置分为护理管理岗位、临床护理岗位和其他护理岗位。

1.护理管理岗位

护理管理岗位是从事医院护理管理工作的岗位,包括护理部主任、副主任、科护士长、护士长和护理部干事。护理管理岗位的人员配置应当具有临床护理岗位的工作经验,具备护理管理的知识和能力。医院应当通过公开竞聘,选拔符合条件的护理人员从事护理管理岗位工作。

2.临床护理岗位

临床护理岗位是护士为患者提供直接护理服务的岗位,主要包括病房(含重症监护病房)、门诊、急诊科、手术部、产房、血液透析室、导管室、腔镜检查室、放射检查室、放射治疗(简称放疗)室、医院体检中心等岗位。临床护理岗位含专科护士岗位和护理教学岗位。重症监护、急诊急救、手术部、血液净化等对专科护理技能要求较高的临床护理岗位宜设专科护理岗位。承担临床护理教学任务的医院,应设置临床护理教学岗位。教学老师应具备本科及以上学历、本专科5年及以上护理经验、主管护师及以上职称,经过教学岗位培训。

3.其他护理岗位

其他护理岗位是护士为患者提供非直接护理服务的岗位,主要包括消毒供应中心、医院感染管理部门、病案室等间接服务于患者的岗位。

(三)护士分层级管理

医院应当以护士的临床护理服务能力和专业技术水平为主要指标,结合工作年限、职称和学历等,对护士进行合理分层。临床护理岗位的分级包括N0~N4,各层级护士按相应职责实施临床护理工作,并体现能级对应。

(1)医院层面依据护士学历、年资、岗位分类、工作职责、任职条件、技术职称和专业能力等综合因素,确定层级划分标准及准入条件。

(2)科室层面根据患者病情、护理难度和技术要求等要素,对责任护士进行合理分工、科学配置及分层级管理。N1～N4 级护士比例原则为 4∶3∶2∶1,在临床工作中可根据医院及科室的实际情况酌情调整。

注明:专业能力培训重点是指各层级护士在承担相应级别护理工作期间,应接受高一层级护士的专业能力培训,以便在该层级期满以后顺利晋升到高一层级。如 N0 护士准备晋升 N1 时,应具备 N1 护士的资质要求及临床能力,符合晋级条件,并接受 N1 级别标准的专业能力培训考核合格,方能晋升为 N1 级护士。

(3)护理部建立考核指标,对各层级护士进行综合考评及评定,以日常工作情况及临床护理实践能力为主要考评因素,并与考核结果相结合,真正做到多劳多得、优绩优酬,护士薪酬向临床一线风险高、工作量大、技术性强的岗位倾斜,实现绩效考核的公开、公平、公正。

二、岗位职责

(一)护理管理岗位职责

1.护理部主任职责

(1)在院长及主管副院长的领导下,负责医院护理行政、护理质量及安全、护理教学、护理科研等管理工作。

(2)严格执行有关医疗护理的法律、法规及安全防范等制度。

(3)制定护理部的远期规划和近期计划并组织实施,定期检查总结。

(4)负责全院护理人员的调配,向主管副院长及人事部门提出聘用、奖惩、任免、晋升意见。

(5)教育各级护理人员培养良好的职业道德和业务素质,树立明确的服务理念,敬业爱岗,无私奉献。

(6)加强护理科学管理。以目标为导向,以循证为支持,以数据为依据。建立护理质量评价指标,不断完善结构－过程－结果质量评价体系。

(7)建立护士培训机制,提升专业素质能力。建立"以需求为导向,以岗位胜任力为核心"的护士培训制度。制定各级护理人员的培训目标和培训计划,采取多渠道、多种形式的业务技术培训及定期进行业务技术考核。

(8)负责护生、进修护士的教学工作,创造良好的教学条件和实习环境,督促教学计划的落实,确保护理持续质量改进。

(9)组织制定护理常规、技术操作规程、护理质量考核标准及各级护理人员的岗位职责。积极开展护理科研和技术革新,引进新业务、新技术。

(10)主持护理质量管理组的工作,使用现代质量管理工具、按照现有的护理程序,做好日常质量监管。

(11)深入临床,督导护理工作,完善追踪管理机制,做到持续监测、持续分析、持续改进。

(12)定期召开护士长会议,部署全院护理工作。定期总结分析护理不良事件,提出改进措施,确保护理持续质量改进。

(13)定期进行护理查房,组织护理会诊及疑难疾病讨论,不断提高护理业务水平及护理管理质量。

(14)制订护理突发事件的应急预案并组织实施。

2.护理部副主任职责

(1)在护理部主任的领导下,负责所分管的工作,定期向主任汇报。

(2)主任外出期间代理主任主持日常护理工作。

3.科护士长职责

(1)在护理部、科主任领导下全面负责所属科室的临床护理、教学、科研及在职教育的管理工作。

(2)根据护理部工作计划制订本科室的护理工作计划,按期督促检查、组织实施并总结。

(3)负责督促本科各病房认真执行各项规章制度、护理技术操作规程。

(4)负责督促检查本科各病房护理工作质量,加强护理质量评价指标监测,利用管理工具对问题进行根本原因分析,制定对策,达到持续质量改善的效果。

(5)有计划地组织科内护理查房,疑难病例讨论、会诊等。解决本科护理业务上的疑难问题,指导临床护理工作。

(6)有计划地组织安排全科业务学习。负责全科护士培训和在职教育工作。

(7)负责组织并指导本科护士护理科研、护理改革等工作。

(8)对科内发生的护理不良事件按要求及时上报护理部,并进行根本原因分析、制定改进对策,做好记录。

4.护士长职责

(1)门诊部护士长职责:①在护理部、门诊部或科护士长领导下,负责门诊部及其管辖各科室的护理行政及业务管理。督促检查护理人员及保洁人员的岗位责任制完成情况。②负责制定门诊护理质量控制标准,督促检查护理人员严格执行各项规章制度和操作技术标准规程,认真执行各项护理常规。③根据医院和护理部总体目标,制定本部门的护理工作目标、工作计划并组织落实,定期总结。④负责护理人员的分工、排班及调配工作。负责组织护士做好候诊服务。⑤组织专科业务培训和新技术的学习,不断提高门诊护理人员的业务技术水平。⑥负责对新上岗医师、护士和实习生、进修人员介绍门诊工作情况及各项规章制度,负责实习、进修护士的教学工作。⑦落实优质护理措施,持续改进服务质量。⑧负责督促检查抢救用物、毒麻精神药品和仪器管理工作。⑨负责计划、组织候诊患者进行健康教育和季节性疾病预防宣传。⑩严格执行传染病的预检分诊和报告制度,可疑传染病患者应及时采取隔离措施,防止医院感染。⑪制订门诊突发事件的应急预案,定期组织急救技能的培训及演练,保证安全救治。⑫加强医护、后勤及辅助科室的沟通,不断改进工作。⑬建立不良事件应急预案,加强不良事件的上报管理,并落实改进对策。

(2)急诊科护士长职责:①在护理部主任和科主任领导下,负责急诊科护理行政管理及护理部业务技术管理工作。②制定和修订急诊护理质量控制标准,督促检查护理人员严格执行各项规章制度和操作技术标准规程,认真执行各项护理常规。组织实施计划,定期评价效果,持续改进急诊科护理工作质量。③根据医院和护理部总体目标,制定本部门的护理工作目标、工作计划并组织落实,定期总结。④负责急诊科护理人员的分工和排班工作。⑤督促护理人员严格执行各项规章制度和操作技术规范,加强业务训练,提高护士急救的基本理论和基本技能水平。复杂的技术要亲自执行或指导护士操作,防止发生不良事件。⑥负责急诊科护士的业务训练和绩效考核,提出考核、晋升奖惩和培养使用意见。组织开展新业务、新技术及护理科研。⑦负责护生的临床见习、实习和护士进修的教学工作,并指定有经验、有教学能力的护师或护师职称以上的人员担任带教工作。⑧负责各类物资的管理。如药品、仪器、设备、医疗器材、被服和办公用品等,分别指定专人负责请领、保管、保养和定期检查。⑨组织护士准备各种急救药品、器械,定量、定点、定位放置,并定期检查、及时补充,保持急救器材物品完好率在100%。⑩加强护理质量评价指标监测及数据的分析、评价,建立反馈机制,达到持续改善的效果。⑪建立、完善和落实急诊"绿色通道"的各项规定和就诊流程,组织安排、督促检查护理人员配合医师完成急诊抢救任务。巡视观察患者,按医嘱进行治疗护理,并做好各种记录和交接班工作。⑫加强护理质量管理,及时完成疫情统计报告,检查监督消毒隔离,保证室内清洁、整齐、安静,防止医院感染。⑬建立不良事件应急预案,加强不良事件的上报管理,并落实改进对策。

(3)病房护士长职责:①在护理部主任及科主任的领导下,负责病房的护理行政及业务管理。②根据医院和护理部的工作目标,确定本部门的护理工作目标、计划并组织实施,定期总结。③科学分工,合理安排人力,督促检查各岗位工作完成情况。④随同科主任查房,参加科内会诊、大手术和新开展手术的术前讨论及疑难病例的讨论。⑤认真落实各项规章制度和技术操作规程,加强医护合作,严防不良事件的发生。⑥参加并指导危重、大手术患者的抢救工作,组织护理查房、护理会诊及疑难护理病例讨论。⑦组织护理人员的业务学习及技术训练,引进新业务、新技术,开展护理科研。组织并督促护士完成继续医学教育计划。⑧加强护理质量评价指标监测及数据的分析、评价,建立反馈机制,达到持续改善的效果。⑨经常对护理人员进行职业道德教育,不断提高护理人员的职业素质和服务质量。⑩组织安排护生和进修护士的临床实习,督促教学老师按照教学大纲制订教学计划并定期检查落实。⑪负责各类物品、药品的管理,做到计划领取。在保证抢救工作的前提下,做到合理使用,避免浪费。⑫各种仪器、抢救设备做到定期测试和维修,保证性能良好,便于应急使用。⑬保持病室环境,落实消毒隔离制度,防止医院感染。⑭制订病房突发事件的应急预案并组织实施。⑮协调沟通医护患、后勤及辅助科室的关系,经常听取意见,不断改进工作。⑯建立不良事件应急预案,加强不良事件的上报管理,并落实改进对策。

(4)夜班总护士长职责:①在护理部领导下,负责夜间全院护理工作的组织指导。②掌握全院危重、新入院、手术患者的病情、治疗及护理情况,解决夜间护理工作中的疑难问题。③检查夜间各病房护理工作,如环境的安静、安全,抢救物品及药品的准备,陪伴及作息制度的执行情况,值班护士的仪表、服务态度。④协助领导组织并参加夜间院内抢救工作。⑤负责解决临时缺勤的护理人员调配工作,协调科室间的关系。⑥督促检查护理人员岗位责任制落实情况。⑦督促检查护理人员认真执行操作规程。⑧书写交班报告,并上交护理部,重点问题还应做口头交班。

(二)护理人员技术职称及职责

1.主任/副主任护师职责

(1)在护理部主任或护士长的领导下,负责本专科护理、教学、科研等工作。

(2)指导制订本科疑难患者的护理计划,参加疑难病例讨论、护理会诊及危重患者抢救。

(3)经常了解国内外护理发展新动态,及时传授新知识、新理论,引进新技术,以提高专科护理水平。

(4)组织护理查房,运用循证护理解决临床护理中的疑难问题。

(5)承担高等院校的护理授课及临床教学任务。

(6)参与编写教材,组织主管护师拟定教学计划。

(7)协助护理部主任培养教学、科研高级护理人才,组织开展新业务,参与护理查房。

(8)协助护理部主任对各级护理人员进行业务培训及考核。

(9)参与护理严重事故鉴定会,并提出鉴定意见。
(10)制订科研计划并组织实施,带领本科护理人员不断总结临床护理工作经验,撰写科研论文和译文。
(11)参与护理人员的业务、技术考核,审核、评审科研论文及科研课题,参与科研成果鉴定。
(12)参与护理技术职称的评定工作。

2.主管护师职责
(1)在本科护士长的领导及主任(副主任)护师的指导下,参与临床护理、教学、科研工作。
(2)完成护士长安排的各岗及各项工作。
(3)参与复杂、较新的技术操作及危重患者抢救。
(4)指导护师(护士)实施整体护理,制订危重、疑难患者的护理计划及正确书写护理记录。
(5)参加科主任查房,及时沟通治疗、护理情况。
(6)协助组织护理查房、护理会诊及疑难病例讨论,解决临床护理中的疑难问题。
(7)承担护生、进修护士的临床教学任务,制订教学计划,组织教学查房。
(8)承担护生的授课任务,指导护士及护生运用护理程序实施整体护理,做好健康教育。
(9)参与临床护理科研,不断总结临床护理经验,撰写护理论文。
(10)协助护士长对护师及护士进行业务培训和考核。
(11)学习新知识及先进护理技术,不断提高护理技术及专科水平。

3.护师职责
(1)在病房护士长的领导及主任护师、主管护师的指导下,进行临床护理及护理带教工作。
(2)参加病房临床护理实践,完成本岗任务,指导护士按照操作规程进行护理技术操作。
(3)运用护理程序实施整体护理,制订护理计划,做好健康教育。
(4)参与危重患者的抢救与护理,参加护理查房,协助解决临床护理问题。
(5)指导护生及进修护士的临床实践,参与临床讲课及教学查房。
(6)学习新知识及先进护理技术,不断提高护理业务技术水平。
(7)参加护理科研,总结临床护理经验,撰写护理论文。

4.护士职责
(1)在护士长的领导和上级护师的指导下进行工作。
(2)认真履行各岗职责,准确、及时地完成各项护理工作。
(3)严格遵守各项规章制度,认真执行各项护理常规及技术操作规程。
(4)在护师指导下运用护理程序实施整体护理及健康教育并写好护理记录。
(5)参与部分临床带教工作。
(6)学习新知识及先进护理技术,不断提高护理技术水平。

三、绩效考核

绩效考核是人力资源管理中的重要环节,是指按照一定标准,采用科学方法评定各级护理人员对其岗位职责履行的情况,以确定其工作业绩的一种有效管理方法,其考核结果可作为续聘、晋升、分配、奖惩的主要依据。建立科学的绩效评价体系是开展绩效管理的前提与基础,根据不同护理岗位的特点,使绩效考核结合护士护理患者的数量、质量、技术难度和患者满意度等要素,以充分调动广大护士提高工作水平的主动性和积极性。

(一)绩效考核重点环节

绩效考核的目的不是考核护士,而是通过"评估"与"反馈"提升护士工作表现,拓宽职业生涯发展空间。绩效考核包括3个重点环节。

1.工作内容和目标设定

护士长与护士就工作职责、岗位描述、工作标准等达成一致。

2.绩效评估

护士的实际绩效与设定标准(目标)比较、评分过程。

3.提供反馈信息

需要一个或多个信息反馈,与护士共同讨论工作表现,必要时共同制订改进计划。

(二)绩效考核步骤

绩效考核是一个动态循环的过程,是绩效管理中的一个环节。绩效考核的步骤如下。①绩效制度规划:包括明确绩效评估目标、构建具体评估指标、制定绩效评估标准、决定绩效评估方式;②绩效的执行:资料的收集与分析;③绩效考核与评价;④建立绩效检讨奖惩制度;⑤绩效更新、修订与完善。

(三)绩效考核内容

绩效考核的内容包括德、能、勤、绩四个方面。

1.德

德即政治素质、思想品德、工作作风、职业道德等。

(1)事业心:具有强烈的事业心及进取精神,爱岗敬业、为人师表,模范地遵守各项规章制度,认真履行职责。

(2)职业道德:具有良好的职业道德,热心为患者服务,能认真履行医德、医风等各项规定。

(3)团结协作:能团结同志并能协调科室间、部门间、医护间的工作关系。

2.能

能即具备本职工作要求的知识技能和处理实际工作的能力。

(1)专业水平:精通本专业的护理理论,了解本专业国内护理现状和发展动态,有较强的解决实际问题能力和组织管理能力。

(2)专业技能:熟练掌握本岗技能,具有解决疑难问题的能力,并能指导护士的技术操作。

(3)科研能力:科研意识强,能独立承担科研课题的立项任务,开展或引进护理新技术、新业务。

(4)教学能力:具有带教或授课能力,能胜任院内、外授课任务及指导培养下级护士的能力。

3.勤

工作态度、岗位职责完成情况、出勤及劳动纪律等。

4.绩

工作效率和效益、成果、奖励及贡献等。绩能综合体现德、能、勤三方面,应以考绩为主。

(四)绩效考核类型

绩效考核不仅局限于管理者对下属绩效的评价,还应采取多种考核方式,以取得良好的评价效果。

1.按层次分类有以下五种

(1)上级考核:较理想的上级考核方式是每位护理人员由上一级管理人员来考核其表现,即逐级考核。这种方式便于评价护理人员的整体表现,反映评价的真实性和准确性。

(2)同级评价:同级的评价是最可靠的评价资料来源之一,因为同级间工作接触密切,对每个人的绩效彼此间能全面了解。通过同级评价可以增加护理人员之间的信任,提高交流技能,增加责任感。这种方式考评结果比较可信。

(3)下级评价:对管理者的评价可以直接由下级提供管理者的行为信息。为避免护理人员在评议上级时所产生的顾虑,可采取不记名的形式进行"民意测验",其结果比较客观、准确。

(4)自我评价:自我评价法是护理人员及管理人员根据医院或科室的要求定期对自己工作的各方面进行评价。这种方式有利于他们自觉提高自己的品德素质、临床业务水平和管理能力,增强工作的责任感。其结果还可用来作为上级对下级评价的参考,从而减少被考评者的不信任感。

(5)全方位评价:全方位评价是目前较常采用的一种评价方法,这种方法提供的绩效反馈资料比较全面。评价者可以是护理人员在日常工作中接触的所有人,如上级、下级、同事、患者、家属等,但实施起来比较困难。

2.按时间分类法有以下两种

(1)日常考核:护理人员个人和所在部门或科室均应建立日常考核手册。个人手册应随时记录个人业绩,包括业务活动、护理缺陷等情况。科室或部门应建立护理人员绩效考核手册,随时对员工的表现、护理质量、护理缺陷、突出的业绩予以记录。

(2)定期考核:定期考核为阶段性考核,可以按周、月、半年、年终等阶段进行考核,便于全面了解员工情况,激励员工的积极性。

(五)绩效考核方法

1.表格评定法

表格评定法是绩效考核中最常见的一种方法。此方法是把一系列的绩效因素罗列出来,如工作质量、业务能力、团结协作、出勤率、护理不良事件等制成表格,最后可用优、良、中、差来表示。此方法利于操作,便于分析和比较。

2.评分法

将考核内容按德、能、勤、绩的具体标准规定分值,以分值的多少计算考核结果。

3.评语法

评语法是一种传统的考绩方法。指管理者对护理人员的工作绩效用文字表达出来,其内容、形式不拘一格,便捷易行。但由于纯定性的评语难免带有评价者的主观印象,因此难以做到准确评价和对比分析。

4.专家评定法

专家评定法即外请专家与本单位的护理管理者共同考评,采用此方法护理专家既能检查、指导工作,又可交流工作经验且比较公正、专业。

(六)绩效考评反馈

绩效考评反馈是绩效考评的一个非常重要的环节,它的主要任务是让被考评者了解、认可考评结果,客观地认识自己的不足,以改进工作,提高护理质量。

1.书面反馈

书面反馈即对考核结果归纳、分析,以书面报告或表格的形式反馈给科室或当事人。

2.沟通反馈

沟通反馈即当面反馈,开始先对被评考人的工作成绩进行肯定,然后提出一些不足、改进意见及必要的鼓励。

(张谧谧)

第三节 病房护理管理

一、普通病房

病房是医院最基本的组成部分,是住院患者接受诊疗、护理、康复,临床教学实习、科研的场所。病房布局、设备和管理质量直接影响着患者的医疗、护理和康复。病房管理的目标是为患者提供清洁、整齐、舒适、安全的医疗、休养环境,并提供优质的服务。

(一)普通病房的布局、设施

病房一般有两种结构形式,即单向走廊和双向走廊。每个病房一般设病床30~50张。目前我国医院仍以多床病房设计为主,通常采用二床制、三床制,也有大间病房采用六床制。病房的朝向以日照时间长、光线充足、通风良好为宜。病房走廊应宽阔,便于抢救患者和紧急情况下疏散人员。走廊、楼梯有扶手,设置安全通道和消防设施。病房分设不同类型的病房及附属房间两部分。根据患者病情轻重分设抢救室、危重病房和普通病房;附属房间为医师办公室、护士站、治疗室、会议室、值班室、更衣室、配膳室、洗漱室、处置室、储藏室、污物间、卫生间等。

1.病房

双人间或多人间每张病床占用面积6~7 m^2,床位数单排不应超过3张,双排不超过6张。床间距≥1 m,床沿距墙壁面≥0.6 m。单排病床病房通道净宽≥1.1 m,双排床(床尾端)通道净宽≥1.4 m。两床之间的间距要能满足患者快速、安全转运的需要,按要求有足够的抢救位置。每床之间设有隔帘,满足对患者私密性保护的要求。每个床单位应配备床旁桌、椅,床头设床头灯、中心供氧及中心吸引装置、呼叫装置。病房内应设有调温装置,室内温度保持在18~22 ℃,相对湿度保持在50%~60%。病房地面可采用防滑、耐腐蚀、易清洗材质,室内墙壁宜采用环保型油漆涂料,以便于清洁、消毒。病房色调应柔和,给患者以轻快、洁净的感觉。病房应设壁柜,方便患者存放杂物。成人病房照明宜一床一灯,避免对卧床患者产生眩光。病房内设有卫生间,有安全扶手和防滑设施。卫生间地面应易于清洗、防滑。

2.护士站

护士站应设在病房的中心位置,设有办公桌椅、病历车、电话、计算机、打印机、对讲系统、非接触式洗手设施,办公桌上放置患者一览表。

3.治疗室

治疗室应靠近护士站,面积不小于12 m^2,内设操作台、药品柜、治疗车、治疗柜、各种护理治疗用物、器械及空气消毒设备、冰箱、非接触式洗手设施等,并设有物品柜。

4.换药室

手术科室的病房均应在治疗室附近设置换药室。室内设诊查床、换药车、器械台、外用药柜、换药用物、各种敷料、医疗废物桶,并设有空气消毒设备和非接触式洗手设施。

5.抢救室

抢救室位于护士站附近,内设一张病床,床单位设备与普通病房相同,同时增设抢救车和抢救仪器设备,如心电监护、除颤仪、简易呼吸器、呼吸机等。

6. 隔离病房

隔离病房以单人房间为宜，门外及床尾悬挂隔离标识，配隔离用物，如隔离衣、鞋套、洗手设施、医疗废物桶、专用餐具、便器、空气消毒设备、存放清洁用物的物品柜等。有条件的医院设空气净化装置。

7. 库房

依据医院情况设置库房，室内设有壁柜及储藏柜，放置临床所需备用物品，物品应分类放置。

8. 配膳室

配膳室设有电开水箱、微波炉、配餐桌、洗涤池等，应设有排风扇及排水孔。

9. 污物间

污物间内设污物收集桶、污物池、便器消毒器、便器架、清洗池等。

10. 医师办公室

医师办公室应邻近护士站，便于医护联系，内设办公桌椅、计算机、看片灯、书柜、非接触式洗手设施等。

11. 会议室

会议室内设桌椅、多媒体、书柜等，可供示教、开会使用。

12. 值班室

值班室供医护人员专用，内设值班床、桌椅、柜子等。

13. 更衣室

无集体更衣的医院，病区应设更衣室。

（二）普通病房的管理要求

病房护士长应认真履行护士长职责，从组织管理、财务管理、业务技术管理及质量控制等方面做到有目标、有计划、有具体措施并切实贯彻落实，不断总结经验，提出改进措施，使病房管理达到科学化、制度化、工作程序化、技术操作常规化、病房设施规范化的要求。

（1）在人员编制上，应按照国家卫健委的要求落实床护比，普通病房护士与病床之比至少达到 0.4∶1。

（2）应在实施责任制整体护理的基础上，根据患者病情、护理难度和技术要求等要素，对责任护士进行合理分工、分层管理，体现能级对应。

（3）加强护理人员业务培训，使其熟练掌握基础护理和专科护理技术操作，以提高护理质量。

（4）建立健全以岗位责任制为中心的各项规章制度并认真落实。按照分级护理要求为患者提供护理服务。

（5）根据科室特点建立风险防范和应急预案程序。

（6）护士长严格检查各项规章制度执行情况，及时发现可能发生不良事件的隐患，采取防范措施，确保患者安全。

（7）认真落实不良事件登记报告制度，定期分析、总结各类缺陷，落实整改措施，持续提升护理质量。

（8）病房备用药及麻精、限制药品依据药品管理制度严格管理。

（9）严格执行消毒隔离制度，防止医院感染。做好病房内清洁、消毒，保持病区环境整洁、干燥，无卫生死角。按照要求进行环境卫生学监测，留存报告并记录。

（10）各类物品做到计划领取，避免积压，并有专人负责，定点存放、定期清点，日常用品做好交接、账物相符。

(11)对住院患者进行满意度调查,定期召开公休座谈会,听取患者意见,不断改进工作。

二、重症监护病房

重症监护病房是医院集中监护和救治重症患者的专业病房,可为各种原因导致一个或多个器官与系统功能障碍危及生命或具有潜在高危因素的患者,及时提供系统的、高质量的医学监护和救治技术。重症监护病房的建立、规模与管理水平已成为衡量一所医院现代化急救医疗水平的重要标志。

(一)重症监护病房的布局、设施

1.重症监护病房的布局

重症监护病房应设在方便患者转运、检查和治疗的区域,接近检验科、手术室、血液净化中心、医学影像科和输血科,并设有方便快捷通道。专科重症监护病房应与专科病房邻近。

重症监护病房周围环境要安静,病区应有良好的通风和消毒设施,安装具备空气净化消毒装置的集中空调通风系统,室内温度和湿度能独立控制,可配备空气净化负压病房1~2间。重症监护病房装饰应遵循不积尘、耐腐蚀、防潮、防霉变、容易清洁的原则和符合防火要求。天花板、地板、墙间交角应为弧形且可靠密封。

重症监护病房整体布局应以洁污分开为原则,可呈圆形、扇形或双走廊型。工作人员、患者、医疗物品三者进出通道应分开。医疗区域、医疗辅助用房区域、污物处理区域等应相对独立。医疗区域包括病房、护士站(监护台)、治疗室、储藏室、仪器室、配膳室、处置室、卫生间、患者家属接待室等。医疗辅助用房区域包括办公室、更衣室、值班室、会议室、工作人员卫生间等。

病床设置可分为单间式和开放式,开放式病床之间可用玻璃或活动隔帘分隔。重症监护病房的面积和空间应符合要求,每张床占地面积不小于15 m^2,床间距>1 m,床头距墙1 m,以方便抢救。每个病房最少配备一个单间病房,其使用面积不小于18 m^2。不应在室内摆放干花、鲜花或盆栽植物。

中心护士站应设在病区中央,设有中央监护报警系统,还可根据重症监护病房面积划分若干分护士站以便观察危重患者。

重症监护病房病床数量应符合医院功能任务和实际收治重症患者的需要,三级综合医院床位数为医院病床总数的2%~8%,每天至少应保留一张空床以备应急使用。有条件的二级医院可以根据医疗任务的需要设置重症监护床位。

2.重症监护病房的设施

重症监护病房内应配备多功能病床(能够自动/手动升、降,调节体温,测量体重,调节温度),配有脚轮和制动装置,方便转运。护栏、床头、床尾栏板可拆卸,方便治疗和抢救。

每床配备完善的设备带或功能架,提供电源、中心供氧装置和中心吸引装置等功能支持。每张监护病床装配足够的电源插座、氧气接口、压缩空气接口、负压吸引接口。各管道设施有醒目标识,插口设置应有区别,以防误接。医疗用电和生活照明用电线路分开。每个床位的电源应是独立的反馈电路,配有不间断供电系统和漏电保护装置。

每床配备床旁多功能监护系统,可进行心电、血压、脉搏、血氧饱和度、有创压力监测等基本生命体征监护。为便于安全转运患者,每个重症加强治疗单元至少配备一台便携式监护仪和一台便携式呼吸机。

每床均应配备输液泵和微量注射泵,其中微量注射泵原则上每床4台以上,另配备一定数量的肠内营养输注泵。其他必配设备有心电图机、血气分析仪、除颤仪、抢救车、纤维支气管镜、升降温设备等。三级医院必须配置血液净化设备、血流动力学与氧代谢监测、心肺复苏机等设备。

(二)重症监护病房的管理要求

1.一般管理要求

(1)在人员编制上,重症监护病房的护士人数与床位数之比应不低于3∶1。重症监护病房护理人员应经过严格的专业理论和技术培训并考核合格,应具有护士资质证书及一定的临床护理工作经验。可以根据需要配备适当数量的护理辅助人员,有条件的医院还可配备相关的设备技术与维修人员。

(2)重症监护病房的护士长应当具有中级以上专业技术职务,在重症监护领域工作3年以上,具备一定管理能力。

(3)护理人员应严格执行各项操作规程和无菌操作原则,熟练掌握风险防范应急预案,严防不良事件。

(4)重症监护病房应加强质量控制和管理,指定专(兼)职人员负责护理质量和安全管理。

(5)重症监护病房的仪器和设备应由专人保管、定点存放、定期维修,保证性能良好,处于备用状态。

(6)护理部应加强对重症监护病房的护理质量管理与评价,履行日常监管功能。

2.医院感染管理要求

(1)重症监护病房应建立由科主任、护士长与兼职感控人员等组成的医院感染管理小组,全面负责本科室医院感染管理工作。

(2)重症监护病房应具备良好的通风、采光条件。医疗区域内温度应维持在(24 ± 1.5)℃,相对湿度维持在30%~60%。环境清洁、整齐、安静、舒适、安全。

(3)定期进行空气消毒,可每天开窗通风1~2次,每次20~30分钟。不宜开窗通风时,使用动态空气消毒器进行空气消毒。

(4)应配置足量的、方便取用的个人防护用品,如医用口罩、帽子、手套、护目镜、防护面罩、隔离衣等。医护人员应掌握防护用品的正确使用方法。医护人员进入重症监护病房区域要穿专用工作服,换鞋或穿鞋套,戴帽子、口罩,洗手,患有感染性疾病者不得进入。乙肝表面抗体阴性者,上岗前宜注射乙肝疫苗。

(5)区域划分规范,布局合理。具备足够的非接触性洗手设施和速干手消毒剂,单间病房每床一套,开放式病床至少每两床一套。

(6)加强医院感染管理:①重症监护病房地面、物体表面应保持清洁、干燥,每天清洁消毒1~2次,消毒时可使用1 000~2 000 mg/L季铵盐消毒液擦拭。②一般性诊疗器械(如听诊器、叩诊锤、手电筒、软尺等)宜专床专用,如交叉使用应一用一消毒。③呼吸机外壳及面板应每天清洁消毒1~2次,呼吸机外部管路及配件应一人一用一消毒/灭菌,长期使用者每周更换。呼吸机内部管路消毒按厂家说明书进行。④患者使用的便器及尿壶应专人专用,每天清洗、消毒;腹泻患者便器应一用一消毒。有条件的医院宜使用专用便器清洗消毒器处理,一用一消毒。

(7)严格执行手卫生规范。严格执行预防与控制呼吸机相关性肺炎、中心静脉导管相关性血流感染、留置导尿管相关泌尿系统感染的各项措施,加强耐药菌感染管理,对感染的高危因素实行监控。

(8)对感染患者应依据其传染途径实施相应的隔离措施,将经空气感染或特殊感染的患者安置在隔离房间,有条件的医院应安置在负压隔离病房进行隔离治疗,负压隔离病房气体交换每小时不少于6次。

(9)严格执行消毒隔离制度,将感染、疑似感染与非感染患者分区安置,防止医院感染。对于特殊感染或多重耐药菌感染,严格执行消毒隔离措施。

(10)定期关注与感染相关的呼吸机相关性肺炎、中心静脉导管相关性血流感染和留置导尿管相关泌尿系统感染等核心指标,加强对重症监护病房的护理核心指标质量管理与评价,从而持续改进护理质量。

(11)严格执行探视管理制度,限制探视时间和人数。探视人员进入重症监护病房宜穿专用探视服,更换专用鞋或穿鞋套。探视服专床专用,探视结束后清洗消毒。患有呼吸道感染性疾病的探视人员谢绝入内。探视者进入病房前后应洗手或用速干手消毒剂消毒双手。

(陈思敏)

第四章 呼吸内科疾病的护理

第一节 急性上呼吸道感染

一、概述

(一)疾病概述

急性上呼吸道感染简称上感,为外鼻孔至环状软骨下缘包括鼻腔、咽或喉部急性炎症的概称。主要病原体是病毒,少数是细菌,免疫功能低下者易感。通常病情较轻、病程短、可自愈,预后良好。但由于发病率高,不仅影响工作和生活,有时还可伴有严重并发症,并具有一定的传染性,应积极防治。

多发于冬春季节,多为散发,且可在气候突变时小规模流行。主要通过患者喷嚏和含有病毒的飞沫经空气传播,或经污染的手和用具接触传播。可引起上感的病原体大多为自然界中广泛存在的多种类型病毒,同时健康人群亦可携带,且人体对其感染后产生的免疫力较弱、短暂,病毒间也无交叉免疫,故可反复发病。

(二)相关病理生理

组织学上可无明显病理改变,亦可出现上皮细胞的破坏。可有炎症因子参与发病,使上呼吸道黏膜血管充血和分泌物增多,伴单核细胞浸润,浆液性及黏液性炎性渗出。继发细菌感染者可有中性粒细胞浸润及脓性分泌物。

(三)急性上呼吸道感染的病因与诱因

1.基本病因

急性上感有70%~80%由病毒引起,包括鼻病毒、冠状病毒、腺病毒、流感和副流感病毒,以及呼吸道合胞病毒、埃可病毒和柯萨奇病毒等。另有20%~30%的上感为细菌引起,可单纯发生或继发于病毒感染,以口腔定植菌溶血性链球菌为多见,其次为流感嗜血杆菌、肺炎链球菌和葡萄球菌等,偶见革兰阴性杆菌。

2.常见诱因

淋雨、受凉、气候突变、过度劳累等可降低呼吸道局部防御功能,致使原存的病毒或细菌迅速繁殖,或者直接接触含有病原体的患者喷嚏、空气、污染的手和用具诱发本病。老幼体弱,免疫功能低下或有慢性呼吸道疾病如鼻窦炎、扁桃体炎者更易发病。

(四)临床表现

临床表现有以下几种类型。

1. 普通感冒

普通感冒俗称"伤风",又称急性鼻炎或上呼吸道卡他,为病毒感染引起。起病较急,主要表现为鼻部症状,如喷嚏、鼻塞、流清水样鼻涕,也可表现为咳嗽、咽干、咽痒或烧灼感甚至鼻后滴漏感。咽干、咳嗽和鼻后滴漏与病毒诱发的炎症介质导致的上呼吸道传入神经高敏状态有关。2~3天后鼻涕变稠,可伴咽痛、头痛、流泪、味觉迟钝、呼吸不畅、声嘶等,有时由于咽鼓管炎致听力减退。严重者有发热、轻度畏寒和头痛等。体检可见鼻腔黏膜充血、水肿、有分泌物,咽部可为轻度充血。一般经5~7天痊愈,伴并发症者可致病程迁延。

2. 急性病毒性咽炎和喉炎

急性病毒性咽炎和喉炎由鼻病毒、腺病毒、流感病毒、副流感病毒以及肠病毒、呼吸道合胞病毒等引起。临床表现为咽痒和灼热感,咽痛不明显,咳嗽少见。急性喉炎多为流感病毒、副流感病毒及腺病毒等引起,临床表现为明显声嘶、讲话困难,可有发热、咽痛或咳嗽,咳嗽时咽喉疼痛加重。体检可见喉部充血、水肿,局部淋巴结轻度肿大和触痛,有时可闻及喉部的喘息声。

3. 急性疱疹性咽峡炎

急性疱疹性咽峡炎多由柯萨奇病毒A引起,表现为明显咽痛、发热,病程约为1周。查体可见咽部充血,软腭、腭垂、咽及扁桃体表面有灰白色疱疹及浅表溃疡,周围伴红晕。多发于夏季,多见于儿童,偶见于成人。

4. 急性咽结膜炎

急性咽结膜炎主要由腺病毒、柯萨奇病毒等引起。表现为发热、咽痛、畏光、流泪、咽及结膜明显充血。病程4~6天,多发于夏季,由游泳传播,儿童多见。

5. 急性咽扁桃体炎

病原体多为溶血性链球菌,其次为流感嗜血杆菌、肺炎链球菌、葡萄球菌等。起病急,咽痛明显,伴发热、畏寒,体温可达39℃以上。查体可发现咽部明显充血,扁桃体肿大、充血,表面有黄色脓性分泌物。有时伴有颌下淋巴结肿大、压痛,而肺部查体无异常体征。

(五)辅助检查

1. 血液学检查

因多为病毒性感染,白细胞计数常正常或偏低,伴淋巴细胞比例升高。细菌感染者可有白细胞计数与中性粒细胞增多和核左移现象。

2. 病原学检查

因病毒类型繁多,且明确类型对治疗无明显帮助,一般无须明确病原学检查。需要时可用免疫荧光法、酶联免疫吸附法、血清学诊断或病毒分离鉴定等方法确定病毒的类型。细菌培养可判断细菌类型并做药物敏感试验以指导临床用药。

(六)主要治疗原则

由于目前尚无特效抗病毒药物,以对症处理为主,同时戒烟、注意休息、多饮水、保持室内空气流通和防治继发细菌感染。对有急性咳嗽、鼻后滴漏和咽干的患者应给予伪麻黄碱治疗以减轻鼻部充血,亦可局部滴鼻应用。必要时适当加用解热镇痛类药物。

(七)药物治疗

1.抗菌药物治疗

目前已明确普通感冒无须使用抗菌药物。除非有白细胞计数升高、咽部脓苔、咯黄痰和流鼻涕等细菌感染证据,可根据当地流行病学史和经验用药,可选口服青霉素、第一代头孢菌素、大环内酯类或喹诺酮类。

2.抗病毒药物治疗

由于目前有滥用造成流感病毒耐药现象,所以如无发热,免疫功能正常,发病超过2天一般无须应用。对于免疫缺陷患者,可早期常规使用。利巴韦林和奥司他韦有较广的抗病毒谱,对流感病毒、副流感病毒和呼吸道合胞病毒等有较强的抑制作用,可缩短病程。

二、护理评估

(一)病因评估

主要评估患者健康史和发病史,是否有受凉感冒史。对流行性感冒者,应详细询问患者及家属的流行病史,以有效控制疾病进展。

(二)一般评估

1.生命体征

患者体温可正常或发热;有无呼吸频率加快或节律异常。

2.患者主诉

有无鼻塞、流涕、咽干、咽痒、咽痛、畏寒、发热、咳嗽、咳痰、声嘶、畏光、流泪、眼痛等症状。

3.相关记录

体温,痰液颜色、性状和量等记录结果。

(三)身体评估

1.视诊

咽喉部有无充血;鼻腔黏膜有无充血、水肿及分泌物情况;扁桃体有无充血、肿大(肿大扁桃体的分度),有无黄色脓性分泌物;眼结膜有无充血等情况。

2.触诊

有无颌下、耳后等头颈部部位浅表淋巴结肿大,肿大淋巴结有无触痛。

3.听诊

有无异常呼吸音;双肺有无干、湿啰音。

(四)心理-社会评估

患者在疾病治疗过程中的心理反应与需求,家庭及社会支持情况,引导患者正确配合疾病的治疗与护理。

(五)辅助检查结果评估

1.血常规检查

有无白细胞计数降低或升高、有无淋巴细胞比值升高、有无中性粒细胞增多及核左移等。

2.胸部X线检查

有无肺纹理增粗、炎性浸润影等。

3.痰培养

有无细菌生长,药敏试验结果如何。

(六)治疗常用药效果的评估

对于呼吸道病毒感染,尚无特异的治疗药物。一般以对症处理为主,并防治继发细菌感染。

三、主要护理诊断/问题

(一)舒适受损
鼻塞、流涕、咽痛、头痛与病毒、细菌感染有关。

(二)体温过高
体温过高与病毒、细菌感染有关。

四、护理措施

(一)病情观察
观察生命体征及主要症状,尤其是体温、咽痛、咳嗽等的变化。高热者联合使用物理降温与药物降温,并及时更换汗湿衣物。

(二)环境与休息
保持室内温、湿度适宜和空气流通,症状轻者应适当休息,病情重者或年老者卧床休息为主。

(三)饮食
选择清淡、富含维生素、易消化的食物,并保证足够热量。发热者应适当增加饮水量。

(四)口腔护理
进食后漱口或按时给予口腔护理,防止口腔感染。

(五)防止交叉感染
注意隔离患者,减少探视,以避免交叉感染。指导患者咳嗽时应避免对着他人。患者使用过的餐具、痰盂等用品应按规定及时消毒。

(六)用药护理
遵医嘱用药且注意观察药物的不良反应。为减轻马来酸氯苯那敏或苯海拉明等抗过敏药的头晕、嗜睡等不良反应,宜指导患者在临睡前服用,并告知驾驶员和高空作业者应避免使用。

(七)健康教育

1.疾病预防指导

生活规律、劳逸结合、坚持规律且适当的体育运动,以增强体质,提高抗寒能力和机体的抵抗力。保持室内空气流通,避免受凉、过度疲劳等感染的诱发因素。在高发季节少去人群密集的公共场所。

2.疾病知识指导

指导患者采取适当的措施避免疾病传播,防止交叉感染。患病期间注意休息,多饮水并遵医嘱用药。

3.预防感染的措施

注意保暖,防止受凉,尤其是要避免呼吸道感染。

4.就诊的指标

告诉患者如果出现下列情况应及时到医院就诊。

(1)经药物治疗症状不缓解。

(2)出现耳鸣、耳痛、外耳道流脓等中耳炎症状。

(3)恢复期出现胸闷、心悸、眼睑水肿、腰酸或关节疼痛。

五、护理效果评估

(1)患者自觉症状好转(鼻塞、流涕、咽部不适感、发热、咳嗽咳痰等症状减轻)。

(2)患者体温恢复正常。

(3)身体评估。①视诊:患者咽喉部充血减轻;鼻腔黏膜充血、水肿减轻情况;扁桃体无充血、肿大程度减轻,无脓性分泌物;眼结膜无充血等情况。②听诊:患者无异常呼吸音;双肺无干、湿啰音。

(薄晓英)

第二节 急性气管-支气管炎

一、概述

(一)疾病概述

急性气管-支气管炎是由生物、物理、化学刺激或过敏等因素引起的急性气管-支气管黏膜炎症。多为散发,无流行倾向,年老体弱者易感。临床症状主要为咳嗽和咳痰。常发生于寒冷季节或气候突变时,也可由急性上呼吸道感染迁延不愈所致。

(二)相关病理生理

由病原体、吸入冷空气、粉尘、刺激性气体或因吸入致敏原引起气管-支气管急性炎症反应。其共同的病理表现为气管、支气管黏膜充血水肿,淋巴细胞和中性粒细胞浸润;同时可伴纤毛上皮细胞损伤,脱落;黏液腺体肥大增生。合并细菌感染时,分泌物呈脓性。

(三)急性气管-支气管炎的病因与诱因

病原体导致的感染是最主要病因,过度劳累、受凉、年老体弱是常见诱因。

1.病原体

病原体与上呼吸道感染类似。常见病毒为腺病毒、流感病毒(甲、乙)、冠状病毒、鼻病毒、单纯疱疹病毒、呼吸道合胞病毒和副流感病毒。常见细菌为流感嗜血杆菌、肺炎链球菌、卡他莫拉菌等,近年来衣原体和支原体感染明显增加,在病毒感染的基础上继发细菌感染亦较多见。

2.物理、化学因素

冷空气、粉尘、刺激性气体或烟雾(如二氧化硫、二氧化氮、氨气、氯气等)的吸入,均可刺激气管-支气管黏膜引起急性损伤和炎症反应。

3.变态反应

常见的吸入致敏原包括花粉、有机粉尘、真菌孢子、动物毛皮排泄物;对细菌蛋白质的过敏,钩虫、蛔虫的幼虫在肺内的移行均可引起气管-支气管急性炎症反应。

(四)临床表现

临床主要表现为咳嗽咳痰。一般起病较急,通常全身症状较轻,可有发热。初为干咳或少量黏液痰,随后痰量增多,咳嗽加剧,偶伴血痰。咳嗽、咳痰可延续2～3周,如迁延不愈,可演变成慢性支气管炎。伴支气管痉挛时,可出现程度不等的胸闷气促。

(五)辅助检查

1.血液检查

病毒感染时,血常规检查白细胞计数多正常;细菌感染较重时,白细胞计数和中性粒细胞计数增高。血沉检查可有血沉快。

2.胸部X线检查

多无异常,或仅有肺纹理的增粗。

3.痰培养

细菌或支原体衣原体感染时,可明确病原体;药物敏感试验可指导临床用药。

(六)治疗要点

1.对症治疗

咳嗽无痰或少痰,可用右美沙芬、喷托维林(咳必清)镇咳。咳嗽有痰而不易咳出,可选用盐酸氨溴索、溴己新(必嗽平)、桃金娘油提取物化痰,也可雾化帮助祛痰。较为常用的为兼顾止咳和化痰的棕色合剂,也可选用中成药止咳祛痰。发生支气管痉挛时,可用平喘药如茶碱类、β_2受体激动剂等。发热可用解热镇痛药对症处理。

2.抗菌药物治疗

有细菌感染证据时应及时使用。可以首选新大环内酯类、青霉素类,亦可选用头孢菌素类或喹诺酮类等药物。多数患者口服抗菌药物即可,症状较重者可经肌内注射或静脉滴注给药,少数患者需要根据病原体培养结果指导用药。

3.一般治疗

多休息,多饮水,避免劳累。

二、护理评估

(一)病因评估

主要评估患者健康史和发病史,近期是否有受凉、劳累,是否有粉尘过敏史,是否有吸入冷空气或刺激性气体史。

(二)一般评估

1.生命体征

患者体温可正常或发热;有无呼吸频率加快或节律异常。

2.患者主诉

有无发热、咳嗽、咳痰、喘息等症状。

3.相关记录

体温,痰液颜色、性状和量等情况。

(三)身体评估

听诊有无异常呼吸音;有无双肺呼吸音变粗,两肺可否闻及散在的干、湿啰音,湿啰音部位是否固定,咳嗽后湿啰音是否减少或消失。有无闻及哮鸣音。

(四)心理-社会评估

患者在疾病治疗过程中的心理反应与需求,家庭及社会支持情况,引导患者正确配合疾病的治疗与护理。

(五)辅助检查结果评估

1.血液检查

有无白细胞总数和中性粒细胞百分比升高,有无血沉加快。

2.胸部 X 线检查

有无肺纹理增粗。

3.痰培养

有无致病菌生长,药敏试验结果如何。

(六)治疗常用药效果的评估

1.应用抗生素的评估要点

(1)记录每次给药的时间与次数,评估有无按时,按量给药,是否足疗程。

(2)评估用药后患者发热、咳嗽、咳痰等症状有否缓解。

(3)评估用药后患者是否出现皮疹、呼吸困难等变态反应。

(4)评估用药后患者有无较明显的恶心、呕吐、腹泻等不良反应。

2.应用止咳祛痰剂效果的评估

(1)记录每次给药的时间与药量。

(2)评估用祛痰剂后患者痰液是否变稀,是否较易咳出。

(3)评估用止咳药后,患者咳嗽频繁是否减轻,夜间睡眠是否改善。

3.应用平喘药后效果的评估

(1)记录每次给药的时间与量。

(2)评估用药后,患者呼吸困难是否减轻,听诊哮鸣音有否消失。

(3)如应用氨茶碱时间较长,需评估有无茶碱中毒表现。

三、主要护理诊断/问题

(一)清理呼吸道无效

清理呼吸道无效与呼吸道感染、痰液黏稠有关。

(二)气体交换受损

气体交换受损与过敏、炎症引起支气管痉挛有关。

四、护理措施

(一)病情观察

观察生命体征及主要症状,尤其咳嗽,痰液的颜色、性质、量等的变化;有无呼吸困难与喘息等表现;监测体温情况。

(二)休息与保暖

急性期应减少活动,增加休息时间,室内空气新鲜,保持适宜的温度和湿度。

(三)保证充足的水分及营养

鼓励患者多饮水,必要时由静脉补充。给予易消化营养丰富的饮食,发热期间进食流质或半流质食物为宜。

（四）保持口腔清洁

由于患者发热、咳嗽、痰多且黏稠，咳嗽剧烈时可引起呕吐，故要保持口腔卫生，以增加舒适感，增进食欲，促进毒素的排泄。

（五）发热护理

热度不高不需特殊处理，高热时要采取物理降温或药物降温措施。

（六）保持呼吸道通畅

观察呼吸道分泌物的性质及能否有效地咳出痰液，指导并鼓励患者有效咳嗽；若为细菌感染所致，按医嘱使用敏感的抗生素。若痰液黏稠，可采用超声雾化吸入或蒸气吸入稀释分泌物；对于咳嗽无力的患者，宜经常更换体位，拍背，使呼吸道分泌物易于排出，促进炎症消散。

（七）给氧与解痉平喘

有咳喘症状者可给予氧气吸入或按医嘱采用雾化吸入平喘解痉剂，严重者可口服。

（八）健康教育

1. 疾病预防指导

预防急性上呼吸道感染的诱发因素。增强体质，可选择合适的体育活动，如健康操、太极拳、跑步等，可进行耐寒训练，如冷水洗脸、冬泳等。

2. 疾病知识指导

患病期间增加休息时间，避免劳累；饮食宜清淡、富含营养；按医嘱用药。

3. 就诊指标

如2周后症状仍持续应及时就诊。

五、护理效果评估

(1) 患者自觉症状好转（咳嗽咳痰、喘息、发热等症状减轻）。
(2) 患者体温恢复正常。
(3) 患者听诊时双肺有无闻及干、湿啰音。

（薄晓英）

第三节　支气管扩张症

一、疾病概述

（一）概念和特点

支气管扩张症是由于急、慢性呼吸道感染和支气管阻塞后，反复发生支气管炎症，致使支气管组织结构病理性破坏，引起的支气管异常和持久性扩张。临床上以慢性咳嗽、大量脓痰和/或反复咯血为特征，患者多有童年麻疹、百日咳或支气管肺炎等病史。

（二）相关病理生理

支气管扩张症的主要病因是支气管-肺组织感染和支气管阻塞，两者相互影响，促使支气管扩张症的发生和发展。支气管扩张症发生于有软骨的支气管近端分支，主要分为柱状、囊状和不规则扩张3种类型,腔内含有多量分泌物并容易积存。呼吸道相关疾病损伤气道清除机制和防御功能,使其清除分泌物的能力下降,易发生感染和炎症;细菌反复感染使气道内因充满包含炎性介质和病原菌的黏稠液体而逐渐扩大、形成瘢痕和扭曲;炎症可导致支气管壁血管增生,并伴有支气管动脉和肺动脉终末支的扩张和吻合,形成小血管瘤而易导致咯血。病变支气管反复炎症,使周围结缔组织和肺组织纤维化,最终引起肺的通气和换气功能障碍。继发于支气管肺组织感染病变的支气管扩张症多见于下肺,尤以左下肺多见。继发于肺结核则多见于上肺叶。

(三)病因与诱因

1.支气管-肺组织感染

支气管扩张症与扁桃体炎、鼻窦炎、百日咳、麻疹、支气管肺炎、肺结核等呼吸道感染密切相关,引起感染的常见病原体为铜绿假单胞菌、流感嗜血杆菌、卡他莫拉菌、肺炎克雷伯杆菌、金黄色葡萄球菌、非结核分枝杆菌、腺病毒和流感病毒等。婴幼儿期支气管-肺组织感染是支气管扩张症最常见的病因。

2.支气管阻塞

异物、肿瘤、外源性压迫等可使支气管阻塞导致肺不张,胸腔负压直接牵拉支气管管壁导致支气管扩张症。

3.支气管先天性发育缺损与遗传因素

支气管先天性发育缺损与遗传因素也可形成支气管扩张症,可能与软骨发育不全或弹性纤维不足导致局部管壁薄弱或弹性较差有关。部分遗传性α-抗胰蛋白酶缺乏者也可伴有支气管扩张症。

4.其他全身性疾病

支气管扩张症可能与机体免疫功能失调有关,目前已发现类风湿关节炎、溃疡性结肠炎、克罗恩病、系统性红斑狼疮等疾病同时伴有支气管扩张症。

(四)临床表现

1.症状

(1)慢性咳嗽、大量脓痰:咳嗽多为阵发性,与体位改变有关,晨起及晚上临睡时咳嗽和咳痰尤多。严重程度可用痰量估计,轻度每天少于10 mL,中度每天10~150 mL,重度每天多于150 mL。感染急性发作时,黄绿色脓痰量每天可达数百毫升,将痰液放置后可出现分层的特征,即上层为泡沫,下悬脓性成分;中层为混浊黏液;下层为坏死组织沉淀物。合并厌氧菌感染时,痰和呼气具有臭味。

(2)咯血:反复咯血为本病的特点,可为痰中带血或大量咯血。少量咯血每天少于100 mL,中量咯血每天100~500 mL,大量咯血每天多于500 mL或一次咯血量多于300 mL。咯血量有时与病情严重程度、病变范围不一致。部分病变发生在上叶的"干性支气管扩张症"患者以反复咯血为唯一症状。

(3)反复肺部感染:由于扩张的支气管清除分泌物的功能丧失,引流差,易反复发生感染,其特点是同一肺段反复发生肺炎并迁延不愈。

(4)慢性感染中毒症状:可出现发热、乏力、食欲减退、消瘦、贫血等,儿童可影响发育。

2.体征

早期或病变轻者无异常肺部体征,病变严重或继发感染时,可在病变部位尤其下肺部闻及固定而持久的局限性粗湿啰音,有时可闻及哮鸣音,部分患者伴有杵状指(趾)。

(五)辅助检查

1.影像学检查

(1)胸部X线检查:囊状支气管扩张症的气道表现为显著的囊腔,腔内可存在气液平面,纵切面可显示"双轨征",横切面显示"环形阴影",并可见气道壁增厚。

(2)胸部CT检查:可在横断面上清楚地显示扩张的支气管。高分辨CT进一步提高了诊断敏感性,成为支气管扩张症的主要诊断方法。

2.纤维支气管镜检查

纤维支气管镜检查有助于发现患者的出血部位或阻塞原因。还可局部灌洗,取灌洗液做细菌学和细胞学检查。

(六)治疗原则

保持引流通畅,处理咯血,控制感染,必要时手术治疗。

1.保持引流通畅、改善气流受限

清除气道分泌物保持气道通畅能减少继发感染和减轻全身中毒症状,如应用祛痰药物(盐酸氨溴索、溴己新、α-糜蛋白酶)等稀释痰液,痰液黏稠时可加用雾化吸入。应用振动、拍背、体位引流等方法促进气道分泌物的清除。应用支气管舒张剂可改善气流受限,伴有气道高反应及可逆性气流受限的患者疗效明显。如体位引流排痰效果不理想,可用纤维支气管镜吸痰法以保持呼吸道通畅。

2.控制感染

急性感染期的主要治疗措施。应根据症状、体征、痰液性状,必要时根据痰培养及药物敏感试验选择有效的抗生素。常用阿莫西林、头孢类抗生素、氨基糖苷类等药物,重症患者,尤其是铜绿假单胞菌感染者,常需第三代头孢菌素加氨基糖苷类药联合静脉用药。如有厌氧菌混合感染,加用甲硝唑或替硝唑等。

3.外科治疗

保守治疗不能缓解的反复大咯血且病变局限者,可考虑手术治疗。经充分的内科治疗后仍反复发作且病变为局限性支气管扩张症,可通过外科手术切除病变组织。

二、护理评估

(一)一般评估

1.患者的主诉

有无胸闷、气促、心悸、疲倦、乏力等症状。

2.生命体征

严密观察呼吸的频率、节律、深浅和音响,患者呼吸可正常或增快,感染严重时或合并咯血可伴随不同程度的呼吸困难和发绀。患者体温正常或偏高,感染严重时可为高热。

3.咳嗽咳痰情况

观察咳嗽咳痰的发作时间、频率、持续时间、伴随的症状和影响因素等,患者反复继发肺部感染,支气管引流不畅,痰不易咳出时可导致咳嗽加剧,大量脓痰咳出后,患者感觉轻松,体温下降,精神改善。重点观察痰液的量、颜色、性质、气味和与体位的关系,痰液静置后的分层现象,记录24小时痰液排出量。注意患者是否出现面色苍白、出冷汗、烦躁不安等出血的症状,观察咯血的颜色、性质及量。

4.其他

血气分析、血氧饱和度、体重、体位等记录结果。

(二)身体评估

1.头颈部

患者的意识状态,面部颜色(贫血),皮肤黏膜有无脱水、是否粗糙干燥;呼吸困难和缺氧的程度(有无气促、口唇有无发绀、血氧饱和度数值等)。

2.胸部

检查胸廓的弹性,有无胸廓的挤压痛,两肺呼吸运动是否一致。病变部位可闻及固定而持久的局限性粗湿啰音或哮鸣音。

3.其他

患者有无杵状指(趾)。

(三)心理-社会评估

询问健康史、发病原因、病程进展时间以及以往所患疾病对支气管扩张症的影响,评估患者对支气管扩张症的认识;另外,患者常因慢性咳嗽、咳痰或痰量多、有异味等症状产生恐惧或焦虑的心理,并对疾病治疗缺乏治愈的自信。

(四)辅助检查阳性结果评估

血氧饱和度的数值;血气分析结果报告;胸部CT检查明确的病变部位。

(五)常用药物治疗效果的评估

抗生素使用后咳嗽咳痰症状有无减轻,原有增高的血白细胞计数有无回降至正常范围,核左移情况有无得到纠正。

三、主要护理诊断/问题

(一)清理呼吸道无效

清理呼吸道无效与大量脓痰滞留呼吸道有关。

(二)有窒息的危险

有窒息的危险与大咯血有关。

(三)营养失调

低于机体需要量与慢性感染导致机体消耗有关。

(四)焦虑

焦虑与疾病迁延、个体健康受到威胁有关。

(五)活动无耐力

活动无耐力与营养不良、贫血等有关。

四、护理措施

(一)环境

保持室内空气新鲜、无臭味,定期开窗换气使空气流通,维持适宜的温湿度,注意保暖。

(二)休息和活动

休息能减少肺活动度,避免因活动诱发咯血。小量咯血者以静卧休息为主,大量咯血患者应绝对卧床休息,尽量避免搬动。取患侧卧位,可减少患侧胸部的活动度,既防止病灶向健侧扩散,同时有利于健侧肺的通气功能。缓解期患者可适当进行户外活动,但要避免过度劳累。

(三)饮食护理

提供高热量、高蛋白质、富含维生素易消化的饮食,多进食含铁食物有利于纠正贫血,饮食中富含维生素 A、维生素 C、维生素 E 等(如新鲜蔬菜、水果),以提高支气管黏膜的抗病能力。大量咯血者应禁食,小量咯血者宜进少量温、凉流质饮食,避免冰冷食物诱发咳嗽或加重咯血,少食多餐。为痰液稀释利于排痰,鼓励患者多饮水,每天 1 500~2 000 mL。指导患者在咳痰后及进食前后漱口,以祛除口臭,促进食欲。

(四)病情观察

严密观察病情,正确记录每天痰量及痰的性质,留好痰标本。有咯血者备好吸痰和吸氧设备。

(五)用药护理

遵医嘱使用抗生素、祛痰剂和支气管舒张剂,指导患者进行有效咳嗽,辅以叩背及时排出痰液。指导患者掌握药物的疗效、剂量、用法和不良反应。

(六)体位引流的护理

体位引流是利用重力作用促使呼吸道分泌物流入气管、支气管排出体外的方法,其效果与需引流部位所对应的体位有关。体位引流的护理措施如下。

(1)体位引流由康复科医师执行,引流前向患者说明体位引流的目的、操作过程和注意事项,消除顾虑取得合作。

(2)操作前测量生命体征,听诊肺部明确病变部位。引流前15分钟遵医嘱给予支气管舒张剂(有条件可使用雾化器或手按定量吸入器)。备好排痰用纸巾或一次性容器。

(3)根据病变部位、病情和患者经验选择合适体位(自觉有利于咳痰的体位)。引流体位的选择取决于分泌物潴留的部位和患者的耐受程度,原则上抬高病灶部位的位置,使引流支气管开口向下,有利于潴留的分泌物随重力作用流入支气管和气管排出。首先引流上叶,然后引流下叶后基底段。如果患者不能耐受,应及时调整姿势。头部外伤、胸部创伤、咯血、严重心血管疾病和病情状况不稳定者,不宜采用头低位进行体位引流。

(4)引流时鼓励患者做腹式深呼吸,辅以胸部叩击或震荡,指导患者进行有效咳嗽等措施,以提高引流效果。

(5)引流时间视病变部位、病情和患者身体状况而定,一般每天 1~3 次,每次 15~20 分钟。在空腹或饭前一个半小时前进行,早晨清醒后立即进行效果最好。咯血时不宜进行体位引流。

(6)引流过程应有护士或家人协助,注意观察患者反应,如出现咯血、面色苍白出冷汗、头晕、发绀、脉搏细弱、呼吸困难等情况,应立即停止引流。

(7)体位引流结束后,协助患者采取舒适体位休息,给予清水或漱口液漱口。记录痰液的性质、量及颜色,复查生命体征和肺部呼吸音及啰音的变化,评价体位引流的效果。

(七)窒息的抢救配合

(1)对大咯血及意识不清的患者,应在病床旁备好急救器械。

(2)一旦患者出现窒息征象,应立即取头低脚高45°俯卧位,面向一侧,轻拍背部,迅速排出气道和口咽部的血块,或直接刺激咽部以咳出血块。嘱患者不要屏气,以免诱发喉头痉挛。必要时用吸痰管进行负压吸引,以解除呼吸道阻塞。

(3)给予高浓度吸氧,做好气管插管或气管切开的准备与配合工作。

(4)咯血后为患者漱口,擦净血迹,防止因口咽部异物刺激引起剧烈咳嗽而诱发咯血,及时清理患者咯出的血块及污染的衣物、被褥,安慰患者,以助于稳定情绪,增加安全感,避免因精神过度紧张而加重病情。对精神极度紧张、咳嗽剧烈的患者,可按医嘱给予小剂量镇静剂或镇咳剂。

(5)密切观察咯血的量、颜色、性质及出血的速度,观察生命体征及意识状态的变化,有无胸闷、气促、呼吸困难、发绀、面色苍白、出冷汗、烦躁不安等窒息征象;有无阻塞性肺不张、肺部感染及休克等并发症的表现。

(6)用药护理:①垂体后叶素可收缩小动脉,减少肺血流量,从而减轻咯血。但也能引起子宫、肠道平滑肌收缩和冠状动脉收缩,故冠心病、高血压患者及孕妇忌用。静脉点滴时速度勿过快,以免引起恶心、便意、心悸、面色苍白等不良反应。②年老体弱、肺功能不全者在应用镇静剂和镇咳药后,应注意观察呼吸中枢和咳嗽反射受抑制情况,以早期发现因呼吸抑制导致的呼吸衰竭和不能咯出血块而发生窒息。

(八)心理护理

护士应以亲切的态度多与患者交谈,讲明支气管扩张症反复发作的原因和治疗进展,帮助患者树立战胜疾病的信心,解除焦虑不安心理。呼吸困难患者应根据其病情采用恰当的沟通方式,及时了解病情,安慰患者。

(九)健康教育

(1)预防感冒等呼吸道感染,吸烟患者戒烟。不要滥用抗生素和止咳药。

(2)疾病知识指导:帮助患者和家属正确认识和对待疾病,了解疾病的发生、发展与治疗、护理过程,与患者及家属共同制订长期防治计划。

(3)保健知识的宣教:学会自我监测病情,一旦发现症状加重,应及时就诊。指导掌握有效咳嗽、胸部叩击、雾化吸入及体位引流的排痰方法,长期坚持,以控制病情的发展。

(4)生活指导:讲明加强营养对机体康复的作用,使患者能主动摄取必需的营养素,以增加机体抗病能力。鼓励患者参加体育锻炼,建立良好的生活习惯,劳逸结合,消除紧张心理,防止病情进一步恶化。

(5)及时到医院就诊的指标:体温过高,痰量明显增加;出现胸闷、气促、呼吸困难、发绀、面色苍白、出冷汗、烦躁不安等症状;咯血。

五、护理效果评估

(1)呼吸道保持通畅,痰易咳出,痰量减少或消失,血氧饱和度、动脉血气分析值在正常范围。

(2)肺部湿啰音或哮鸣音减轻或消失。

(3)患者体重增加,无并发症(咯血等)发生。

(薄晓英)

第四节 肺　　炎

一、概述

(一)疾病概述

肺炎是指终末气道、肺泡和肺间质的炎症,可由病原微生物、理化因素、免疫损伤、过敏及药物所致。细菌性肺炎是最常见的肺炎,也是最常见的感染性疾病之一。在抗菌药物应用以前,细菌性肺炎对儿童及老年人的健康威胁极大,抗菌药物的出现及发展曾一度使肺炎病死率明显下降。但近年来,尽管应用强力的抗菌药物和有效的疫苗,肺炎总的病死率却不再降低,甚至有所上升。

(二)肺炎分类

肺炎可按解剖、病因或患病环境加以分类。

1.解剖分类

(1)大叶性(肺泡性):肺炎病原体先在肺泡引起炎症,经肺泡间孔(Cohn孔)向其他肺泡扩散,致使部分肺段或整个肺段、肺叶发生炎症改变。典型者表现为肺实质炎症,通常并不累及支气管。致病菌多为肺炎链球菌。X线胸片显示肺叶或肺段的实变阴影。

(2)小叶性(支气管性):肺炎病原体经支气管入侵,引起细支气管、终末细支气管及肺泡的炎症,常继发于其他疾病,如支气管炎、支气管扩张、上呼吸道病毒感染以及长期卧床的危重患者。其病原体有肺炎链球菌、葡萄球菌、病毒、肺炎支原体以及军团菌等。支气管腔内有分泌物,故常可闻及湿啰音,无实变的体征。X线显示为沿肺纹理分布的不规则斑片状阴影,边缘密度浅而模糊,无实变征象,肺下叶常受累。

(3)间质性肺炎:以肺间质为主的炎症,可由细菌、支原体、衣原体、病毒或肺孢子菌等引起。累及支气管壁以及支气管周围,有肺泡壁增生及间质水肿,因病变仅在肺间质,故呼吸道症状较轻,异常体征较少。X线通常表现为一侧或双侧肺下部的不规则条索状阴影,从肺门向外伸展,可呈网状,其间可有小片肺不张阴影。

2.病因分类

(1)细菌性肺炎:如肺炎链球菌、金黄色葡萄球菌、甲型溶血性链球菌、肺炎克雷伯杆菌、流感嗜血杆菌、铜绿假单胞菌肺炎等。

(2)非典型病原体所致肺炎:如军团菌、支原体和衣原体肺炎等。

(3)病毒性肺炎:如冠状病毒、腺病毒、呼吸道合胞病毒、流感病毒、麻疹病毒、巨细胞病毒、单纯疱疹病毒肺炎等。

(4)肺真菌病:如白念珠菌、曲霉菌、隐球菌、肺孢子菌肺炎等。

(5)其他病原体所致肺炎:如立克次体(如Q热立克次体)、弓形虫(如鼠弓形虫)、寄生虫(如肺包虫、肺吸虫、肺血吸虫)肺炎等。

(6)理化因素所致的肺炎:如放射性损伤引起的放射性肺炎,胃酸吸入引起的化学性肺炎,或对吸入或内源性脂类物质产生炎症反应的类脂性肺炎等。

3.患病环境分类

由于细菌学检查阳性率低,培养结果滞后,病因分类在临床上应用较为困难,目前多按肺炎的获得环境分成两类,有利于指导经验治疗。

(1)社区获得性肺炎(community acquired pneumonia,CAP)是指在医院外罹患的感染性肺实质炎症,包括具有明确潜伏期的病原体感染而在入院后平均潜伏期内发病的肺炎。其临床诊断依据如下:①新近出现的咳嗽、咳痰或原有呼吸道疾病症状加重,并出现脓性痰,伴或不伴胸痛。②发热。③肺实变体征和/或闻及湿啰音。④白细胞$>10×10^9/L$或$<4×10^9/L$,伴或不伴中性粒细胞核左移。⑤胸部X线检查显示片状、斑片状浸润性阴影或间质性改变,伴或不伴胸腔积液。以上①~④项中任何1项加第⑤项,除外非感染性疾病可做出诊断。CAP常见病原体为肺炎链球菌、支原体、衣原体、流感嗜血杆菌和呼吸道病毒(甲、乙型流感病毒、腺病毒、呼吸合胞病毒和副流感病毒)等。

(2)医院获得性肺炎(hospital acquired pneumonia,HAP)亦称医院内肺炎,是指患者入院时不存在,也不处于潜伏期,而于入院48小时后在医院(包括老年护理院、康复院等)内发生的肺炎。HAP还包括呼吸机相关性肺炎(ventilator associated pneumonia,VAP)和卫生保健相关性肺炎(healthcare associated pneumonia,HCAP)。其临床诊断依据是X线检查出现新的或进展的肺部浸润影加上下列三个临床征候中的两个或以上即可诊断为肺炎:①发热超过38℃。②血白细胞计数增多或减少。③脓性气道分泌物。但HAP的临床表现、实验室和影像学检查特异性低,应注意与肺不张、心力衰竭和肺水肿、基础疾病肺侵犯、药物性肺损伤、肺栓塞和急性呼吸窘迫综合征等相鉴别。无感染高危因素患者的常见病原体依次为肺炎链球菌、流感嗜血杆菌、金黄色葡萄球菌、大肠埃希菌、肺炎克雷伯杆菌、不动杆菌属等;有感染高危因素患者为铜绿假单胞菌、肠杆菌属、肺炎克雷伯杆菌等,金黄色葡萄球菌的感染有明显增加的趋势。

(三)肺炎发病机制

正常的呼吸道免疫防御机制(支气管内黏液-纤毛运载系统、肺泡巨噬细胞等细胞防御的完整性等)使气管隆凸以下的呼吸道保持无菌。是否发生肺炎取决于两个因素:病原体和宿主因素。如果病原体数量多,毒力强和/或宿主呼吸道局部和全身免疫防御系统损害,即可发生肺炎。病原体可通过下列途径引起肺炎:①空气吸入;②血行播散;③邻近感染部位蔓延;④上呼吸道定植菌的误吸。肺炎还可通过误吸胃肠道的定植菌(胃食管反流)和通过人工气道吸入环境中的致病菌引起。病原体直接抵达下呼吸道后,滋生繁殖,引起肺泡毛细血管充血、水肿,肺泡内纤维蛋白渗出及细胞浸润。除了金黄色葡萄球菌、铜绿假单胞菌和肺炎克雷伯杆菌等可引起肺组织的坏死性病变易形成空洞外,肺炎治愈后多不遗留瘢痕,肺的结构与功能均可恢复。

二、几种常见病原体所致肺炎

不同病原体所致肺炎在临床表现、辅助检查及治疗要点等方面均有差异。

(一)肺炎链球菌肺炎

肺炎链球菌肺炎是由肺炎链球菌或称肺炎球菌所引起的肺炎,约占社区获得性肺炎的半数。

1.临床表现

(1)症状:发病前常有受凉、淋雨、疲劳、醉酒、病毒感染史,多有上呼吸道感染的前驱症状。起病多急骤,高热、寒战,全身肌肉酸痛,体温通常在数小时内升至39~40℃,高峰在下午或傍晚,或呈稽留热,脉率随之增速。可有患侧胸部疼痛,放射到肩部或腹部,咳嗽或深呼吸时加剧。

痰少,可带血或呈铁锈色,胃纳锐减,偶有恶心、呕吐、腹痛或腹泻,易被误诊为急腹症。

(2)体征:患者呈急性热病容,面颊绯红,鼻翼煽动,皮肤灼热、干燥,口角及鼻周有单纯疱疹;病变广泛时可出现发绀。有败血症者,可出现皮肤、黏膜出血点,巩膜黄染。早期肺部体征无明显异常,仅有胸廓呼吸运动幅度减小,叩诊稍浊,听诊可有呼吸音减低及胸膜摩擦音。肺实变时叩诊浊音、触觉语颤增强并可闻及支气管呼吸音。消散期可闻及湿啰音。心率增快,有时心律不齐。重症患者有肠胀气,上腹部压痛多与炎症累及膈胸膜有关。重症感染时可伴休克、急性呼吸窘迫综合征及神经精神症状,表现为神志模糊、烦躁、呼吸困难、嗜睡、谵妄、昏迷等。累及脑膜时,有颈抵抗及出现病理性反射。

本病自然病程为1~2周。发病5~10天,体温可自行骤降或逐渐消退;使用有效的抗菌药物后可使体温在1~3天内恢复正常。患者的其他症状与体征亦随之逐渐消失。

(3)并发症:肺炎链球菌肺炎的并发症近年来已很少见。严重败血症或毒血症患者易发生感染性休克,尤其是老年人。表现为血压降低、四肢厥冷、多汗、发热、心动过速、心律失常等,而高热、胸痛、咳嗽等症状并不突出。其他并发症有胸膜炎、脓胸、心包炎、脑膜炎和关节炎等。

2.辅助检查

(1)血液检查:血白细胞计数$(10~20)\times10^9$/L,中性粒细胞多在80%以上,并有核左移,细胞内可见中毒颗粒。年老体弱、酗酒、免疫功能低下者的白细胞计数可不增高,但中性粒细胞的百分比仍增高。

(2)细菌学检查:痰直接涂片做革兰染色及荚膜染色镜检,如发现典型的革兰染色阳性、带荚膜的双球菌或链球菌,即可初步做出病原诊断。痰培养24~48小时可以确定病原体。聚合酶链反应检测及荧光标记抗体检测可提高病原学诊断率。痰标本送检应注意器皿洁净无菌,在抗菌药物应用之前漱口后采集,取深部咳出的脓性或铁锈色痰。10%~20%患者合并菌血症,故重症肺炎应做血培养。

(3)X线检查:早期仅见肺纹理增粗,或受累的肺段、肺叶稍模糊。随着病情进展,肺泡内充满炎性渗出物,表现为大片炎症浸润阴影或实变影,在实变阴影中可见支气管充气征,肋膈角可有少量胸腔积液。在消散期,X线显示炎性浸润逐渐吸收,可有片状区域吸收较快,呈现"假空洞"征,多数病例在起病3~4周后才完全消散。老年患者肺炎病灶消散较慢,容易出现吸收不完全而成为机化性肺炎。

3.治疗要点

(1)抗菌药物治疗:一经诊断即应给予抗菌药物治疗,不必等待细菌培养结果。首选青霉素G,用药途径及剂量视病情轻重及有无并发症而定;对于成年轻症患者,可用24×10^5 U/d,分3次肌内注射,或用普鲁卡因青霉素每12小时肌内注射60×10^4 U。病情稍重者,宜用青霉素G $(24~48)\times10^5$ U/d,分次静脉滴注,每6~8小时1次;重症及并发脑膜炎者,可增至$(10~30)\times10^6$ U/d,分4次静脉滴注。对青霉素过敏者,或耐青霉素或多重耐药菌株感染者,可用呼吸氟喹诺酮类、头孢噻肟或头孢曲松等药物,多重耐药菌株感染者可用万古霉素、替考拉宁等。

(2)支持疗法:患者应卧床休息,注意补充足够蛋白质、热量及维生素。密切监测病情变化,注意防止休克。剧烈胸痛者,可酌用少量镇痛药,如可待因15 mg。不用阿司匹林或其他解热药,以免过度出汗、脱水及干扰真实热型,导致临床判断错误。鼓励饮水每天1~2 L,轻症患者不需常规静脉输液,确有失水者可输液,保持尿比重在1.020以下,血清钠保持在145 mmol/L以下。中等或重症患者[$PaO_2<8.0$ kPa(60 mmHg)或有发绀]应给氧。若有明显麻痹性肠梗阻或胃扩张,应暂时

禁食、禁饮和胃肠减压,直至肠蠕动恢复。烦躁不安、谵妄、失眠者酌用地西泮 5 mg 或水合氯醛 1～1.5 g,禁用抑制呼吸的镇静药。

(3)并发症的处理:经抗菌药物治疗后,高热常在 24 小时内消退,或数天内逐渐下降。若体温降而复升或 3 天后仍不降者,应考虑肺炎链球菌的肺外感染,如脓胸、心包炎或关节炎等。持续发热的其他原因尚有耐青霉素的肺炎链球菌(PRSP)或混合细菌感染、药物热或并存其他疾病。肿瘤或异物阻塞支气管时,经治疗后肺炎虽可消散,但阻塞因素未除,肺炎可再次出现。10%～20%肺炎链球菌肺炎伴发胸腔积液者,应酌情取胸液检查及培养以确定其性质。若治疗不当,约 5%并发脓胸,应积极排脓引流。

(二)葡萄球菌肺炎

葡萄球菌肺炎是由葡萄球菌引起的急性肺化脓性炎症。常发生于有基础疾病如糖尿病、血液病、艾滋病、肝病、营养不良、酒精中毒、静脉吸毒或原有支气管肺疾病者。儿童患流感或麻疹时也易罹患。多急骤起病,高热、寒战、胸痛、痰脓性,可早期出现循环衰竭。X 线表现为坏死性肺炎,如肺脓肿、肺气囊肿和脓胸。若治疗不及时或不当,病死率甚高。

1.临床表现

(1)症状:本病起病多急骤,寒战、高热,体温多高达 39～40 ℃,胸痛,痰脓性,量多,带血丝或呈脓血状。毒血症状明显,全身肌肉、关节酸痛,体质衰弱,精神萎靡,病情严重者可早期出现周围循环衰竭。院内感染者通常起病较隐袭,体温逐渐上升。老年人症状可不典型。血源性葡萄球菌肺炎常有皮肤伤口、疖痈和中心静脉导管置入等,或静脉吸毒史,咳脓性痰较少见。

(2)体征:早期可无体征,常与严重的中毒症状和呼吸道症状不平行,其后可出现两肺散在性湿啰音。病变较大或融合时可有肺实变体征,气胸或脓气胸则有相应体征。血源性葡萄球菌肺炎应注意肺外病灶,静脉吸毒者多有皮肤针口和三尖瓣赘生物,可闻及心脏杂音。

2.辅助检查

(1)血液检查:外周血白细胞计数明显升高,中性粒细胞比例增加,核左移。

(2)X 线检查:胸部 X 线显示肺段或肺叶实变,可形成空洞,或小叶状浸润,其中有单个或多发的液气囊腔。另一特征是 X 线阴影的易变性,表现为一处炎性浸润消失而在另一处出现新的病灶,或很小的单一病灶发展为大片阴影。治疗有效时,病变消散,阴影密度逐渐减低,2～4 周后病变完全消失,偶可遗留少许条索状阴影或肺纹理增多等。

3.治疗要点

强调应早期清除引流原发病灶,选用敏感的抗菌药物。近年来,金黄色葡萄球菌对青霉素 G 的耐药率已高达 90%,因此可选用耐青霉素酶的半合成青霉素或头孢菌素,如苯唑西林钠、氯唑西林、头孢呋辛钠等,联合氨基糖苷类如阿米卡星等,亦有较好疗效。阿莫西林、氨苄西林与酶抑制剂组成的复方制剂对产酶金黄色葡萄球菌有效,亦可选用。对于抗甲氧西林金黄色葡萄球菌,则应选用万古霉素、替考拉宁等,近年国外还应用链阳霉素和噁唑烷酮类药物(如利奈唑胺)。万古霉素 1～2 g/d 静脉点滴,或替考拉宁首日 0.8 g 静脉点滴,以后 0.4 g/d,偶有药物热、皮疹、静脉炎等不良反应。临床选择抗菌药物时可参考细菌培养的药物敏感试验。

(三)肺炎支原体肺炎

肺炎支原体肺炎是由肺炎支原体引起的呼吸道和肺部的急性炎症改变,常同时有咽炎、支气管炎和肺炎。支原体肺炎占非细菌性肺炎的 1/3 以上,或各种原因引起的肺炎的 10%。秋冬季节发病较多,但季节性差异并不显著。

1.临床表现

潜伏期 2~3 周,通常起病较缓慢。症状主要为乏力、咽痛、头痛、咳嗽、发热、食欲缺乏、腹泻、肌痛、耳痛等。咳嗽多为阵发性刺激性呛咳,咳少量黏液。发热可持续 2~3 周,体温恢复正常后可能仍有咳嗽。偶伴有胸骨后疼痛。肺外表现更为常见,如皮炎(斑丘疹和多形红斑)等。体格检查可见咽部充血,儿童偶可并发鼓膜炎或中耳炎,颈淋巴结肿大。胸部体格检查与肺部病变程度常不相称,可无明显体征。

2.辅助检查

(1)X 线检查:X 线显示肺部多种形态的浸润影,呈节段性分布,以肺下野多见,有的从肺门附近向外伸展。病变常经 3~4 周后自行消散。部分患者出现少量胸腔积液。

(2)血常规检查:血白细胞总数正常或略增高,以中性粒细胞为主。

(3)病原体检查:起病 2 周后,约 2/3 的患者冷凝集试验阳性,滴度>1:32,如果滴度逐步升高,更有诊断价值。约半数患者对链球菌 MG 凝集试验阳性。凝集试验为诊断肺炎支原体感染的传统实验方法,但其敏感性与特异性均不理想。血清支原体 IgM 抗体的测定(酶联免疫吸附试验最敏感,免疫荧光法特异性强,间接血凝法较实用)可进一步确诊。直接检测标本中肺炎支原体抗原,可用于临床早期快速诊断。单克隆抗体免疫印迹法、核酸杂交技术及聚合酶链反应技术等具有高效、特异而敏感等优点,易于推广,对诊断肺炎支原体感染有重要价值。

3.治疗要点

早期使用适当抗菌药物可减轻症状及缩短病程。本病有自限性,多数病例不经治疗可自愈。大环内酯类抗菌药物为首选,如红霉素、罗红霉素和阿奇霉素。氟喹诺酮类如左氧氟沙星、加替沙星和莫西沙星等,四环素类也用于肺炎支原体肺炎的治疗。疗程一般 2~3 周。因肺炎支原体无细胞壁,青霉素或头孢菌素类等抗菌药物无效。对剧烈呛咳者,应适当给予镇咳药。若继发细菌感染,可根据痰病原学检查,选用针对性的抗菌药物治疗。

(四)肺炎衣原体肺炎

肺炎衣原体肺炎是由肺炎衣原体引起的急性肺部炎症,常累及上下呼吸道,可引起咽炎、喉炎、扁桃体炎、鼻窦炎、支气管炎和肺炎。常在聚居场所的人群中流行,如军队、学校、家庭,通常感染所有的家庭成员,但 3 岁以下的儿童患病较少。

1.临床表现

起病多隐袭,早期表现为上呼吸道感染症状。临床上与支原体肺炎颇为相似。通常症状较轻,发热、寒战、肌痛、干咳,非胸膜炎性胸痛,头痛、不适和乏力。少有咯血。发生咽喉炎者表现为咽喉痛、声音嘶哑,有些患者可表现为双阶段病程:开始表现为咽炎,经对症处理好转,1~3 周后又发生肺炎或支气管炎,咳嗽加重。少数患者可无症状。肺炎衣原体感染时也可伴有肺外表现,如中耳炎、关节炎、甲状腺炎、脑炎、吉兰-巴雷综合征等。体格检查肺部偶闻湿啰音,随肺炎病变加重湿啰音可变得明显。

2.辅助检查

(1)血常规检查:血白细胞计数正常或稍高,血沉加快。

(2)病原体检查:可从痰、咽拭子、咽喉分泌物、支气管肺泡灌洗液中直接分离肺炎衣原体。也可用聚合酶链反应方法对呼吸道标本进行 DNA 扩增。原发感染者,早期可检测血清 IgM,急性期血清标本如 IgM 抗体滴度多 1:16 或急性期和恢复期的双份血清 IgM 或 IgG 抗体有 4 倍以上的升高。再感染者 IgG 滴度 1:512 或 4 倍增高,或恢复期 IgM 有较大的升高。咽拭子分离出肺炎衣原体是诊断的金标准。

(3)X线检查:X线胸片表现以单侧、下叶肺泡渗出为主。可有少到中量的胸腔积液,多在疾病的早期出现。肺炎衣原体肺炎常可发展成双侧,表现为肺间质和肺泡渗出混合存在,病变可持续几周。原发感染的患者胸片表现多为肺泡渗出,再感染者则为肺泡渗出和间质病变混合型。

3.治疗要点

肺炎衣原体肺炎首选红霉素,亦可选用多西环素或克拉霉素,疗程均为14～21天。阿奇霉素0.5 g/d,连用5天。氟喹诺酮类也可选用。对发热、干咳、头痛等可对症治疗。

(五)病毒性肺炎

病毒性肺炎是由上呼吸道病毒感染,向下蔓延所致的肺部炎症。可发生在免疫功能正常或抑制的儿童和成人。本病大多发生于冬春季节,暴发或散发流行。密切接触的人群或有心肺疾病者容易罹患。社区获得性肺炎住院患者约8%为病毒性肺炎。婴幼儿、老人、原有慢性心肺疾病者或妊娠妇女,病情较重,甚至导致死亡。

1.临床表现

好发于病毒疾病流行季节,临床症状通常较轻,与支原体肺炎的症状相似,但起病较急,发热、头痛、全身酸痛、倦怠等较突出,常在急性流感症状尚未消退时,即出现咳嗽、少痰或白色黏液痰、咽痛等呼吸道症状。小儿或老年人易发生重症病毒性肺炎,表现为呼吸困难、发绀、嗜睡、精神萎靡,甚至发生休克、心力衰竭和呼吸衰竭等并发症,也可发生急性呼吸窘迫综合征。本病常无显著的胸部体征,病情严重者有呼吸浅速,心率增快,发绀,肺部干、湿啰音。

2.辅助检查

(1)血常规检查:白细胞计数正常、稍高或偏低,血沉通常在正常范围。

(2)病原体检查:痰涂片所见的白细胞以单核细胞居多,痰培养常无致病细菌生长。

(3)X线检查:胸部X线检查可见肺纹理增多,小片状浸润或广泛浸润,病情严重者显示双肺弥漫性结节性浸润,但大叶实变及胸腔积液者均不多见。病毒性肺炎的致病原不同,其X线征象亦有不同的特征。

3.治疗要点

以对症为主,卧床休息,居室保持空气流通,注意隔离消毒,预防交叉感染。给予足量维生素及蛋白质,多饮水及少量多次进软食,酌情静脉输液及吸氧。保持呼吸道通畅,及时消除上呼吸道分泌物等。

原则上不宜应用抗菌药物预防继发性细菌感染,一旦明确已合并细菌感染,应及时选用敏感的抗菌药物。

目前已证实较有效的病毒抑制药物如下:①利巴韦林具有广谱抗病毒活性,包括呼吸道合胞病毒、腺病毒、副流感病毒和流感病毒。0.8～1.0 g/d,分3或4次服用;静脉滴注或肌内注射每天10～15 mg/kg,分2次。亦可用雾化吸入,每次10～30 mg,加蒸馏水30 mL,每天2次,连续5～7天。②阿昔洛韦具有广谱、强效和起效快的特点。临床用于疱疹病毒、水痘病毒感染。尤其对免疫缺陷或应用免疫抑制剂者应尽早应用。每次5 mg/kg,静脉滴注,一天3次,连续给药7天。③更昔洛韦可抑制DNA合成。主要用于巨细胞病毒感染,7.5～15 mg/(kg·d),连用10～15天。④奥司他韦为神经氨酸酶抑制剂,对甲、乙型流感病毒均有很好作用,耐药发生率低,75 mg,每天2次,连用5天。⑤阿糖腺苷具有广泛的抗病毒作用。多用于治疗免疫缺陷患者的疱疹病毒与水痘病毒感染,5～15 mg/(kg·d),静脉滴注,每10～14天为1个疗程。⑥金刚烷胺有阻止某些病毒进入人体细胞及退热作用。临床用于流感病毒等感染。成人量每次 100 mg，晨晚各 1 次，连用 3~5 天。

（六）肺真菌病

肺真菌病是最常见的深部真菌病。近年来由于广谱抗菌药物、糖皮质激素、细胞毒药物及免疫抑制剂的广泛使用，器官移植的开展，以及免疫缺陷病如艾滋病增多，肺真菌病有增多的趋势。真菌多在土壤中生长，孢子飞扬于空气中，被吸入到肺部引起肺真菌病（外源性）。有些真菌为寄生菌，当机体免疫力下降时可引起感染。体内其他部位真菌感染亦可循淋巴或血液到肺部，为继发性肺真菌病。

1. 临床表现

临床上表现为持续发热、咳嗽、咳痰（黏液痰或乳白色、棕黄色痰，也可有血痰）、胸痛、消瘦、乏力等症状。肺部体征无特异性改变。

2. 辅助检查

肺真菌病的病理改变可有过敏、化脓性炎症反应或形成慢性肉芽肿。X 线表现无特征性可为支气管肺炎、大叶性肺炎、单发或多发结节，乃至肿块状阴影和空洞。病理学诊断仍是肺真菌病的金标准。

3. 治疗要点

轻症患者经去除诱因后病情常能逐渐好转，念珠菌感染常使用氟康唑、氟胞嘧啶治疗，肺曲霉素病首选两性霉素 B。肺真菌病重在预防，合理使用抗生素、糖皮质激素，改善营养状况加强口鼻腔的清洁护理，是减少肺真菌病的主要措施。

三、护理评估

（一）病因评估

主要评估患者发病史与健康史，询问与本病发生相关的因素，如有无受凉、淋雨、劳累等诱因；有无上呼吸道感染史；有无性阻塞性肺疾病、糖尿病等慢性基础疾病；是否吸烟及吸烟量；是否长期使用激素、免疫抑制剂等。

（二）一般评估

1. 生命体征

有无心率加快、脉搏细速、血压下降、脉压变小、体温不升、高热、呼吸困难等。

2. 患者主诉

有无畏寒、发热、咳嗽、咳痰、胸痛、呼吸困难等症状。

3. 精神和意识状态

有无精神萎靡、表情淡漠、烦躁不安、神志模糊等。

4. 皮肤黏膜

有无发绀、肢端湿冷。

5. 尿量

疑有休克者，测每小时尿量。

6. 相关记录

体温、呼吸、血压、心率、意识、尿量（必要时记录出入量）、痰液颜色、性状和量等情况。

(三)身体评估

1.视诊

观察患者有无急性面容和鼻翼煽动等表现;有无面颊绯红、口唇发绀、有无唇周疱疹、有无皮肤黏膜出血判断患者意识是否清楚,有无烦躁、嗜睡、惊厥和表情淡漠等意识障碍;患者呼吸时双侧呼吸运动是否对称,有无一侧胸式呼吸运动的增强或减弱;有无三凹征,有无呼吸频率加快或节律异常。

2.触诊

有无头颈部浅表淋巴结肿大与压痛,气管是否居中,双肺触觉语颤是否对称;有无胸膜摩擦感。

3.听诊

有无闻及肺泡呼吸音减弱或消失,异常支气管呼吸音,胸膜摩擦音和干、湿啰音等。

(四)心理-社会评估

患者在疾病治疗过程中的心理反应与需求,家庭及社会支持情况,引导患者正确配合疾病的治疗与护理。

(五)辅助检查结果评估

1.血常规检查

有无白细胞计数和中性粒细胞比例增高及核左移、淋巴细胞增多。

2.胸部X线检查

有无肺纹理增粗、炎性浸润影等。

3.痰培养

有无致病菌生长,药敏试验结果如何。

4.血气分析

是否有PaO_2减低和/或动脉血二氧化碳分压($PaCO_2$)升高。

(六)治疗常用药效果的评估

(1)应用抗生素的评估要点:①记录每次给药的时间与次数,评估有无按时、按量给药,是否足疗程。②评估用药后患者症状有否缓解。③评估用药后患者是否出现皮疹、呼吸困难等变态反应。④评估用药后患者有无胃肠道不适,使用氨基糖苷类抗生素注意有无肾、耳等不良反应。老年人或肾功能减退者应特别注意有无耳鸣、头晕、唇舌发麻不良反应。⑤使用抗真菌药后,评估患者有无肝功能受损。

(2)使用血管活性药时,需密切监测与评估患者血压、心率情况及外周循环改善情况。评估药液有无外渗等。

四、主要护理诊断/问题

(一)体温过高

体温过高与肺部感染有关。

(二)清理呼吸道无效

清理呼吸道无效与气道分泌物多、痰液黏稠、胸痛、咳嗽无力等有关。

(三)潜在并发症

感染性休克。

五、护理措施

(一)体温过高

1.休息和环境

患者应卧床休息。环境应保持安静、阳光充足、空气清新,室温为 18~20 ℃,湿度55%~60%。

2.饮食

提供足够热量、蛋白质和维生素的流质或半流质饮食,以补充高热引起的营养物质消耗。鼓励患者足量饮水(2~3 L/d)。

3.口腔护理

做好口腔护理,鼓励患者经常漱口;口唇疱疹者局部涂液体石蜡或抗病毒软膏。

4.病情观察

监测患者神志、体温、呼吸、脉搏、血压和尿量,做好记录,观察热型。重症肺炎不一定有高热,应重点观察儿童、老年人、久病体弱者的病情变化。

5.高热护理

寒战时注意保暖,及时添加被褥,给予热水袋时防止烫伤。高热时采用温水擦浴、冰袋、冰帽等物理降温措施,以逐渐降温为宜,防止虚脱。患者大汗时,及时协助擦汗和更换衣物,避免受凉。必要时遵医嘱使用退烧药。必要时遵医嘱静脉补液,补充因发热丢失的水分和盐,加快毒素排泄的热量散发。心脏病或老年人应注意补液速度,避免过快导致急性肺水肿。

6.用药护理

遵医嘱及时使用抗生素,观察疗效和不良反应。如头孢唑啉钠(先锋 V)可有发热、皮疹、胃肠道不适,偶见白细胞减少和丙氨酸氨基转移酶增高。喹诺酮类药(氧氟沙星、环丙沙星)偶见皮疹、恶心等。注意氨基糖苷类抗生素有肾、耳毒性的不良反应,老年人或肾功能减退者应慎用或适当减量。

(二)清理呼吸道无效

1.痰液观察

观察痰液颜色、性质、气味和量,如肺炎球菌肺炎呈铁锈色痰,克雷伯杆菌肺炎典型痰液为砖红色胶冻状,厌氧菌感染者痰液多有恶臭味等。最好在用抗生素前留取痰标本,痰液采集后应在10分钟内接种培养。

2.鼓励患者有效咳嗽,清除呼吸道分泌物

痰液黏稠不易咳出,年老体弱者,可给予翻身、拍背、雾化吸入、机械吸痰等协助排痰。

(三)潜在并发症(感染性休克)

1.密切观察病情

一旦出现休克先兆,应及时通知医师,准备药品,配合抢救。

2.体位

将患者安置在监护室,仰卧中凹位,抬高头胸部 20°、抬高下肢约 30°,有利于呼吸和静脉血回流,尽量减少搬动。

3.吸氧

迅速给予高流量吸氧。

4.尽快建立两条静脉通道

遵医嘱补液,以维持有效血容量,输液速度个体化,以中心静脉压作为调整补液速度的指标,中心静脉压<0.5 kPa(5 cmH$_2$O)可适当加快输液速度,中心静脉压≥1.0 kPa(10 cmH$_2$O)时,输液速度则不宜过快,以免诱发急性左心衰竭。

5.纠正水、电解质和酸碱失衡

监测和纠正钾、钠、氯和酸碱失衡。纠正酸中毒常用5%的碳酸氢钠静脉点滴,但输液不宜过多过快。

6.血管活性药物

在输入多巴胺、间羟胺(阿拉明)等血管活性药物时,应根据血压随时调整滴速,维持收缩压在12.0~13.3 kPa(90~100 mmHg),保证重要器官的血液供应,改善微循环。注意防止液体溢出血管外引起局部组织坏死。

7.糖皮质激素应用

激素有抗炎抗休克,增强人体对有害刺激的耐受力的作用,有利于缓解症状,改善病情,及回升血压,可在有效抗生素使用的情况下短期应用,如氢化可的松100~200 mg或地塞米松5~10 mg静脉滴注,重症休克可加大剂量。

8.控制感染

联合使用广谱抗生素时,注意观察药物疗效和不良反应。

9.健康指导

(1)疾病预防指导:避免上呼吸道感染、受凉、淋雨、吸烟、酗酒,防止过度疲劳。尤其是免疫功能低下者(糖尿病、血液病、艾滋病、肝病、营养不良等)和慢性支气管炎、支气管扩张者。易感染人群如年老体弱者,慢性病患者可接种流感疫苗、肺炎疫苗等,以预防发病。

(2)疾病知识指导:对患者与家属进行有关肺炎知识的教育,使其了解肺炎的病因和诱因。指导患者遵医嘱按疗程用药,出院后定期随访。慢性病、长期卧床、年老体弱者,应注意经常改变体位、翻身、拍背、咳出气道痰液。

(3)就诊指标:出现高热、心率增快、咳嗽、咳痰、胸痛等症状及时就诊。

(薄晓英)

第五章 心内科疾病的护理

第一节 高 血 压

一、疾病概述

(一)概念和特点

高血压是一种常见病、多发病,是心、脑血管病的重要病因和危险因素。根据病因常分为原发性高血压和继续发性高血压,95%以上的高血压患者属于原发性高血压,通常将原发性高血压简称为高血压。原发性高血压是以血压升高为主要临床表现伴或不伴有多种心血管危险因素的综合征。

高血压的标准是根据临床及流行病学资料界定的,目前我国高血压定义为收缩压≥18.7 kPa(140 mmHg)和/或舒张压≥12.0 kPa(90 mmHg),根据血压升高水平,又进一步将高血压分为1~3级。

高血压在世界各国都是常见病,其患病率与工业化程度、地区和种族有关。根据我国4次大规模高血压患病率的人群抽样调查结果显示我国人群50年以来高血压患病率明显上升。2002年我国18岁以上成人高血压患病率为18.8%,按我国人口的数量和结构估算,目前我国约有2亿高血压患者,即每10个成年人中就有2个患高血压,约占全球高血压总人数的1/5。然而,我国高血压的总体情况是患病率高,知晓率、治疗率和控制率较低,其流行病学有两个显著特点,即从南方到北方高血压患病率递增,不同民族之间高血压患病率存在一些差异。

(二)相关病理生理

高血压的发病机制目前尚未形成统一认识,但其血流动力学特征主要是总外周血管阻力相对或绝对增高,从这一点考虑,高血压的发病机制主要存在于五个环节,即交感神经系统活性亢进、肾性水钠潴留、肾素-血管紧张素-醛固酮系统(RAAS)激活、细胞膜离子转运异常以及胰岛素抵抗。相关病理改变主要集中在对心、脑、肾、视网膜的变化。

1.心

左心室肥厚和扩张。

2.脑

脑血管缺血与变性、粥样硬化,形成微动脉瘤或闭塞性病变,从而引发脑出血、脑血栓、腔隙性脑梗死。

3.肾

肾小球纤维化、萎缩、肾动脉硬化,引起肾实质缺血和肾单位不断减少,导致肾衰竭。

4.视网膜

视网膜小动脉痉挛、硬化,甚至可能引起视网膜渗血和出血。

(三)主要病因与诱因

高血压的病因为多因素,主要包括遗传和环境因素两个方面,两者互为结果。

1.遗传因素

高血压具有明显的家庭聚集性,基因对血压的控制是肯定的,这些与高血压产生有关的基因被称为原发性高血压相关基因。在遗传表型上,不仅血压升高发生率体现遗传性,在血压高度、并发症发生以及其他相关因素方面,如肥胖等也具有遗传性。

2.环境因素

(1)饮食:血压水平和高血压的患病率与钠盐平均摄入量显著相关,摄盐越多,血压水平和患病率越高。摄盐过多导致血压升高主要见于对盐敏感的人群。另外,膳食中充足的钾、钙、镁和优质蛋白可防止血压升高,素食为主者血压常低于肉食者。长期饮咖啡、大量饮酒、饮食中缺钙、饱和脂肪酸过多,不饱和脂肪酸与饱和脂肪酸比值降低等均可引起血压升高。

(2)精神心理:社会因素包括职业、经济、劳动种类、文化程度、人际关系等,对血压的影响主要是通过精神和心理因素起作用。因此脑力劳动者高血压发病率高于体力劳动者,从事精神紧张度高的职业和长期生活在噪音环境者高血压也较多。

3.其他因素

肥胖者高血压患病率是体重正常者2~3倍,超重是血压升高的重要独立危险因素。一般采用体质指数(BMI)来衡量肥胖程度,腰围反映向心性肥胖程度,血压与BMI呈显著正相关,腹型肥胖者容易发生高血压。服用避孕药的妇女血压升高发生率及程度与服用药物时间长短有关,但这种高血压一般较轻主,且停药后可逆转。睡眠呼吸暂停低通气综合征的患者50%有高血压,且血压的高度与睡眠呼吸暂停低通气综合征的病程有关。

(四)临床表现

大多数起病缓慢、渐进,缺乏特殊的临床表现。血压随着季节、昼夜、情绪等因素有较大波动。

1.一般表现

(1)症状:头痛是最常见的症状,较常见的还有头晕、头胀、耳鸣眼花、疲劳、注意力不集中、失眠等。这些症状在紧张或劳累后加重,典型的高血压头痛在血压下降后即可消失。

(2)体征:高血压的体征较少,血压升高时可闻及主动脉瓣区第二心音亢进及收缩期杂音。皮肤黏膜、四肢血压、周围血管搏动、血管杂音检查有助于继续性高血压的病因判断。

2.高血压急症和亚急症

高血压急症是指高血压患者在某些诱因作用下,血压急剧升高[一般>24.0/16.0 kPa (180/120 mmHg)],同时伴有进行性心、脑、肾等重要靶器官功能不全的表现。高血压急症的患者如不能及时降低血压,预后很差,常死于肾衰竭、脑卒中或心力衰竭。高血压亚急症是指血压显著升高但不伴靶器官损害,患者常有血压升高引起的症状。

(五)辅助检查

1.常规检查

尿常规、血糖、血脂、肾功能、血清电解质、心电图和X线胸片等检查,有助于发现相关危险因素和靶器官损害。必要时行超声心动图、眼底检查等。

2.特殊检查

为进一步了解患者血压节律和靶器官损害情况,可有选择地进行一些特殊检查。如24小时动态血压监测(ABPM),踝/臂血压比值,心率变异,颈动脉内膜中层厚度(IMT),动脉弹性功能测定,血浆肾素活性(PRA)等。

(六)治疗原则

1.治疗目标

高血压是一种以动脉血压持续升高为特征的进行性"心血管综合征",常伴有其他危险因素、靶器官损害或临床疾病,需要进行综合干预。常常采用药物治疗与非药物治疗,以及防治各种心血管病危险因素等相结合。因此,高血压的治疗目标是尽可能地降低心血管事件的发生率和病死率。

2.非药物治疗

(1)合理膳食:低盐饮食,限制钠盐摄入;限制乙醇摄入量。

(2)控制体重:体质指数如>24则需要限制热量摄入和增加体力活动。

(3)适宜运动:增加有氧运动。

(4)其他:定期测量血压,规范治疗,改善治疗依从性,尽可能实现降压达标,坚持长期平稳有效地控制血压。保持健康心态,减少精神压力,戒烟等。

治疗时根据年龄、病程、血压水平、心血管病危险因素、靶器官损害程度、血流动力学状态以及并发症等来选择合适药物。

3.药物治疗

降压药物的选择一般应从一线药物、单一药物开始,疗效不佳时,才联合用药。若非血压较高,或高血压急症,降压时用药以小剂量开始,逐渐加量,使血压逐渐下降,老年患者更需如此。

(1)利尿剂:通过利钠排水、降低细胞外高血容量、减轻外周血管阻力发挥降压作用。作用较平稳、缓慢,持续时间相对较长,作用持久服药2~3周后作用达高峰,能增强其他降压的疗效,适用于轻、中度高血压。有噻嗪类、袢利尿剂和保钾利尿剂三类,以噻嗪类使用最多。

(2)β受体阻滞剂:通过抑制过度激活的交感神经活性、抑制心肌收缩力、减轻心率发挥降压作用。降压作用较迅速、强力,适用于不同严重程度的高血压,尤其是心率较快的中、青年患者或合并心绞痛的患者,对老年高血压疗效相对较差。二度、三度心脏传导阻滞和哮喘患者禁用,慢性阻塞性肺疾病、运动员、周围血管病或糖耐量异常者慎用。有选择性($β_1$)、非选择性($β_1$和$β_2$)和兼有α受体阻滞三类,常用的有美托洛尔、阿替洛尔、比索洛尔、普萘洛尔等。

(3)钙通道阻滞剂:通过阻断血管平滑肌细胞上的钙离子通道,扩张血管降低血压。降压效果起效迅速,降压幅度相对较强,剂量和疗效呈正相关,除心力衰竭患者外较少有治疗禁忌证。分为二氢吡啶类和非三氢吡啶类,前者以硝苯地平为代表,后者有维拉帕米和地尔硫䓬。

(4)血管紧张素转换酶抑制剂:通过抑制血管紧张素转换酶阻断肾素血管紧张素系统,从而达到降压作用。降压起效缓慢,逐渐增强,在3~4周时达最大作用,限制摄入或联合使用利尿剂可使起效迅速和作用增强。常用的有卡托普利、依那普利、贝那普利等。

(5)血管紧张素Ⅱ受体阻滞剂：通过阻断血管紧张素Ⅱ受体发挥降压作用。起效缓慢，但持久而平稳，一般在6～8周达到最大作用，持续时间达24小时以上。常用的药物有氯沙坦、缬沙坦、厄贝沙坦、替米沙坦等。

(6)α受体阻滞剂：不作为一般高血压的首选药，适用于高血压伴前列腺增生患者，也用于难治性高血压的治疗。如哌唑嗪。

二、护理评估

(一)一般评估

1.生命体征

体温、脉搏、呼吸可正常，但血压测量值升高。必要时可测量立、卧位血压和四肢血压，监测24小时血压以判断血压节律变化情况。高血压诊断的主要依据是患者在静息状态下，坐位时上臂肱动脉部位血压的测量值。但必须是在未服用降压药的情况下，非同日3次测量血压，若收缩压≥18.7 kPa(140 mmHg)和/或舒张压≥12.0 kPa(90 mmHg)则诊断为高血压。患者既往有高血压史，目前正在使用降压药，血压虽然<18.7/12.0 kPa(140/90 mmHg)，也诊断为高血压。

2.病史和病程

询问患者有无高血压、糖尿病、血脂异常、冠心病、脑卒中或肾脏病的家族史；患高血压的时间，血压最高水平，是否接受过降压治疗及其疗效与不良反应；有无合并其他相关疾病；是否服用引起血压升高的药物，如口服避孕药、甘珀酸、麻黄碱滴鼻药、可卡因、类固醇等。

3.生活方式

膳食脂肪、盐、酒摄入量，吸烟支数，体力活动量以及体重变化等情况。

4.患者的主诉

约1/5患者无症状，常见的主诉有头痛、头晕、疲劳、心悸、耳鸣等症状，疲劳、激动或紧张、失眠时可加剧，休息后多可缓解。也可出现视力模糊、鼻出血等较重症状，患者主诉症状严重程度与血压水平有一定关联。有脏器受累的患者还会有胸闷、气短、心绞痛、多尿等主诉。

5.相关记录

身高、体重、腰围、臀围、饮食(摄盐量和饮酒量)、活动量、血压等记录结果。评估超重和肥胖最简便和常用的指标是体质指数(BMI)和腰围。BMI反映全身肥胖程度，腰围反映中心型肥胖的程度。BMI的计算公式为：BMI=体重(kg)/身高的平方(m^2)，成年人正常BMI为18.5～23.9 kg/m^2，超重者BMI为24～27.9 kg/m^2，肥胖者BMI≥28 kg/m^2。成年人正常腰围<90/84 cm(男/女)，如腰围≥90/85 cm(男/女)，提示需要控制体重。

(二)身体评估

1.头颈部

部分患者有甲亢突眼征，颈部可听诊到血管杂音提示颈部血管狭窄、不完全性阻塞或代偿性血流量增多、加快。

2.胸背部

结合X线结果综合考虑心界有无扩大，心脏听诊可在主动脉瓣区闻及第二心音亢进、收缩期杂音或收缩早期喀喇音。

3.腹部和腰背部

背部两侧肋脊角、上腹部脐两侧、腰部肋脊处有血管杂音,提示存在血管狭窄。肾动脉狭窄的血管杂音常向腹两侧传导,大多具有舒张期成分。

4.四肢和其他

观察有无神经纤维瘤性皮肤斑,库欣综合征时可有向心性肥胖、紫纹与多毛的现象,下肢可见凹陷性水肿,观察四肢动脉搏动情况。

(三)心理-社会评估

评估患者家庭情况、工作环境、文化程度及有无精神创伤史;患者在疾病治疗过程中的心理反应与需求,家庭及社会支持情况,引导患者正确配合疾病的治疗与护理。

(四)辅助检查结果评估

1.常规检查

有无血液生化(钾、空腹血糖、总胆固醇、甘油三酯、高密度脂蛋白胆固醇、低密度脂蛋白胆固醇和尿酸、肌酐)、全血细胞计数、血红蛋白和血细胞比容、尿蛋白、尿糖的异常;心电图检查有无异常;24小时动脉血压监测检查24小时血压情况及其节律变化。

2.推荐检查

超声心动图和颈动脉超声、餐后血糖、尿蛋白定量、眼底、胸部X线检查、脉搏波传导速度以及踝臂血压指数等可帮助判断是否存在脏器受累。

3.选择检查项目

对怀疑继续性高血压患者可根据需要选择进行相应的脑功能、心功能和肾功能检查。

(五)血压水平分类和心血管风险分层评估

1.按血压水平分类

据血压升高水平,可将血压分为正常血压、正常高值、高血压(分为1级、2级和3级)和单纯收缩期高血压(表5-1)。

表5-1 血压水平分类和定义

分类	收缩压/mmHg		舒张压/mmHg
正常血压	<120	和	<90
正常高值	120~139	和/或	89~90
高血压	≥140	和/或	≥90
1级高血压(轻度)	140~159	和/或	90~99
2级高血压(中度)	160~179	和/或	100~109
3级高血压(重度)	≥180	和/或	≥110
单纯收缩期高血压	≥140	和	<90

2.心血管风险分层评估

虽然高血压及血压水平是影响心血管事件发生和预后的独立危险因素,但是并非唯一决定因素。大部分高血压患者还有血压升高以外的心血管危险因素。因此要准确确定降压治疗的时机和方案,实施危险因素的综合管理就应当对患者进行心血管风险的评估并分层。根据2010版中国高血压防治指南的分层方法,根据血压水平、心血管危险因素、靶器官损害、伴临床疾病,高血压患者的心血管风险分为低危、中危、高危和很高危4个层次(表5-2)。

表 5-2 高血压患者心血管风险水平分层

其他危险因素和病史	1级高血压	2级高血压	3级高血压
无	低危	中危	高危
1～2个其他危险因素	中危	中危	很高危
≥3个其他危险因素或靶器官损害	高危	高危	很高危
临床并发症或合并糖尿病	很高危	很高危	很高危

(六)常用药物疗效的评估

1.利尿剂

(1)准确记录患者出入量(尤其是24小时尿量):大量利尿可引起血容量过度降低,心排血量下降,血尿素氮增高。患者皮肤弹性减低,出现直立性低血压和少尿。

(2)血生化检查的结果:长期使用噻嗪类利尿剂有可能导致水、电解质紊乱,出现低钠、低氯和低钾血症。

2.β受体阻滞剂

(1)患者自觉症状:疲乏、肢体冷感、激动不安、胃肠不适等症状。

(2)心动过缓或传导阻滞:因药物可抑制心肌收缩力、减慢心率,引起心动过缓或传导阻滞。

(3)反跳现象:长期服用该药患者突然停药可发生反跳现象,即原有的症状加重或出现新的表现,较常见的有血压反跳性升高,伴头痛、焦虑等,称之为撤药综合征。

(4)液体潴留:可表现为体重增加、凹陷性水肿。

3.钙通道阻滞剂

(1)监测心率和心律的变化:二氢吡啶类钙通道阻滞剂可反射性激活交感神经,导致心率增加,发生心动过速。而非二氢吡啶类钙通道阻滞剂具有抑制心脏收缩功能和传导功能,有导致传导阻滞的不良反应。

(2)其他体征:可引起面部潮红、脚踝部水肿、牙龈增生等。

4.血管紧张素转化酶抑制剂

(1)患者自觉症状:持续性干咳、头晕、皮疹、味觉障碍及血管神经性水肿等情况。

(2)高血钾:长期应用该类药物可能导致血钾升高,应定期监测血钾和血肌酐的水平。

(3)肾功能的损害:定期监测肾功能。

5.血管紧张素Ⅱ受体阻滞剂

(1)患者自觉症状:有无腹泻等症状。

(2)高血钾:长期应用该类药物可能导致血钾升高,应定期监测血钾和血肌酐的水平。

(3)肾功能的损害:定期监测肾功能。

6.α受体阻滞剂

直立性低血压:服用该类药物的患者可出现直立性晕厥现象,测量坐、立位血压是否差异过大。

三、主要护理诊断/问题

(一)疼痛

头痛:与血压升高有关。

(二)有受伤的危险
有受伤的危险与头晕、视力模糊、意识改变或发生直立性低血压有关。

(三)营养失调
高于机体需要量：与摄入过多，缺少运动有关。

(四)焦虑
焦虑与血压控制不满意、已发生并发症有关。

(五)知识缺乏
缺乏疾病预防、保健知识和高血压用药知识。

(六)潜在并发症
1.高血压急症

高血压急症与血压突然/显著升高并伴有靶器官损害有关。

2.电解质紊乱

电解质紊乱与长期应用降压药有关。

四、护理措施

(一)控制体重
超重和肥胖是导致血压升高的重要原因之一，而以腹部脂肪堆积为典型特征的中心性肥胖还会进一步增加高血压等心血管与代谢性疾病的风险，适当控制体重，减少脂肪含量，可显著降低血压。最有效的减重措施是控制能量摄入和增加运动。减重的速度因人而异，通常以每周减重 0.5～1.0 kg 为宜。

(二)合理饮食
合理饮食是控制体重的重要手段。高血压患者饮食需遵循平衡膳食的原则，控制高热量食物的摄入，如高脂肪食物、含糖饮料和酒类等；适当控制碳水化合物的摄入；减少钠盐的摄入。

钠盐可显著升高血压，增加高血压发病的风险，而钾盐可对抗钠盐升高血压的作用。世界卫生组织推荐每天钠盐摄入量应＜5 g。高血压患者应尽可能减少钠盐的摄入，增加食物中钾盐的含量。烹调高血压患者的食物尽可能减少用盐、味精和酱油等调味品，可使用定量的盐勺；少食或不食含钠盐高的各类加工食品，如咸菜、火腿和各类炒货等；增加蔬菜、水果的摄入量；肾功能良好者可使用含钾的烹调用盐。

(三)制订康复运动计划
合理的运动计划不但能控制体重，降低血压，还能改善糖代谢。在运动方面应采用有规律的、中等强度的有氧运动。建议每天体力活动 30 分钟左右，每周至少进行 3 次有氧锻炼，如步行、慢跑、骑车、游泳、跳舞和非比赛性划船等。运动强度指标为运动时最大心率达到(170－年龄)，运动的强度、时间和频度以不出现不适反应为度。

典型的运动计划包括 3 个阶段：5～10 分钟的轻度热身活动；20～30 分钟的耐力活动或有氧运动；放松运动 5 分钟，逐渐减少用力，使心脑血管系统的反应和身体产热功能逐渐稳定下来。运动的形式和运动量均应根据个人的兴趣和身体状况而定。

(四)监测血压的变化
血压测量是评估血压水平、诊断高血压和观察降压疗效的主要手段。在临床工作中主要采用诊室血压和动态血压测量，家庭血压测量因为可以测量长期血压变异，避免白大衣效应等作用越来越受到大家的重视。

1. 诊室血压监测

由医护人员在诊室按统一规范进行测量,是目前评估血压水平和临床诊断高血压并进行分级的标准方法和主要依据。具体方法和要求如下:①选择符合计量标准的水银柱血压计,或经过验证的电子血压计。②使用大小合适的气囊袖带。③测压前患者至少安静休息5分钟,30分钟内禁止吸烟、饮咖啡、茶,并排空膀胱。④测量时最好裸露上臂,上臂与心脏处于同一水平。怀疑有外周血管病者可测量四肢血压,老年人、糖尿病患者及有直立性低血压情况的应加测立、卧位血压。⑤袖带下缘在肘弯上2.5 cm,听诊器听件置于肱动脉搏动处。⑥使用水银柱血压计时,应快速充气,当桡动脉搏动消失后将气囊压力再升高4.0 kPa(30 mmHg),以0.3~0.8 kPa/s(2~6 mmHg/s)的速度缓慢放气,获得舒张压后快速放气至零。⑦应间隔1~2分钟重复测量,取2次读数的平均值记录。如果2次读数相差0.7 kPa(5 mmHg)以上,应再次测量,取3次读数的平均值。

2. 动态血压监测

通过自动的血压测量仪器完成,测量次数较多,无测量者误差,可避免"白大衣效应",并可监测夜间睡眠期间的血压。因此,可评估血压短时变异和昼夜节律。

3. 家庭血压监测

家庭血压监测又称自测血压或家庭自测血压,是由患者本人或家庭成员协助完成测量,可避免白大衣效应。家庭血压监测还可用于评估数天、数周甚至数月、数年血压的长期变异或降压治疗效应,而且有助于增强患者的参与意识,改善治疗依从性,但不适用于精神高度焦虑的患者。

(五)降压目标的确立

帮助患者确立降压目标。在患者能耐受的情况下,逐步降压达标。一般高血压患者血压控制目标值至少<18.7/12.0 kPa(140/90 mmHg);如合并稳定性冠心病、糖尿病或慢性肾病的患者宜确立个体化降压目标,一般可将血压降至17.3/10.7 kPa(130/80 mmHg)以下,脑卒中后高血压患者一般血压目标<18.7 kPa(140 mmHg);老年高血压降压目标收缩压<20.0 kPa(150 mmHg);对舒张压<8.0 kPa(60 mmHg)的冠心病患者,应在密切监测血压的前提下逐渐实现收缩压达标。

(六)用药护理

需要使用降压药物的患者包括:高血压2级或以上患者;高血压合并糖尿病,或已有心、脑、肾靶器官损害和并发症患者;凡血压持续升高,改善生活行为后血压仍未获得有效控制者。从心血管危险分层的角度,高危和极高危患者必须使用降压药物强化治疗。

应严格按医嘱用药,并注意观察常用药的毒副作用,发现问题及时处理,控制输液速度等。

(七)高血压急症的护理

1. 避免诱因

安抚患者,避免情绪激动,保持轻松、稳定心态,必要时使用镇静剂。指导其按医嘱服用降压药,不可擅自减量或停服,以免血压急剧升高。另外,避免过度劳累和寒冷刺激。

2. 病情监测

监测血压变化,一旦发现有高血压急症的表现,如血压急剧升高、剧烈头痛、呕吐、大汗、视力模糊、面色及神志改变、肢体运动障碍等,应立即通知医师。

3.高血压急症的护理

绝对卧床,抬高床头,避免一切不良刺激和不必要活动,协助生活护理。保持呼吸道通畅,吸氧。进行心电、血压和呼吸监测,建立静脉通道并遵医嘱用药,用药过程中监测血压变化,避免血压骤降。应用硝普钠、硝酸甘油时采用静脉泵入方式,密切观察药物不良反应。

(八)心理护理

长期、过度的心理应激会显著增加心血管风险。应向患者阐述不良情绪可诱发血压升高,帮助患者预防和缓解精神压力以及纠正和治疗病态心理,必要时可寻求专业心理辅导或治疗。

(九)健康教育

1.疾病知识指导

让患者了解自身病情,包括血压水平、危险因素及合并疾病等。告知患者高血压的风险和有效治疗的益处。对患者及家属进行高血压相关知识指导,提高护患配合度。

2.饮食指导

宜清淡饮食,控制能量摄入。营养均衡,减少脂肪摄入,少吃或不吃肥肉和动物内脏。控制钠盐的摄入,增加钾盐的摄入,学会正确烹调食物的要领,并选用定量盐勺。

3.戒烟限酒

吸烟是心血管病的主要危险因素之一,可导致血管内皮损害,显著增加高血压患者发生动脉粥样硬化性疾病的风险。应强烈建议并督促高血压患者戒烟,并指导患者寻求药物辅助戒烟。长期大量饮酒可导致血压升,限制饮酒量可显著降低高血压的发病风险。所有高血压患者均应控制饮酒量,每天饮酒量白酒、葡萄酒、啤酒的量分别应少于 50 mL、100 mL 和 300 mL。

4.适当运动计划

学会制订适当的运动计划,并能自我监测最大运动心率,控制运动强度,按运动计划的 3 个阶段实施运动。

5.用药原则

按时、正确服用相关药物,让患者了解常用药物不良反应及自我观察要点。

6.家庭血压监测

教会患者出院后进行血压的自我监测,提倡进行家庭血压监测,每次就诊携带监测记录。家庭血压监测适用于:一般高血压患者的血压监测,"白大衣"高血压识别,难治性高血压的鉴别,评价长期血压变异,辅助降压疗效评价,以及预测心血管风险及评估预后等。

对患者进行家庭血压监测的相关知识和技能培训:①使用经过验证的上臂式全自动或半自动电子血压计。②测量方案,每天早晚各测 1 次,每次 2~3 遍,取平均值;血压控制平稳者可每周只测 1 天,初诊高血压或血压不稳定的高血压患者,建立连续测血压 7 天,取后 6 天血压平均值作为参考值。③详细记录每次测量血压的日期、时间及所有血压读数,尽可能向医师提供完整的血压记录。

7.及时就诊的指标

(1)血压过高或过低。

(2)出现弥漫性严重头痛、呕吐、意识障碍、精神错乱,甚至昏迷、局灶性或全身性抽搐。

(3)高血压急症和亚急症。

(4)出现脑血管病、心力衰竭、肾衰竭的表现。

(5)突发剧烈而持续且不能耐受的胸痛,两侧肢体血压及脉搏明显不对称,严重怀疑主动脉夹层动脉瘤。

(6)随访时间:依据心血管风险分层,低危或仅服1种药物治疗者每1~3个月随诊1次;新发现的高危或较复杂病例、高危者至少每2周随诊1次;血压达标且稳定者每个月随诊1次。

五、护理效果评估

(1)患者头痛减轻或消失,食欲增加。

(2)患者情绪稳定,了解自身疾病,并能积极配合治疗。服药依从性好,血压控制在降压目标范围内。

(3)患者能主动养成良好生活方式。

(4)患者掌握家庭血压监测的方法,有效记录监测数据并提供给医护人员。

(5)患者未受伤。

(6)患者未发生相关并发症,或并发症发生后能得到及时治疗与护理。

(薄晓英)

第二节 心律失常

心律失常是指心脏冲动的频率、节律、起源部位、传导速度与激动次序的异常。按其发生原理,划分为冲动形成异常和冲动传导异常两大类。

一、病因及发病机制

(一)病因

1.心脏病

心脏病如冠状动脉粥样硬化性心脏病、风湿性心脏病、心肌炎、高血压心脏病、肺源性心脏病、先天性心脏病等。

2.非心源性病因

非心源性病因如自主神经功能紊乱,内分泌代谢失常,酸中毒和电解质紊乱,强心苷、抗心律失常等药物过量,以及急性感染、颅脑病变、导管直接刺激等。

正常人在吸烟、饮酒、饱餐、疲劳、紧张、激动等情况下也可发生心律失常。

(二)发病机制

1.冲动形成异常

(1)异常自律性:自主神经系统兴奋性改变或心脏传导系统的内在病变,均可导致窦房结的自律性升高或降低,异位起搏点的自律性增强而发放不适当的冲动;心肌缺血、缺氧、洋地黄类药物中毒等因素可使无自律性的心肌细胞(如心房、心室肌细胞),在病理状态下出现异常自律性,从而引起各种心律失常。

(2)触发活动:指局部儿茶酚胺浓度增高、低血钾、高血钙、洋地黄中毒时,心房、心室与希氏束-浦肯野组织在动作电位后产生除极活动,被称为后除极。若后除极的振幅增高并抵达阈值,则可引起反复激动。触发活动虽与自律性不同,但亦可导致持续性快速性心律失常。

2.冲动传导异常

折返是所有快速性心律失常最常见的发生机制。产生折返需要以下基本条件。

(1)心脏两个或多个部位的传导性与不应期各不相同,相互联结形成一个闭合环。

(2)其中一条通路可形成单向传导阻滞。

(3)另一通道传导缓慢,使原先发生阻滞的通道有足够时间恢复兴奋性。

(4)原先阻滞的通道再次激动,从而完成一次折返激动。冲动在环内反复循环,从而产生持续而快速的心律失常。

冲动传导至某处心肌,若恰逢生理性不应期,则可形成生理性阻滞或干扰现象。若冲动传导障碍并非由于生理性不应期所引起,则称为病理性传导阻滞。

二、常见的心律失常

(一)窦性心律失常

窦性心律失常主要包括窦性心动过速、窦性心动过缓、窦性停搏、窦性心律不齐和病态窦房结综合征。由窦房结冲动引起的心律,统称为窦性心律,其正常频率成人为60~100次/分。窦性心律的频率>100次/分,称为窦性心动过速;<60次/分,称为窦性心动过缓;窦性停搏指窦房结不能产生冲动,由低位起搏点(如房室结)发出逸搏或逸搏心律控制心室。当其节律发生快慢不一改变,不同P-P或R-R间期的差异大于0.12秒,称为窦性心律不齐。病态窦房结综合征简称病窦综合征,是由窦房结或其周围组织的器质性病变导致窦房结起搏或传导功能障碍,产生多种心律失常的综合表现。

1.症状

窦性心动过速可无症状或仅有心悸感;当窦性心动过缓心率过慢时,可引起头晕、乏力、胸痛等。患者可因躯体不适而紧张不安。长时间的窦性停搏如无逸搏,可使患者出现黑矇、头晕、或短暂意识障碍,严重时可发生抽搐。病窦综合征患者出现心脑供血不足的症状:头晕、头痛、乏力、心绞痛等,严重者发生阿-斯综合征。

2.体征

心率可超过100次/分(大多在100~180次/分)或低于60次/分,窦性心律不齐时表现为心率快慢稍不规则,常在吸气时心率加快,呼气时心率减慢。

(二)期前收缩

期前收缩又称过早搏动,由于异位起搏点兴奋性增高,发出的冲动提前使心脏收缩所致,是临床上最常见的心律失常。按其起源部位不同,分为房性、房室交界性、室性三类,其中以室性最为常见。此外,依据期前收缩出现的频度不同,分为偶发和频发;如与正常基础心律交替出现,可呈现二联律、三联律。在同一导联的心电图上室性期前收缩的形态不同,称为多源性室性期前收缩。

1.症状

偶发期前收缩时,患者可无症状,部分患者有心悸或心跳暂停感;当期前收缩频发或连续出现时,可出现心悸、乏力、头晕、胸闷、憋气、晕厥等症状,并可诱发或加重心绞痛、心力衰竭。如出现上述症状,应观察其程度、持续时间以及给日常生活带来的影响。期前收缩患者易过于注意自己脉搏和心跳的感觉,加之症状引起的不适而紧张、思虑过度。

2.体征

听诊呈心律不齐,期前收缩后出现较长的间歇,第一心音常增强,第二心音相对减弱甚至消失。

(三)阵发性心动过速

阵发性心动过速是一种阵发、快速而规律的异位心律,由三个或三个以上连续发生的期前收缩形成,又称异位性心动过速。根据异位起搏点的部位不同,可分为房性、房室交界性和室性阵发性心动过速。由于房性与房室交界性阵发性心动过速在临床上常难以区别,故统称为室上性阵发性心动过速,简称室上速。临床特点为突然发作、突然终止,可持续数秒、数小时甚至数天,自动停止或经治疗后停止。

1.症状

室上性阵发性心动过速发作时患者可感心悸、头晕、胸闷、心绞痛,严重者发生晕厥、黑矇、心力衰竭、休克。室性阵发性心动过速患者多有低血压、心绞痛、呼吸困难、晕厥、抽搐甚至猝死等。评估时对有晕厥史的患者应详细询问发作的诱因、时间及过程。阵发性心动过速发作时病情重,患者常有恐惧感。

2.体征

室上性阵发性心动过速听诊心律规则,心率可达150~250次/分,心尖部第一心音强度一致。室性阵发性心动过速听诊心律略不规则,心率多在140~220次/分,第一心音强度可不一致。

(四)扑动与颤动

当自发性异位搏动的频率超过阵发性心动过速的范围时,形成扑动或颤动。根据异位搏动起源的部位不同,可分为心房扑动与颤动、心室扑动与颤动。心房颤动是仅次于期前收缩的常见心律失常,远较心房扑动多见。心室扑动与颤动是极危重的心律失常。

1.症状

心房颤动多有心悸、胸闷、乏力,严重者可发生心力衰竭、休克、晕厥及心绞痛发作,心房内附壁血栓脱落可引起脑栓塞、肢体动脉栓塞、视网膜动脉栓塞等而出现相应的临床表现。患者可因体循环动脉栓塞致残而忧伤、焦虑。心室扑动与颤动的临床表现无差别,相当于心室停搏。一旦发生,患者立即出现阿-斯综合征,表现为意识丧失、抽搐、心跳呼吸停止。

2.体征

心房扑动者听诊时心律可规则亦可不规则。心房颤动者查体第一心音强弱不等,心室律绝对不规则,有脉搏短绌。室颤听诊心音消失,脉搏、血压测不到。评估房颤的患者,应仔细测定心率、心律、脉率,时间应在1分钟以上。

(五)房室传导阻滞

房室传导阻滞是指窦性冲动从心房传入心室过程中受到不同程度的阻滞。阻滞可发生在结间束、房室结、房室束、双侧束支等部位。根据阻滞的程度分为三度,一度、二度又称为不完全性房室传导阻滞,三度称为完全性房室传导阻滞。二度房室传导阻滞又分为Ⅰ型(文氏现象和莫氏Ⅰ型)和Ⅱ型(莫氏Ⅱ型),Ⅱ型易发展成完全性房室传导阻滞。

1.症状

一度房室传导阻滞患者常无症状;二度Ⅰ型可有心悸与心脏停顿感;二度Ⅱ型患者有乏力、头晕、胸闷、活动后气急、短暂晕厥感;三度房室传导阻滞可出现心力衰竭和脑缺血症状,严重时出现阿-斯综合征,甚至猝死。

2.体征

二度房室传导阻滞时,脉搏、心律不规则;三度房室传导阻滞时心率慢而节律规则,心率常为

20～50次/分,第一心音强弱不等,可闻及大炮音,血压偏低。

(六)预激综合征

预激综合征是指心房冲动提前激动部分或全部心室,或心室冲动提前激动部分或全部心房。发生预激的解剖学基础是:房室间除有正常的传导组织以外,还存在附加的房-室肌束连接,称为房室旁路或Kent束。另外尚有房-希束(James束)、结室纤维束(Mahaim束),较为少见。WPW综合征患者除有典型的预激心电图表现外,临床上常有心动过速发作。

1.症状

预激综合征本身无任何症状,当引起快速室上性心动过速、心房颤动,可诱发心悸、胸闷、心绞痛、休克及心功能不全,甚至发生猝死。

2.体征

当出现快速室上性心律失常时心率增快;伴房颤时,可检测到脉搏短绌。

三、护理

(一)护理目标

患者活动耐力得到提高,能进行适当的活动;能保持良好的心理状态,焦虑减轻或消失;无心力衰竭、猝死等发生或发生时能得到及时抢救;获得心律失常的有关知识和自我护理技能。

(二)护理措施

1.休息与体位

(1)对无器质性心脏病的良性心律失常患者,鼓励其正常工作和生活,建立健康的生活方式,注意劳逸结合,避免过度疲劳。与患者及家属共同制订活动计划,告知患者限制最大活动量的指征。

(2)室性阵发性心动过速、二度Ⅱ型及三度房室传导阻滞等严重心律失常发作时,患者应绝对卧床休息。

(3)当心律失常发作导致胸闷、心悸、头晕时,嘱患者采取高枕卧位、半坐位或其他舒适体位,尽量避免左侧卧位,因左侧卧位可使患者感到心脏的搏动而加重不适感。

(4)保持病室安静、温度适宜,协助做好生活护理;关心患者,减少和避免任何不良刺激,促进身心休息。

(5)严格按医嘱给予抗心律失常药物,纠正因心律失常引起的心排血量的减少,改善机体缺氧状况,提高活动耐力。

(6)对伴有气促、发绀等缺氧指征的患者,给予氧气持续吸入,多采用2～4 L/min的流量。

2.心电监护,防治并发症

(1)对出现严重心律失常的患者必须进行心电监护,密切观察并记录有无引起猝死的危险征兆:①潜在的引起猝死危险的心律失常,如频发性、多源性、呈联律或呈R-on-T现象的室性期前收缩、二度Ⅱ型房室传导阻滞。②随时有猝死危险的严重心律失常,如室性阵发性心动过速、心室颤动、三度房室传导阻滞等。一旦发现上述情况应立即报告医师,配合紧急处理。

(2)严重心律失常患者突然出现心前区疼痛、心悸、头昏、晕厥、气促、乏力等症状,提示发生猝死先兆。嘱患者立即停止活动,安置半卧位,给予氧气吸入,密切观察患者的意识状态及生命体征变化,进行心电监护并通知医师,做好抢救准备。建立静脉通道,备好纠正心律失常的药物及其他抢救药品、电复律器、临时起搏器等。患者出现意识丧失、抽搐、大动脉搏动消失、呼吸停止、瞳孔散大等猝死表现时,应立即配合医师进行心肺复苏、非同步直流电复律或临时起搏等。

(3) 避免劳累、情绪激动、感染等诱发心力衰竭的因素,遵医嘱给予纠正心律失常的药物。

(4) 监测生命体征、皮肤颜色、温度、尿量、心电图等,判断心律失常的类型;观察有无头晕、晕厥、气急、烦躁不安等表现。一旦发生心力衰竭,积极采取相应的护理措施。

(5) 监测血气分析结果、电解质及酸碱平衡情况。

3. 抗心律失常药物应用的护理

(1) 严格遵医嘱给予抗心律失常药物,注意给药途径、剂量、给药速度等。口服药应按时按量服用;静脉注射时速度应缓慢,必要时心电监测。

(2) 观察用药过程中及用药后的心率、心律、血压、脉搏、呼吸、意识变化,观察疗效和药物不良反应,及时发现用药而引起的心律失常。①奎尼丁:对心脏的毒性反应较严重,可致心力衰竭、Q-T间期延长及诱发室速甚至室颤而发生奎尼丁晕厥。有30%的患者因药物不良反应需要停药。故在给药前需测量患者的血压、心率、心律,如血压<12.0/8.0 kPa(90/60 mmHg)、心率<60次/分或心律不规则时,须与医师联系。因该药毒性反应较重,故一般应白天给药,避免夜间给药。②利多卡因:大剂量使用可引起呼吸抑制、血压下降、房室传导阻滞等,应注意给药的剂量和速度。在治疗室性快速性心律失常时,一般先静脉推注50~100 mg,有效后再以2~4 mg/min的速度静脉滴注维持。③普萘洛尔:可引起心动过缓、房室传导阻滞等,在给药前应测量患者的心率,当心率缓慢异常时应及时停药。④普罗帕酮:可引起恶心、呕吐、眩晕、视力模糊、房室传导阻滞、诱发和加重心力衰竭等,餐时或餐后服用可减少胃肠道刺激。⑤胺碘酮:可有胃肠反应、肝功能损害、心动过缓、房室传导阻滞、低血压等,久服还可影响甲状腺功能和引起角膜碘沉着,少数患者可出现肺纤维化。⑥莫雷西嗪:可有头晕、头痛、震颤、恶心、呕吐、腹泻、血压下降、房室传导阻滞等。

4. 心理护理

(1) 向患者解释焦虑和恐惧情绪不仅加重心脏负荷,更易诱发或加重心律失常;说明心律失常的可治性,解除患者思想顾虑;鼓励患者说出焦虑的原因,评估焦虑程度。

(2) 指导患者采用放松技术,如全身肌肉放松、缓慢深呼吸;鼓励患者参加力所能及的活动或适当的娱乐,如读书看报、听音乐等,以分散注意力。嘱患者积极配合治疗,尽早控制病情,从而减轻躯体不适和紧张情绪。

(3) 对严重心律失常患者,应加强巡视,给予心理支持,以消除患者的恐惧心理。

(4) 因焦虑程度严重而影响休息或加重病情时,按医嘱适当使用镇静、抗焦虑药。

5. 健康指导

(1) 向患者及家属讲解心律失常的常见病因、诱因及防治知识。

(2) 嘱患者注意劳逸结合、生活规律;无器质性心脏病者,应积极参加体育锻炼,调整自主神经功能;有器质性心脏病者,根据心功能情况适当活动。

(3) 指导患者戒烟酒,避免摄入刺激性食物如咖啡、浓茶等;饮食应低脂、易消化、富营养,少食多餐,避免饱餐,保持大便通畅。心动过缓患者避免排便时屏气,以免兴奋迷走神经而加重病情。

(4) 指导患者保持乐观、稳定的情绪,分散注意力,不过分注意心悸的感受,使患者和家属理解良性心律失常对人体的影响主要是心理上的影响。

(5) 有晕厥史的患者避免从事驾驶、高空作业等有危险的工作,有头昏、黑矇时立即平卧,以免晕厥发作时摔伤。

(6)说明服用抗心律失常药物的重要性,告知患者遵医嘱按时按量服药,不可随意增减药量或撤换药物,教会患者观察药物疗效和不良反应,有异常时及时就诊。

(7)教会患者及家属测量脉搏的方法,以利于病情自我监测;嘱患者每天至少测脉搏1次,每次应在1分钟以上;教会患者家属心肺复苏技术,以备紧急需要时应用。

(8)患者定期随访,经常复查心电图,及早发现病情变化。对安装人工心脏起搏器的患者及家属做好相应的指导。

(三)护理评价

通过治疗和护理,患者活动耐力增强;情绪稳定,焦虑或恐惧减轻或消失;获得心律失常的有关知识和自我护理技能;未发生心力衰竭、猝死等,或得到及时抢救。

(薄晓英)

第三节 心 肌 病

心肌病是指伴有心肌功能障碍性疾病。世界卫生组织和国际心脏病学会工作组将心肌病分为四型,即扩张型心肌病、肥厚型心肌病、限制型心肌病和致心律失常型心肌病。其中以扩张型心肌病的发病率最高,肥厚型心肌病为其次。

一、扩张型心肌病

扩张型心肌病的主要特征是一侧或双侧心腔扩大,室壁变薄,心肌收缩功能减退,伴或不伴充血性心力衰竭,常合并心律失常,病死率较高。男>女(2.5:1),发病率为(13~84)/10万。

(一)病因及病理

病因尚不清楚,除特发性、家族遗传性外,近年认为病毒感染是其重要原因。本病的病理改变以心腔扩张为主,室壁变薄,纤维瘢痕形成,常伴附壁血栓。组织学非特异性心肌细胞肥大、变性,特别是程度不同等纤维化等病变混合存在。

(二)临床表现

起病缓慢,逐渐出现活动后气急、心悸、胸闷、乏力甚至端坐呼吸,水肿和肝大等充血性心力衰竭。常合并各种心律失常,如室性早搏、房性期前收缩、房颤,晚期常发生室性心动过速甚至室颤,可导致猝死,部分可发生心、脑、肾等栓塞。主要体征:为心脏扩大及全心衰竭的体征,75%可听到第三或第四心音。

(三)实验室及其他辅助检查

1.胸部X线检查

心影明显增大,可见肺瘀血征象。

2.心电图

心电图可见房颤、房室传导阻滞等心律失常改变及ST-T改变。

3.超声心动图

各心腔均扩大,左心室扩大早而显著,室壁运动普遍减弱。

4.其他

心导管检查、核素显影。

(四)治疗要点

尚无特殊治疗,主要是对症治疗,目前的治疗原则是针对心力衰竭和心律失常。限制体力活动,低盐饮食,应用洋地黄和利尿药物减轻心脏负荷,及时有效地控制心律失常,晚期条件允许进行心脏移植。

二、肥厚型心肌病

肥厚型心肌病是以左心室或右心室肥厚为特征,常为心肌非对称性肥厚,心室腔变小,以左心室血液充盈受阻,舒张期顺应性下降为基本病态的心肌病。临床上根据左心室流出道有无梗阻分为梗阻性肥厚型心肌病和非梗阻性肥厚型心肌病。

(一)病因及病理

本病常有明显家族史(约占1/3),目前认为是常染色体显性遗传疾病。本病的病理改变为主要改变在心肌,尤其是左心室形态学改变,其特征为不均等的心室间隔增厚。组织学特征为心肌细胞肥大、形态特异、排列紊乱。

(二)临床表现

部分患者可无自觉症状,因猝死或在体检中才被发现。非梗阻性肥厚型的临床表现类似扩张型心肌病。梗阻性轻者无症状,重者因心排血量下降而出现重要脏器血供不足的表现,如劳累后心悸、胸痛、乏力、头晕、晕厥,甚至猝死。突然站立、运动、应用硝酸甘油等使回心血量下降,加重左室流出道梗阻,上述症状加重,部分患者因肥厚心肌耗氧量上升致心绞痛,但硝酸甘油或休息多不能缓解。主要体征有心脏轻度增大,胸骨左缘第3～4肋间闻及收缩期杂音。

(三)实验室及其他辅助检查

1.X线

心影左缘明显突出,提示左心室大块肥厚。但有些患者增大不明显,如合并心力衰竭则心影明显增大。

2.ECG

最常见为左心室肥大伴劳损(ST-T改变),病理性Q波出现为本病的一个特征。

3.超声心动图

对本病的诊断有重要意义,可显示左心室和室间隔非对称性肥厚。

4.其他

左心室造影及左心导管术对确诊有重要价值。

(四)诊断要点

对不能用已知心脏病来解释的心肌肥厚应考虑本病可能。结合ECG、超声心动图及心导管检查作出诊断。有阳性家族史(猝死、心脏增大等)更有助于诊断。

(五)治疗要点

本病的治疗原则为延缓肥厚的心肌,防止心动过速及维持正常窦性心律,减轻左室流出道狭窄和控制室性心律失常。目前主张应用β受体阻滞药及钙通道阻滞剂治疗,减轻流出道肥厚心肌的收缩,降低流出道梗阻程度,增加心室充盈,增加心排血量,并可治疗室性心律失常。对重度梗阻性肥厚型心肌病可做介入或手术治疗,消除或切除肥厚的室间隔心肌。

三、心肌病患者的护理

(一)护理评估

1.健康史

询问家族中有无心肌病的患者;发病前有无病毒的感染、酒精中毒以及代谢异常的情况;有无情绪激动、高强度运动、高血压等诱因。

2.身体状况

有无疲劳、乏力、心悸和气促以及胸痛,有无呼吸困难、肝大、水肿或胸腹水的心力衰竭表现。

3.心理-社会状况

患者有无恐惧,能否正确认识该疾病。

4.实验室检查

超声心动图检查结果,心电图检查,心导管检查确诊。

(二)主要护理诊断

1.疼痛

胸痛与肥厚型心肌耗氧量增加、冠状动脉供血相对不足有关。

2.气体交换受损

气体交换受损与心力衰竭有关。

3.潜在并发症

心力衰竭、心律失常、猝死。

(三)护理目标

(1)呼吸困难得以改善或消失。

(2)患者胸痛改善或消失。

(3)无并发症发生。

(四)护理措施

1.一般护理

(1)饮食:给予高蛋白、高维生素的清淡饮食。多食蔬菜和水果,少食多餐,避免便秘。合并心力衰竭的患者,限制钠水摄入。

(2)活动和休息:限制体力活动尤为重要,可减轻心脏负荷、改善心功能。有心力衰竭的患者应该绝对卧床休息。当心力衰竭得到控制后仍应限制活动量。另外,肥厚型心肌病的患者体力活动时有晕厥或猝死的危险,故应避免持重、屏气以及剧烈运动,并避免单独外出。

(3)吸氧:根据缺氧程度调节流量。

2.病情观察

(1)观察患者的生命体征,必要时进行心电监护。

(2)严密观察有无并发症发生:观察患者有无乏力、呼吸困难、肝大、水肿等心力衰竭的表现,准确记录出入液量,定期测体重;附壁血栓易脱落导致动脉栓塞,观察患者有无偏瘫、失语、胸痛、咯血等的表现;及时发现心律失常的先兆,防止晕厥以及猝死。

(3)准备好抢救药物和用品。

3.用药护理

遵医嘱用药,以控制心力衰竭为主,观察疗效以及不良反应,严格控制滴数。扩张型心肌病的患者对洋地黄的耐受差,要避免洋地黄中毒。

4.心理护理

不良情绪可使交感神经兴奋、心肌耗氧量增加,护理人员需耐心解释,安慰鼓励患者。

5.健康宣教

保证充足的休息和睡眠,避免劳累和上呼吸道感染。保持大便通畅和情绪稳定。遵医嘱服药,教会患者及其亲属观察其疗效和不良反应。

(五)护理评价

患者胸痛改善或消失;呼吸困难改善或消失;未发生并发症。

(薄晓英)

第四节 感染性心内膜炎

感染性心内膜炎为心脏内膜表面的微生物感染,伴赘生物形成。赘生物为大小不等、形状不一的血小板和纤维素团块,内含大量微生物和少量炎性细胞。瓣膜为最常受累部位,但感染也可发生在间隔缺损部位、腱索或心壁内膜。根据病程分为急性和亚急性:①急性感染性心内膜炎的特征为中毒症状明显;病程进展迅速,数天至数周引起瓣膜破坏;感染迁移多见;病原体主要为金黄色葡萄球菌。②亚急性感染性心内膜炎的特征为中毒症状轻;病程数周至数月;感染迁移少见;病原体以草绿色链球菌多见,其次为肠球菌。

感染性心内膜炎又可分为自体瓣膜、人工瓣膜和静脉药瘾者的心内膜炎。

一、自体瓣膜心内膜炎

(一)病因及发病机制

1.病因

链球菌和葡萄球菌分别占自体心内膜炎病原微生物的65%和25%。急性自体瓣膜心内膜炎主要由金黄色葡萄球菌引起,少数由肺炎球菌、淋球菌、A族链球菌和流感嗜血杆菌等所致。亚急性自体瓣膜心内膜炎最常见的致病菌是草绿色链球菌,其次为D族链球菌,表皮葡萄球菌,其他细菌较少见。

2.发病机制

(1)亚急性病例至少占2/3,发病与下列因素有关。①血流动力学因素:亚急性者主要发生于器质性心脏病,首先为心脏瓣膜病,尤其是二尖瓣和主动脉瓣;其次为先天性心血管病,如室间隔缺损、动脉导管未闭、法洛四联症和主动脉瓣缩窄。赘生物常位于血流从高压腔经病变瓣口或先天缺损至低压腔产生高速射流和湍流的下游,可能与这些部位的压力下降和内膜灌注减少,有利于微生物沉积和生长有关。高速射流冲击心脏或大血管内膜处致局部损伤易于感染。②非细菌性血栓性心内膜炎病变:当心内膜的内皮受损暴露其下结缔组织的胶原纤维时,血小板在该处聚集,形成血小板微血栓和纤维蛋白沉着,成为结节样无菌性赘生物,称非细菌性血栓性心内膜病变,是细菌定居瓣膜表面的重要因素。③短暂性菌血症:各种感染或细菌寄居的皮肤黏膜的创伤常导致暂时性菌血症,循环中的细菌若定居在无菌性赘生物上,即可发生感染性心内膜炎。

④细菌感染无菌赘生物：取决于发生菌血症之频度和循环中细菌的数量、细菌黏附于无菌性赘生物的能力。草绿色链球菌从口腔进入血流的机会频繁，黏附力强，因而成为亚急性感染性心内膜炎的最常见致病菌。

细菌定居后，迅速繁殖，促使血小板进一步聚集和纤维蛋白沉积，感染赘生物增大。当赘生物破裂时，细菌又被释放进入血流。

(2)急性自体瓣膜心内膜炎发病机制尚不清楚，主要累及正常心瓣膜，主动脉瓣常受累。病原菌来自皮肤、肌肉、骨骼或肺等部位的活动感染灶。循环中细菌量大，细菌毒力强，具有高度侵袭性和黏附于内膜的能力。

(二)临床表现

1.症状

从暂时的菌血症至出现症状的时间长短不一，多在2周以内。

(1)亚急性感染性心内膜炎起病隐匿，可有全身不适、乏力、食欲缺乏、面色苍白、体重减轻等非特异性症状，头痛、背痛和肌肉关节痛常见。发热是最常见的症状，多呈弛张热型，午后和夜间较高，伴寒战和盗汗。

(2)急性感染性心内膜炎以败血症为主要临床表现。起病急骤，进展迅速，患者出现高热、寒战、呼吸急促，伴有头痛、背痛、胸痛和四肢肌肉关节疼痛，突发心力衰竭者较为常见。

2.体征

(1)心脏杂音：80%～85%的患者可闻及心脏杂音，杂音性质的改变为本病特征性表现，急性者要比亚急性者更易出现杂音强度和性质的变化，可由基础心脏病和/或心内膜炎导致瓣膜损害所致，如赘生物的生长和破裂、脱落有关。腱索断裂或瓣叶穿孔是迅速出现新杂音的重要因素。

(2)周围体征：多为非特异性，近年已不多见。①瘀点，可出现于任何部位，以锁骨以上皮肤、口腔黏膜和睑结膜常见。②指和趾甲下线状出血。③Osler结节，为指和趾垫出现的豌豆大的红或紫色痛性结节，略高出皮肤，亚急性者较常见。④Roth斑，为视网膜的卵圆性出血斑块，其中心呈白色，亚急性者多见。⑤Janeway损害，是位于手掌或足底直径1～4 mm无压痛出血红斑，急性者常见。

(3)动脉栓塞：多见于病程后期，但约1/3的患者是首发症状。赘生物引起动脉栓塞占20%～40%，栓塞可发生在机体的任何部位。脑、心脏、脾、肾、肠系膜、四肢和肺为临床常见的动脉栓塞部位。脑栓塞可出现神志和精神改变、视野缺损、失语、吞咽困难、瞳孔大小不对称、偏瘫、抽搐或昏迷等表现。肾栓塞常出现腰痛、血尿等，严重者可有肾功能不全。脾栓塞时，患者出现左上腹剧痛，呼吸或体位改变时加重。肺栓塞常发生突然胸痛、气急、发绀、咯血。

(4)其他：贫血，较常见，主要由于感染导致骨髓抑制而引起，多为轻、中度，晚期患者可重度贫血。15%～50%病程超过6周的患者可有脾大；部分患者可见杵状指(趾)。

(三)并发症

(1)心脏并发症：心力衰竭为最常见并发症，其次为心肌炎。

(2)动脉栓塞和血管损害多见于病程后期，急性较亚急性者多见，部分患者中也可为首发症状。①脑：约1/3患者有神经系统受累，表现为脑栓塞、脑细菌性动脉瘤、脑出血(细菌性动脉瘤破裂引起)和弥漫性脑膜炎。患者出现神志和精神改变、失语、视野缺损、轻偏瘫、抽搐或昏迷等表现。②肾：大多数患者有肾脏损害，包括肾动脉栓塞和肾梗死、肾小球肾炎和肾脓肿。迁移性脓肿多见于急性患者。肾栓塞常出现血尿、腰痛等，严重者可有肾功能不全。③脾：发生脾栓塞，患者出现左上腹剧痛，呼吸或体位改变时加重。④肺：肺栓塞常出现突然胸闷、气急、胸痛、发绀、咯血等。⑤动脉：肠系膜动脉损害可出现急腹症症状；肢体动脉损害出现受累肢体变白或发绀、发冷、疼痛、跛行，甚至动脉搏动消失。⑥其他：可有细菌性动脉瘤、引起细菌性动脉瘤占3%～5%。迁移性脓肿多见于急性期患者。

二、人工瓣膜心内膜炎

发生于人工瓣膜置换术后60天以内者为早期人工瓣膜心内膜炎，60天以后发生者为晚期人工瓣膜心内膜炎。早期者常为急性暴发性起病，约1/2的致病菌为葡萄球菌，表皮葡萄球菌多于金黄色葡萄球菌；其次为革兰阴性杆菌和真菌。晚期者以亚急性表现常见，致病菌以链球菌最常见，其次为葡萄球菌。除赘生物形成外，常致人工瓣膜部分破裂、瓣周漏、瓣环周围组织和心肌脓肿，最常累及主动脉瓣。术后发热、出现心杂音、脾大或周围栓塞征，血培养同一种细菌阳性结果至少2次，可诊断本病。预后不良，难以治愈。

三、静脉药瘾者心内膜炎

静脉药瘾者心内膜炎多见于年轻男性。致病菌最常来源于皮肤，药物污染所致者较少见，金黄色葡萄球菌为主要致病菌，其次为链球菌、革兰阴性杆菌和真菌。大多累及正常心瓣膜，三尖瓣受累占50%以上，其次为主动脉瓣和二尖瓣。急性发病者多见，常伴有迁移性感染灶。亚急性表现多见于有感染性心内膜炎史者。年轻伴右心金黄色葡萄球感染者病死率在5%以下，而左心革兰阴性杆菌和真菌感染者预后不良。

四、护理

(一)护理目标

患者体温恢复正常，心功能改善，活动耐力增加；营养改善，抵抗力增强；焦虑减轻，未发生并发症或发生后被及时控制。

(二)护理措施

1. 一般护理

(1) 休息与活动：急性感染性心内膜炎患者应卧床休息，限制活动，保持环境安静，空气新鲜，减少探视。亚急性者，可适当活动，但应避免剧烈运动及情绪激动。

(2) 饮食：给予清淡、高热量、高蛋白、高维生素、低胆固醇、易消化的半流质或软食，补充营养和水分。有心力衰竭者，适当限制钠盐的摄入。注意变换饮食口味，鼓励患者多饮水，做好口腔护理，以增进食欲。

2. 病情观察

(1) 观察体温及皮肤黏膜变化：每4～6小时测量体温一次，准确绘制体温曲线，以反映体温动态变化，判断病情进展及治疗效果。评估患者有无皮肤瘀点、指（趾）甲下线状出血、Osler结节等皮肤黏膜病损。

(2) 栓塞的观察：注意观察脑、肾、肺、脾和肢体动脉等栓塞的表现，脑栓塞出现神志和精神改变、失语、偏瘫或抽搐等；肾栓塞出现腰痛、血尿等；肺栓塞发生突然胸痛、呼吸困难、发绀和咯血等；脾栓塞出现左上腹剧痛；肢体动脉栓塞表现为肢体变白或发绀、皮肤温度降低、动脉搏动减弱或消失等。有变化及时报告医师并协助处理。

3.发热护理

高热患者应卧床休息,注意病室的温度和湿度适宜。给予冰袋物理降温或温水擦浴等,准确记录体温变化。出汗较多时可在衣服和皮肤之间垫上柔软毛巾,便于潮湿后及时更换,增强舒适感,并防止因频繁更衣而导致患者受凉。保证被服干燥清洁,以增加舒适感。

4.用药护理

抗微生物药物治疗是最重要的治疗措施。遵医嘱给予抗生素治疗,观察用药效果。坚持大剂量全疗程长时间的抗生素治疗,严格按照时间点用药,以确保维持有效的血药浓度。注意保护静脉,可使用静脉留置针,避免多次穿刺而增加患者的痛苦。注意观察药物的不良反应。

5.正确采集血培养标本

告诉患者暂时停用抗生素和反复多次采血培养的必要性,以取得患者的理解与配合。本病的菌血症为持续性,无须在体温升高时采血。每次采血量10~20 mL作需氧和厌氧菌培养,至少应培养3周。

(1)未经治疗的亚急性患者,应在第一天每间隔1小时采血1次,共3次。如次日未见细菌生长,重复采血3次后,开始抗生素治疗。

(2)用过抗生素者,停药2~7天后采血。

(3)急性患者应在入院后立即安排采血,在3小时内每隔1小时采血1次,共取3次血标本后,按医嘱开始治疗。

6.心理护理

由于发热、感染不易控制,疗程长,甚至出现并发症,患者常出现情绪低落、恐惧心理,应加强与患者的沟通,耐心解释治疗目的与意义,安慰鼓励患者,给予心理支持,使其积极配合治疗。

7.健康指导

告诉患者及家属有关本病的知识,坚持足够疗程的抗生素治疗的重要意义。患者在施行口腔手术、泌尿、生殖和消化道的侵入性检查或外科手术治疗前应预防性使用抗生素。嘱患者注意防寒保暖,保持口腔和皮肤清洁,少去公共场所,减少病原体入侵的机会。教会患者自我监测体温变化、有无栓塞表现,定期门诊随访。教育家属应给患者以生活照顾,精神支持,鼓励患者积极治疗。

(三)护理评价

通过治疗和护理患者体温基本恢复正常,心功能得到改善,提高了活动耐力;营养状况改善,抵抗力增强;焦虑减轻,未发生并发症或发生后得到及时控制。

(张　艳)

第五节　急性心包炎

急性心包炎为心包脏层和壁层的急性炎症,可由细菌、病毒、自身免疫、物理、化学等因素引起。主要病因为风湿热、结核及细菌性感染。近年来,病毒感染、肿瘤、尿毒症及心肌梗死性心包炎发病率明显增多。分为纤维蛋白性和渗出性两种。

一、病因

（一）感染性心包炎

感染性心包炎以细菌感染最为常见，尤其是结核菌和化脓菌感染，其他病菌有病毒、肺炎支原体、真菌和寄生虫等。

（二）非感染性心包炎

非感染性心包炎以风湿性为最常见，其他有心肌梗死、尿毒症性、结缔组织病性、变态反应性、肿瘤性、放射线性和乳糜性等。临床上以结核性、风湿性、化脓性和急性非特异性心包炎较为多见。

二、临床表现

（一）心前区疼痛

心前区疼痛为主要症状，多见于急性非特异性心包炎和感染性心包炎，可位于心前区，放射到颈部、左肩、左臂及左肩胛骨。疼痛也可呈压榨样。

（二）呼吸困难

呼吸困难是心包积液时最突出的症状。严重时可有端坐呼吸、身体前倾、呼吸浅速、面色苍白、发绀。

（三）心包摩擦音

心包摩擦音为正常特异性征象，以胸骨左缘第 3、第 4 肋间听诊最为明显。渗出性心包炎心脏叩诊浊音界向两侧增大为绝对浊音区，心律快，心尖冲动弱，心音低而遥远，大量心包积液时可出现心包积液征。可出现奇脉、颈静脉怒张、肝大、腹水及下肢水肿等。

三、诊断要点

根据心前区疼痛、呼吸困难、全身中毒症状，以及心包摩擦音、心音遥远等临床征象，结合心电图、X 线表现和超声心动图等检查，便可确诊。

四、治疗

如结核性心包炎应给予抗结核治疗，总疗程不少于半年至 1 年；化脓性心包炎除使用足量、有效的抗生素外，应早期施行心包切开引流术；风湿性心包炎主要是抗风湿治疗；急性非特异性心包炎目前常采用抗生素及皮质激素合并治疗。心包渗液较多且心脏受压明显者，可行心包穿刺，以解除心包填塞症状。

五、评估要点

（一）一般情况

观察生命体征有无异常，询问有无过敏史、家族史、有无发热、消瘦等，了解患者对疾病的认识。

（二）专科情况

(1)呼吸困难的程度、肺部啰音的变化。

(2)心前区疼痛的性质、部位及其变化，是否可闻及心包摩擦音。

(3)是否有颈静脉怒张、肝大、下肢水肿等心功能不全的表现。

(4)是否有心包积液征：左肩胛骨下出现浊音及左肺受压时引起的支气管呼吸音。心脏叩诊的性质。

(三)实验室及其他检查

1.心电图检查

改变主要由心外膜下心肌受累而引起,常规导联出现弓背向下的ST段抬高,T波倒置;心包渗液时可有QRS波群低电压。

2.超声心动图检查

超声心动图检查是简而易行的可靠方法,可见液性暗区。

3.心包穿刺

证实心包积液的存在,并进一步确定积液的性质以及药物治疗,主要适用于心脏压塞和未能明确病因的渗出性心包炎。

六、护理诊断

(一)气体交换受损

气体交换受损与肺淤血、肺或支气管受压症有关。

(二)疼痛

心前区痛与心包炎有关。

(三)体温过高

体温过高与细菌、病毒等因素导致急性炎症反应有关。

(四)活动无耐力

活动无耐力与心排血量减少有关。

七、护理措施

(1)给予氧气吸入,充分休息,保持情绪稳定,注意防寒保暖,防止呼吸道感染。

(2)给予高热量、高蛋白、高维生素易消化饮食,限制钠盐摄入。

(3)帮助患者采取半卧位或前倾坐位,保持舒适。

(4)记录心包抽液的量、性质,按要求留标本送检。

(5)控制输液滴速,防止加重心脏负荷。

(6)加强巡视,及早发现心包填塞的症状,如心动过速、血压下降等。

(7)遵医嘱给予抗菌、抗结核、抗肿瘤等药物治疗,密切观察药物不良反应。

(8)应用止痛药物时,观察止痛药物的疗效。

八、应急措施

出现心包压塞征象时,保持患者平卧位;迅速建立静脉通路,遵医嘱给予升压药;密切观察生命体征的变化,准备好抢救物品;配合医师做好紧急心包穿刺。

九、健康教育

(1)嘱患者应注意充分休息,避免剧烈运动,加强营养。注意防寒保暖,防止呼吸道感染。

(2)告诉患者应坚持足够疗程的药物治疗,勿擅自停药。

(3)对缩窄性心包炎的患者应讲明行心包剥离术的重要性,解除其顾虑,尽早接受手术治疗。

(严冬梅)

第六章 消化内科疾病的护理

第一节 反流性食管炎

反流性食管炎(reflux esophagitis,RE)是指胃、十二指肠内容物反流入食管所引起的食管黏膜炎症、糜烂、溃疡和纤维化等病变,甚至引起咽喉、气道等食管以外的组织损害。其发病男性多于女性,男女比例为(2~3):1,发病率为1.92%。随着年龄的增长,食管下段括约肌收缩力的下降,胃、十二指肠内容物自发性反流,而使老年人反流性食管炎的发病率有所增加。

一、病因与发病机制

(一)抗反流屏障削弱

食管下括约肌是指食管末端3~4 cm长的环形肌束。正常人静息时压力为1.3~4.0 kPa(10~30 mmHg),为一高压带,防止胃内容物反流入食管。由于年龄的增长,机体老化导致食管下括约肌的收缩力下降引起食物反流。一过性食管下括约肌松弛也是反流性食管炎的主要发病机制。

(二)食管清除作用减弱

正常情况下,一旦发生食物的反流,大部分反流物通过1~2次食管自发和继发性的蠕动性收缩将食管内容物排入胃内,即容量清除,剩余的部分则由唾液缓慢地中和。老年人食管蠕动缓慢和唾液产生减少,影响了食管的清除作用。

(三)食管黏膜屏障作用下降

反流物进入食管后,可以凭借食管上皮表面黏液、不移动水层和表面HCO_3^-、复层鳞状上皮等构成上皮屏障,以及黏膜下丰富的血液供应构成的后上皮屏障,发挥其抗反流物对食管黏膜损伤的作用。随着机体老化,食管黏膜逐渐萎缩,黏膜屏障作用下降。

二、护理评估

(一)健康史

询问患者的饮食结构及习惯、有无长期服用药物史。

(二)身体评估

1.反流症状

反酸、反食、反胃(指胃内容物在无恶心和不用力的情况下涌入口腔)、嗳气等,多在餐后明显或加重,平卧或躯体前屈时易出现。

2.反流物引起的刺激症状

胸骨后或剑突下烧灼感、胸痛、吞咽困难等。常由胸骨下段向上伸延,常在餐后1小时出现,平卧、弯腰或腹压增高时可加重。反流物刺激食管痉挛导致胸痛,常发生在胸骨后或剑突下。严重时可为剧烈刺痛,可放射到后背、胸部、肩部、颈部、耳后,有的酷似心绞痛的特点。

3.其他症状

咽部不适,有异物感、棉团感或堵塞感,可能与酸反流引起食管上段括约肌压力升高有关。

4.并发症

(1)上消化道出血:因食管黏膜炎症、糜烂及溃疡可以导致上消化道出血。

(2)食管狭窄:食管炎反复发作致使纤维组织增生,最终导致瘢痕性狭窄。

(3)Barrett食管:在食管黏膜的修复过程中,食管-贲门交界处2 cm以上的食管鳞状上皮被特殊的柱状上皮取代,称之为Barrett食管。Barrett食管发生溃疡时,又称Barrett溃疡。Barrett食管是食管癌的主要癌前病变,其腺癌的发生率较正常人高30~50倍。

(三)辅助检查

1.内镜检查

内镜检查是反流性食管炎最准确、最可靠的诊断方法,能判断其严重程度和有无并发症,结合活检可与其他疾病相鉴别。

2.24小时食管pH监测

应用便携式pH记录仪在生理状态下对患者进行24小时食管pH连续监测,可提供食管是否存在过度酸反流的客观依据。在进行该项检查前3天,应停用抑酸药与促胃肠动力的药物。

3.食管吞钡X线检查

对不愿意接受或不能耐受内镜检查者行该检查。严重患者可发现阳性X线征。

(四)心理-社会状况

反流性食管炎长期持续存在,病情反复、病程迁延,因此患者会出现食欲缺乏,体重下降,导致患者心情烦躁、焦虑;合并消化道出血时会使患者紧张、恐惧。应注意评估患者的情绪状态及对本病的认知程度。

三、护理诊断

(一)疼痛

胸痛与胃食管黏膜炎性病变有关。

(二)营养失调:低于机能需要量

低于机体需要量与害怕进食、消化吸收不良等有关。

(三)有体液不足的危险

体液不足的危险与合并消化道出血引起活动性体液丢失、呕吐及液体摄入量不足有关。

(四)焦虑

焦虑与病情反复、病程迁延有关。

(五)知识缺乏

缺乏对反流性食管炎病因和预防知识的了解。

四、护理目标

(1)患者能说出缓解疼痛的方法,诉疼痛减轻,发作频率减少。
(2)吞咽困难症状缓解,进食量增加,体重增加。
(3)减轻患者焦虑程度,配合治疗及护理。
(4)患者能说出反流性食管炎发病的相关因素,改变生活方式及不良习惯,积极配合药物治疗。

五、护理措施

(一)一般护理

为减少平卧时及夜间反流可将床头抬高15~20 cm。避免睡前2小时内进食,白天进餐后亦不宜立即卧床。应避免食用使食管下括约肌压力降低的食物和药物,如高脂肪、巧克力、咖啡、浓茶及硝酸甘油、钙通道阻滞剂等。应戒烟及禁酒。减少一切影响腹压增高的因素,如肥胖、便秘、紧束腰带等。

(二)用药护理

遵医嘱给予药物治疗,注意观察药物的疗效及不良反应。

1. H_2受体拮抗剂

药物应在餐中或餐后即刻服用,若需同时服用抗酸药,则两药应间隔1小时以上。若静脉给药应注意控制速度,过快可引起低血压和心律失常。西咪替丁对雄性激素受体有亲和力,可导致男性乳腺发育、勃起功能障碍以及性功能紊乱,应做好解释工作。该药物主要通过肾排泄,用药期间应监测肾功能。

2. 质子泵抑制剂

奥美拉唑可引起头晕,应嘱患者用药期间避免开车或做其他必须高度集中注意力的工作。兰索拉唑的不良反应包括荨麻疹、皮疹、瘙痒、头痛、口苦、肝功能异常等,轻度不良反应不影响继续用药,较严重时应及时停药。泮托拉唑的不良反应较少,偶可引起头痛和腹泻。

3. 抗酸药

该药在饭后1小时和睡前服用。服用片剂时应嚼服,乳剂给药前应充分摇匀。
抗酸剂应避免与奶制品、酸性饮料及食物同时服用。

(三)饮食护理

(1)指导患者有规律地定时进餐,饮食不宜过饱,选择营养丰富、易消化的食物。避免摄入过咸、过甜、过辣的刺激性食物。
(2)制订饮食计划:与患者共同制定饮食计划,指导患者及家属改进烹饪技巧,增加食物的色、香、味,刺激患者食欲。
(3)观察并记录患者每天进餐次数、量、种类,以了解其摄入营养素的情况。

六、健康教育

(一)疾病知识的指导

向患者及家属介绍本病的有关病因,避免诱发因素。保持良好的心理状态,平时生活要有规律,合理安排工作和休息时间,注意劳逸结合,积极配合治疗。

(二)饮食指导

指导患者加强饮食卫生和饮食营养,养成有规律的饮食习惯;避免过冷、过热、辛辣等刺激性食物及浓茶、咖啡等饮料;嗜酒者应戒酒。

(三)用药指导

根据病因及病情进行指导,嘱患者长期维持治疗,介绍药物的不良反应,如有异常及时复诊。

七、护理效果评价

(1)患者疼痛得到缓解,发作频率减少。
(2)患者营养状况得到改善。
(3)患者焦虑程度减轻。

(张　艳)

第二节　上消化道大出血

一、疾病概述

(一)概念和特点

上消化道出血是指屈氏韧带以上的消化道,包括食管、胃、十二指肠、胰腺、胆管等病变引起的出血,以及胃空肠吻合术的空肠病变引起的出血。上消化道大出血是指数小时内失血量超过1 000 mL或循环血容量的20%,主要表现为呕血和/或黑便,常伴有血容量减少而引起急性周围循环衰竭,是临床的急症,严重者可导致失血性休克而危及生命。

近年来,本病的诊断和治疗水平有很大的提高,临床资料统计显示,80%～85%急性上消化道大出血患者短期内能自行停止,仅15%～20%患者出血不止或反复出血,最终死于出血并发症,其中急性非静脉曲张性上消化道出血的发病率在我国仍居高不下,严重威胁人民的生命健康。

(二)相关病理生理

上消化道出血多起因于消化性溃疡侵蚀胃基底血管导致其破裂而引发出血。出血后逐渐影响周围血液循环量,如因出血量多引起有效循环血量减少,进而引发血液循环系统代偿,以致血压降低,心悸、出汗,这急需即刻处理。出血处可能因血块形成而自动止血,但也可能再次出血。

(三)病因

上消化道出血的病因包括溃疡性疾病、炎症、门脉高压、肿瘤、全身性疾病等。临床上最常见的病因是消化性溃疡,其他依次为急性糜烂出血性胃炎、食管胃底静脉曲张破裂和胃癌。现将病因归纳列述如下。

1.上消化道疾病

(1)食管疾病、食管物理性损伤、食管化学性损伤。
(2)胃十二指肠疾病:消化性溃疡、Zollinger-Ellison综合征、胃癌等。

(3)空肠疾病：胃肠吻合术后空肠溃疡、空肠克罗恩病。

2.门静脉高压引起的食管胃底静脉曲张破裂出血

(1)各种病因引起的肝硬化。

(2)门静脉阻塞：门静脉炎、门静脉血栓形成、门静脉受邻近肿块压迫。

(3)肝静脉阻塞：如 Budd-Chiari 综合征。

3.上消化道邻近器官或组织的疾病

(1)胆管出血：胆囊或胆管结石、胆管蛔虫、胆管癌、肝癌、肝脓肿或肝血管瘤破入胆管等。

(2)胰腺疾病：急慢性胰腺炎、胰腺癌、胰腺假性囊肿、胰腺脓肿等。

(3)其他：纵隔肿瘤或囊肿破入食管、主动脉瘤、肝或脾动脉瘤破入食管等。

4.全身性疾病

(1)血液病：白血病、血友病、再生障碍性贫血、DIC 等。

(2)急性感染：脓毒症、肾综合征出血热、钩端螺旋体病、重症肝炎等。

(3)脏器衰竭：尿毒症、呼吸衰竭、肝衰竭等。

(4)结缔组织病：系统性红斑狼疮、结节性多动脉炎、皮肌炎等。

5.诱因

(1)服用水杨酸类或其他非甾体抗炎药物或大量饮酒。

(2)应激相关胃黏膜损伤：严重感染、休克、大面积烧伤、大手术、脑血管意外等应激状态下，会引起应激相关胃黏膜损伤。应激性溃疡可引起大出血。

(四)临床表现

上消化道大量出血的临床表现主要取决于出血量及出血速度。

1.呕血与黑便

呕血与黑便是上消化道出血的特征性表现。上消化道出血之后，均有黑便。出血部位在幽门以上者常有呕血。若出血量较少、速度慢亦可无呕血。反之，幽门以下出血如出血量大，速度快，可因血反流入胃腔引起恶心、呕吐而表现为呕血。

呕血多棕褐色呈咖啡渣样，如出血量大，未经胃酸充分混合即呕出，则为鲜红色或有血块。黑便呈柏油样，黏稠而发亮，当出血量大，血液在肠内推进快，粪便可呈暗红甚至鲜红色。

2.失血性周围循环衰竭

急性大量失血由于循环血容量迅速减少而导致周围循环衰竭。一般表现为头昏、心慌、乏力，突然起立发生晕厥、肢体冷感、心率加快、血压偏低等。严重者呈休克状态。

3.发热

大量出血后，多数患者在 24 小时内出现低热，持续 3～5 天后降至正常。发热原因可能与循环血量减少和周围循环衰竭导致体温调节中枢功能紊乱等因素有关。

4.氮质血症

上消化道大量出血后，由于大量血液蛋白质的消化产物在肠道被吸收，血中尿素氮浓度可暂时增高，称为肠源性氮质血症。一般于一次出血后数小时血尿素氮开始上升，24～48 小时达到高峰，一般不超过 14.3 mmol/L(40 mg/dL)，3～4 天后降至正常。

5.贫血和血象

急性大量出血后均有失血性贫血。但在出血的早期，血红蛋白浓度、红细胞计数与血细胞比容可无明显变化。在出血后，组织液渗入血管内，使血液稀释，一般经 3～4 小时才出现贫血，出血后24～72小时血液稀释到最大限度。贫血程度取决于失血量外,还和出血前有无贫血、出血后液体平衡状态等因素相关。

急性出血患者为正细胞正色素性贫血,在出血后骨髓有明显代偿性增生,可暂时出现大细胞性贫血,慢性失血则呈小细胞低色素性贫血。出血24小时内网织红细胞即见增高,出血停止后逐渐降至正常。白细胞计数在出血后2～5小时轻至中度升高,血止后2～3天才恢复正常。但在肝硬化患者中,如同时有脾功能亢进,则白细胞计数可不升高。

(五)辅助检查

1.实验室检查

测定红细胞、白细胞和血小板计数,血红蛋白浓度、血细胞比容、肝肾功能、大便隐血检查等(以了解其病因、诱因及潜在的护理问题)。

2.内镜检查

出血后24～48小时内行急诊内镜检查,可以直接观察出血部位,明确出血的病因,同时对出血灶进行止血治疗是上消化道出血病因诊断的首选检查方法。。

3.X线钡餐检查

对明确病因亦有价值。主要适用于不宜或不愿进行内镜检查者或胃镜检查未能发现出血原因,需排除十二指肠降段以下的小肠段有无出血病灶者。

4.其他

放射性核素扫描或选择性动脉造影如腹腔动脉、肠系膜上动脉造影帮助确定出血部位,适用于内镜及X线钡剂造影未能确诊而又反复出血者。不能耐受X线、内镜或动脉造影检查的患者,可作吞线试验,根据棉线有无沾染血迹及其部位,可以估计活动性出血部位。

(六)治疗原则

上消化道大量出血为临床急症,应采取积极措施进行抢救。迅速补充血容量,纠正水电解质失衡,预防和治疗失血性休克,给予止血治疗,同时积极进行病因诊断和治疗。

药物治疗:包括局部用药和全身用药两部分。

1.局部用药

经口或胃管注入消化道内,对病灶局部进行止血,主要如下。

(1)8～16 mg去甲肾上腺素溶于100～200 mL冰盐水口服,强烈收缩出血的小动脉而止血,适用于胃、十二指肠出血。

(2)口服凝血酶,经接触性止血,促使纤维蛋白原转变为纤维蛋白,加速血液凝固,近年来被广泛应用于局部止血。

2.全身用药

经静脉进入体内,发挥止血作用。

(1)抑制胃酸分泌药:对消化性溃疡和急性胃黏膜损伤引起的出血,常规给予H_2受体拮抗剂或质子泵阻滞剂,以提高和保持胃内较高的pH,有利于血小板聚集及血浆凝血功能所诱导的止血过程。常用药物有西咪替丁200～400 mg,每6小时1次;雷尼替丁50 mg,每6小时1次;法莫替丁20 mg,12小时1次;奥美拉唑40 mg,每12小时1次。急性出血期均为静脉用药。

(2)降低门静脉压力药。①血管升压素及其拟似物:为常用药物,其机制是收缩内脏血管,从而减少门静脉血流量,降低门静脉及其侧支循环的压力。用法为血管升压素0.2 U/min持续静脉滴注,视治疗反应,可逐渐加至0.4 U/min。同时用硝酸甘油静脉滴注或含服,以减轻大剂量用血管升压素的不良反应,并且硝酸甘油有协同降低门静脉压力的作用。②生长抑素及其拟似物:止血效果好,可明显减少内脏血流量,并减少奇静脉血流量,而奇静脉血流量是食管静脉血流量的标志。14肽天然生长抑素,用法为首剂250 μg缓慢静脉注射,继以250 μg/h持续静脉滴注。人工合成剂奥曲肽,常用首剂100 μg缓慢静脉注射,继以25~50 μg/h持续静脉滴注。

(3)促进凝血和抗纤溶药物:补充凝血因子如静脉注入纤维蛋白原和凝血酶原复合物对凝血功能异常引起出血者有明显疗效。抗血纤溶芳酸和6-氨基已酸有对抗或抑制纤维蛋白溶解的作用。

二、护理评估

(一)一般评估

1.生命体征

大量出血患者因血容量不足,外周血管收缩,体温可能偏低,出血后2天内多有发热,一般不超过38.5 ℃,持续3~5天;脉搏增快(>120次/分)或细速;呼吸急促、浅快;血压降低,收缩压降至10.7 kPa(80 mmHg)以下,甚至可持续下降至测不出,脉压减少,小于3.3~4.0 kPa(25~30 mmHg)。

2.患者主诉

有无头晕、乏力、心慌、气促、冷、口干口渴等症状。

3.相关记录

呕血颜色、量,皮肤,尿量、出入量、黑便颜色和量等记录结果。

(二)身体评估

1.头颈部

上消化道大量出血,有效循环血容量急剧减少,患者可出现精神萎靡、嗜睡、表情淡漠、烦躁不安、意识模糊甚至昏迷。

2.腹部

(1)有无肝脾大,如果脾大,蜘蛛痣、腹壁静脉曲张或有腹水者,提示肝硬化门脉高压食管静脉破裂出血;肝大、质地硬、表面凹凸不平或有结节,提示肝癌。

(2)腹部肿块的质地软硬度,如果质地硬、表面凹凸不平或有结节应考虑胃、胰腺、肝胆肿瘤。

(3)中等量以上的腹水可有移动性浊音。

(4)肠鸣音活跃,肠蠕动增强,肠鸣音达10次/分以上,但音调不特别高调,提示有活动性出血。

(5)直肠和肛门有无结节、触痛和肿块、狭窄等异常情况。

3.其他

(1)出血部位与出血性质的评估:上消化道出血不包括口、鼻、咽喉等部位出血及咯血,应注意鉴别。出血部位在幽门以上,呕血及黑便可同时发生,而幽门以下部位出血,多以黑便为主。下消化道出血较少时,易被误认为是上消化道出血。下消化道出血仅有便血,无呕血,粪便鲜红、暗红或有血块,患者常感下腹部疼痛等不适感。进食动物血、肝,服用骨炭、铁剂、铋剂或中药也可使粪便发黑,但黑而无光泽。

(2)出血量的评估:粪便隐血试验阳性,表示每天出血量大于5 mL;出现黑便时表示每天出血量在50~70 mL,胃内积血量达250~300 mL,可引起呕血;急性出血量<400 mL时,组织液及脾脏贮血补充失血量,可无临床表现,若大量出血数小时内失血量超过1 000 mL或循环血容量的20%,引起急性周围循环衰竭,导致急性失血性休克而危及患者生命。

(3)失血程度的评估:失血程度除按出血量评估外,还应根据全身状况来判断。失血的表现多伴有全身症状,表现为:①轻度失血,失血量达全身总血量10%~15%,患者表现为皮肤苍白、头晕、怕冷,血压可正常但有波动,脉搏稍快,尿量减少。②中度失血,失血量达全身总血量20%以上,患者表现为口干、眩晕、心悸,血压波动、脉压变小,脉搏细数,尿量减少。③重度失血,失血量达全身总血量30%以上,患者表现为烦躁不安、意识模糊、出冷汗、四肢厥冷、血压显著下降、脉搏细数超过120次/分,尿少或尿闭,重者失血性休克。

(4)出血是否停止的评估:①反复呕血,呕吐物由咖啡色转为鲜红色,黑便次数增多且粪便稀薄色泽转为暗红色,伴肠鸣音亢进。②周围循环衰竭的表现,经充分补液、输血仍未见明显改善,或暂时好转后又恶化,血压不稳,中心静脉压不稳定。③红细胞计数、血细胞比容、血红蛋白测定不断下降,网织红细胞计数持续增高。④在补液足够、尿量正常时,血尿素氮升高。⑤门脉高压患者的脾大,因出血而暂时缩小,如不见脾脏恢复肿大,提示出血未止。

(三)心理-社会评估

患者发生呕血与黑便时都可导致患者紧张、烦躁不安、恐惧、焦虑等反应。病情危重者,可出现濒死感,而此时其家属表现伤心状态,使患者出现较强烈的紧张及恐惧感。慢性疾病或全身性疾病致反复呕血与黑便者,易使患者对治疗和护理失去信心,表现为护理工作上不合作。患者及其家庭对疾病的认识态度影响患者的生活质量,影响其工作、学习、社交等活动。

(四)辅助检查结果评估

1. 血常规

上消化道出血后均有急性失血性贫血;出血后6~12小时红细胞计数、血红蛋白浓度及血细胞比容下降;在出血后2~5小时白细胞数开始增高,血止后2~3天降至正常。

2. 血尿素氮测定

呕血的同时因部分血液进入肠道,血红蛋白的分解产物在肠道被吸收,故在出血数小时后尿素氮开始上升,24~48小时可达高峰,持续时间不等,与出血时间长短有关。

3. 粪便检查

隐血试验(OBT)阳性,但检查前需禁止食动物血、肝、绿色蔬菜等3~4天。

4. 内镜检查

直接观察出血的原因和部位,黏膜皱襞迂曲可提示胃底静脉曲张。

(五)常用药物治疗效果的评估

1. 输血

输血前评估患者的肝功能,肝功能受损宜输新鲜血,因库存血含氨量高易诱发肝性脑病。同时要评估患者年龄、病情、周围循环动力学及贫血状况,注意因输液、输血过快、过多导致肺水肿,原有心脏病或老年患者必要时可根据中心静脉压调节输液量。

2. 血管升压素

滴注速度应准确,并严密观察有无出现腹痛、血压升高、心律失常、心肌缺血,甚至发生心肌梗死等不良反应。评估是否药液外溢,一旦外溢用50%硫酸镁湿敷,因该药有抗利尿作用,突然停用血管升压素会引起反射性尿液增多,故应观察尿量并向家属做好解释工作。同时,孕妇、冠心病、高血压禁用血管升压素。

3. 凝血酶

口服凝血酶时评估有无有恶心、头昏等不良反应,并指导患者更换体位。此药不能与酸碱及重金属等药物配伍,应现用现配,若出现过敏现象应立即停药。

4.镇静剂

评估患者的肝功能,肝病患者忌用吗啡、巴比妥类等强镇静药物。

三、护理诊断

(一)体液不足

体液不足与上消化道大量出血有关。

(二)活动无耐力

活动无耐力与上消化道出血所致周围循环衰竭有关。

(三)营养失调:低于机体需要量

低于机体需要量与急性期禁食及贫血有关。

(四)恐惧

恐惧与急性上消化道大量出血有关。

(五)知识缺乏

缺乏有关出血的知识及防治的知识。

(六)潜在并发症

休克、急性肾衰竭。

四、护理目标

(1)患者无继续出血的征象,组织灌注恢复正常。

(2)没有脱水征,生命体征稳定。

(3)因出血引起的恐惧感减轻。

(4)能够获得足够休息,活动耐力逐渐增加,能叙述活动时保证安全的要点。

(5)患者呼吸道通畅,无窒息、误吸,食管胃底黏膜未因受气囊压迫而损伤。

五、护理措施

(一)一般护理

1.休息与体位

少量出血者应卧床休息,大出血时绝对卧床休息,取平卧位并将下肢略抬高,以保证脑部供血。呕吐时头偏向一侧,防止窒息或误吸。指导患者坐起、站起时动作要缓慢,出现头晕、心慌、出汗时立即卧床休息并告知护士。病情稳定后,逐渐增加活动量。

2.饮食护理

急性大出血伴恶心、呕吐者应禁食。少量出血无呕吐者,可进食温凉、清淡流质食物。出血停止后改为营养丰富、易消化、无刺激性半流质、软食,少量多餐逐渐过渡到正常饮食。食管胃底静脉曲张破裂出血者避免粗糙、坚硬、刺激性食物,且应细嚼慢咽。防止损伤曲张静脉而再次出血。

3.安全护理

轻症患者可起身稍做活动,可上厕所大小便。但应注意有活动性出血时,患者常因有便意而至厕所,在排便时或便后起立时晕厥,因此必要时由护士陪同如厕或改为在床上排泄。重症患者应多巡视,用床栏加以保护。

(二)病情观察

上消化道大量出血时,有效循环血容量急剧减少,可导致休克或死亡,所以要严密监测。①精神和意识状态:是否精神萎靡、嗜睡、表情淡漠、烦躁不安、意识模糊甚至昏迷。②生命体征:体温不升或发热,呼吸急促,脉搏细弱,血压降低,脉压变小,必要时行心电监护。③周围循环状况:观察皮肤和甲床色泽,肢体温暖或是湿冷,周围静脉特别是颈静脉充盈情况。④准确记录24小时出入量,测每小时尿量,应保持尿量大于每小时30 mL,并记录呕吐物和粪便的性质、颜色及量。⑤定期复查红细胞计数、血细胞比容、血红蛋白、网织红细胞计数、血尿素氮、粪潜血,以了解贫血程度、出血是否停止。

(三)用药护理

立即建立静脉通道,遵医嘱迅速、准确地实施输血、输液、各种止血治疗及用药等抢救措施,并观察治疗效果及不良反应。血管升压素可引起腹痛、血压升高、心律失常、心肌缺血,甚至发生心肌梗死,故滴注速度应准确,并严密观察不良反应。同时,孕妇、冠心病、高血压禁用血管升压素。肝病患者忌用吗啡、巴比妥类药物,宜输新鲜血,因库存血含氨量高,易诱发肝性脑病。

(四)三腔两囊管护理

插管前应仔细检查,确保三腔气囊管通畅,无漏气,并分别做好标记,以防混淆,备用。插管后检查管道是否在胃内,抽取胃液,确定管道在胃内分别向胃囊和食管囊注气,将食管引流管、胃管连接负压吸引器,定时抽吸,观察出血是否停止,并记录引流液的性状及量。并做好留置三腔气囊管期间的护理和拔管出血停止后的观察及拔管。

(五)心理护理

护理人员应关心、安慰患者尤其是反复出血者。解释各项检查、治疗措施,耐心细致地解答患者或家属的提问,消除他们的疑虑。同时,经常巡视,大出血时陪伴患者,以减轻患者的紧张情绪。抢救工作应迅速而不忙乱,使其产生安全感、信任,保持稳定情绪,帮助患者消除紧张恐惧心理,更好地配合治疗及护理。

六、健康教育

(一)疾病知识指导

应帮助患者和家属掌握有关疾病的病因和诱因,以及预防、治疗和护理知识,以减少再度出血的危险。并且指导患者及家属学会早期识别出血征象及应急措施。

(二)饮食指导

合理饮食是避免诱发上消化道出血的重要措施。注意饮食卫生和规律饮食;进食营养丰富、易消化的食物,避免粗糙、刺激性食物,或过冷、过热、产气多的食物、饮料,禁烟、浓茶、咖啡等对胃有刺激的食物。

(三)生活指导

生活起居要有规律,劳逸结合,情绪乐观,保证身心愉悦,避免长期精神紧张。应在医师指导下用药,同时慢性病者应定期门诊随访。

(四)自我观察

教会患者出院后早期识别出血征象及应急措施:出现头晕、心悸等不适,或呕血、黑便时,立即卧床休息,保持安静,减少身体活动;呕吐时取侧卧位以免误吸;立即送医院治疗。

(五)及时就诊的指标

(1)有呕血和黑便。
(2)出现血压降低、头晕、心悸等不适。

七、护理效果评价

(1)患者出血停止,组织灌注恢复正常。
(2)患者活动耐受力增加,活动时无晕厥、跌倒危险。
(3)恐惧感减轻。
(4)休息和睡眠充足,活动耐力增加或恢复至出血前的水平。
(5)患者活动时无晕厥、跌倒等意外发生。
(6)无窒息或误吸,食管胃底黏膜无糜烂、坏死。

(张　艳)

第三节　消化性溃疡

消化性溃疡主要指发生于胃和十二指肠的慢性溃疡,即胃溃疡(GU)和十二指肠溃疡(DU),因溃疡的形成与胃酸/胃蛋白酶的消化作用有关而得名。临床以慢性病程、周期性发作和节律性上腹部疼痛为主要特点。消化性溃疡是消化系统的常见病,我国总发病率为10%~12%,秋冬和冬春之交好发。临床上十二指肠溃疡较胃溃疡多见,两者之比约为3∶1。男性患病较女性多见,男女之比为(3~4)∶1。十二指肠溃疡好发于青壮年,胃溃疡的发病年龄高峰比十二指肠溃疡约晚10年。

一、致病因素

(一)幽门螺杆菌感染

大量研究表明幽门螺杆菌感染是消化性溃疡的主要病因,尤其是十二指肠溃疡。其机制尚未完全阐明,可能是幽门螺杆菌感染通过直接或间接作用于胃、十二指肠黏膜,使黏膜屏障作用削弱,胃酸分泌增加,引起局部炎症和免疫反应,导致胃、十二指肠黏膜损害和溃疡形成。

(二)胃酸和胃蛋白酶

消化性溃疡的最终形成是由于胃酸/胃蛋白酶对黏膜的自身消化所致。胃酸分泌增多不仅破坏胃黏膜屏障,还能激活胃蛋白酶,从而降解蛋白质分子,损伤黏膜,故胃酸在溃疡的形成过程中起关键作用,是溃疡形成的直接原因。

(三)非甾体抗炎药

如阿司匹林、吲哚美辛、糖皮质激素等可直接作用于胃、十二指肠黏膜,损害黏膜屏障,还可抑制前列腺素合成,削弱其对黏膜的保护作用。

(四)其他因素

1.遗传

O型血人群的十二指肠溃疡发病率高于其他血型。

2.吸烟

烟草中的尼古丁成分可引起胃酸分泌增加、幽门括约肌张力降低、胆汁及胰液反流增多,从而削弱胃肠黏膜屏障。

3.胃十二指肠运动异常

胃排空增快可使十二指肠壶腹部酸负荷增大;胃排空延缓可引起十二指肠液反流入胃,增加胃黏膜侵袭因素。

总之,胃酸/胃蛋白酶的损害作用增强和/或胃、十二指肠黏膜防御/修复机制减弱是本病发生的根本环节。但胃和十二指肠溃疡发病机制也有所不同,胃溃疡的发病主要是防御/修复机制减弱,十二指肠溃疡的发病主要是损害作用增强。

二、护理评估

(一)健康史

患者吸烟、酗酒史、病程时间、有无服用非甾体抗炎药、遗传及家族史。

(二)身体状况

临床表现轻重不一,部分患者可无症状或症状较轻,或以出血、穿孔等并发症为首发表现。典型的消化性溃疡有如下临床特点。①慢性病程:病史可达数年至数十年。②周期性发作:发作与缓解交替出现,发作常有季节性,多在秋冬和冬春之交好发。③节律性上腹部疼痛:腹痛与进食之间有明显的相关性和节律性。

1.症状

(1)上腹部疼痛:为本病的主要症状,疼痛部位多位于中上腹,可偏右或偏左。疼痛性质可为钝痛、胀痛、灼痛、剧痛或饥饿不适感。多数患者疼痛有典型的节律性,胃溃疡疼痛常在餐后1小时内发生,至下次餐前消失,即进食-疼痛-缓解,故又称饱食痛;十二指肠溃疡疼痛常在两餐之间发生,至下次进餐后缓解,即疼痛-进食-缓解,故又称空腹痛或饥饿痛,部分患者也可出现午夜痛。

(2)其他:可有反酸、嗳气、恶心、呕吐、腹胀、食欲缺乏等消化不良的症状,或有失眠、多汗等自主神经功能失调的表现,病程长者可出现消瘦、体重下降和贫血。

2.体征

溃疡发作期上腹部可有局限性轻压痛,胃溃疡压痛点常位于剑突下稍偏左,十二指肠溃疡压痛点多在剑突下稍偏右。缓解期无明显体征。

3.并发症

(1)出血:是最常见的并发症。出血引起的临床表现取决于出血的量和速度,轻者仅表现为呕血与黑便,重者可出现休克征象。

(2)穿孔:急性穿孔是最严重的并发症,常见诱因有饮食过饱、饮酒、劳累、服用甾体抗炎药等。表现为突发的剧烈腹痛,迅速蔓延至全腹,并出现腹肌紧张、弥漫性腹部压痛、反跳痛,肝浊音界缩小或消失,肠鸣音减弱或消失等体征,部分患者出现休克。慢性穿孔的症状不如急性穿孔剧烈,往往表现为腹痛节律的改变,常放射至背部。

(3)幽门梗阻:多由十二指肠溃疡或幽门管溃疡引起。溃疡急性发作时炎症水肿可引起暂时性梗阻,慢性溃疡愈合后形成瘢痕可致永久性梗阻。主要表现为上腹胀痛,餐后明显,频繁大量呕吐,呕吐物含酸性发酵宿食。严重呕吐可致脱水和低氯低钾性碱中毒,常继发营养不良和体重减轻。上腹部空腹振水音、胃蠕动波及插胃管抽液量超过 200 mL 是幽门梗阻的特征性表现。

(4)癌变：少数胃溃疡可发生癌变。对有长期胃溃疡病史、年龄在 45 岁以上、胃溃疡上腹痛的节律性消失、症状顽固且经严格内科治疗无效、粪便隐血试验持续阳性者，应考虑癌变，需进一步检查和定期随访。

(三)心理-社会状况

由于本病病程长、周期性发作和节律性腹痛，会使患者产生紧张、焦虑或抑郁等情绪，当并发出血、穿孔或癌变时，易产生恐惧心理。

(四)实验室及其他检查

1.胃镜及胃黏膜活组织检查

胃镜及胃黏膜活组织检查是确诊消化性溃疡首选的检查方法。胃镜检查可直接观察溃疡部位、病变大小和性质，还可在直视下取活组织做病理学检查及幽门螺杆菌检测。

2.X 线钡剂检查

龛影是溃疡的 X 线检查直接征象，对溃疡有确诊价值；激惹和变形等间接征象，提示可能有溃疡的发生。

3.幽门螺杆菌检测

幽门螺杆菌检测是消化性溃疡诊断的常规检查项目，因为有无幽门螺杆菌感染决定治疗方案的选择。

4.粪便隐血试验

隐血试验阳性提示溃疡活动期，胃溃疡患者如隐血试验持续阳性，提示癌变的可能。

三、护理诊断

(一)疼痛

腹痛与胃酸刺激溃疡面、引起化学性炎症或并发穿孔等有关。

(二)营养失调：低于机体需要量

低于机体需要量与疼痛所致摄食减少或频繁呕吐有关。

(三)焦虑

焦虑与溃疡反复发作、迁延不愈或出现并发症使病情加重有关。

(四)潜在并发症

出血、穿孔、幽门梗阻、癌变。

(五)知识缺乏

缺乏溃疡病防治知识。

四、护理目标

(1)患者能够了解并避免发病诱因，能够描述正确的溃疡防治知识，主动参与、积极配合防治。

(2)未出现上消化道出血、穿孔、幽门梗阻、溃疡癌变等并发症或出现能被及时发现和处理。

(3)焦虑程度减轻或消失。

五、护理措施

(一)病情观察

密切观察患者腹痛的规律和特点,与进食、服药的关系,呕吐物及粪便的颜色和性状;监测生命体征及腹部体征的变化。观察患者有无出血、穿孔、幽门梗阻和癌变征象,一旦发现及时通知医师,并配合做好各项护理工作。

(二)生活护理

1.适当休息

溃疡活动期且症状较重或有并发症者,应适当休息。

2.饮食护理

基本要求同慢性胃炎。指导患者进餐定时定量、少食多餐、细嚼慢咽。选择营养丰富、易消化,低脂、适量蛋白质的食物,如脱脂牛奶、鸡蛋和鱼等;主食以面食为主,因其柔软、含碱且易消化,不习惯于面食则以软米饭或米粥代替;避免辛辣、油炸、过酸、过咸食物及浓茶、咖啡等刺激食物和饮料,以减少胃酸分泌。

(三)药物治疗的护理

严格遵医嘱用药,注意观察药物的疗效及不良反应,并告知患者用药的注意事项。

1.碱性抗酸药

应在饭后1小时和睡前服用,避免与奶制品、酸性食物及饮料同服。氢氧化铝凝胶能阻碍磷的吸收,引起磷缺乏症,长期大量服用还可引起严重便秘;服用镁制剂可引起腹泻。

2.H_2受体拮抗药

应在餐中或餐后即刻服用,也可将一天的剂量在睡前顿服,若与抗酸药联用时,两药间隔1小时以上。静脉给药时要注意控制速度,避免低血压和心律失常的发生。长期大量应用西咪替丁可出现男性乳房肿胀、性欲减退、腹泻、眩晕、头痛、肌肉痉挛或肌痛、皮疹、脱发,偶见粒细胞减少、精神错乱等。

3.质子泵抑制药

奥美拉唑可引起头晕,告知患者服药期间避免从事注意力高度集中的工作;兰索拉唑的主要不良反应有荨麻疹、皮疹、瘙痒、头痛、口干、肝功能异常等,不良反应严重时应及时停药;泮托拉唑的不良反应较少,偶有头痛和腹泻。

4.保护胃黏膜药物

硫糖铝片应在餐前1小时服用,可有便秘、口干、皮疹、眩晕、嗜睡等不良反应;米索前列醇可引起子宫收缩,孕妇禁用。

5.根除幽门螺杆菌药物

应在餐后服用抗生素,尽量减少对胃黏膜的刺激,服药要定时定量,以达到根除幽门螺杆菌的目的。

(四)并发症的护理

1.穿孔

急性穿孔时,禁食并胃肠减压,做好术前准备工作;慢性穿孔时,密切观察疼痛的性质,指导患者遵医嘱用药。

2.幽门梗阻

观察患者呕吐物的性状,准确记录出入液量,重者禁食禁水、胃肠减压,及时纠正水、电解质、酸碱平衡紊乱。

3.出血

出血患者按出血护理常规护理。

(五)心理护理

正确评估患者及家属的心理反应,告知患者及家属,经过正规治疗和积极预防,溃疡是可以痊愈的,并说明不良情绪会诱发和加重病情,使患者树立信心,消除紧张、恐惧心理。指导患者心理放松,转移注意力,保持乐观的情绪。

六、健康教育

(一)疾病知识指导

向患者及家属介绍导致溃疡发生及加重的相关因素;指导患者生活规律,保持乐观的心态,保证充足的睡眠和休息,适当锻炼,提高机体抵抗力;建立合理的饮食习惯和结构,戒除烟酒,避免摄入刺激性食物。

(二)用药指导

指导患者严格遵医嘱正确服药,学会观察药物疗效和不良反应,不可自行停药和减量,以避免溃疡复发;忌用或慎用对胃黏膜有损害的药物,如阿司匹林、咖啡因、糖皮质激素等;若用药后腹痛节律改变或出现并发症应及时就医。

七、护理效果评价

(1)患者能说出引起疼痛的原因、诱因,戒除烟酒,饮食规律,能选择适宜的食物,未因饮食不当诱发疼痛。

(2)能正确服药,上腹部疼痛减轻并渐消失,无恶心、呕吐、呕血、黑便。

(3)情绪稳定,无焦虑或恐惧,生活态度积极乐观。

(张　艳)

第四节　慢 性 胃 炎

慢性胃炎是指由多种原因引起的胃黏膜慢性炎症。其发病率在各种胃病中居首位,男性多于女性,各个年龄段均可发病,且随年龄增长发病率逐渐增高。慢性胃炎的分类方法很多,2000年全国慢性胃炎研讨会共识意见中采纳了国际上新悉尼系统的分类方法,将慢性胃炎分为浅表性(又称非萎缩性)、萎缩性和特殊类型三大类。慢性浅表性胃炎是指不伴有胃黏膜萎缩性改变的慢性炎症,幽门螺杆菌感染是其主要病因;慢性萎缩性胃炎是指胃黏膜已经发生了萎缩性改变,常伴有肠上皮化生,又分为多灶萎缩性胃炎和自身免疫性胃炎两大类;特殊类型胃炎种类很多,临床上较少见。

一、致病因素

(一)幽门螺杆菌感染

幽门螺杆菌感染是慢性浅表性胃炎最主要的病因。幽门螺杆菌具有鞭毛,其分泌的黏液素可直接侵袭胃黏膜,释放的尿素酶可分解尿素产生 NH_3 中和胃酸,使幽门螺杆菌在胃黏膜定居和繁殖,同时可损伤上皮细胞膜;幽门螺杆菌产生的细胞毒素还可引起炎症反应和菌体壁诱导自身免疫反应的发生,导致胃黏膜慢性炎症。

(二)饮食因素

高盐饮食,长期饮烈酒、浓茶、咖啡,摄取过热、过冷、过于粗糙的食物等,均易引起慢性胃炎。

(三)自身免疫

患者血液中存在自身抗体,如抗壁细胞抗体和抗内因子抗体,可使壁细胞数目减少,胃酸分泌减少或缺失,还可使维生素 B_{12} 吸收障碍导致恶性贫血。

(四)其他因素

各种原因引起的十二指肠液反流入胃,削弱或破坏胃黏膜的屏障功能;老年胃黏膜退行性病变;胃黏膜营养因子缺乏,如促胃液素(胃泌素)缺乏;服用非甾体抗炎药等,均可引起慢性胃炎。

二、护理评估

(一)健康史

幽门螺杆菌的感染可能通过人与人的接触相传播,故需要询问患者家庭成员是否有相同病史;是否长期饮浓茶、烈酒、咖啡,过热、过冷、过于粗糙的食物;是否长期大量服用非甾体抗炎药、糖皮质激素等药物;有无不规律的饮食习惯或不良烟酒嗜好;有无慢性口腔、咽喉炎症,肝、胆及胰腺疾病,心力衰竭,类风湿性关节炎等易并发慢性胃炎的疾病存在。

(二)自身状况

1. 症状

慢性胃炎进展缓慢,病程迁延。由幽门螺杆菌引起的慢性胃炎多数患者无症状;部分患者有上腹隐痛、餐后饱胀感、食欲缺乏、嗳气、反酸、恶心和呕吐等消化不良的表现,这些症状的有无及严重程度与胃镜所见及组织病理学改变无肯定的相关性,而与病变是否处于活动期有关。自身免疫性胃炎患者消化道症状较少,可伴有贫血,在典型恶性贫血时,除贫血外还可伴有全身衰弱、神情淡漠和周围神经系统改变等维生素 B_{12} 缺乏的临床表现。

2. 体征

多不明显,可有上腹轻压痛。

(三)辅助检查

1. 纤维胃镜检查

结合直视下组织活检是最可靠的确诊方法。通过活检可明确病变类型。由于慢性胃炎病变可呈多灶分布,活检应在多部位取材。

2. 血清学检查

多灶萎缩性胃炎时,抗壁细胞抗体滴度低,血清促胃泌素水平正常或偏低;自身免疫性胃炎时,抗壁细胞抗体和抗内因子抗体可呈阳性,血清促胃泌素水平明显升高。

3.胃液分析

自身免疫性胃炎时,胃酸缺乏;多灶萎缩性胃炎时,胃酸分泌正常或偏低。

(四)心理-社会状况

慢性胃炎病程迁延,多无明显症状,易被患者忽视。一旦症状明显又经久不愈,易使患者产生烦躁、焦虑等不良情绪。少数患者因担心癌变而存在恐惧心理。

三、护理诊断

(一)疼痛

腹痛与胃酸刺激溃疡面、引起化学性炎症或并发穿孔等有关。

(二)营养失调:低于机体需要量

低于机体需要量与疼痛所致摄食减少或频繁呕吐有关。

(三)焦虑

焦虑与溃疡反复发作、迁延不愈或出现并发症使病情加重有关。

(四)潜在并发症

出血、穿孔、幽门梗阻、癌变。

(五)知识缺乏

缺乏溃疡病防治知识。

四、护理目标

腹痛缓解或消失;进食量恢复正常,消化吸收功能良好,营养中等或良好;焦虑感消失,情绪平稳。

五、护理措施

(一)病情观察

主要观察有无上腹不适、腹胀、食欲缺乏等消化不良的表现;观察腹痛的部位、性质、呕吐物与大便的颜色、量及性状;评估实验室及胃镜检查结果。

(二)饮食护理

1.营养状况评估

观察并记录患者每天进餐次数、量和品种,以了解机体的营养摄入状况。定期监测体重,监测血红蛋白浓度、血清蛋白等有关营养指标的变化。

2.制定饮食计划

(1)与患者及其家属共同制定饮食计划,以营养丰富、易消化、少刺激为原则。

(2)胃酸低者可适当食用刺激胃酸分泌或酸性的食物,如浓肉汤、鸡汤、山楂、食醋等;胃酸高者应指导患者避免食用酸性和多脂肪食物,可进食牛奶、菜泥、面包等。

(3)鼓励患者养成良好的饮食习惯,进食应规律,少食多餐,细嚼慢咽。

(4)避免摄入过冷、过热、过咸、过甜、辛辣和粗糙的食物,戒除烟酒。

(5)提供舒适的进餐环境,改进烹饪技巧,保持口腔清洁卫生,以促进患者的食欲。

(三)药物治疗的护理

1. 严格遵医嘱用药

注意观察药物的疗效及不良反应。

2. 枸橼酸铋钾

宜在餐前半小时服用,因其在酸性环境中方起作用;服药时要用吸管直接吸入,防止将牙齿、舌染黑;部分患者服药后出现便秘或黑便,少数患者有恶心、一过性血清转氨酶升高,停药后可自行消失,极少数患者可能出现急性肾衰竭。

3. 抗菌药物

服用阿莫西林前应详细询问患者有无青霉素过敏史,用药过程中要注意观察有无变态反应的发生;服用甲硝唑可引起恶心、呕吐等胃肠道反应及口腔金属味、舌炎、排尿困难等不良反应,宜在餐后半小时服用。

4. 多潘立酮及西沙必利

应在餐前服用,不宜与阿托品等解痉药合用。

(四)心理护理

护理人员应主动安慰、关心患者,向患者说明不良情绪会诱发和加重病情,经过正规的治疗和护理慢性胃炎可以康复。

六、健康教育

向患者及家属介绍本病的有关知识、预防措施等;指导患者避免诱发因素,保持愉快的心情,生活规律,养成良好的饮食习惯,戒除烟酒;向患者介绍服用药物后可能出现的不良反应,指导患者按医嘱坚持用药,定期复查,如有异常及时复诊。

七、护理效果评价

腹痛减轻,食欲缺乏消失,营养状况改善,情绪平稳。

(张 艳)

第五节 慢性胰腺炎

慢性胰腺炎是一种伴有胰实质进行性毁损的慢性炎症,我国以胆石症为常见原因,国外则以慢性酒精中毒为主要病因。慢性胰腺炎可伴急性发作,称为慢性复发性胰腺炎。由于本病临床表现缺乏特异性,可为腹痛、腹泻、消瘦、黄疸、腹部肿块、糖尿病等,易被误诊为消化性溃疡、慢性胃炎、胆管疾病、肠炎、消化不良、胃肠神经官能症等。本病虽发病率不高,但近年来有逐步增高的趋势。

一、疾病概述

(一)病因

慢性胰腺炎的发病因素与急性胰腺炎相似,主要有胆管系统疾病、乙醇、腹部外伤、代谢和内分泌障碍、营养不良、高钙血症、高脂血症、血管病变、血色病、先天性遗传性疾病、肝脏疾病及免疫功能异常等。

(二)临床表现

慢性胰腺炎的症状繁多且无特异性。典型病例可出现五联症,即上腹疼痛、胰腺钙化、胰腺假性囊肿、糖尿病及脂肪泻。但是同时具备上述五联症的患者较少,临床上常以某一或某些症状为主要特征。

1.腹痛

腹痛为最常见症状,见于60%~100%的病例,疼痛常剧烈,并持续较长时间。一般呈钻痛或钝痛,绞痛少见。多局限于上腹部,放射至季肋下,半数以上病例放射至背部。疼痛发作的频度和持续时间不一,一般随着病变的进展,疼痛期逐渐延长,间歇期逐渐变短,最后整天腹痛。在无痛期,常有轻度上腹部持续隐痛或不适。

痛时患者取坐位,膝屈曲,压迫腹部可使疼痛部分缓解,躺下或进食则加重(这种体位称为胰体位)。

2.体重减轻

体重减轻是慢性胰腺炎常见的表现,约见于3/4以上病例。主要由于患者担心进食后疼痛而减少进食所致。少数患者因胰功能不全、消化吸收不良或糖尿病而有严重消瘦,经过补充营养及助消化剂后,体重减轻往往可暂时好转。

3.食欲减退

常有食欲欠佳,特别是厌油类或肉食。有时食后腹胀、恶心和呕吐。

4.吸收不良

吸收不良表现疾病后期,胰脏丧失90%以上的分泌能力,可引起脂肪泻。患者有腹泻,大便量多、带油滴、恶臭。由于脂肪吸收不良,临床上也可出现脂溶性维生素缺乏症状。碳水化合物的消化吸收一般不受影响。

5.黄疸

少数病例可出现明显黄疸(血清胆红素高达20 mg/dL),由胰腺纤维化压迫胆总管所致,但更常见假性囊肿或肿瘤的压迫所致。

6.糖尿病症状

约2/3的慢性胰腺炎病例有葡萄糖耐量减低,半数有显性糖尿病,常出现于反复发作腹痛持续几年以后。当糖尿病出现时,一般均有某种程度的吸收不良存在。糖尿病症状一般较轻,易用胰岛素控制。偶可发生低血糖、糖尿病酸中毒、微血管病变和肾病变。

7.其他

少数病例腹部可扪及包块,易误诊为胰腺肿瘤。个别患者呈抑郁状态或有幻觉、定向力障碍等。

二、护理评估

(一)健康史

评估患者饮食状况,是否喜油腻饮食,是否嗜酒;评估患者有无胆管病史;患者有无急性胰腺炎病史。

(二)身体状况

慢性胰腺炎急性发作时,临床表现与急性胰腺炎相似。有的慢性胰腺炎无临床表现。

1.腹痛

腹痛为最常见的症状,位于上腹部中间或稍偏左,多伴有脊背痛。疼痛一般呈钝痛,且持续时间较长,常因劳累、饮食不节、情绪激动而诱发。上腹部深部可有触痛,一般无腹肌紧张和反跳痛。

2.消化不良

一般表现为食欲缺乏、腹部饱胀感、吸气等。与胰腺外分泌不足、胰液排出不畅有关。

3.腹泻

表现为脂肪泻,大便不成形,有油滴浮于表面,为胰腺外分泌功能减退所致。

4.黄疸

为胰头部纤维化引起胆总管梗阻所致,逐渐加深。

5.腹部包块

如发生胰腺假性囊肿,左上腹部常可触及肿块。

6.糖尿病表现

因β细胞分泌不足,出现类似糖尿病的症状。

(三)辅助检查

如下所述。

1.实验室检查

(1)血清和尿淀粉酶测定:慢性胰腺炎急性发作时血尿淀粉酶浓度和 Cam/Ccr 比值可一过性地增高。随着病变的进展和较多的胰实质毁损,

在急性炎症发作时可不合并淀粉酶升高。测定血清胰型淀粉酶同工酶(Pam)可作为反映慢性胰腺炎时胰功能不全的试验。

(2)葡萄糖耐量试验:可出现糖尿病曲线。有报告慢性胰腺炎患者中 78.7% 试验阳性。

(3)胰腺外分泌功能试验:在慢性胰腺炎时有 80%~90% 病例胰外分泌功能异常。

(4)吸收功能试验:最简便的是做粪便脂肪和肌纤维检查。

(5)血清转铁蛋白放射免疫测定:慢性胰腺炎血清转铁蛋白明显增高,特别对酒精性钙化性胰腺炎有特异价值。

2.B超检查

可显示结节、胰管扩张、假性囊肿、结石等。

3.X线检查

胰腺可有钙化和结石;钡餐造影可见胰腺囊肿引起胃肠移位。

4.CT检查

胰腺肿大或缩小,边缘不清。密度降低,有钙化、结石和囊肿。

5.内镜逆行胰胆管造影

可见胰管扩张、狭窄或阻塞、胰石、胆石、胆总管改变等。

6.其他检查

还可行活检和选择性血管造影等。

(四)心理-社会评估

如下所述。

(1)评估患者是否了解疾病发生的原因以及治疗方法。

(2) 评估患者是否已经改变以前不良的饮食习惯。
(3) 评估患者家庭的饮食习惯。
(4) 评估患者对疾病治疗的信心。
(5) 评估患者的社会支持状况等。

三、护理诊断

(一) 营养不良
营养不良与食欲差、惧食、脂肪和蛋白质长期的吸收不良有关。

(二) 腹痛
腹痛与胰腺神经受炎性介质刺激胆管阻塞有关。

(三) 活动无耐力
活动无耐力与进食少，营养不良有关。

(四) 血糖升高
血糖升高与胰岛细胞被破坏，功能受损有关。

(五) 知识缺乏
缺乏疾病预防及治疗知识。

(六) 潜在并发症
血糖水平异常，与β细胞功能受损有关。

四、护理目标

(1) 患者能配合完成控制疼痛的方法，自述疼痛缓解或可以耐受。
(2) 患者营养得到改善，症状缓解。
(3) 患者掌握与疾病有关的知识。
(4) 患者情绪稳定，自述焦虑减轻或消失，能积极配合治疗、护理。

五、护理措施

(一) 体位
协助患者卧床休息，选择舒适的卧位。有腹膜炎者宜取半卧位，利于引流和使炎症局限。

(二) 饮食
脂肪对胰腺分泌具有强烈的刺激作用并可使腹痛加剧。因此，一般以适量的优质蛋白、丰富的维生素、低脂无刺激性半流质或软饭为宜，如米粥、藕粉、脱脂奶粉、新鲜蔬菜及水果等。每天脂肪供给量应控制在20～30 g，避免粗糙、干硬、胀气及刺激性食物或调味品。少食多餐、禁止饮酒。对伴糖尿病患者，应按糖尿病饮食进餐。

(三) 疼痛护理
绝对禁酒、避免进食大量肉类饮食、服用大剂量胰酶制剂等均可使胰液与胰酶的分泌减少，缓解疼痛。护理中应注意观察疼痛的性质、部位、程度及持续时间，有无腹膜刺激征。协助取舒适卧位以减轻疼痛。适当应用非麻醉性镇痛剂，如阿司匹林、吲哚美辛、布洛芬、对乙酰氨基酚等非甾体抗炎药。对腹痛严重，确实影响生活质量者，可酌情使用麻醉性镇痛剂，但应避免长期使用，以免导致患者对药物产生依赖性。给药20～30分钟后须评估并记录镇痛药物的效果及不良反应。

(四)维持营养需要量

蛋白-热量营养不良在慢性胰腺炎患者是非常普遍的。进餐前30分钟为患者镇痛,以防止餐后腹痛加剧,使患者惧怕进食。进餐时胰酶制剂同食物一起服用,可以保证酶和食物适当混合,取得满意效果。同时,根据医嘱及时给予静脉补液,保证热量供给,维持水、电解质、酸碱平衡。严重的慢性胰腺炎患者和中至重度营养不良者,在准备手术阶段应考虑提供肠外或肠内营养支持。护理上需加强肠内、外营养液的输注护理,防止并发症。

(五)心理护理

因病程迁延,反复疼痛、腹泻等症状,患者常有消极悲观的情绪反应,对手术及预后的担心常引起焦虑和恐惧。护理上应关心患者,采用同情、安慰、鼓励法与患者沟通,稳定患者情绪,讲解疾病知识,帮助患者树立战胜疾病的信心。

六、健康教育

(一)疾病知识指导

向患者及家属介绍本病的有关因素和疾病发展过程,解释各项检查前后的注意事项。

(二)生活指导

指导患者按时服药,养成规律进食习惯。戒除烟、酒,清淡、易消化饮食,避免进食刺激强高脂肪和高蛋白食物。教会患者识别高血糖食物及如何计算食物的热量,并能根据热量合理饮食。

(三)复查

定期复查,疾病变化随诊。

七、护理效果评价

(1)患者对疼痛的处理满意,主诉疼痛减轻。
(2)患者营养得到适当补充,体重增加。
(3)患者掌握与疾病有关的知识,能复述健康教育内容。
(4)患者情绪稳定,能配合治疗和护理。

(张　艳)

第六节　肝　硬　化

肝硬化是一种常见的由一种或多种病因长期或反复作用引起的肝脏慢性、进行性、弥漫性病变。其特点是在肝细胞坏死基础上发生纤维化,并形成异常的再生结节和假小叶。临床早期可无症状,晚期可累及多系统,以肝功能损害和门静脉高压为主要表现,常出现消化道出血、肝性脑病和继发感染等严重并发症。

一、疾病概述

(一)病因

引起肝硬化的病因很多,且具有地区差异性。亚洲和非洲以乙肝后肝硬化为多见,而美国、欧洲以酒精性肝硬化多见。部分肝硬化可能是多种致病因素共同作用的结果。

1.病毒性肝炎

在我国,病毒性肝炎是导致肝硬化的主要原因,可以由乙型、丙型、丁型肝炎病毒重叠感染后演变而来,甲型和戊型肝炎不发展成肝硬化。多数表现为大结节或大小结节混合性肝硬化。

2.慢性酒精中毒

慢性酒精中毒为西方国家及地区肝硬化的常见病因,我国近年来有上升趋势。其发病机制主要是长期大量饮酒时,乙醇及其中间代谢产物乙醛对肝脏直接损害,形成脂肪肝、酒精性肝炎,严重时发展为酒精性肝硬化。乙醇量换算公式:乙醇量(g)=饮酒量(mL)×乙醇含量(%)×0.8。

3.长期胆汁淤积

长期胆汁淤积是由于胆酸及胆红素的作用引起肝细胞变性、坏死及纤维组织增生,最终可以发展为胆汁性肝硬化。与自身免疫有关者称为原发性胆汁性肝硬化;继发于肝外胆管阻塞者称为继发性胆汁性肝硬化。

4.遗传和代谢疾病

由遗传性和代谢性疾病导致某些物质因代谢障碍而沉积于肝脏,引起肝细胞变性坏死、结缔组织增生而逐渐发展成的肝硬化称为代谢性肝硬化。主要有以下几种。

(1)血色病:铁代谢障碍,肝组织中铁沉积过多引起的肝硬化。

(2)肝豆状核变:由于先天性铜代谢异常,导致铜过量沉积于肝脏、脑基底节及角膜,临床上表现为肝硬化、铜蓝蛋白降低、精神障碍等。

(3)半乳糖血症:半乳糖代谢缺陷以致大量半乳糖和半乳糖-1-磷酸堆积在肝细胞,在数月和数年后可发展为肝硬化。

(4)α_1抗胰蛋白酶缺乏症:α_1抗胰蛋白酶基因异常导致α_1抗胰蛋白酶缺乏引起的先天性代谢病。婴幼儿15%~20%的肝脏疾病可由α_1抗胰蛋白酶缺乏所致,成人α_1抗胰蛋白酶缺乏常表现为无症状性肝硬化,可伴肝癌。

(5)糖原贮积症Ⅳ型:因分支酶缺陷导致糖原在肝细胞内聚集引起进行性肝大,肝功能损害逐渐加重引起肝硬化。

(6)肝脏淀粉样变性:由于淀粉样物质浸润于肝细胞之间或沉积于网状纤维支架所致,常伴其他脏器淀粉样变。临床表现多样,最突出表现为巨肝,肝功能轻度异常。

(7)遗传性果糖不耐受症:由于缺乏磷酸果糖醛缩酶,使机体不能使用果糖,果糖的副产物果糖-1-磷酸半乳糖在体内累积,可引起肝硬化。

(8)其他:如纤维性囊肿病、先天性酪氨酸血症,也可引起肝硬化。

5.肝静脉回流受阻

长期肝静脉回流受阻导致肝脏被动充血。病理特点为肝细胞肿胀、肝大、肝小叶中心性坏死及纤维化;外观为槟榔肝。常见病因有以下3种。①慢性充血性心力衰竭和慢性缩窄性心包炎:病程较长,往往>10年,肝大且质地中等硬度,也称为心源性肝硬化。②Budd-Chiari综合征:原发性肝静脉狭窄,多见于日本女性,其病理特点为肝静脉内膜下微血栓形成、血管壁增厚。目前认为其可能与口服避孕药及抗肿瘤药、X线放疗有关。另外,本症有先天性的痕迹,如血管蹼、膜状闭锁、狭窄两端对位不良等。但由于本病发病多在20~40岁,所以推测多由先天性的胚胎遗迹,在生长发育过程中不断增长所致。③肝静脉或下腔静脉血栓:临床多见。常见病因有骨髓增生异常疾病,如真性红细胞增多症、镰状细胞贫血、阵发性血红蛋白尿症、正常凝血抑制物(如抗血栓素、蛋白C、蛋白S、FVLeidin)的遗传缺陷、腹部外伤、化脓性肝内病灶、肝静脉内肿瘤特别是原发性肝癌和肾细胞癌等。

6.化学毒物或药物

由于吸入、摄入或静脉给予许多药物及化学制剂,如甲基多巴、双醋酚酊、四环素、磷、砷、四氯化碳等引起的中毒性肝炎,最后可演变为肝硬化。

7.免疫紊乱

自身免疫性肝炎可进展为肝硬化。其病因和发病机制仍不十分清楚,临床上以女性多见,肝功能损害较轻。伴有其他系统自身免疫病如系统性红斑狼疮,可出现多种自身抗体及异常免疫球蛋白血症等。

8.隐源性肝硬化

隐源性肝硬化并不是一种特殊类型的肝硬化,而是限于诊断技术一时难以确定发病原因的肝硬化。病毒性肝炎和儿童脂肪性肝炎可能是隐源性肝硬化的重要原因。随着诊断技术的进步,隐源性肝硬化所占的比例将逐渐减少。

9.其他

长期食物中缺乏蛋白质、维生素等可降低肝细胞对其他致病因素的抵抗力,成为肝硬化的间接病因。长期或反复感染血吸虫病者,虫卵在门静脉分支中沉积引起纤维组织增生,导致窦前性门静脉高压,在此基础上发展为血吸虫性肝硬化。有的患者可同时具有以上几种病因,由混合病因引起者病程进展较快。

(二)病理

在大体形态上,由于肝脏硬化失去原有的形态,体积变小,重量减轻,边缘变薄、变锐,外观由暗红色变为棕黄或灰褐色,肝左、右叶间裂原增大,表面有大小不等的结节形成,肝包膜变厚。切面可见肝正常小叶被散在的圆形或不规则状大小不等的岛屿状再生结节取代,结节周围有灰白色结缔组织包绕。

病理特点是在肝细胞炎症坏死的基础上,小叶结构塌陷,发生弥漫性纤维化,再生肝细胞结节形成,由纤维组织包绕形成假小叶。以肝再生结节形态和大小作为分类标准,可分为3类。

1.小结节性肝硬化

酒精性肝硬化常属此型。结节大小均匀,直径<3 mm,结节间有纤细的灰白色纤维组织间隔。中央静脉位置和数目不规则,可有2~3个中央静脉或一个偏在一边的中央静脉,或无中央静脉。

2.大结节性肝硬化

病毒性肝炎导致的肝硬化常属此型。结节粗大,大小不均,直径>3 mm,也可达5 cm甚至更大,结节间的纤维组织间隔一般较宽。结缔组织增生导致汇管区显著增宽,常见程度不等的炎症细胞浸润和假胆管增生。

3.大小结节混合性肝硬化

以上两型的混合,肝内同时存在大、小结节两种病理形态。肝炎后肝硬化也可属此型。

值得注意的是,肝硬化再生结节的大小与病因并非绝对相关。慢性持续的少量肝细胞坏死,其再生结节往往是小结节;而较大范围的肝细胞大量坏死,其再生结节一般是大结节。即一种病因可导致不同病理类型的肝硬化,不同的病因也可发展为同一种类型的肝硬化。

二、护理评估

(一)健康史

1.肝炎后肝硬化

由乙型、丙型或乙型与丁型重叠感染,经过慢性肝炎阶段演变而来。

2.血吸虫性肝硬化

日本血吸虫长期或反复感染后。

3.酒精性肝硬化

长期大量饮酒(每天摄入乙醇80 g达10年以上)。

4.胆汁性肝硬化

持续肝内淤胆或肝外胆管阻塞。

5.心源性肝硬化

慢性充血性心力衰竭,缩窄性心包膜炎,肝静脉和/或下腔静脉阻塞。

6.工业毒物或药物

长期接触四氯化碳、磷、砷等,或服用双醋酚丁、甲基多巴、四环素等。

7.代谢障碍

肝豆状核变性,血色病。

8.营养障碍

慢性炎症性肠病,食物中长期缺乏蛋白质、维生素、抗脂肝物质等。

(二)身心状况

大多数肝硬化起因隐匿,病程发展缓慢,可经历多年或10年以上才出现肝功能障碍等表现,临床上将肝硬化分为肝功能代偿期和失代偿期。

1.代偿期

患者易疲乏,食欲缺乏,性欲降低,可伴有腹胀、恶心、上腹隐痛、轻微腹泻等,也有不少人无症状。

2.失代偿期

症状显著,表现为肝功能减退、门脉高压症和全身多系统症状。

(1)肝功能减退的临床表现:①全身症状包括面色晦暗,精神不振,消瘦乏力,皮肤干燥,低热,水肿。②消化道症状包括上腹饱胀不适,恶心,呕吐,腹泻,腹胀,黄疸等。③出血倾向和贫血包括常有鼻出血、牙龈出血、皮肤紫癜、胃肠出血倾向及不同程度的贫血。④内分泌紊乱包括男性患者性欲减退、睾丸萎缩、毛发脱落及乳房发育;女性患者月经失调、闭经、不孕。患者面、颈、上胸、肩背处出现蜘蛛痣,肝掌。

(2)门脉高压症:①腹水是肝硬化最突出的临床表现。②侧支循环建立和开放,食管静脉曲张易致上消化道大出血;腹壁静脉曲张在脐周和腹壁可见迂曲的静脉;痔静脉曲张易形成痔核。③脾大,晚期脾功能亢进而呈全血细胞减少。

(3)肝触诊:质地坚硬,早期表面光滑,晚期可触及结节或颗粒状,常无压痛。

(三)实验室和其他检查

1.血、尿常规

在失代偿期有轻重不等的贫血,脾亢时全血细胞计数减少。黄疸时尿中有胆红素,尿胆原增加。

2.肝功能试验

失代偿期患者的肝功能多有全面损害。

(1)转氨酶:轻、中度增高,以 ALT(GPT)显著,但肝细胞严重坏死时 AST(GOT)活力大于 GPT。

(2)血清蛋白、总蛋白正常或有变化,但白蛋白降低而球蛋白却增高,A/G 比值降低甚至倒置。

(3)凝血酶原时间:有不同程度的延长。

(4)肝储备功能试验:如磺溴酞钠(BSP)试验、靛青绿(ICG)试验明显异常。

(5)血清蛋白电泳:γ-球蛋白增加。

3.免疫功能检查

肝硬化时出现免疫功能的改变。

(1)细胞免疫:$CD3^+$、$CD4^+$ 和 $CD8^+$ T 淋巴细胞减少。

(2)体液免疫:免疫球蛋白 IgG、IgA、IgM 增高,以 IgG 最明显。

(3)自身抗体:部分患者可检出抗核抗体、抗平滑肌抗体、抗线粒体抗体等。

(4)病毒性肝炎患者血清乙、丙、丁型肝炎病毒标记呈阳性。

4.肝脏超声显像

能看出肝的形状、大小、有无肿胀等,门脉高压症时可见门静脉直径增宽,检查前禁食 6~8 小时。

5.食管吞钡 X 线检查

食管静脉曲张时,X 线下示虫蚀样或蚯蚓状充盈缺损,胃底静脉曲张时呈菊花样充盈缺损。

6.胃镜检查

纤维胃镜检查能直接看见静脉曲张及其部位和程度,在并发上消化道出血时能查清出血的部位和病因,同时可行食管静脉结扎等止血治疗。

7.放射性核素检查

可显示肝脏的大小、形状、密度,用以探查肝脏是否有病变或肿瘤。肝硬化者整个扫描像粗糙,肝右叶萎缩,左叶肥大,整个肝内吸收核素少,脾脏有核素浓集。

8.肝穿刺活组织检查

有假小叶形成,可确诊为肝硬化。

9.腹腔镜检查

可直接观察肝脏的外形、表面、色泽、边缘及腹腔内其他脏器,直视下对病变明显处作穿刺活检查,对诊断和鉴别诊断有帮助。

三、护理诊断

(一)营养失调:低于机体需要量

食欲缺乏,恶心,呕吐,消瘦,乏力,皮肤干燥,水肿与肝功能减退、胆汁分泌不足有关。

(二)体液过多

腹水,腹胀与门静脉压力增高、血浆白蛋白低等因素有关。

(三)有体液不足的危险

口渴,尿量减少,皮肤及黏膜干燥与利尿、大量放腹水、主动摄水量不足等有关。

(四)有皮肤完整性受损的危险

严重衰弱卧床不起,受压处皮肤易发生压疮,皮肤瘙痒与营养不良、低蛋白血症引起的全身水肿及黄疸和长期卧床等有关。

(五)气体交换受损

呼吸费力,气促,端坐呼吸与大量腹水、肺部感染有关。

四、护理目标

(1)能遵循休息和活动计划,活动耐力有所增加。
(2)患者能描述营养不良的原因,遵循饮食计划,保证各种营养物质的摄入。
(3)腹水和水肿有所减轻,身体舒适度增加。
(4)焦虑恐惧情绪得到缓解。
(5)无皮肤破损或感染,瘙痒等不适感减轻或消失。
(6)无并发症发生。

五、护理措施

(一)一般护理

(1)失代偿期应卧床休息,尽量取平卧位,以增加肝肾血流量。卧床期间注意保护皮肤。
(2)给予高热量、高维生素、易消化、无刺激的软食,选用优质蛋白。适量脂肪,限制动物脂肪的摄入。有肝性脑病先兆时应暂禁蛋白质摄入,有腹水者应给低盐或无盐饮食。必要时遵医嘱给予静脉补充营养。
(3)黄疸可致皮肤瘙痒,应避免搔抓皮肤,定时翻身,使用温水或性质柔和的护肤品清洁皮肤。
(4)指导患者遵医嘱按时、按量服药,片剂口服药应研碎服用。肝功能不全或肝性脑病前期症状出现时不能随意应用镇静剂、麻醉剂。便秘者给予缓泻剂,保持大便通畅。
(5)观察患者生命体征、意识及尿量变化,定期监测生化指标。
(6)肝硬化病程漫长,患者常有消极悲观情绪,应给予精神上安慰和支持,保持愉快心情,安心休养,有助于病情缓解。

(二)症状护理

腹水及水肿的护理。
(1)大量腹水时取半卧位,以利呼吸。抬高下肢,以减轻下肢水肿。男性患者出现阴囊水肿时可用吊带将阴囊托起。
(2)根据病情给予低盐或无盐饮食,每天液体摄入量不超过1 000 mL。
(3)保持床铺干燥平整,经常更换体位,避免局部长期受压。
(4)观察患者腹水消退情况注意有无呼吸困难和心悸表现,准确记录每天出入量,定期测量腹和体重,协助医师做好腹腔穿刺的护理。

六、健康教育

(1)合理安排作息时间,保证充足睡眠;防止便秘,减少有害物质的产生。
(2)禁止饮酒、吸烟;指导正确饮食。

(3)注意保暖,保持居住环境卫生,防止感染。

(4)避免食管静脉曲张破裂的诱发因素,如粗糙食物、剧烈咳嗽、腹压增高等。

(5)教会患者正确记录尿量、腹围、体重的方法。

(6)严格遵医嘱服药,尽量避免使用对肝脏有损害的药物,学会识别药物的不良反应及肝性脑病的前期症状,定期门诊随访。

七、护理效果评价

(1)患者能按计划进行活动和休息,活动耐力增加。

(2)患者能选择符合饮食计划的食物,保证营养的摄入。

(3)腹水和水肿引起的不适减轻。

(4)情绪稳定,紧张、恐惧感消失。

(5)皮肤无破损及感染,瘙痒症状减轻。

(6)无并发症发生。

(张 艳)

第七章 内分泌科疾病的护理

第一节 糖尿病

糖尿病(diabetes mellitus,DM)是一组由多病因引起的以慢性高血糖为特征的代谢性疾病,是由胰岛素分泌和/或作用缺陷所引起。糖尿病是常见病、多发病。据国际糖尿病联盟统计,2011年全球有糖尿病患者3.66亿,比2010年的2.85亿增加近30%。我国成年人糖尿病患病率达9.7%,而糖尿病前期的比例更高达15.5%。因此,糖尿病是严重威胁人类健康的世界性公共卫生问题。

一、分型

(一)1型糖尿病
1型糖尿病:胰岛β细胞破坏,常导致胰岛素绝对缺乏。

(二)2型糖尿病
2型糖尿病:从以胰岛素抵抗为主伴胰岛素分泌不足到以胰岛素分泌不足为主伴胰岛素抵抗。

(三)其他特殊类型糖尿病
其他特殊类型糖尿病指病因相对比较明确,如胰腺炎、皮质醇增多症等引起的一些高血糖状态。

(四)妊娠期糖尿病
妊娠期糖尿病指妊娠期间发生的不同程度的糖代谢异常。

二、病因与发病机制

糖尿病的病因和发病机制至今未完全阐明。总的来说,遗传因素及环境因素共同参与其发病过程。胰岛素由胰岛β细胞合成和分泌,经血液循环到达体内各组织器官的靶细胞,与特异受体结合并引发细胞内物质代谢效应。该过程中任何一个环节发生异常,均可导致糖尿病。

(一)1型糖尿病
1.遗传因素
遗传因素在1型糖尿病发病中起重要作用。

2.环境因素

糖尿病可能与病毒感染、化学毒物和饮食因素有关。

3.自身免疫

有证据支持1型糖尿病为自身免疫性疾病。

4.1型糖尿病的自然史

1型糖尿病的发生发展经历以下阶段。

(1)个体具有遗传易感性,临床无任何异常。

(2)某些触发事件,如病毒感染引起少量β细胞破坏并启动自身免疫过程。

(3)出现免疫异常,可检测出各种胰岛细胞抗体。

(4)β细胞数目开始减少,仍能维持糖耐量正常。

(5)β细胞持续损伤达到一定程度时(通常只残存10%～20%的β细胞),胰岛素分泌不足,出现糖耐量降低或临床糖尿病,需用外源胰岛素治疗。

(6)β细胞几乎完全消失,需依赖外源胰岛素维持生命。

(二)2型糖尿病

1.遗传因素与环境因素

有资料显示遗传因素主要影响β细胞功能。环境因素包括年龄增加、现代生活方式改变、营养过剩、体力活动不足、子宫内环境以及应激、化学毒物等。

2.胰岛素抵抗和β细胞功能缺陷

胰岛素抵抗是指胰岛素作用的靶器官对胰岛素作用的敏感性降低。β细胞功能缺陷主要表现为胰岛素分泌异常。

3.糖耐量减低和空腹血糖调节受损

糖耐量减低是葡萄糖不耐受的一种类型。空腹血糖调节受损是指一类非糖尿病性空腹血糖异常,其血糖浓度高于正常,但低于糖尿病的诊断值。目前认为两者均为糖尿病的危险因素,是发生心血管病的危险标志。

4.临床糖尿病

达到糖尿病的诊断标准(表7-1)。

表7-1 糖尿病诊断标准(WHO,1999)

诊断标准	静脉血浆葡萄糖水平
(1)糖尿病症状+随机血糖 或	≥11.1 mmol/L
(2)空腹血浆血糖(FPG) 或	≥7.0 mmol/L
(3)葡萄糖负荷后两小时血糖(2小时 PG)	≥11.1 mmol/L
无糖尿病症状者,需改天重复检查,但不做第3次 OGTT	

注:空腹的定义是至少8小时没有热量的摄入;随机是指一天当中的任意时间而不管上次进餐的时间及食物摄入量。

三、临床表现

(一)代谢紊乱综合征

1."三多一少"

多饮、多食、多尿和体重减轻。

2.皮肤瘙痒

患者常有皮肤瘙痒,女性患者可出现外阴瘙痒。

3.其他症状

四肢酸痛、麻木、腰痛、性欲减退、月经失调、便秘和视物模糊等。

(二)并发症

1.糖尿病急性并发症

(1)糖尿病酮症酸中毒(diabetic ketoacidosis,DKA):为最常见的糖尿病急症,以高血糖、酮症和酸中毒为主要表现。DKA最常见的诱因是感染,其他诱因:胰岛素治疗中断或不适当减量、饮食不当、各种应激及酗酒等。临床表现为早期"三多一少",症状加重;随后出现食欲缺乏、恶心、呕吐、多尿、口干、头痛、嗜睡、呼吸深快、呼气中有烂苹果味(丙酮);后期严重失水、尿量减少、眼球下陷、皮肤黏膜干燥,血压下降、心率加快、四肢厥冷,晚期出现不同程度意识障碍。

(2)高渗高血糖综合征:是糖尿病急性代谢紊乱的另一临床类型,以严重高血糖、高血浆渗透压、脱水为特点,无明显酮症酸中毒,患者常有不同程度的意识障碍或昏迷。本病起病缓慢,最初表现为多尿、多饮,但多食不明显或反而食欲缺乏;随病情进展出现严重脱水和神经精神症状,患者反应迟钝、烦躁或淡漠、嗜睡,逐渐陷入昏迷、出现抽搐,晚期尿少甚至尿闭,但无酸中毒样深大呼吸。与DKA相比,失水更为严重,神经精神症状更为突出。

(3)感染性疾病:糖尿病容易并发各种感染,血糖控制差者更易发生,病情也更严重。

(4)低血糖:一般将血糖≤2.8 mmol/L作为低血糖的诊断标准,而糖尿病患者血糖值≤3.9 mmol/L就属于低血糖范畴。低血糖有两种临床类型,即空腹低血糖和餐后(反应性)低血糖。低血糖的临床表现呈发作性,具体分为两类:①自主(交感)神经过度兴奋表现为多有出汗、颤抖、心悸、紧张、焦虑、饥饿、流涎、软弱无力、面色苍白、心率加快、四肢冰凉和收缩压轻度升高等。②脑功能障碍表现为初期表现为精神不集中、思维和语言迟钝、头晕、嗜睡、视物不清、步态不稳,后可有幻觉、躁动、易怒、性格改变、认知障碍,严重时发生抽搐和昏迷。

2.糖尿病慢性并发症

(1)微血管病变:这是糖尿病的特异性并发症。微血管病变主要发生在视网膜、肾、神经和心肌组织,尤其以肾脏和视网膜病变最为显著。

(2)大血管病变:这是糖尿病最严重、突出的并发症,主要表现为动脉粥样硬化。动脉粥样硬化主要侵犯主动脉、冠状动脉、脑动脉、肾动脉和肢体外周动脉等。

(3)神经系统并发症:以周围神经病变最常见,通常为对称性,下肢较上肢严重,病情进展缓慢。患者常先出现肢端感觉异常,如呈袜子或手套状分布,伴麻木、烧灼、针刺感或如踏棉垫感,可伴痛觉过敏、疼痛;后期可有运动神经受累,出现肌力减弱甚至肌萎缩和瘫痪。

(4)糖尿病足:指与下肢远端神经异常和不同程度周围血管病变相关的足部溃疡、感染和/或深层组织破坏,主要表现为足部溃疡、坏疽。糖尿病足是糖尿病最严重且需治疗费用最多的慢性并发症之一,是糖尿病非外伤性截肢的最主要原因。

(5)其他:糖尿病还可引起黄斑病、白内障、青光眼、屈光改变和虹膜睫状体病变等。牙周病是最常见的糖尿病口腔并发症。

在我国,糖尿病是导致成人失明、非创伤性截肢的主要原因;心血管疾病是使糖尿病患者致残、致死的主要原因。

四、辅助检查

(一)尿糖测定

尿糖受肾糖阈的影响。尿糖呈阳性只提示血糖值超过肾糖阈(大约 10 mmol/L),尿糖呈阴性不能排除糖尿病可能。

(二)血糖测定

血糖测定的方法有静脉血葡萄糖测定、毛细血管血葡萄糖测定和 24 小时动态血糖测定 3 种。前者用于诊断糖尿病,后两种仅用于糖尿病的监测。

(三)口服葡萄糖耐量试验

当血糖高于正常范围而又未达到诊断糖尿病标准时,须进行口服葡萄糖耐量试验(OGTT)。OGTT 应在无摄入任何热量 8 小时后,清晨空腹进行,75 g 无水葡萄糖,溶于 250~300 mL 水中,5~10 分钟内饮完,空腹及开始饮葡萄糖水后 2 小时测静脉血浆葡萄糖。儿童服糖量按 1.75 g/kg 计算,总量不超过 75 g。

(四)糖化血红蛋白 A_1 测定

糖化血红蛋白 A_1 测定:其测定值者取血前 8~12 周血糖的总水平,是糖尿病病情控制的监测指标之一,正常值是 3%~6%。

(五)血浆胰岛素和 C 肽测定

主要用于胰岛 β 细胞功能的评价。

(六)其他

根据病情需要选用血脂、肝肾功能等常规检查,急性严重代谢紊乱时的酮体、电解质、酸碱平衡检查,心、肝、肾、脑、眼科以及神经系统的各项辅助检查等。

五、治疗要点

糖尿病管理须遵循早期和长期、积极而理性、综合治疗和全面达标、治疗措施个体化等原则。国际糖尿病联盟(IDF)提出糖尿病综合管理 5 个要点(有"五驾马车"之称):糖尿病健康教育、医学营养治疗、运动治疗、血糖监测和药物治疗。

(一)健康教育

健康教育是重要的基础管理措施,是决定糖尿病管理成败的关键。每位糖尿病患者均应接受全面的糖尿病教育,充分认识糖尿病并掌握自我管理技能。

(二)医学营养治疗

医学营养治疗是糖尿病基础管理措施,是综合管理的重要组成部分。详见饮食护理。

(三)运动疗法

在糖尿病的管理中占重要地位,尤其对肥胖的 2 型糖尿病患者,运动可增加胰岛素敏感性,有助于控制血糖和体重。运动的原则是适量、经常性和个体化。

(四)药物治疗

1.口服药物治疗

(1)促胰岛素分泌剂。①磺胺类药物:其作用不依赖于血糖浓度。常用的有格列苯脲、格列吡嗪、格列齐特、格列喹酮和格列苯脲等。②非磺胺类药物:降血糖作用快而短,主要用于控制餐后高血糖。如瑞格列奈和那格列奈。

(2)增加胰岛素敏感性药物。①双胍类:常用的药物有二甲双胍。二甲双胍通常每天剂量500～1 500 mg,分2～3次口服,最大剂量不超过每天2 g。②噻唑烷二酮类:也称格列酮类,有罗格列酮和吡格列酮两种制剂。

(3)α-葡萄糖苷酶抑制剂:作为2型糖尿病第一线药物,尤其适用于空腹血糖正常(或偏高)而餐后血糖明显升高者。常用药物有阿卡波糖和伏格列波糖。

2.胰岛素治疗

胰岛素治疗是控制高血糖的重要和有效手段。

(1)适应证:①1型糖尿病。②合并各种严重的糖尿病急性或慢性并发症。③处于应激状态,如手术、妊娠和分娩等。④2型糖尿病血糖控制不满意,β细胞功能明显减退者。⑤某些特殊类型糖尿病。

(2)制剂类型:按作用快慢和维持作用时间长短,可分为速效、短效、中效、长效和预混胰岛素5类。根据胰岛素的来源不同,可分为动物胰岛素、人胰岛素和胰岛素类似物。

(3)使用原则:①胰岛素治疗应在综合治疗基础上进行。②胰岛素治疗方案应力求模拟生理性胰岛素分泌模式。③从小剂量开始,根据血糖水平逐渐调整。

(五)人工胰

人工胰由血糖感受器、微型电子计算机和胰岛素泵组成。目前尚未广泛应用。

(六)胰腺和胰岛细胞移植

治疗对象主要为1型糖尿病患者,目前尚局限于伴终末期肾病的患者。

(七)手术治疗

部分国家已将减重手术(代谢手术)推荐为肥胖2型糖尿病患者的可选择的治疗方法之一,我国也已开展这方面的治疗。

(八)糖尿病急性并发症的治疗

1.糖尿病酮症酸中毒

对于早期酮症患者,仅需给予足量短效胰岛素和口服液体,严密观察病情,严密监测血糖、血酮变化,调节胰岛素剂量。对于出现昏迷的患者应立即抢救,具体方法如下。

(1)补液:是治疗的关键环节。基本原则是"先快后慢,先盐后糖"。在1～2小时内输入0.9%氯化钠溶液1 000～2 000 mL,前4小时输入所计算失水量的1/3。24小时输液量应包括已失水量和部分继续失水量,一般为4 000～6 000 mL,严重失水者可达6 000～8 000 mL。

(2)小剂量胰岛素治疗:每小时0.1 U/kg的短效胰岛素加入生理盐水中持续静脉滴注或静脉泵入。根据血糖值调节胰岛素的泵入速度,血糖下降速度一般以每小时3.9～6.1 mmol/L(70～110 mg/dL)为宜,每1～2小时复查血糖;病情稳定后过渡到胰岛素常规皮下注射。

(3)纠正电解质及酸碱平衡失调:①轻度酸中毒一般不必补碱。补碱指征为血pH<7.1,HCO_3^-<5 mmol/L。应采用等渗碳酸氢钠(1.25%～1.4%)溶液。补碱不宜过多、过快,以避免诱发或加重脑水肿。②根据血钾和尿量补钾。

(4)防治诱因和处理并发症:如休克、严重感染、心力衰竭、心律失常、肾衰竭、脑水肿和急性胃扩张等。

2.高渗高血糖综合征

治疗原则同DKA。严重失水时,24小时补液量可达6 000～10 000 mL。

3.低血糖

对轻至中度的低血糖,口服糖水或含糖饮料,进食面包、饼干、水果等即可缓解。重者和疑似低血糖昏迷的患者,应及时测定毛细血管血糖,甚至无须血糖结果,及时给予50%葡萄糖60～100 mL静脉注射,继以5%～10%葡萄糖液静脉滴注。另外,应积极寻找病因,对因治疗。

(九)糖尿病慢性并发症的治疗

1.糖尿病足

控制高血糖、血脂异常和高血压,改善全身营养状况和纠正水肿等;神经性足溃疡给予规范的伤口处理;给予扩血管和改善循环治疗;有感染出现时给予抗感染治疗;必要时行手术治疗。

2.糖尿病高血压

血脂紊乱和大血管病变,要控制糖尿病患者血压<17.3/10.7 kPa(130/80 mmHg);如尿蛋白排泄量达到1 g/24 h,血压应控制低于16.7/10.0 kPa(125/75 mmHg)。低密度脂蛋白胆固醇(LDL-C)的目标值为<2.6 mmol/L。

3.糖尿病肾病

早期筛查微量蛋白尿及评估GFR。早期应用血管紧张素转化酶抑制剂或血管紧张素Ⅱ受体拮抗剂,除可降低血压外,还可减轻微量清蛋白尿和使GFR下降缓慢。

4.糖尿病视网膜病变

定期检查眼底,必要时尽早使用激光进行光凝治疗。

5.糖尿病周围神经病变

早期严格控制血糖并保持血糖稳定是糖尿病神经病变最重要和有效的防治方法。在综合治疗的基础上,采用多种维生素及对症治疗可改善症状。

六、护理措施

(一)一般护理

1.饮食护理

应帮助患者制订合理、个性化的饮食计划,并鼓励和督促患者坚持执行。

(1)制订总热量。①计算理想体重(简易公式法):理想体重(kg)=身高(cm)-105。②计算总热量:成年人休息状态下每天每千克理想体重给予热量105～126 kJ,轻体力劳动126～147 kJ,中度体力劳动147～167 kJ,重体力劳动>167 kJ。儿童、孕妇、乳母、营养不良和消瘦以及伴有消耗性疾病者应酌情增加,肥胖者酌减,使体重逐渐恢复至理想体重的±5%左右。

(2)食物的组成和分配。①食物组成:总的原则是高碳水化合物、低脂肪、适量蛋白质和高纤维的膳食。碳水化合物所提供的热量占饮食总热量的50%～60%,蛋白质的摄入量占供能比的10%～15%,脂肪所提供的热量不超过总热量的30%,饱和脂肪酸不应超过总热量的7%,每天胆固醇摄入量宜<300 mg。②确定每天饮食总热量和碳水化合物、脂肪、蛋白质的组成后,按每克碳水化合物、蛋白质产热16.7 kJ,每克脂肪产热37.7 kJ,将热量换算为食品后制订食谱,可按每天三餐分配为1/5、2/5、2/5或1/3、1/3、1/3。

(3)注意事项。①超重者,禁食油炸、油煎食物,炒菜宜用植物油,少食动物内脏、蟹黄、蛋黄、鱼子、虾子等含胆固醇高的食物。②每天食盐摄入量应<6 g,限制摄入含盐高的食物,如加工食品、调味酱等。③严格限制各种甜食:包括各种糖果、饼干、含糖饮料、水果等。为满足患者口味,可使用甜味剂。对于血糖控制较好者,可在两餐之间或睡前加水果,例如,苹果、梨、橙子等。

④限制饮酒量,尽量不饮白酒,不宜空腹饮酒。每天饮酒量≤1 份标准量(1 份标准量:啤酒 350 mL 或红酒 150 mL 或低度白酒 45 mL,各约含乙醇 15 g)。

2.运动护理

(1)糖尿病患者运动锻炼的原则:有氧运动、持之以恒和量力而行。

(2)运动方式的选择:有氧运动为主,如散步、慢跑、快走、骑自行车、做广播体操、打太极拳和球类活动等。

(3)运动量的选择:合适的运动强度为活动时患者的心率达到个体 60% 的最大氧耗量,简易计算方法为:心率=170−年龄。

(4)运动时间的选择:最佳运动时间是餐后 1 小时(以进食开始计时)。每天安排一定量的运动,至少每周 3 次。每次运动时间 30～40 分钟,包括运动前作准备活动和运动结束时的整理运动时间。

(5)运动的注意事项:①不宜空腹时进行,运动过程应补充水分,携带糖果,出现低血糖症状时,立即食用。②运动过程中出现胸闷、胸痛、视物模糊等应立即停止运动,并及时处理。③血糖>14 mmol/L,应减少活动,增加休息。④随身携带糖尿病卡以备急需。⑤运动时,穿宽松的衣服,棉质的袜子和舒适的鞋子,可以有效排汗和保护双脚。

(二)用药护理

1.口服用药的护理

指导患者正确服用口服降糖药,了解各类降糖药的作用、剂量、用法、不良反应和注意事项。

(1)口服磺胺类药物的护理:①协助患者于早餐前 30 分钟服用,每天多次服用的磺胺类药物应在餐前 30 分钟服用。②严密观察药物的不良反应。最主要的不良反应是低血糖,护士应教会患者正确识别低血糖的症状及如何及时应对和选择医疗支持。③注意药物之间的协同与拮抗。水杨酸类、磺胺类、保泰松、利血平、β受体阻滞剂等药物与磺胺类药物合用时会产生协同作用,增强后者的降糖作用;噻嗪类利尿剂、呋塞米、依他尼酸、糖皮质激素等药物与磺胺类药物合用时会产生拮抗作用,降低后者的降糖作用。

(2)口服双胍类药物的护理:①指导患者餐中或餐后服药。②如出现轻微胃肠道反应,给予患者讲解和指导,以减轻患者的紧张或恐惧心理。③用药期间限制饮酒。

(3)口服 α-葡萄糖苷酶抑制剂类药物的护理:①应与第一口饭同时服用。②本药的不良反应有腹部胀气、排气增多或腹泻等症状,在继续使用或减量后消失。③服用该药时,如果饮食中淀粉类比例太低,而单糖或啤酒过多则疗效不佳。④出现低血糖时,应直接给予葡萄糖口服或静脉注射,进食淀粉类食物无效。

(4)口服噻唑烷二酮类药物的护理:①每天服用 1 次,可在餐前、餐中、餐后任何时间服用,但服药时间应尽可能固定。②密切观察有无水肿、体重增加等不良反应,缺血性心血管疾病的风险增加,一旦出现应立即停药。③如果发现食欲缺乏等情况,警惕肝功能损害。

2.使用胰岛素的护理

(1)胰岛素的保存:①未开封的胰岛素放于冰箱 4～8 ℃冷藏保存,勿放在冰箱门上,以免震荡受损。②正在使用的胰岛素在常温下(≤28 ℃)可使用 28 天,无须放入冰箱。③运输过程尽量保持低温,避免过热、光照和剧烈晃动等,否则可因蛋白质凝固变性而失效。

(2)胰岛素的注射途径:包括静脉注射和皮下注射。注射工具有胰岛素专用注射器、胰岛素笔和胰岛素泵。

(3)胰岛素的注射部位:皮下注射胰岛素时,宜选择皮肤疏松部位,如上臂三角肌、臀大肌、大腿前侧、腹部等。进行运动锻炼时,不要选择大腿、臂部等要活动的部位注射。注射部位要经常更换,如在同一区域注射,必须与上次注射部位相距 1 cm 以上,选择无硬结的部位。

(4)胰岛素不良反应的观察与处理:①低血糖反应。②变态反应表现为注射部位瘙痒,继而出现荨麻疹样皮疹,全身性荨麻疹少见。处理措施包括更换高纯胰岛素,使用抗组胺药及脱敏疗法,严重反应者中断胰岛素治疗。③注射部位皮下脂肪萎缩或增生时,采用多点、多部位皮下注射和及时更换针头可预防其发生。若发生则停止注射该部位后可缓慢自然恢复。④胰岛素治疗初期可发生轻度水肿,以颜面和四肢多见,可自行缓解。⑤部分患者出现视物模糊,多为晶状体屈光改变,常于数周内自然恢复。⑥体重增加以老年 2 型糖尿病患者多见,多引起腹部肥胖。护士应指导患者配合饮食、运动治疗控制体重。

(5)使用胰岛素的注意事项:①准确执行医嘱,按时注射。对 40 U/mL 和 100 U/mL 两种规格的胰岛素,使用时应注意注射器与胰岛素浓度的匹配。②长、短效或中、短效胰岛素混合使用时,应先抽吸短效胰岛素,再抽吸长效胰岛素,然后混匀,禁忌反向操作。③注射胰岛素时应严格无菌操作,防止发生感染。④胰岛素治疗的患者,应每天监测血糖 2～4 次,出现血糖波动过大或过高,及时通知医师。⑤使用胰岛素笔时要注意笔与笔芯是否匹配,每次注射前确认笔内是否有足够的剂量,药液是否变质。每次注射前安置新针头,使用后丢弃。⑥用药期间定期检查血糖、尿常规、肝肾功能、视力、眼底视网膜血管、血压及心电图等,了解病情及糖尿病并发症的情况。⑦指导患者配合糖尿病饮食和运动治疗。

(三)并发症的护理

1.低血糖的护理

(1)加强预防:①指导患者应用胰岛素和胰岛素促分泌剂,从小剂量开始,逐渐增加剂量,谨慎调整剂量。②指导患者定时定量进餐,如果进餐量较少,应相应减少药物剂量。③指导患者运动量增加时,运动前应增加额外的碳水化合物的摄入。④乙醇能直接导致低血糖,应指导患者避免酗酒和空腹饮酒。⑤容易在后半夜及清晨发生低血糖的患者,晚餐适当增加主食或含蛋白质较高的食物。

(2)症状观察和血糖监测:观察患者有无低血糖的临床表现,尤其是服用胰岛素促分泌剂和注射胰岛素的患者。对老年患者的血糖不宜控制过严,一般空腹血糖≤7.8 mmol/L,餐后血糖≤11.1 mmol/L 即可。

(3)急救护理:一旦确定患者发生低血糖,应尽快给予糖分补充,解除脑细胞缺糖状态,并帮助患者寻找诱因,给予健康指导,避免再次发生。

2.高渗高血糖综合征的护理

(1)预防措施:定期监测血糖,应激状况时每天监测血糖。合理用药,不要随意减量或停药。保证充足的水分摄入。

(2)病情监测:严密观察患者的生命体征、意识和瞳孔的变化,记录 24 小时出入液量等。遵医嘱定时监测血糖、血钠和渗透压的变化。

(3)急救配合与护理:①立即开放两条静脉通路,准确执行医嘱,输入胰岛素,按照正确的顺序和速度输入液体。②绝对卧床休息,注意保暖,给予患者持续低流量吸氧。③加强生活护理,尤其是口腔护理、皮肤护理。④昏迷者按昏迷常规护理。

3.糖尿病足的预防与护理

(1)足部观察与检查:①每天检查双足1次,视力不佳者,亲友可代为检查。②了解足部有无感觉减退、麻木、刺痛感;观察足部的皮肤温度、颜色及足背动脉搏动情况。③注意检查趾甲、趾间、足底皮肤有无红肿、破溃、坏死等损伤。④定期做足部保护性感觉的测试,常用尼龙单丝测试。

(2)日常保护措施:保持足部清洁,避免感染,每天清洗足部1次,10分钟左右;水温适宜,不能烫脚;洗完后用柔软的浅色毛巾擦干,尤其是脚趾间;皮肤干燥者可涂护肤软膏,但不要太油,不能常用。

(3)预防外伤:①指导患者不能赤足走路,外出时不能穿拖鞋和凉鞋,不能光脚穿鞋,禁忌穿高跟鞋和尖头鞋,防止脚受伤。②应帮助视力不好的患者修剪趾甲,趾甲修剪与脚趾平齐,并锉圆边缘尖锐部分。③冬天不要使用热水袋、电热毯或烤灯保暖,防止烫伤,同时应注意预防冻伤。夏天注意避免蚊虫叮咬。④避免足部针灸、修脚等,防止意外感染。

(4)选择合适的鞋袜:①指导患者选择厚底、圆头、宽松、系鞋带的鞋子;鞋子的面料以软皮、帆布或布面等透气性好的面料为佳;购鞋时间最好是下午,需穿袜子试穿,新鞋第1次穿20~30分钟,之后再延长穿鞋时间。②袜子选择以浅色、弹性好、吸汗、透气及散热好的棉质袜子为佳,大小适中、无破洞和不粗糙。

(5)促进肢体血液循环:①指导患者步行和进行腿部运动(如提脚尖,即脚尖提起、放下,重复20次。试着以单脚承受全身力量来做)。②避免盘腿坐或跷二郎腿。

(6)积极控制血糖,说服患者戒烟:足溃疡的教育应从早期指导患者控制和监测血糖开始。同时告知患者戒烟,因吸烟会导致局部血管收缩而促进足溃疡的发生。

(7)及时就诊:如果伤口出现感染或久治不愈,应及时就医,进行专业处理。

(四)心理护理

糖尿病患者常见的心理特征有:否定、怀疑、恐惧紧张、焦虑烦躁、悲观抑郁、轻视麻痹、愤怒拒绝和内疚混乱等。针对以上特征,护理人员应对患者进行有针对性的心理护理。糖尿病患者的心理护理因人而异,但对每一个患者,护士都要做到以和蔼可亲的态度进行耐心细致、科学专业的讲解。

(1)当患者拒绝承认患病事实时,护士应耐心主动地向患者讲解糖尿病相关的知识,使患者消除否定、怀疑、拒绝的心理,并积极主动地配合治疗。

(2)有轻视、麻痹心理的患者,应耐心地向患者讲解不重视治疗的后果及各种并发症的严重危害,使患者积极地配合治疗。

(3)指导患者学习糖尿病自我管理的知识,帮助患者树立战胜疾病的信心,使患者逐渐消除上述心理。

(4)寻求社会支持,动员糖尿病患者的亲友学习糖尿病相关知识,理解糖尿病患者的困境,全面支持患者。

(王 杰)

第二节 肥胖症

肥胖症指体内脂肪堆积过多和/或分布异常、体重增加,是包括遗传和环境因素在内的多种因素相互作用所引起的慢性代谢性疾病。肥胖症分单纯性肥胖症和继发性肥胖症两大类。临床上无明显内分泌及代谢性病因所致的肥胖症,称单纯性肥胖症。若作为某些疾病的临床表现之一,称为继发性肥胖症,约占肥胖症的1%。据估计,在西方国家成年人中,约有半数人超重和肥胖。我国肥胖症患病率也迅速上升,据《中国居民营养与健康现状(2004年)》中报道,我国成人超重率为22.8%,肥胖率为7.1%。肥胖症已成为重要的世界性健康问题之一。

一、病因与发病机制

病因未明,被认为是包括遗传和环境因素在内的多种因素相互作用的结果。总的来说,脂肪的积聚是由于摄入的能量超过消耗的能量。

(一)遗传因素
肥胖症有家族聚集倾向,但遗传基础未明,也不能排除共同饮食、活动习惯的影响。

(二)中枢神经系统
体重受神经系统和内分泌系统双重调节,最终影响能量摄取和消耗的效应器官而发挥作用。

(三)内分泌系统
肥胖症患者均存在血中胰岛素升高,高胰岛素血症可引起多食和肥胖。

(四)环境因素
通过饮食习惯和生活方式的改变,如坐位生活方式、体育运动少、体力活动不足使能量消耗减少、进食多、喜甜食或油腻食物,使摄入能量增多。

(五)其他因素
1.与棕色脂肪组织(BAT)功能异常有关

可能由于棕色脂肪组织产热代谢功能低下,使能量消耗减少。

2.肥胖症与生长因素有关

幼年起病者多为增生型或增生肥大型,肥胖程度较重,且不易控制;成年起病者多为肥大型。

3.调定点说

肥胖者的调定点较高,具体机制仍未明了。

二、临床表现

肥胖症可见于任何年龄,女性较多见。多有进食过多和/或运动不足,肥胖家族史。引起肥胖症的病因不同,其临床表现也不相同。

(一)体型变化
脂肪堆积是肥胖的基本表现。脂肪组织分布存在性别差异,通常男性型主要分布在腰部以上,以颈项部、躯干部为主,称为苹果型。女性型主要分布在腰部以下,以下腹部、臀部、大腿部为主,称为梨型。

(二)心血管疾病

肥胖患者血容量、心排血量均较非肥胖者增加而加重心脏负担,引起左心室肥厚、扩大;心肌脂肪沉积导致心肌劳损,易发生心力衰竭。由于静脉回流障碍,患者易发生下肢静脉曲张、栓塞性静脉炎和静脉血栓形成。

(三)内分泌与代谢紊乱

常有高胰岛素血症、动脉粥样硬化、冠心病等,且糖尿病发生率明显高于非肥胖者。

(四)消化系统疾病

胆石症、胆囊炎发病率高,慢性消化不良、脂肪肝、轻至中度肝功能异常较常见。

(五)呼吸系统疾病

由于胸壁肥厚,腹部脂肪堆积,使腹内压增高、横膈升高而降低肺活量,引起呼吸困难。严重者导致缺氧、发绀、高碳酸血症,可发生肺动脉高压和心力衰竭。还可引起睡眠呼吸暂停综合征及睡眠窒息。

(六)其他

恶性肿瘤发生率升高,如女性子宫内膜癌、乳腺癌;男性结肠癌、直肠癌、前列腺癌发生率均升高。因长期负重易发生腰背及关节疼痛。皮肤皱褶易发生皮炎、擦烂,并发化脓性或真菌感染。

三、辅助检查

肥胖症的评估包括测量身体肥胖程度、体脂总量和脂肪分布,其中后者对预测心血管疾病危险性更为准确。常用测量方法如下。

(一)体质指数(BMI)

测量身体肥胖程度,$BMI=$ 体重(kg)/身长(m)^2,是诊断肥胖症最重要的指标。我国成年人 BMI 值≥24 为超重,≥28 为肥胖。

(二)腰围(WC)

目前认为测定腰围更为简单可靠,是诊断腹部脂肪积聚最重要的临床指标。WHO 建议男性 WC>94 cm、女性 WC>80 cm 为肥胖。中国肥胖问题工作组建议,我国成年男性 WC≥85 cm、女性 WC≥80 cm 为腹部脂肪积蓄的诊断界限。

(三)腰臀比(WHR)

反映脂肪分布。腰围测量髂前上棘和第 12 肋下缘连线的中点水平,臀围测量环绕臀部的骨盆最突出点的周径。正常成人 WHR 男性<0.90,女性<0.85,超过此值为中央性(又称腹内型或内脏型)肥胖。

(四)CT 或 MRI

计算皮下脂肪厚度或内脏脂肪量。

(五)其他

身体密度测量法、生物电阻抗测定法、双能 X 线(DEXA)吸收法测定体脂总量等。

四、诊断要点

目前国内外尚未统一。根据病史、临床表现和判断指标即可诊断。在确定肥胖后,应鉴别单纯性或继发性肥胖症,并注意肥胖症并非单纯体重增加。

五、治疗

治疗要点：减少热量摄取、增加热量消耗。

(一)行为治疗

教育患者采取健康的生活方式，改变饮食和运动习惯，并自觉地长期坚持。

(二)营养治疗

控制总进食量，采用低热卡、低脂肪饮食。对肥胖患者应制订能为之接受、长期坚持下去的个体化饮食方案，使体重逐渐减轻到适当水平，再继续维持。

(三)体力活动和体育运动

体力活动和体育运动与医学营养治疗相结合，并长期坚持，尽量创造多活动的机会、减少静坐时间，鼓励多步行。运动方式和运动量应适合患者具体情况，注意循序渐进，有心血管并发症和肺功能不好的患者必须更为慎重。

(四)药物治疗

长期用药可能产生药物不良反应及耐药性，因而选择药物必须十分慎重，减重药物应根据患者个体情况在医师指导下应用。

(五)外科治疗

外科治疗仅用于重度肥胖、减重失败、又有能通过体重减轻而改善的严重并发症者。对伴有糖尿病、高血压和心肺功能疾病的患者应给予相应监测和处理。可选择使用吸脂术、切脂术和各种减少食物吸收的手术，如空肠回肠分流术、胃气囊术、小胃手术或垂直结扎胃成形术等。

(六)继发性肥胖

应针对病因进行治疗。

六、护理诊断/问题

(一)营养失调

高于机体需要量与能量摄入和消耗失衡有关。

(二)身体形像紊乱

身体形像紊乱与肥胖对身体外形的影响有关。

(三)有感染的危险

与机体抵抗力下降有关。

七、护理措施

(一)安全与舒适管理

肥胖症患者的体育锻炼应长期坚持，并提倡进行有氧运动，包括散步、慢跑、游泳、跳舞、太极拳、球类活动等，运动方式根据年龄、性别、体力、病情及有无并发症等情况确定。

1.评估患者的运动能力和喜好

帮助患者制定每天活动计划并鼓励实施，避免运动过度和过猛。

2.指导患者固定每天运动的时间

每次运动 30~60 分钟，包括前后 10 分钟的热身及整理运动，持续运动 20 分钟左右。如出现头昏、眩晕、胸闷或胸痛、呼吸困难、恶心、丧失肌肉控制能力等应停止活动。

(二)饮食护理

1.评估

评估患者肥胖症的发病原因,仔细询问患者单位时间内体重增加的情况,饮食习惯,了解患者每天进餐量及次数,进食后感觉和消化吸收情况,排便习惯。有无气急、行动困难、腰痛、便秘、怕热、多汗、头晕、心悸等伴随症状及其程度。是否存在影响摄食行为的精神心理因素。

2.制定饮食计划和目标

与患者共同制定适宜的饮食计划和减轻体重的具体目标,饮食计划应为患者能接受并长期坚持的个体化方案,护士应监督和检查计划执行情况,使体重逐渐减轻(每周降低0.5~1 kg)直到理想水平并保持。

(1)热量的摄入:采用低热量、低脂肪饮食,控制每天总热量的摄入。

(2)采用混合的平衡饮食,合理分配营养比例,进食平衡饮食:饮食中蛋白质占总热量的15%~20%,碳水化合物占50%~55%,脂肪占30%以下。

(3)合理搭配饮食:饮食包含适量优质蛋白质、复合糖类(如谷类)、足量的新鲜蔬菜(400~500 g/d)和水果(100~200 g/d)、适量维生素及微量营养素。

(4)养成良好的饮食习惯:少食多餐、细嚼慢咽、蒸煮替代煎炸、粗细搭配、少脂肪多蔬菜、多饮水、停止夜食及饮酒、控制情绪化饮食。

(三)疾病监测

定期评估患者营养状况和体重的控制情况,观察生命体征、睡眠、皮肤状况,动态观察实验室有关检查的变化。注意热量摄入过低可引起衰弱、脱发、抑郁甚至心律失常,应严密观察并及时按医嘱处理。对于焦虑的患者,应观察焦虑感减轻的程度,有无焦虑的行为和语言表现;对于活动无耐力的患者,应观察活动耐力是否逐渐增加,能否耐受日常活动和一般性运动。

(四)用药护理

对使用药物辅助减肥者,应指导患者正确服用,并观察和处理药物的不良反应。

(1)服用西布曲明患者可出现头痛、口干、畏食、失眠、便秘、心率加快,血压轻度升高等不良反应,故禁用于冠心病、充血性心力衰竭、心律失常和脑卒中的患者。

(2)奥利司他主要不良反应为胃肠胀气、大便次数增多和脂肪便。由于粪便中含有脂肪多而呈烂便、脂肪泻、恶臭,肛门常有脂滴溢出而容易污染内裤,应指导患者及时更换,并注意肛周皮肤护理。

(五)心理护理

鼓励患者表达自己的感受;与患者讨论疾病的治疗及预后,增加战胜疾病的信心;鼓励患者自身修饰;加强自身修养,提高自身的内在气质;及时发现患者情绪问题,及时疏导,严重者建议心理专科治疗。

八、健康指导

(一)预防疾病

加强患者的健康教育,特别是有肥胖家族史的儿童,妇女产后及绝经期,男性中年以上或病后恢复期尤应注意。说明肥胖对健康的危害,使其了解肥胖症与心血管疾病、高血压、糖尿病、血脂异常等密切相关。告知肥胖患者体重减轻5%~10%,就能明显改善以上与肥胖相关的心血管病危险因素以及并发症。

(二)管理疾病

向患者宣讲饮食、运动对减轻体重及健康的重要性,指导患者坚持运动,并养成良好的进食习惯。

(三)康复指导

运动要循序渐进并持之以恒,避免运动过度或过猛,避免单独运动;患者运动期间,不要过于严格控制饮食;运动时注意安全,运动时有家属陪伴。

(王 杰)

第三节 痛 风

痛风是由于单钠尿酸盐沉积在骨关节、肾脏和皮下等部位,引发的急、慢性炎症与组织损伤,与嘌呤代谢紊乱和/或尿酸排泄减少所导致的高尿酸血症直接相关。其临床特点为高尿酸血症、反复发作的痛风性急性关节炎、间质性肾炎和痛风石形成,严重者可导致关节畸形及功能障碍,常伴有尿酸性尿路结石。根据病因可分为原发性及继发性两大类,其中原发性痛风占绝大多数。

一、病因与发病机制

由于地域、民族、饮食习惯的不同,高尿酸血症的发病率也明显不同。其中原发性痛风属遗传性疾病,由先天性嘌呤代谢障碍所致,多数有阳性家族史。继发性痛风可由肾病、血液病、药物及高嘌呤食物等多种原因引起。

(一)高尿酸血症的形成

痛风的生化标志是高尿酸血症。尿酸是嘌呤代谢的终产物,血尿酸的平衡取决于嘌呤的生成和排泄。高尿酸血症的形成原因:①尿酸生成过多:当嘌呤核苷酸代谢酶缺陷和/或功能异常时,引起嘌呤合成增加,尿酸升高,这类患者在原发性痛风中不足20%。②肾对尿酸排泄减少:这是引起高尿酸血症的重要因素,在原发性痛风中80%~90%的个体有尿酸排泄障碍。事实上尿酸的排泄减少和生成增加常是伴发的。

(二)痛风的发生

高尿酸血症只有5%~15%发生痛风,部分患者的高尿酸血症可持续终生但却无痛风性关节炎发作。当血尿酸浓度过高或在酸性环境下,尿酸可析出结晶,沉积在骨关节、肾脏及皮下组织等,引起痛风性关节炎、痛风肾及痛风石等。

二、临床表现

痛风多见于40岁以上的男性,女性多在绝经期后发病,近年发病有年轻化趋势,常有家族遗传史。

(一)无症状期

本期突出的特点为仅有血尿酸持续性或波动性升高,无任何临床表现。一般从无症状的高尿酸血症发展至临床痛风需要数年,有些甚至可以终生不出现症状。

(二)急性关节炎期

急性关节炎期常于夜间突然起病,并可因疼痛而惊醒。初次发病往往为单一关节受累,继而累及多个关节。以第一跖趾关节为好发部位,其次为足、踝、跟、膝、腕、指和肘。症状一般在数小时内进展至高峰,受累关节及周围软组织呈暗红色,明显肿胀,局部发热,疼痛剧烈,常有关节活动受限,大关节受累时伴有关节腔积液。可伴有体温升高、头痛等症状。

(三)痛风石及慢性关节炎期

痛风石是痛风的特征性临床表现,典型部位在耳郭,也可见于反复发作的关节周围。外观为大小不一、隆起的黄白色赘生物,表面菲薄,破溃后排出白色豆渣样尿酸盐结晶,很少引起继发感染。关节内大量沉积的痛风石可导致骨质破坏、关节周围组织纤维化及继发退行性改变等,临床表现为持续的关节肿痛、畸形、关节功能障碍等。

(四)肾脏改变

肾脏改变主要表现在两个方面。

1. 痛风性肾病

早期表现为尿浓缩功能下降,可出现夜尿增多、低分子蛋白尿和镜下血尿等。晚期发展为慢性肾功能不全、高血压、水肿、贫血等。少数患者表现为急性肾衰竭,出现少尿甚至无尿,尿中可见大量尿酸晶体。

2. 尿酸性肾石病

有10%～25%的痛风患者出现肾尿酸结石。较小者呈细小泥沙样结石并可随尿液排出,较大的结石常引起肾绞痛、血尿、排尿困难及肾盂肾炎等。

三、辅助检查

(一)尿尿酸测定

经过5天限制嘌呤饮食后,24小时尿尿酸排泄量超过3.57 mmol(600 mg),即可认为尿酸生成增多。

(二)血尿酸测定

男性血尿酸正常值为208～416 μmol/L;女性为149～358 μmol/L,绝经后接近男性。男性及绝经期后女性血尿酸>420 μmol/L,绝经前女性>350 μmol/L,可诊断为高尿酸血症。

(三)滑囊液或痛风石内容物检查

偏振光显微镜下可见双折光的针形尿酸盐结晶。

(四)X线检查

急性关节炎期可见非特异性软组织肿胀;慢性关节炎期可见软骨缘破坏,关节面不规则,特征性变化为穿凿样、虫蚀样圆形或弧形的骨质透亮缺损。

(五)CT与MRI

CT扫描受损部位可见不均匀的斑点状高密度痛风石影像;MRI的T_1和T_2加权图像呈斑点状低信号。

四、治疗要点

痛风防治原则:控制高尿酸血症,预防尿酸盐沉积;控制急性关节炎发作;预防尿酸结石形成和肾功能损害。

(一)无症状期的处理

一般无须药物治疗,积极寻找病因及相关因素。如一些利尿药、体重增加、饮酒、高血压、血脂异常等。适当调整生活方式,以减低血尿酸水平。此期的患者需定期监测血尿酸水平。

(二)急性关节炎期的治疗

此期治疗目的是迅速终止关节炎发作。

1.非甾体抗炎药

为急性痛风关节炎的一线药物,代表药物有吲哚美辛、双氯芬酸、依托考昔。

2.秋水仙碱

为痛风急性关节炎期治疗的传统药物,其机制是抑制致炎因子释放,对控制痛风急性发作具有非常显著的疗效,但不良反应较大。

3.糖皮质激素

上述两类药无效或禁忌时用,一般尽量不用。

(三)间歇期及慢性关节炎期的治疗

主要治疗目的是降低血尿酸水平。抑制尿酸合成的药物有别嘌醇;促进尿酸排泄的药物有丙磺舒、磺吡酮、苯溴马隆等;碱性药物有碳酸氢钠,目的是碱化尿液。

(四)继发性痛风的治疗

除治疗原发病外,对于痛风的治疗原则同前面阐述。

五、护理措施

(一)一般护理

改变生活方式,饮食应以低嘌呤食物为主,鼓励多饮水,每天饮水量至少在 1 500 mL,最好 >2 000 mL。限制烟酒,坚持运动和控制体重等。

(二)病情观察

观察关节疼痛的部位、性质、间隔时间等。观察受累关节红肿热痛的变化和功能障碍。观察有无过度疲劳、受凉、潮湿、饮酒、饱餐、精神紧张、关节扭伤等诱发因素。有无痛风石体征,结石的部位,有无溃破,有无症状。观察药物疗效及不良反应,及时反馈给医师,调整用药。卧床患者做好口腔、皮肤护理,预防压疮发生。观察患者体温的变化,有无发热。监测血尿酸、尿尿酸、肾功能的变化。

(三)关节疼痛的护理

急性发作时应卧床休息,抬高患肢,避免受累关节负重。也可在病床上安放支架支托盖被,减少患部受压。也可给予25%硫酸镁于受累关节处湿敷,消除关节的肿胀和疼痛。如痛风石溃破,则要注意保持受损部位的清洁,避免发生感染。

(四)用药护理

指导患者正确用药,观察药物的疗效,及时发现不良反应并反馈给医师,给予处理。

1.秋水仙碱

口服给药常有胃肠道反应,若患者一开始口服即出现恶心、呕吐、水样腹泻等严重的消化道反应,可静脉给药。但是静脉给药可能发生严重的不良反应,如肝损害、骨髓抑制、弥散性血管内凝血(DIC)、脱发、肾衰竭、癫痫样发作甚至死亡。应用时要密切观察患者状态,一旦出现不良反应立即停药。此外静脉给药时要特别注意切勿外漏,以免引起组织坏死。

2.非甾体抗炎药

要注意有无活动性消化道溃疡或消化道出血的发生。

3.别嘌醇

除有可能出现皮疹、发热、胃肠道反应外,还可能出现肝损害、骨髓抑制等,要密切关注。对于肾功能不全者,使用别嘌醇宜减量。

4.丙磺舒、磺吡酮、苯溴马隆

可能出现皮疹、发热、胃肠道反应等。

5.糖皮质激素

要观察其疗效,是否出现"反跳"现象。

(五)健康指导

给予患者健康指导及心理指导,讲解疾病相关知识,提高患者防病治病的意识,提高治疗依从性。

(1)培养良好的生活习惯,肥胖的患者要减轻体重,避免劳累、受凉、感染、外伤等诱发因素。

(2)限制进食高嘌呤食物,多饮水,尤其是碱性水,多食碱性食物,有助于尿酸的排出。

(3)适度活动与保护关节:急性期避免运动。运动后疼痛超过1小时,则暂时停止此项运动。不要长时间持续进行重体力劳动或工作,可选择交替完成轻、重不同的工作。不时改变姿势,使受累关节保持舒适,若局部红肿,应尽可能避免活动。

(4)促进局部血液循环,可通过局部按摩、泡热水澡等促进局部血液循环,避免尿酸盐结晶形成。

(5)自我观察病情,如经常用手触摸耳郭及手足关节,检查是否有痛风石形成。

(6)定期复查血尿酸及门诊随访。

(王 杰)

第四节 尿 崩 症

尿崩症(DI)是指精氨酸加压素(AVP)[又称抗利尿激素(ADH)],严重缺乏或部分缺乏(称中枢性尿崩症),以及肾脏对 AVP 不敏感,致肾远曲小管和集合管对水的重吸收减少(称肾性尿崩症),从而引起多尿、烦渴、多饮与低密度尿为特征的一组综合征。正常人每天尿量仅1.5 L左右。任何情况使 ADH 分泌不足或不能释放,或肾脏对 ADH 不反应都可使尿液无法浓缩而有多尿,随之有多饮。尿崩症可发生于任何年龄,但以青少年为多见。男性多于女性,男女之比为2:1。

一、病因分类

(一)中枢性尿崩症

任何导致 AVP 合成、分泌与释放受损的情况都可引起本症的发生,中枢性尿崩症的病因有原发性、继发性与遗传性3种。

1.原发性

病因不明者占1/3~1/2。此型患者的下丘脑视上核与室旁核内神经元数目减少,Nissil颗粒耗尽。AVP合成酶缺陷,神经垂体缩小。

2.继发性

中枢性尿崩症可继发于下列原因导致的下丘脑-神经垂体损害,如颅脑外伤或手术后、肿瘤等;感染性疾病,如结核、梅毒、脑炎等;浸润性疾病,如结节病、肉芽肿病;脑血管病变,如血管瘤;自身免疫性疾病,有人发现患者血中存在针对下丘脑AVP细胞的自身抗体;Sheehan综合征等。

3.遗传性

一般症状轻,可无明显多饮多尿。临床症状包括尿崩症、糖尿病、视神经萎缩和耳聋,是一种常染色体隐性遗传疾病,常为家族性,患者从小多尿,本症可能因为渗透压感受器缺陷所致。

(二)肾性尿崩症

肾脏对AVP产生反应的各个环节受到损害导致肾性尿崩症,病因有遗传性与继发性两种。

1.遗传性

呈X连锁隐性遗传方式,由女性遗传,男性发病,多为家族性。近年已把肾性尿崩症基因即G蛋白耦联的 *AVP-V2R* 基因精确定位于X染色体长臂端粒Xq28带上。

2.继发性

肾性尿崩症可继发于多种疾病导致的肾小管损害,如慢性肾盂肾炎、阻塞性尿路疾病、肾小管性酸中毒、肾小管坏死、淀粉样变、骨髓瘤、肾脏移植与氮质血症。代谢紊乱如低钾血症、高钙血症也可导致肾性尿崩症。多种药物可致肾性尿崩症,如庆大霉素、头孢唑林、诺氟沙星、阿米卡星、链霉素、大剂量地塞米松、过期四环素、碳酸锂等。应用碳酸锂的患者中20%~40%可致肾性尿崩症,其机制可能是锂盐导致了细胞cAMP生成障碍,干扰肾脏对水的重吸收。

二、诊断要点

(一)临床特征

(1)大量低密度尿,尿量超过3 L/d。

(2)因鞍区肿瘤过大或向外扩展者,常有蝶鞍周围神经组织受压表现,如视力减退、视野缺失。

(3)有渴觉障碍者,可出现脱水、高钠血症、高渗状态、发热、抽搐等,甚至脑血管意外。

(二)实验室检查

(1)尿渗透压:为50~200 mOsm/L,明显低于血浆渗透压,血浆渗透压可高于300 mOsm/L(正常参考值为280~295 mOsm/L)。

(2)血浆抗利尿激素值:降低(正常基础值为1~1.5 pg/mL),尤其是禁水和滴注高渗盐水时仍不能升高,提示垂体抗利尿激素储备能力降低。

(3)禁水试验:是最常用的诊断垂体性尿崩症的功能试验。

方法:试验前测体重、血压、尿量、尿密度、尿渗透压。以后每2小时排尿,测尿量、尿密度、尿渗透压、体重、血压等,至尿量无变化、尿密度及尿渗透压持续两次不再上升为止。抽血测定血浆渗透压,并皮下注射抗利尿激素(水剂)5 U,每小时再收集尿量,测尿密度、尿渗透压1~2次。一般需禁水8~12小时以上。如有血压下降、体重减轻3 kg以上时,应终止试验。

三、鉴别要点

(一)精神性多饮性多尿

有精神刺激史,主要表现为烦渴、多饮、多尿、低密度尿,与尿崩症极相似,但AVP并不缺乏,禁水试验后尿量减少,尿密度增高,尿渗透压上升,注射加压素后尿渗透压和尿密度变化不明显。

(二)糖尿病多饮多尿
糖尿病为高渗性利尿,尿糖阳性,尿密度高,血糖高。

(三)高钙血症
甲旁亢危象时血钙增高。尿钙增高,肾小管对抗利尿激素反应下降,产生多饮多尿,亦是高渗利尿,尿密度增高。

(四)其他
如慢性肾功能不全、肾上腺皮质功能减退。

四、规范化治疗

(一)中枢性尿崩症

1.病因治疗

针对各种不同的病因积极治疗有关疾病,以改善继发于此类疾病的尿崩症病情。

2.药物治疗

轻度尿崩症患者仅需多饮水,如长期多尿,每天尿量大于4 000 mL时因可能造成肾脏损害而致肾性尿崩症,需要药物治疗。

(1)抗利尿激素制剂。①1-脱氨-8-右旋精氨酸血管升压素(DDAVP):为目前治疗尿崩症的首选药物,可由鼻黏膜吸入,每天2次,每次10～20 μg(儿童患者为每次5 μg,每天1次),肌内注射制剂每毫升含4 μg,每天1～2次,每次1～4 μg(儿童患者每次0.2～1 μg)。②鞣酸升压素油剂注射液:每毫升油剂注射液含5 U,从0.1 mL开始肌内注射,必要时可加至0.2～0.5 mL。疗效持续5～7天。长期应用2年左右可因产生抗体而减效,过量则可引起水潴留,导致水中毒。故因视病情从小剂量开始,逐渐调整用药剂量与间隔时间。③粉剂升压素:每次吸入20～50 mg,每4～6小时1次。长期应用可致萎缩性鼻炎,影响吸收或过敏而引起支气管痉挛,疗效亦减弱。④赖氨酸血管升压素粉剂:为人工合成粉剂,由鼻黏膜吸入,疗效持续3～5小时,每天吸入2～3次。长期应用亦可发生萎缩性鼻炎。⑤神经垂体后叶素水剂:每次5～10 μg,每天2～3次,皮下注射。作用时间短,适用于一般尿崩症,注射后有头痛、恶心、呕吐及腹痛不适等症状,故多数患者不能坚持用药。⑥抗利尿素纸片:每片含AVP 10 μg,可于白天或睡前舌下含化,使用方便,有一定的疗效。⑦神经垂体后叶素喷雾剂:赖氨酸血管升压素与精氨酸血管升压素均有此制剂,疗效与粉剂相当,久用亦可致萎缩性鼻炎。

(2)口服治疗尿崩症药物。①氢氯噻嗪:小儿每天2 mg/kg,成人每次25 mg,每天3次,或50 mg,每天2次,服药过程中应限制钠盐摄入,同时应补充钾(每天60 mg氯化钾)。②氯磺丙脲:每次0.125～0.25 g,每天1～2次,一般每天剂量不超过0.5 g。服药24小时后开始起作用,4天后出现最大作用,单次服药72小时后恢复服前情况。③氯贝丁酯:用量为每次0.5～0.75 g,每天3次,24～48小时迅速起效,可使尿量下降,尿渗透压上升。④卡马西平:为抗癫痫药物,其抗尿崩作用机制大致同氯磺丙脲,用量每次0.2 g,每天2～3次,作用迅速,尿量可减至2 000～3 000 mL,不良反应为头痛、恶心、疲乏、眩晕、肝损害与白细胞减低等。⑤吲达帕胺:为利尿、降压药物,其抗尿崩作用机制可能类似于氢氯噻嗪。用量为每次2.5～5 mg,每天1～2次。用药期间应监测血钾变化。

(二)肾性尿崩症

由药物引起的或代谢紊乱所致的肾性尿崩症,只要停用药物,纠正代谢紊乱,就可以恢复正常。如果为家族性的,治疗相对困难,可限制钠盐摄入,应用噻嗪类利尿剂、前列腺素合成酶抑制剂(如吲哚美辛),上述治疗可将尿量减少80%。

五、护理措施

按内科及本系统疾病的一般护理常规。

(一)病情观察

(1)准确记录患者尿量、尿比重、饮水量,观察液体出入量是否平衡,以及体重变化。
(2)观察饮食情况,如食欲缺乏以及便秘、发热、皮肤干燥、倦怠、睡眠不佳等症状。
(3)观察脱水症状,如头痛、恶心、呕吐、胸闷、虚脱、昏迷等。

(二)对症护理

(1)对于多尿、多饮者应给予扶助与预防脱水,根据患者的需要供应水。
(2)测尿量、饮水量、体重,从而监测液体出入量,正确记录,并观察尿色、尿比重等及电解质、血渗透压情况。
(3)患者因夜间多尿而失眠、疲劳以及精神焦虑等,应给予护理照料。
(4)注意患者出现的脱水症状,一旦发现要尽早补液。
(5)保持皮肤、黏膜的清洁。
(6)有便秘倾向者及早预防。
(7)药物治疗及检查时,应注意观察疗效及不良反应,嘱患者准确用药。

(三)一般护理

(1)患者夜间多尿,白天容易疲倦,要注意保持安静舒适的环境。
(2)在患者身边经常备足温开水。
(3)定时测血压、体温、脉搏、呼吸及体重,以了解病情变化。

(四)健康指导

(1)患者由于多尿、多饮,要嘱患者在身边备足温开水。
(2)注意预防感染,尽量休息,适当活动。
(3)指导患者记录尿量及体重变化。
(4)准确遵医嘱给药,不得自行停药。
(5)门诊定期随访。

(王 杰)

第五节 腺垂体功能减退症

腺垂体功能减退症是由多种病因引起一种或多种腺垂体激素减少或缺乏所致的一系列临床综合征。腺垂体功能减退症可原发于垂体病变,或继发于下丘脑病变,表现为甲状腺、肾上腺、性腺等功能减退症和/或蝶鞍区占位性病变。由于病因多，涉及的激素种类和数量多，故临床症状变化大，但补充所缺乏激素治疗后症状可快速缓解。

一、病因与发病机制

（一）垂体瘤

成人最常见的原因，大都属于良性肿瘤。肿瘤可分为功能性和无功能性。腺瘤增大可压迫正常垂体组织，引起垂体功能减退或功能亢进，并与腺垂体功能减退症同时存在。

（二）下丘脑病变

如肿瘤、炎症、浸润性病变（如淋巴瘤、白血病等）、肉芽肿（如结节病）等，可直接破坏下丘脑神经内分泌细胞，使释放激素分泌减少。

（三）垂体缺血性坏死

妊娠期垂体呈生理性肥大，血供丰富，若围产期前置胎盘、胎盘早期剥离、胎盘滞留、子宫收缩无力等引起大出血、休克、血栓形成，可使腺垂体大部分缺血坏死和纤维化，致腺垂体功能低下，临床称为希恩综合征。糖尿病血管病变使垂体供血障碍也可导致垂体缺血性坏死。

（四）蝶鞍区手术、放疗和创伤

垂体瘤切除、术后放疗及乳腺癌做垂体切除治疗等，均可导致垂体损伤。颅底骨折可损毁垂体柄和垂体门静脉血液供应。鼻咽癌放疗也可损坏下丘脑和垂体，引起腺垂体功能减退。

（五）感染和炎症

细菌、病毒、真菌等感染引起的脑炎、脑膜炎、流行性出血热、梅毒或疟疾等均可损伤下丘脑和垂体。

（六）糖皮质激素长期治疗

可抑制下丘脑-垂体-肾上腺皮质轴，突然停用糖皮质激素后可出现医源性腺垂体功能减退，表现为肾上腺皮质功能减退。

（七）先天遗传性

腺垂体激素合成障碍可有基因遗传缺陷，转录因子突变可见于特发性垂体单一或多激素缺乏症患者。

（八）垂体卒中

垂体瘤内突然出血，瘤体骤然增大，压迫正常垂体组织和邻近视神经束，可出现急症危象。

（九）其他

自身免疫性垂体炎、空泡蝶鞍、颞动脉炎、海绵窦处颈内动脉瘤均可引起腺垂体功能减退。

二、临床表现

垂体组织破坏达95%临床表现为重度，75%临床表现为中度，破坏60%为轻度，破坏50%以下者不出现功能减退症状。促性腺激素、生长激素（GH）和催乳素（PRL）缺乏为最早表现；促甲状腺激素（TSH）缺乏次之；然后可伴有促皮质素（ACTH）缺乏。希恩综合征患者往往因围产期大出血休克而有全垂体功能减退症，即垂体激素均缺乏，但无占位性病变发现。腺垂体功能减退主要表现为相应靶腺（性腺、甲状腺、肾上腺）功能减退。

(一)靶腺功能减退表现

1.性腺(卵巢、睾丸)功能减退

性腺(卵巢、睾丸)功能减退常最早出现。女性多数有产后大出血、休克、昏迷病史,表现为产后无乳、绝经、乳房萎缩、性欲减退、不育、性交痛、阴道炎等。查体见阴道分泌物减少,外阴、子宫和阴道萎缩,毛发脱落,尤以阴毛、腋毛为甚。成年男子表现为性欲减退、阳痿、无男性气质等,查体见肌力减弱、皮脂分泌减少、睾丸松软缩小、胡须稀少、骨质疏松等。

2.甲状腺功能减退

表现与原发性甲状腺功能减退症相似,但通常无甲状腺肿。

3.肾上腺功能减退

表现与原发性慢性肾上腺皮质功能减退症相似,所不同的是本病由于缺乏黑素细胞刺激素,故皮肤色素减退,表现为面色苍白、乳晕色素浅淡,而原发性慢性肾上腺功能减退症则表现为皮肤色素加深。

4.生长激素不足

成人一般无特殊症状,儿童出现生长障碍,表现为侏儒症。

(二)垂体内或其附近肿瘤压迫症群

最常见的为头痛及视神经交叉受损引起的偏盲甚至失明。

(三)垂体功能减退性危象

在全垂体功能减退症基础上,各种应激如感染、败血症、腹泻、呕吐、失水、饥饿、寒冷、急性心肌梗死、脑血管意外、手术、外伤、麻醉及使用镇静药、安眠药、降糖药等均可诱发垂体功能减退性危象(简称垂体危象)。临床表现:①高热型(体温>40 ℃)。②低温型(体温<30 ℃)。③低血糖型。④低血压、循环虚脱型。⑤水中毒型。⑥混合型。各种类型可伴有相应的症状,突出表现为消化系统、循环系统和神经精神方面的症状,如高热、循环衰竭、休克、恶心、呕吐、头痛、神志不清、谵妄、抽搐、昏迷等严重垂危状态。

三、医学检查

(一)性腺功能测定

女性有血雌二醇水平降低,没有排卵及基础体温改变,阴道涂片未见雌激素作用的周期性改变;男性见血睾酮水平降低或正常低值,精液检查精子数量减少,形态改变,活动度差,精液量少。

(二)甲状腺功能测定

游离 T_4、血清总 T_4 均降低,而游离 T_3、总 T_3 可正常或降低。

(三)肾上腺皮质功能测定

24 小时尿 17-羟皮质类固醇及游离皮质醇输出量减少;血浆皮质醇浓度降低,但节律正常;葡萄糖耐量试验显示血糖曲线低平。

(四)腺垂体分泌激素测定

如 FSH、LH、TSH、ACTH、GH、PRL 均减少。

(五)腺垂体内分泌细胞的储备功能测定

可采用 TRH、PRL 和 LRH 兴奋试验。胰岛素低血糖激发试验忌用于老年人、冠心病、惊厥和黏液性水肿的患者。

(六)其他检查

通过 X 线、CT、MRI 无创检查来了解、辨别病变部位、大小、性质及其对邻近组织的侵犯程度。肝、骨髓和淋巴结等活检,可用于判断原发性疾病的原因。

四、诊断要点

本病诊断须根据病史、症状、体征,结合实验室检查和影像学发现进行全面分析,排除其他影响因素和疾病后才能明确。

五、治疗

(一)病因治疗

肿瘤患者可通过手术、放疗或化学治疗(简称化疗)等措施缓解症状,对于鞍区占位性病变,首先必须解除压迫及破坏作用,减轻和缓解颅内高压症状;出血、休克而引起的缺血性垂体坏死,预防是关键,应加强产妇围产期的监护。

(二)靶腺激素替代治疗

需长期甚至终身维持治疗。①糖皮质激素:为预防肾上腺危象发生,应先补糖皮质激素。常用氢化可的松,20~30 mg/d,服用方法按照生理分泌节律为宜,剂量根据病情变化做相应调整。②甲状腺激素:常用左甲状腺素50~150 μg/d,或甲状腺干粉片 40~120 mg/d。对于冠心病、老年人、骨密度低的患者,用药从最小剂量开始缓慢递增剂量,防止诱发危象。③性激素:育龄女性病情较轻者可采用人工月经周期治疗,维持第二性征和性功能;男性患者可用丙酸睾酮治疗,以改善性功能与性生活。

(三)垂体危象抢救

抢救过程见图 7-1。抢救过程中,禁用或慎用麻醉剂、镇静药、催眠药或降糖药等。

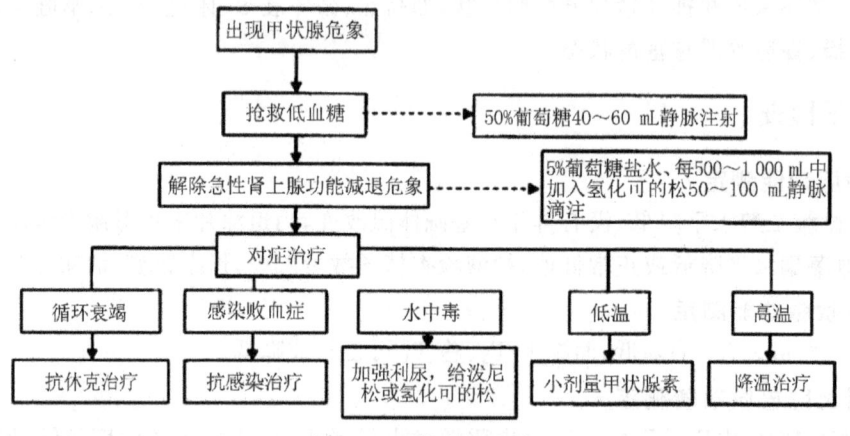

图 7-1 垂体危象抢救

六、护理诊断/问题

(一)性功能障碍

与促性腺激素分泌不足有关。

(二)自我形象紊乱

与身体外观改变有关。

(三)体温过低
与继发性甲状腺功能减退有关。

(四)潜在并发症
垂体危象。

七、护理措施

(一)安全与舒适管理
根据自身体力情况安排适当的活动量,保持情绪稳定,注意生活规律,避免感染、饥饿、寒冷、手术、外伤、过劳等诱因。更换体位时注意动作易缓慢,以免发生晕厥。

(二)疾病监测
1. 常规监测

观察有无视力障碍,脑神经压迫症状及颅内压增高征象。

2. 并发症监测

严密观察患者生命体征、意识、瞳孔变化,一旦出现低血糖、低血压、高热或体温过低、谵妄、恶心、呕吐、抽搐甚至昏迷等垂体危象的表现,立即通知医师并配合抢救。

(三)对症护理
对于性功能障碍的患者,应安排恰当的时间与患者沟通,了解患者目前的性功能、性活动与性生活情况。向患者解释疾病及药物对性功能的影响,为患者提供信息咨询服务的途径,如专业医师、心理咨询师、性咨询门诊等。鼓励患者与配偶交流感受,共同参加性健康教育及阅读有关性健康教育的材料。女性患者若存在性交痛,推荐使用润滑剂。

(四)用药护理
向患者介绍口服药物的名称、剂量、用法、剂量不足和过量的表现;服甲状腺激素应观察心率、心律、体温及体重的变化;嘱患者避免服用镇静剂、麻醉剂等药物。应用激素替代疗法的患者,应使其认识到长期坚持按量服药的重要性和随意停药的危险性。严重水中毒浮肿明显者,应用利尿剂应注意观察药物治疗效果,加强皮肤护理,防止擦伤,皮肤干燥者涂以油剂。

(五)垂体危象护理
急救配合:立即建立静脉通路,维持输液通畅,保证药物、液体输入;保持呼吸道通畅,氧气吸入;做好对症护理,低温者可用热水袋或电热毯保暖,但要注意防止烫伤;高热者应进行降温处理,如酒精擦浴、冰敷或遵医嘱用药。加强基础护理,如口腔护理、皮肤护理,防止感染。

八、健康指导

(一)预防疾病
保持皮肤清洁,注意个人卫生,督促患者勤换衣、勤洗澡。保持口腔清洁,避免到人多拥挤的公共场所。鼓励患者活动,减少皮肤感染和皮肤完整性受损的机会;告知患者要注意休息,保持心情愉快,避免精神刺激和情绪激动。

(二)管理疾病
指导患者定期复查,发现病情加重或有变化时及时就诊。嘱患者外出时随身携带识别卡,以便发生意外时能及时救治。

(三)康复指导

遵医嘱定时、定量服用激素,勿随意停药。若需要生育者,可在医师指导下使用性激素替代疗法,以期精子(卵子)生成。

(王 杰)

第六节 甲状腺功能亢进症

甲状腺功能亢进症(简称甲亢)指由多种病因导致的甲状腺激素(TH)分泌过多,引起各系统兴奋性增高和代谢亢进为主要表现的一组临床综合征。其中以毒性弥漫性甲状腺肿(Graves病)最多见。

一、病因

(一)遗传因素
弥漫性毒性甲状腺肿是器官特异性自身免疫病之一,有显著的遗传倾向。

(二)免疫因素
弥漫性毒性甲状腺肿的体液免疫研究较为深入。最明显的体液免疫特征为血清中存在甲状腺细胞促甲状腺激素(TSH)受体抗体。即甲状腺细胞增生,TH合成及分泌增加。

(三)环境因素
环境因素对本病的发生、发展有重要影响,如细菌感染、性激素、应激等,可能是该病发生和恶化的重要诱因。

二、临床表现

(一)一般临床表现

1.甲状腺激素分泌过多综合征

(1)高代谢综合征:多汗怕热、疲乏无力、体重锐减、低热和皮肤温暖潮湿。

(2)精神神经系统:焦躁易怒、神经过敏、紧张忧虑、多言好动、失眠不安、思想不集中和记忆力减退等。

(3)心血管系统:心悸、胸闷、气短,严重者可发生甲亢性心脏病。

(4)消化系统:常表现为食欲亢进,多食消瘦。重者可有肝功能异常,偶有黄疸。

(5)肌肉骨骼系统:部分患者有甲亢性肌病、肌无力和周期性瘫痪。

(6)生殖系统:女性月经常有减少或闭经。男性有勃起功能障碍,偶有乳腺发育。

(7)内分泌系统:早期血促肾上腺皮质激素(ACTH)及24小时尿17-羟皮质类固醇升高,继而受过高 T_3、T_4 抑制而下降。

(8)造血系统:血淋巴细胞升高,白细胞计数偏低,血容量增大,可伴紫癜或贫血,血小板寿命缩短。

2.甲状腺肿

(1)弥漫性、对称性甲状腺肿大。

(2)质地不等、无压痛。
(3)肿大程度与甲亢轻重无明显关系。
(4)甲状腺上下可触及震颤,闻及血管杂音,为诊断本病的重要体征。

3.眼征

(1)单纯性突眼:眼球轻度突出,瞬目减少,眼裂增宽。
(2)浸润性突眼:眼球突出明显,眼睑肿胀,眼球活动受限,结膜充血水肿,严重者眼睑闭合不全、眼球固定、角膜外露而形成角膜溃疡、全眼炎,甚至失明。

(二)特殊临床表现

(1)甲亢危象:①高热(40 ℃以上);②心率快(>140 次/分);③烦躁不安、呼吸急促、大汗、恶心、呕吐和腹泻等,严重者可出现心力衰竭、休克及昏迷。
(2)甲状腺毒症性心脏病主要表现为心排血量增加、心动过速、心房颤动和心力衰竭。
(3)淡漠型甲状腺功能亢进症:①多见于老年患者,起病隐袭;②明显消瘦、乏力、头晕、淡漠、昏厥等;③厌食、腹泻等消化系统症状。
(4)T_3型甲状腺毒症多见于碘缺乏地区和老年人,实验室检查:血清总三碘甲腺原氨酸(TT_3)与游离三碘甲腺原氨酸(FT_3)均增高,而血清总甲状腺素(TT_4)、血清游离甲状腺素(FT_4)正常。
(5)亚临床型甲状腺功能亢进症血清 FT_3、FT_4 正常,促甲状腺激素(TSH)降低。
(6)妊娠期甲状腺功能亢进症:①妊娠期甲状腺激素结合球蛋白增高,引起 TT_4 和 TT_3 增高。②一过性甲状腺毒症。③新生儿甲状腺功能亢进症。④产后由于免疫抑制的解除,弥漫性毒性甲状腺肿易于发生,称为产后弥漫性毒性甲状腺肿。
(7)胫前黏液性水肿多发生在胫骨前下 1/3 部位,也见于足背、踝关节、肩部、手背或手术瘢痕处,偶见于面部,皮损大多为对称性。
(8)Graves眼病(甲状腺相关性眼病)。

三、辅助检查

(一)实验室检查

检测血清游离甲状腺素(FT_4)、游离三碘甲腺原氨酸(FT_3)和促甲状腺激素(TSH)。

(二)影像学及其他检查

放射性核素扫描、CT 检查、B 超检查、MRI 检查等有助于甲状腺、异位甲状腺肿和球后病变性质的诊断,可根据需要选用。

四、处理原则和治疗要点

(一)抗甲状腺药物

口服抗甲状腺药物是治疗甲亢的基础措施,也是手术和 ^{131}I 治疗前的准备阶段。常用的抗甲状腺药物包括硫脲类(丙硫氧嘧啶、甲硫氧嘧啶等)和咪唑类(甲巯咪唑、卡比马唑等)。

(二)^{131}I 治疗甲亢

目的是破坏甲状腺组织,减少甲状腺激素产生。该方法简单、经济,治愈率高,尚无致畸、致癌、不良反应增加的报道。

(三)手术治疗

通常采取甲状腺次全切术,两侧各留下 2~3 g 甲状腺组织。

五、护理评估

(一)病史

详细询问过去健康情况,有无甲亢家族史,有无病毒感染、应激因素、诱发因素、生活方式、饮食习惯、排便情况;查询上次住院的情况,药物使用情况,以及出院后病情控制情况;询问最近有无疲乏无力、怕热多汗、大量进食却容易饥饿、甲状腺肿大、眼部不适、高热的症状。

(二)身体状况

评估生命体征的变化,包括体温是否升高,脉搏是否加快,脉压是否增大等;情绪是否发生变化;有无体重下降,是否贫血。观察和测量突眼度;观察甲状腺肿大的程度,是否对称,有无血管杂音等。

(三)心理-社会评估

询问对甲状腺疾病知识的了解情况,患病后对日常生活的影响,是否有情绪上的变化,如急躁易怒,易与身边的人发生冲突或矛盾;了解所在社区的医疗保健服务情况。

六、护理措施

(一)饮食护理

(1)给予高蛋白、高维生素、矿物质丰富、高热量饮食。

(2)适量增加奶类、蛋类、瘦肉类等优质蛋白以纠正体内的负氮平衡,多摄取新鲜蔬菜和水果。

(3)多饮水,保证每天 2 000~3 000 mL,以补充腹泻、出汗等所丢失的水分。若患者并发心脏疾病应避免大量饮水,以预防水肿和心力衰竭的发生。

(4)为避免引起患者精神兴奋,不宜摄入刺激性的食物及饮料,如浓茶、咖啡等。

(5)为减少排便次数,不宜摄入过多的粗纤维食物。

(6)限制含碘丰富的食物,不宜食海带、紫菜等海产品,慎食卷心菜、甘蓝等易致甲状腺肿的食物。

(二)用药护理

(1)指导患者正确用药,不可自行减量或停药。

(2)观察药物不良反应:①粒细胞缺乏症多发生在用药后 2~3 个月内。定期复查血常规,如血白细胞计数低于 $3×10^9/L$ 或中性粒细胞计数低于 $1.5×10^9/L$,应考虑停药,并给予升白药物。②如伴咽痛、发热、皮疹等症状须立即停药。③药疹较常见,可用抗组胺药控制,不必停药,发生严重皮疹时应立即停药,以免发生剥脱性皮炎。④发生肝坏死、中毒性肝炎、精神病、狼疮样综合征、胆汁淤滞综合征、味觉丧失等应立即停药进行治疗。

(三)休息与活动

评估患者目前的活动情况,与患者共同制订日常活动计划。不宜剧烈活动,活动时以不感疲劳为好,适当休息,保证充足睡眠,防止病情加重。如有心力衰竭或严重感染者应严格卧床休息。

(四)环境

保持病室安静,避免嘈杂,限制探视时间,告知家属不宜提供兴奋、刺激的信息,以减少患者激动、易怒的精神症状。甲亢患者因怕热多汗,应安排通风良好的环境,夏天使用空调,保持室温凉爽而恒定。

(五)生活护理

协助患者完成日常的生活护理,如洗漱、进餐、如厕等。对大量出汗的患者,加强皮肤护理,应随时更换浸湿的衣服及床单,防止受凉。

(六)心理护理

耐心细致地解释病情,提高患者对疾病的认知水平,让患者及其家属了解其情绪、性格改变是暂时的,可因治疗而得到改善,鼓励患者表达内心感受,理解和同情患者,建立互信关系。与患者共同探讨控制情绪和减轻压力的方法,指导和帮助患者正确处理生活中的突发事件。

(七)病情观察

观察患者精神状态和手指震颤情况,注意有无焦虑、烦躁、心悸等甲亢加重的表现,必要时使用镇静剂。

(八)眼部护理

采取保护措施,预防眼睛受到刺激和伤害。外出戴深色眼镜,减少光线、灰尘和异物的侵害。经常用眼药水湿润眼睛,避免过度干燥;睡前涂抗生素眼膏,眼睑不能闭合者用无菌纱布或眼罩覆盖双眼。指导患者当眼睛有异物感、刺痛或流泪时,勿用手直接揉眼睛。睡眠或休息时,抬高头部,使眶内液回流减少,减轻球后水肿。

七、健康指导

(一)疾病知识指导

为患者讲解有关甲亢的疾病知识,指导患者注意加强自我保护,上衣领宜宽松,避免压迫甲状腺,严禁用手挤压甲状腺以免 TH 分泌过多,加重病情。对有生育需要的女性患者,应告知其妊娠可加重甲亢,宜治愈后再妊娠。育龄女性在 ^{131}I 治疗后的 6 个月内应当避孕。妊娠期间监测胎儿发育。鼓励患者保持身心愉快,避免精神刺激或过度劳累,建立和谐的人际关系和良好的社会支持系统。

(二)患者用药指导

坚持遵医嘱按剂量、按疗程服药,不可随意减量或停药。对妊娠期甲亢患者,应指导其避免各种对母亲及胎儿造成影响的因素,宜选用抗甲状腺药物治疗,禁用 ^{131}I 治疗,慎用普萘洛尔。产后如需继续服药,则不宜哺乳。

(三)定期监测及复查

指导患者服用抗甲状腺药物,开始 3 个月,每周检查血常规 1 次,每隔 1~2 个月做甲状腺功能测定,每天清晨卧床时自测脉搏,定期测量体重。脉搏减慢、体重增加是治疗有效的标志。若出现高热、恶心、呕吐、不明原因腹泻、突眼加重等症状,警惕甲状腺危象可能,应及时就诊。指导患者出院后定期复查甲状腺功能、甲状腺彩超等。

(王 杰)

第七节 甲状腺功能减退症

甲状腺功能减退症(简称甲减)是由各种原因导致的甲状腺激素合成和分泌减少(低甲状腺激素血症),或组织利用不足(甲状腺激素抵抗)而引起的全身性低代谢并伴各系统功能减退的综合征。其病理征表现为黏液性水肿。起病于胎儿或新生儿的甲减称为呆小病,常伴有智力障碍和发育迟缓。起病于成人者称成年型甲减。本节主要介绍成年型甲减。

一、病因

(一)自身免疫损伤
常见于自身免疫性甲状腺炎引起 TH 合成和分泌减少。

(二)甲状腺破坏
甲状腺切除术后、^{131}I 治疗后导致的甲状腺功能减退。

(三)中枢性甲减
由垂体外照射、垂体大腺瘤、颅咽管瘤及产后大出血引起的促甲状腺激素释放激素(TRH)和促甲状腺激素(TSH)产生和分泌减少所致。

(四)碘过量
可引起具有潜在性甲状腺疾病者发生甲减,也可诱发和加重自身免疫性甲状腺炎。

(五)抗甲状腺药物使用
硫脲类药物、锂盐等可抑制 TH 合成。

二、临床表现

甲减多病程较长、病情轻或早期可无症状,其临床表现与甲状腺激素缺乏的程度有关。

(一)一般表现
1.基础代谢率降低
体温偏低、怕冷、易疲倦、无力,水肿、体重增加,反应迟钝、健忘、嗜睡等。
2.黏液性水肿面容
面部虚肿、面色苍白或呈姜黄色,部分患者鼻唇增厚、表情淡漠、声音低哑、说话慢且发音不清。
3.皮肤及附属结构
皮肤苍白、干燥、粗糙少光泽,肢体凉。少数病例出现胫前黏液性水肿。指甲生长缓慢、厚脆,表面常有裂纹,毛发稀疏干燥、眉毛外 1/3 脱落。

(二)各系统表现
1.心血管系统
主要表现为心肌收缩力减弱、心动过缓、心排血量降低。久病者由于胆固醇增高,易并发冠心病,10%的患者伴发高血压。
2.消化系统
主要表现为便秘、腹胀、畏食等,严重者可出现麻痹性肠梗阻或黏液水肿性巨结肠。

3.内分泌生殖系统
主要表现为性欲减退,女性常有月经过多或闭经情况。
4.肌肉与关节
主要表现为肌肉乏力,暂时性肌强直、痉挛和疼痛等。
5.血液系统
主要表现为贫血。
6.黏液水肿性昏迷
主要表现为低体温(<35 ℃)、嗜睡、呼吸减慢、心动过缓、血压下降、四肢肌肉松弛、腱反射减弱或消失、血压明显降低,甚至发生昏迷、休克而危及生命。

三、辅助检查

(一)实验室检查
血常规检查、血生化检查、尿常规检查、甲状腺功能检查。

(二)影像学及其他检查
颈部B超检查、心电图检查、胸部X线检查、头MRI检查、头CT检查。

四、处理原则及治疗要点

(一)替代治疗
首选左甲状腺素钠片口服。替代治疗时,需从最小剂量开始用药,之后根据TSH目标调整剂量,逐渐纠正甲减而不产生明显不良反应,使血TSH和TH水平恒定在正常范围内。

(二)对症治疗
有贫血者补充铁剂、维生素B_{12}、叶酸等。胃酸分泌过少者补充稀盐酸,与TH合用疗效好。

(三)亚临床甲减的处理
亚临床甲减引起的血脂异常可导致动脉粥样硬化,部分亚临床甲减也可发展为临床甲减。目前认为只要患者有高胆固醇血症、血清TSH>10 mU/L,就需要给予左甲状腺素钠片进行替代治疗。

(四)黏液性水肿昏迷的治疗
(1)立即静脉补充TH,清醒后改口服维持治疗。
(2)保持呼吸道通畅,吸氧,同时给予保暖。
(3)糖皮质激素持续静脉滴注,待患者清醒后逐渐减量、停药。根据需要补液。
(4)祛除诱因,治疗原发病。

五、护理评估

(一)病史
(1)详细了解患者患病的起始时间,有无诱因,发病的缓急,主要症状及其特点。
(2)评估患者有无进食异常或营养异常,有无排泄功能异常和体力减退等。
(3)评估患者有无失眠、瞌睡、记忆力下降、注意力不集中、畏寒、手足搐搦、四肢感觉异常或麻痹等症状。
(4)评估患者既往检查情况,是否遵从医嘱治疗,用药及治疗效果。

(5)询问患者家族有无类似疾病发生。

(二)身体状况

(1)观察有无体温降低、脉搏减慢等体征。

(2)观察患者有无记忆力减退、反应迟钝和表情淡漠等表现。

(3)观察患者皮肤有无干燥发凉、粗糙脱屑、毛发脱落和黏液性水肿等表现。

(4)有无畏食、腹胀和便秘等。

(5)有无肌肉乏力、暂时性肌强直、痉挛、疼痛等表现,有无关节病变。

(6)有无心肌收缩力减弱、心动过缓、心排血量下降等表现。

(三)心理-社会状况

(1)评估患者患病后的精神、心理变化。

(2)评估疾病对患者日常生活、学习或工作、家庭的影响,是否适应角色的转变。

(3)评估患者对疾病的认知程度。

(4)评估社会支持系统,如家庭成员、经济状况等能否满足患者的医疗护理需求。

六、护理措施

(一)心理护理

多与患者接触交流,鼓励患者表达其感受,交谈时语言温和,耐心倾听,消除患者的陌生感和紧张感。耐心向患者解释病情,消除紧张和顾虑,保持一个健康的心态,积极面对疾病,使其积极配合治疗,树立信心。

(二)饮食护理

给予高维生素、高蛋白、低钠、低脂饮食。宜进食粗纤维食物,促进排便。桥本甲状腺炎所致的甲减应避免摄取含碘食物和药物,以免诱发严重的黏液性水肿。

(三)低体温护理

(1)保持室内空气新鲜,每天通风,调节室温在22~24 ℃,注意保暖。可通过添加衣服,包裹毛毯,睡眠时加盖棉被,冬季外出时戴手套、穿棉鞋,以避免着凉。

(2)注意监测生命体征变化,观察有无体温过低、心律失常等表现,并给予及时处理。

(四)便秘护理

指导患者每天定时排便,养成规律的排便习惯。适当地按摩腹部,多进食富含粗纤维的蔬菜、水果、全麦制品。根据患者病情、年龄进行适度的运动,如慢走、慢跑,促进胃肠蠕动。

(五)用药护理

通常需要终身服药,从小剂量开始,逐渐加量至达到完全替代剂量。空腹或餐前30分钟口服,一般与其他药物分开服用。如用泻剂,观察排便的次数、量,有无腹痛、腹胀等麻痹性肠梗阻的表现。

(六)黏液水肿昏迷的护理

(1)应立即建立静脉通路,给予急救药物。

(2)保持呼吸道通畅,给予吸氧,必要时配合气管插管术或气管切开术。

(3)监测生命体征和动脉血气分析的变化,记录24小时出入液量。

(4)给予保暖,避免局部热敷,以免烫伤和加重循环不良。

七、健康指导

(一)疾病知识指导

讲解疾病发生原因及注意事项,如地方性缺碘者可采用碘化盐。药物引起者应调整剂量或停药。注意个人卫生,注意保暖,避免在人群集中的地方停留时间过长,预防感染和创伤。慎用催眠、镇静、止痛等药物。

(二)饮食原则

遵循高蛋白、高维生素、低钠、低脂肪的饮食原则。

(三)药物指导

向其解释终身坚持服药的必要性。不可随意停药或更改剂量,否则可能导致心血管疾病,如心肌缺血、心肌梗死或充血性心力衰竭。替代治疗效果最佳的指标为血 TSH 恒定在正常范围内,长期行替代治疗者宜每6~12个月检测1次。对有心脏病、高血压、肾炎的患者,注意剂量的调整。服用利尿药时,指导患者记录 24 小时出入量。

(四)病情观察

观察患者的症状和体征改善情况,如出现明显的药物不良反应或并发症,应及时给予处置。讲解黏液性水肿昏迷发生的原因及表现,若出现低血压、心动过缓、体温<35 ℃等,应及时就医。指导患者自我监测甲状腺激素服用过量的症状,如出现多食消瘦、脉搏>100 次/分、心律失常、体重减轻、发热、大汗、情绪激动等情况,及时报告医师。指导患者定期复查肝肾功能、甲状腺功能、血常规、心电图等。

(五)定期复查甲状腺功能

药物治疗开始后 4~8 周或剂量调整后检测 TSH,TSH 恢复正常后每 6~12 个月检查 1 次甲状腺功能。监测体重,以了解病情控制情况,及时调整用药剂量。

(王 杰)

第八节 皮质醇增多症

皮质醇增多症(又称 Cushing 综合征)由各种病因导致糖皮质激素(主要是皮质醇)分泌过多所致病症的总称,其中最多见者为垂体促肾上腺皮质激素(ACTH)分泌亢进所引起的临床类型,称为库欣病(Cushing 病)。

一、病因

(一)依赖性 ACTH 的皮质醇增多症

1.库欣病

最常见,约占皮质醇增多症的 70%,是指垂体性皮质醇增多症,由垂体促肾上腺皮质激素细胞瘤分泌大量 ACTH。

2.异位 ACTH 分泌综合征

垂体以外肿瘤分泌过量 ACTH,刺激肾上腺皮质增生分泌过多的皮质醇。

(二)不依赖ACTH的综合征

(1)肾上腺皮质腺瘤占皮质醇增多症的15%～20%,多见于成人,男性相对多见。
(2)肾上腺皮质癌约占皮质醇增多症的5%以下,病情重,进展快。
(3)不依赖ACTH的双侧肾上腺小结节性增生,可伴或不伴Carney综合征。
(4)不依赖ACTH的双侧肾上腺大结节性增生。

二、临床表现

(1)向心性肥胖:满月脸,水牛背,多血质外貌,面圆而呈暗红色,颈、胸、腹、背部脂肪甚厚。疾病后期,因肌肉消耗,四肢显得瘦小。
(2)皮肤表现:皮肤薄,微血管脆性增加,轻微损伤即可引起瘀斑。手、脚、指(趾)甲、肛周常出现真菌感染。异位ACTH综合征者及较重Cushing病患者皮肤色素沉着,颜色加深。
(3)代谢障碍:大量皮质醇促进肝糖原异生,使血糖升高,部分患者出现继发性糖尿病。大量皮质醇有潴钠、排钾作用,低血钾使患者乏力加重,部分患者因潴钠出现轻度水肿。同时病程长者可出现身材变矮、骨质疏松等。
(4)心血管表现:高血压常见,常伴有动脉硬化。长期高血压可并发左心室肥大、心力衰竭和脑血管意外。易发生动、静脉血栓,使心血管并发症发生率增加。
(5)感染:肺部感染多见。患者在感染后,炎症反应往往不显著,发热不明显,易于漏诊而造成严重后果。
(6)性功能障碍:女性患者大多出现月经减少、不规则或停经;痤疮常见;明显男性化(乳房萎缩、生须、喉结增大、阴蒂肥大)者少见。男性患者性欲可减退,睾丸变软,阴茎缩小。
(7)全身肌肉及神经系统:肌无力,下蹲后起立困难。不同程度的精神、情绪变化,严重者精神变态,个别可发生类偏狂。

三、辅助检查

(一)实验室检查

血、尿、粪便常规检查,血生化检查和血皮质醇检查。

(二)影像学及其他检查

肾上腺B超检查、CT检查、MRI检查、蝶鞍区断层摄片、鞍区CT检查及MRI检查,心电图及超声心动图检查和骨密度检查。

(三)地塞米松抑制试验

1.小剂量地塞米松抑制试验

尿17-羟皮质类固醇不能降至对照值的50%以下,或尿游离皮质醇不能降至55 nmol/24 h以下者,表示不能被抑制。

2.大剂量地塞米松抑制试验

尿17-羟皮质类固醇或尿游离皮质类固醇能降至对照组的50%以下者,表示被抑制。

(四)ACTH兴奋试验

垂体性库欣病和异位ACTH综合征者常有反应,原发性肾上腺皮质肿瘤者多数无反应。

四、处理原则及治疗要点

根据不同病因行相应治疗。在病因治疗前,对病情严重的患者,宜先对症治疗以防止并发症的发生。

(一)库欣病

(1)经蝶窦切除垂体微腺瘤为治疗本病的首选疗法。

(2)如经蝶窦手术未能发现并摘除垂体微腺瘤或某种原因不能做垂体手术,对病情严重者,宜做一侧肾上腺全切,另一侧肾上腺大部分或全切除术,术后做激素替代治疗。

(3)对垂体大腺瘤患者,需做开颅手术治疗,尽可能切除肿瘤。

(4)影响神经递质的药物可做辅助治疗,对于催乳素升高者,可用溴隐亭治疗。

(5)必要时行双侧肾上腺切除术,术后行激素替代治疗。

(二)肾上腺腺瘤

手术切除可根治,术后需使用激素行替代治疗。在肾上腺功能逐渐恢复时,氢化可的松的剂量也随之递减,大多数患者于6个月至1年或更久可逐渐停用替代治疗。

(三)不依赖ACTH的小结节性或大结节性双侧肾上腺增生

行双侧肾上腺切除术,术后行激素替代治疗。

(四)异位ACTH综合征

应治疗原发性恶性肿瘤,视具体病情做手术、放疗和化疗。如能根治,Cushing综合征可以缓解;如不能根治,则需要用肾上腺皮质激素合成阻滞剂。

五、护理评估

(一)病史

(1)详细了解患者患病的起始时间,有无诱因,发病的缓急,主要症状及其特点。

(2)评估患者有无进食异常或营养异常,有无排泄功能异常和体力减退等。

(3)评估患者有无失眠、嗜睡、记忆力减退、注意力不集中,有无下蹲后起立困难,肌无力症状等。

(4)评估患者既往检查情况,是否遵从医嘱治疗,用药及治疗效果。

(5)评估婚姻状况及生育情况,了解患者是否有性功能异常等问题。

(二)身体状况

(1)评估患者有无血压升高、向心性肥胖、满月脸等。

(2)评估患者有无皮肤、黏膜色素沉着、痤疮、多毛等。

(3)评估患者有无脊椎压缩变形、身材矮小、肌无力等。

(4)评估患者腹部皮肤有无紫纹。

(5)评估患者有无外生殖器发育异常。

(三)心理-社会状况

(1)评估患者患病后的精神、心理变化。

(2)评估疾病对日常生活、学习、工作和家庭的影响,是否适应患者角色的转变,对疾病的认知程度。

(3)评估社会支持系统,如家庭成员、经济状况等能否满足患者的医疗护理需求。

六、护理措施

(一)心理护理

讲解疾病的有关知识,给患者提供有关疾病的资料,向患者说明身体外形的改变是疾病发生、发展过程的表现，消除患者的紧张和焦虑情绪。经常巡视病房，了解患者的需要，帮助解决问题。多与患者接触和交流，鼓励患者表达其感受，交谈时语言要温和，耐心倾听。使患者正确认识疾病所导致的形体和外观改变，提高对形体改变的认识和适应能力，需要积极配合检查和治疗，帮助其树立自信心。

(二)饮食护理

给予低钠、高钾、高蛋白、低碳水化合物、低热量的饮食，预防和控制水肿。鼓励患者摄取富含钙及维生素D的食物，如牛奶、紫菜、虾皮、坚果等以预防骨质疏松。鼓励患者多食柑橘类、枇杷、香蕉、南瓜等含钾高的食物。

(三)生活护理

保持病室环境清洁，避免患者暴露在污染的环境中，减少感染机会。保持室内适宜的温度和相对湿度。严格执行无菌操作，尽量减少侵入性治疗，以降低发生感染及交叉感染的危险。指导患者和家属学习预防感染的知识，如注意保暖，减少或避免到公共场所，以防上呼吸道感染。给予皮肤与口腔护理，协助患者做好个人卫生，避免皮肤擦伤和感染。长期卧床者宜定期翻身，注意保护骨隆突处，预防压疮发生。病重者做好口腔护理。

(四)安全护理

提供安全、舒适的环境，移除环境中不必要的家具或摆设，浴室应铺上防滑脚垫。避免剧烈运动，变换体位时动作宜轻柔，防止因跌倒或碰撞引起骨折。

七、健康指导

(一)疾病知识指导

指导患者在日常生活中注意预防感染，保持皮肤清洁，避免外伤、骨折等各种可能导致病情加重或诱发并发症的因素存在。

(二)药物指导

指导患者正确用药并掌握对药物疗效和不良反应的观察，了解激素替代治疗的有关注意事项，尤其是识别激素过量或不足的症状和体征，并告诫患者随意停用激素会引起致命的肾上腺危象。若发生虚弱、头晕、发热、恶心、呕吐等情况应立即就诊。

(三)定期复查

教会患者自我护理措施，适当从事力所能及的活动，以增强患者的自信心和自尊感，定期门诊复查。

（王　杰）

第八章 普外科疾病的护理

第一节 胆 石 症

胆石症是指胆道系统任何部位发生的结石,包括发生在胆囊和胆管内的结石,是胆道系统的最普遍疾病。其发病率随年龄增长而增高。在我国,胆石症的患病率为0.9%~10.1%,平均5.6%;男女比例为1:2.57。近年来,随着影像学(B超、CT及MRI等)检查的普及,在自然人群中,胆石症的发病率达10%左右,国内尸检结果报告,胆石症的发生率为7%。随着生活水平的提高及饮食习惯的改变,胆石症的发生率有逐年增高的趋势,我国的胆结石以胆管的胆色素结石为主逐渐转变为以胆囊的胆固醇结石为主。

一、胆囊结石

(一)定义
胆囊结石是指发生在胆囊内的结石,常与急性胆囊炎并存。是胆道系统的常见病、多发病。在我国,其患病率为7%~10%,其中70%~80%的胆囊结石为胆固醇结石,约25%为胆色素结石。多见于女性,男女比例为1:(2~3)。40岁以后发病率随着年龄增长呈增高的趋势,随着年龄增长性别差异逐渐缩小,老年男女发病比例基本相等。

(二)临床表现
部分单发或多发的胆囊结石,在胆囊内自由存在,不易发生嵌顿,很少产生症状,被称为无症状胆囊结石。约30%的胆囊结石患者可终身无临床症状。仅于体检或手术时发现的结石称为静止性结石。单纯性胆囊结石,未合并梗阻或感染时,在早期常无临床症状,大多数是在常规体检、手术或尸体解剖中偶然发现,或仅有轻微的消化系统症状被误认为是胃病而没有及时就诊。当结石嵌顿时,则可出现明显症状和体征。

1.症状

(1)胆绞痛:为典型的首发症状,表现为突发的右上腹、阵发性剧烈绞痛。临床症状也可在几小时后自行缓解。常发生于饱餐、进食油腻食物后或睡眠时,是由于油腻饮食后胆囊素大量分泌,胆囊平滑肌痉挛,收缩功能增强,引起胆囊内压力增高;加之胆汁酸刺激胆囊黏膜,胆囊壁充血、水肿、炎性物质渗出,导致急性胆囊炎发生;或由于睡眠时体位改变,导致结石移位并嵌顿于胆囊颈部,胆汁不能通过胆囊颈和胆囊管排出,导致胆囊内压力增高,胆囊强烈收缩所致。有部分患者可以在几小时后临床症状自行缓解。如果胆囊结石嵌顿持续不缓解,胆囊继续增大、积液,甚至合并感染,从而进展为急性胆囊炎。如果治疗不及时,少部分患者可以进展为急性化脓性胆囊炎或胆囊坏疽,严重时可发生胆囊穿孔,临床后果严重。多数患者有右肩部、肩胛部或背部放射性疼痛,常伴有恶心、呕吐、厌油、腹胀等消化不良症状。

(2)消化道症状:主要表现为上腹部或右上腹部闷胀不适、饱胀、嗳气、恶心、呕吐、厌食、呃逆等非特异性的消化道症状。大多数患者仅在进食后,特别是进食油腻食物后,胃肠道症状更明显,服用治"胃病"药物多可缓解,易被误诊。

2.体征

(1)腹部体征:有时可在右上腹部触及肿大的胆囊。可有右上腹胆囊区压痛,若继发感染,右上腹部可有明显压痛、肌紧张或反跳痛。检查者将左手平放于患者右肋部,拇指置于右腹直肌外缘与肋弓交界处,嘱患者缓慢深吸气,使肝脏下移,若患者因拇指触及肿大的胆囊引起疼痛而突然屏气,称为 Murphy 征阳性。

(2)黄疸:胆囊结石形成 Mirizzi 综合征时黄疸明显。黄疸时常有尿色变深、粪色变浅。

二、胆管结石

(一)定义

胆管结石为发生在肝内、外胆管的结石,又分为原发性和继发性胆管结石。原发于胆囊的结石迁徙到肝外胆管,称继发性胆管结石;不是来自胆囊,而是直接在肝外胆管生成的结石,称原发性胆管结石。因此,凡是不伴有胆囊结石者可确认为原发性胆管结石。但伴有胆囊结石的胆管结石是原发性还是继发性,要具体分析。肝内胆管结石无论是否合并胆囊结石,均为原发性胆管结石。

(二)临床表现

临床表现取决于胆道有无梗阻、感染及其程度。当结石阻塞胆道并继发感染时,典型的表现是反复发作的腹痛、寒战高热和黄疸,称为查科三联征。

1.肝外胆管结石

(1)腹痛:多为剑突下或右上腹部阵发性绞痛,或持续性疼痛、阵发性加剧,呈阵发性刀割样,疼痛常向右肩背部放射。这是由于结石下移嵌顿于胆总管下端或壶腹部,刺激胆管平滑肌,引起 Oddi 括约肌痉挛收缩和胆道高压所致。

(2)寒战、高热:是结石阻塞胆管并继发感染后引起的全身性中毒症状。由于胆道梗阻,胆管内压升高,感染随胆管逆行扩散,细菌和毒素通过肝窦入肝静脉进入体循环,引起菌血症或毒血症。多发生于剧烈腹痛后,体温可高达 39~40 ℃,呈弛张热热型,伴有寒战。

(3)黄疸:是胆管梗阻后胆红素逆流入血所致。胆管结石嵌于 Vater 壶腹部不缓解,2 天后即可出现黄疸。患者首先表现为尿黄,接着出现巩膜黄染,然后出现皮肤黄染伴瘙痒。黄疸的程度取决于梗阻的程度及是否继发感染,若梗阻不完全或结石有松动,则黄疸程度轻,且呈波动性;若为完全性梗阻,则黄疸呈进行性加深。若梗阻性黄疸长期未得到解决,将会导致严重的肝功能损害。部分患者结石嵌顿不重,阻塞的胆管近端扩张,胆石可漂移上浮,或小结石通过壶腹部排入十二指肠,使上述症状缓解。间歇性黄疸是肝外胆管结石的特点。

(4)消化道症状:多数患者有恶心、腹胀、嗳气、厌食油腻食物等。

2.肝内胆管结石

肝内胆管结石常与肝外胆管结石并存,其临床表现与肝外胆管结石相似。一般没有肝外胆管结石那样典型和严重。位于周围胆管的小结石平时可无症状。当胆管梗阻和感染仅发生在部分肝叶、段胆管时,患者可无症状或仅有轻微的肝区和患侧背部胀痛。位于Ⅱ、Ⅲ级胆管的结石平时只有肝区不适或轻微疼痛。结石位于Ⅰ、Ⅱ级胆管或整个肝内胆管充满结石,患者会有肝区胀痛,常无胆绞痛,一般无黄疸。若一侧肝内胆管结石合并感染而未能及时治疗,并发展为叶、段胆管积脓或肝脓肿时,则出现寒战、高热、轻度黄疸,甚至休克,称为急性梗阻性化脓性胆管炎(AOSC)。1983年,我国胆道外科学组建议将原"AOSC"改称为"急性重症胆管炎(ACST)",因为,胆管梗阻引起的急性化脓性胆管炎并非全部表现为AOSC,还有一部分表现为没有休克的轻型急性化脓性胆管炎,而且后者为多数。因此,目前在我国,AOST一词已逐渐被废弃,被更能反映实际病因、病例特点的ACST替代。患者可由于长时间发热、消耗而出现消瘦、体弱等表现。部分患者可有肝大、肝区压痛和叩痛等体征。

三、护理评估

(一)一般评估

1.生命体征

胆石症患者如与细菌感染并存,可出现体温偏高,疼痛刺激可能会导致心率加快、呼吸频率加快、血压上升,应监测生命体征的变化。还要注意评估患者的神志、皮肤色泽、肢端循环、尿量等,以判断有无休克的发生。

2.患者主诉

腹痛、腹胀、恶心等不适症状,发病及诊治经过等。

3.相关记录

体重、体位、饮食、面容与表情、皮肤、出入量等。

(二)身体评估

1.视诊

面部表情、皮肤黏膜颜色(黄疸、贫血)、体态、体位、腹部外形等。

2.触诊

(1)腹部触诊:腹壁紧张度、压痛与反跳痛、腹腔内包块。

(2)胆囊触诊:胆囊肿大、Murphy征等。

3.叩诊

胆囊叩击痛(胆囊炎的重要体征)。

4.听诊

一般无特殊。

(三)心理-社会评估

患者在疾病治疗过程中的心理反应与需求,家庭及社会支持情况,引导患者正确配合疾病的治疗与护理。

(四)辅助检查阳性结果评估

1.实验室检查

胆管结石血常规检查可见血白细胞计数和中性粒细胞比例明显升高;血清胆红素、转氨酶和碱性磷酸酶升高,凝血酶原时间延长。尿液检查示尿胆红素升高,尿胆原降低甚至消失,粪便检查示粪中尿胆原减少。

2.影像学检查

胆囊结石 B 超检查可显示胆囊内结石影;胆管结石可显示胆管内结石影,近端胆管扩张。PTC、ERCP 或 MRCP 等检查可显示梗阻部位、程度、结石大小和数量等。

(五)治疗效果的评估

1.非手术治疗评估要点

生命体征平稳、疼痛缓解。

2.手术治疗评估要点

(1)患者自觉症状:有无腹痛、恶心、呕吐的情况。

(2)生命体征稳定,无腹部疼痛(术后伤口疼痛除外)。

(3)腹部及全身体征:腹部无阳性体征、肠鸣音恢复正常、皮肤无黄染及瘙痒等不适。

(4)伤口愈合情况:一期愈合。

(5)T 管引流的评估:引流液色泽正常、引流量逐渐减少。

(6)结合辅助检查:如胆道造影无结石残留或结合 B 超检查判断。

四、主要护理问题

(一)疼痛

疼痛与胆囊结石突然嵌顿、胆汁排空受阻致胆囊强烈收缩及手术后伤口疼痛有关。

(二)体温过高

体温过高与细菌感染致急性胆囊炎或胆管结石梗阻导致急性胆管炎有关。

(三)知识缺乏

知识缺乏与缺乏胆石症和腹腔镜手术相关知识、引流管及饮食保健知识有关。

(四)有体液不足的危险

有体液不足的危险与恶心、呕吐及感染性休克有关。

(五)营养失调

低于机体需要量与胆汁流动途径受阻有关。

(六)焦虑

焦虑与手术及不适有关。

(七)潜在并发症

(1)术后出血与术中结扎血管线脱落、肝断面渗血及凝血功能障碍有关。

(2)胆瘘与胆管损伤、胆总管下端梗阻、T 管引流不畅等有关。

(3)胆道感染与腹部切口及多种置管(引流管、尿管、输液管)有关。

(4)胆道梗阻与手术及引流不畅有关。

(5)水、电解质平衡紊乱与患者恶心、呕吐、体液补充不足有关。

(6)皮肤受损与胆管梗阻、胆盐沉积致皮肤黄疸、瘙痒及术后胆汁渗漏有关。

五、主要护理措施

(一)减轻或控制疼痛
根据疼痛的程度,采取非药物或药物方法止痛。

1.加强观察
观察疼痛的程度、性质;发作的时间、诱因及缓解的相关因素;与饮食、体位、睡眠的关系;腹膜刺激征及 Murphy 征是否阳性等,为进一步治疗和护理提供依据。

2.卧床休息
协助患者采取舒适体位,指导其有节律的深呼吸,达到放松和减轻疼痛的效果。

3.合理饮食
根据病情指导患者进食清淡饮食,忌食油腻食物;病情严重者予以禁食、胃肠减压,以减轻腹胀和腹痛。

4.药物止痛
对诊断明确的剧烈疼痛者,可遵医嘱通过口服、注射等方式给予消炎利胆、解痉或止痛药,以缓解疼痛。

(二)降低体温
根据患者的体温情况,采取物理降温和/或药物降温的方法尽快降低患者的体温。遵医嘱应用足量有效的抗菌药,以有效控制感染,恢复患者正常体温。

(三)营养支持
对于梗阻未解除的禁食患者,通过胃肠外途径补充足够的热量、氨基酸、维生素、水、电解质等,以维持良好的营养状态。对梗阻已解除、进食量不足者,指导和鼓励患者进食高蛋白、高碳水化合物、高维生素和低脂饮食。

(四)皮肤护理

1.提供相关知识
胆道结石患者常因胆道梗阻致胆汁淤滞、胆盐沉积而引起皮肤瘙痒等,应告知患者相关知识,不可用手抓挠,防止抓破皮肤。

2.保持皮肤清洁
可用温水擦洗皮肤,减轻瘙痒。瘙痒剧烈者,遵医嘱使用外用药物和/或其他药物治疗。

3.注意引流管周围皮肤的护理
若术后放置引流管,应注意其周围皮肤的护理。若引流管周围见胆汁样渗出物,应及时更换被胆汁浸湿的敷料,局部皮肤涂氧化锌软膏,防止胆汁刺激和损伤皮肤。

(五)心理护理
关心体贴患者,使患者保持良好情绪,减轻焦虑,安心接受治疗与护理。

(六)并发症的预防与护理

1.出血的预防和护理
术后早期出血的原因多由于术中结扎血管线脱落、肝断面渗血及凝血功能障碍所致,应加强预防和观察。

(1)卧床休息:对于肝部分切除术后的患者,术后应卧床 3~5 天,以防过早活动致肝断面出血。

(2)改善和纠正凝血功能:遵医嘱予以维生素 K 110 mg 肌内注射,每天 2 次,以纠正凝血机制障碍。

(3)加强观察:术后早期若患者腹腔引流管内引流出血性液增多,每小时 100 mL,持续 3 小时以上,或患者出现腹胀、腹围增大,伴面色苍白、脉搏细速、血压下降等表现时,提示患者可能有腹腔内出血,应立即报告医师,并配合医师进行相应的急救和护理。治疗上如经积极的保守治疗效果不佳,则应及时采用介入治疗或手术探查止血。

2.胆瘘的预防和护理

胆管损伤、胆总管下端梗阻、T 管引流不畅等均可引起胆瘘。

(1)加强观察:术后患者若出现发热、腹胀、腹痛等腹膜炎的表现,或患者腹腔引流液呈黄绿色胆汁样,常提示患者发生胆瘘。应及时与医师联系,并配合进行相应处理。

(2)妥善固定引流管:无论是腹腔引流管还是 T 管,均应用缝线或胶布将其妥善固定于腹壁,避免将管道固定在床上,以防患者在翻身或活动时被牵拉而脱出,T 管引流袋挂于床旁应低于引流口平面。对躁动及不合作的患者,应采取相应的防护措施,防止脱出。

(3)保持引流通畅:避免腹腔引流管或 T 管扭曲、折叠及受压,定期从引流管的近端向远端挤捏,以保持引流通畅,术后 5～7 天内,禁止加压冲洗引流管。

(4)观察引流情况:定期观察并记录引流管引出胆汁的量、颜色及性质。正常成人每天分泌胆汁的量为 800～1 200 mL,呈黄绿色、清亮、无沉渣、有一定黏性。术后 24 小时内引流量为 300～500 mL,恢复进食后,每天可有 600～700 mL,以后逐渐减少至每天 200 mL 左右。术后 1～2 天胆汁的颜色可呈淡黄色、混浊状,以后逐渐加深、清亮。若胆汁突然减少甚至无胆汁引出,提示引流管阻塞、受压、扭曲、折叠或脱出,应及时查找原因并处理;若引出胆汁量较多,常提示胆管下端梗阻,应进一步检查,并采取相应的处理措施。

3.感染的预防和护理

(1)采取合适体位:病情允许时应采取半坐或斜坡卧位,以利于引流和防止腹腔内渗液积聚于膈下而发生感染;平卧时引流管的远端不可高于腋中线,坐位、站立或行走时不可高于腹部手术切口,以防止引流液和/或胆汁逆流而引起感染。

(2)加强皮肤护理:每天清洁、消毒腹壁引流管口周围皮肤,并覆盖无菌纱布,保持局部干燥,防止胆汁浸润皮肤而引起炎症反应。

(3)加强引流管护理:定期更换引流袋,并严格执行无菌技术操作。

(4)保持引流通畅:避免腹腔引流管或 T 管扭曲、折叠和滑脱,以免胆汁引流不畅、胆管内压力升高而致胆汁渗漏和腹腔内感染。

(七)T 管拔管的护理

若 T 管引流出的胆汁色泽正常,且引流量逐渐减少,可在术后 10 天左右,试行夹管 1～2 天,夹管期间应注意观察病情,患者若无发热、腹痛、黄疸等症状,可经 T 管做胆道造影,如造影无异常发现,在持续开放 T 管 24 小时充分引流造影剂后,再次夹管 2～3 天,患者仍无不适时即可拔管。拔管后残留窦道可用凡士林纱布填塞,1～2 天可自行闭合。若胆道造影发现有结石残留,则需保留 T 管 6 周以上,再做取石或其他处理。

六、健康教育

(1)告诉患者手术可能放置引流管及其重要性,带 T 形管出院的患者解释 T 形管的重要性,告知出院后注意事项。

(2)指导饮食,告诉患者理解低脂肪饮食的意义并能够执行。

(3)低脂肪饮食,避免暴饮暴食,劳逸结合、保持良好心态。

(4)不适随诊,告诉胆囊切除术后常有大便次数的增多,数周月后逐渐减少。由于胆管结石复发率高,若出现腹痛、发热、黄疸等不适时应及时来医院复诊。

(李 悦)

第二节 胆道感染

胆道感染是临床上常见的疾病,按发生部位分为胆囊炎和胆管炎。按发病急缓和病程经过分为急性、亚急性和慢性炎症。胆道感染与胆石症互为因果关系。胆石症引起胆道梗阻胆汁淤积,细菌繁殖致胆道感染,胆道感染的发作又是胆石形成的重要的致病因素和促发因素。

急性胆囊炎是胆囊发生的急性化学性或细菌性炎症。约95%的患者合并有胆囊结石,称结石性胆囊炎,发病原因为结石导致胆囊管梗阻及继发细菌感染所致。致病菌可通过胆道逆行侵入胆囊,或经血液循环或淋巴途径进入胆囊,致病菌主要为革兰阴性杆菌,以大肠埃希菌最常见,其次有肠球菌、铜绿假单胞菌、厌氧菌等。5%的患者未合并有胆囊结石,称非结石性胆囊炎,发病原因尚不十分清楚,易发生在严重创伤、烧伤、手术后及危重患者中,可能是这些患者都有不同程度的低血压和组织低血流灌注,胆囊也受到低血流灌注损害,导致黏膜糜烂,胆囊壁受损。急性胆囊炎病理过程分为急性单纯性胆囊炎、急性化脓性胆囊炎和急性坏疽性胆囊炎3个阶段。

慢性胆囊炎是急性胆囊炎反复发作的结果,70%~95%的患者合并胆囊结石。

急性梗阻性化脓性胆管炎又名急性重症胆管炎,是急性胆管炎和胆道梗阻未解除,感染未控制,病情进一步发展的结果。由于胆管内压力持续升高,管腔内充满脓性胆汁,高压脓性胆汁逆流入肝,大量细菌和毒素经肝窦入血,导致脓毒症和感染性休克。

一、护理评估

(一)健康史

注意询问患者饮食习惯和饮食种类,发病是否有与饱食和高脂饮食有关,既往有无胆囊结石、胆囊炎、胆管结石、胆管炎及黄疸病史。

(二)身体状况

1.急性胆囊炎

(1)腹痛:急性发作典型表现是突发右上腹阵发性绞痛,常在饱餐、进油腻食物后,或在夜间发作。疼痛常放散到右肩部、肩胛部和背部。病变发展可出现持续性疼痛并阵发性加重。

(2)发热:患者常有轻度发热,通常无寒战。如果胆囊积脓、穿孔或合并急性胆管炎,可出现明显的寒战高热。

(3)消化道症状:疼痛时常伴有恶心、呕吐、厌食等消化道症状。

(4)体格检查:右上腹部可有不同程度和范围的压痛、反跳痛及肌紧张,墨菲征(Murphy)阳性,可扪及肿大的胆囊。

(5) 并发症：胆囊积脓、胆囊穿孔、弥漫性腹膜炎、急性化脓性胆管炎、急性坏死性胰腺炎。

2. 慢性胆囊炎

临床症状常不典型，多数患者有胆绞痛病史，尔后有厌油腻、腹胀、嗳气等消化道症状，右上腹部和肩背部隐痛，一般无畏寒、高热和黄疸。体格检查右上腹胆囊区轻压痛或不适感，Murphy征可呈阳性。

3. 急性梗阻性化脓性胆管炎

发病急骤、病情发展迅速、并发症凶险。除一般胆道感染的夏柯三联征（腹痛、寒战高热、黄疸）外，患者迅速出现休克、中枢神经系统受抑制表现，即雷诺（Reynolds）五联征，如果患者不及时治疗，可迅速死亡。查体可有不同程度的上腹部压痛和腹膜刺激征。

(三) 心理-社会状况

患者因即将面临手术、担心预后、疾病反复发作等因素引起患者及其亲属的焦虑与恐惧。急性梗阻性化脓性胆管炎患者，因病情危重，患者及其亲属常难以应对。

(四) 辅助检查

1. 实验室检查

胆囊炎患者白细胞计数和中性粒细胞比例增高；急性梗阻性化脓性胆管炎患者，白细胞计数 $>10\times10^9$/L，中性粒细胞比例增高，胞浆可出现中毒颗粒。血小板计数降低，凝血酶原时间延长。

2. B超检查

急性胆囊炎可见胆囊肿大、壁厚、囊内有结石。慢性胆囊炎囊壁厚或萎缩，其内有结石或胆固醇沉着。急性梗阻性化脓性胆管炎患者可在床旁检查，能及时了解胆道梗阻的部位合病变性质，以及肝内外胆管扩张情况。

(五) 治疗要点

1. 非手术治疗

保守治疗包括禁食、输液、纠正水、电解质及酸碱失衡，全身支持疗法，选用有效的抗生素控制感染，解痉止痛等处理。大多数急性胆囊炎患者病情能控制，待以后行择期手术。而急性梗阻性化脓性胆管炎患者，如病情较轻，可在6小时内试行非手术治疗，若无明显好转，应紧急手术治疗。

2. 手术治疗

(1) 急性胆囊炎发病在72小时内、经非手术治疗无效且病情恶化或有胆囊穿孔、弥漫性腹膜炎、急性化脓性胆管炎、急性坏死性胰腺炎等并发症者，均应急诊手术。争取行胆囊切除术，但高危患者，或局部炎症水肿、粘连重，解剖关系不清者，应选用胆囊造口术，3个月后再行胆囊切除术。

(2) 其他胆囊炎患者均应在患者情况处于最佳状态时择期行胆囊切除术。

(3) 急性梗阻性化脓性胆管炎手术的目的是抢救生命，应力求简单有效，常采用胆总管切开减压、T形管引流。其他方法还有经内镜鼻胆管引流术等。

二、护理诊断及合作性问题

(一) 焦虑与恐惧

焦虑与恐惧与疼痛、病情反复发作、手术有关。

(二)急性疼痛

急性疼痛与疾病本身和手术伤口有关。

(三)体温升高

体温升高与术前感染、术后炎症反应有关。

(四)营养失调

低于机体需要量与胆道功能失调,胆汁排出受阻,或手术后胆汁引流至体外导致消化不良、食欲不佳、肝功能受损有关。

(五)体液不足

体液不足与T形管引流、呕吐、感染性休克有关。

(六)潜在并发症

胆囊穿孔、弥漫性腹膜炎、急性化脓性胆管炎、急性坏死性胰腺炎、感染性休克等。

三、护理目标

患者情绪平稳,积极配合治疗,疼痛缓解,体温正常,营养得到改善,能维持体液平衡,无胆囊穿孔、弥漫性腹膜炎、急性化脓性胆管炎、急性坏死性胰腺炎、感染性休克等并发症发生。

四、护理措施

(一)非手术疗法及术前护理

(1)心理护理:加强与患者沟通,介绍胆囊炎的有关知识,解释术前准备的目的和必要性,使之配合。急性梗阻性化脓性胆管炎患者应将其病情的严重性告知患者亲属,使其理解配合。

(2)病情观察:应密切观察体温、脉搏、血压、黄疸、神志、腹痛程度及腹部体征,发现异常,及时通知医师。

(3)禁食、输液:急性胆囊炎需禁食,补充水、电解质和纠正酸碱紊乱。凝血酶原低者,补充维生素K,若紧急手术者,可输全血供给凝血酶原。

(4)营养支持:向慢性胆囊炎患者解释进食低脂饮食的意义,提供低脂、高热量饮食。

(5)抗感染与对症处理:遵医嘱应用解痉、镇痛及抗感染药物,高热者用物理或药物降温。

(6)急性梗阻性化脓性胆管炎患者应及时完成手术前各项准备工作,如扩容、广谱、足量、联合使用抗生素,视病情使用激素、血管活性药物等抗休克措施,争取尽快手术。

(二)术后护理

急性梗阻性化脓性胆管炎患者仍需严密观察病情变化,继续积极抗休克治疗。

(三)健康指导

指导患者宜进低脂、高热量、高维生素易消化饮食,如出现发热、腹痛、黄疸等情况,及时来医院就诊。

五、护理评价

患者是否情绪平稳,是否积极配合治疗,疼痛是否缓解,体温是否恢复正常;营养是否得到改善,能否维持体液平衡,有无胆囊穿孔、弥漫性腹膜炎、急性化脓性胆管炎、急性坏死性胰腺炎、感染性休克等并发症发生。

(李 悦)

第三节 胃十二指肠溃疡

胃十二指肠溃疡是指发生于胃十二指肠黏膜的局限性圆形或椭圆形的全层黏膜缺损。因溃疡的形成与胃酸-蛋白酶的消化作用有关,故又称为消化性溃疡。纤维内镜技术的不断完善、新型制酸剂和抗幽门螺杆菌药物的合理应用使得大部分患者经内科药物治疗可以痊愈,需要外科手术的溃疡患者显著减少。外科治疗主要用于溃疡穿孔、溃疡出血、瘢痕性幽门梗阻、药物治疗无效及恶变的患者。

一、病因与发病机制

胃十二指肠溃疡病因复杂,是多种因素综合作用的结果。其中最为重要的是幽门螺杆菌感染、胃酸分泌异常和黏膜防御机制的破坏,某些药物的作用及其他因素也参与溃疡病的发病。

(一)幽门螺杆菌感染

幽门螺杆菌(helieobacter pylori, Hp)感染与消化性溃疡的发病密切相关。90%以上的十二指肠溃疡患者与近70%的胃溃疡患者中检出Hp感染,Hp感染者发展为消化性溃疡的累计危险率为15%~20%;Hp可分泌多种酶,部分Hp还可产生毒素,使细胞发生变性反应,损伤组织细胞。Hp感染破坏胃黏膜细胞与胃黏膜屏障功能,损害胃酸分泌调节机制,引起胃酸分泌增加,最终导致胃十二指肠溃疡。幽门螺杆菌被清除后,胃十二指肠溃疡易被治愈且复发率低。

(二)胃酸分泌过多

溃疡只发生在经常与胃酸相接触的黏膜。胃酸过多的情况下,激活胃蛋白酶,可使胃、十二指肠黏膜发生自身消化。十二指肠溃疡可能与迷走神经张力及兴奋性过度增高有关,也可能与壁细胞数量的增加及壁细胞对胃泌素、组胺、迷走神经刺激敏感性增高有关。

(三)黏膜屏障损害

非甾体抗炎药、肾上腺皮质激素、胆汁酸盐、酒精等均可破坏胃黏膜屏障,造成H^+逆流入黏膜上皮细胞,引起胃黏膜水肿、出血、糜烂,甚至溃疡。长期使用非甾体抗炎药者胃溃疡的发生率显著增加。

(四)其他因素

包括遗传、吸烟、心理压力和咖啡因等。遗传因素在十二指肠溃疡的发病中起一定作用。O型血者患十二指肠溃疡的概率比其他血型者显著增高。

正常情况下,酸性胃液对胃黏膜的侵蚀作用和胃黏膜的防御机制处于相对平衡状态。如平衡受到破坏,侵害因子的作用增强、胃黏膜屏障等防御因子的作用削弱,胃酸、胃蛋白酶分泌增加,最终导致消化性溃疡的形成。

二、临床表现

典型消化道溃疡的表现为节律性和周期性发作的腹痛,与进食有关,且呈现慢性病程。

(一)症状

1.十二指肠溃疡

主要表现为上腹部或剑突下的疼痛,有明显的节律性,与进食密切相关,常表现为餐后延迟痛(餐后3~4小时发作),进食后腹痛能暂时缓解,服抑酸药物能止痛。饥饿痛和夜间痛是十二指肠溃疡的特征性症状,与胃酸分泌过多有关,疼痛多为烧灼痛或钝痛,程度不一。腹痛具有周期性发作的特点,好发于秋冬季。十二指肠溃疡每次发作时,症状持续数周后缓解,间歇1~2个月再发。若间歇期缩短,发作期延长,腹痛程度加重,则提示溃疡病变加重。

2.胃溃疡

腹痛是胃溃疡的主要症状,多于餐后0.5~1小时开始疼痛,持续1~2小时,进餐后疼痛不能缓解,有时反而加重,服用抗酸药物疗效不明显。疼痛部位在中上腹偏左,但腹痛的节律性不如十二指肠溃疡明显。胃溃疡经抗酸治疗后常容易复发,除易引起大出血、急性穿孔等严重并发症外,约有5%胃溃疡可发生恶变;其他症状:反酸、嗳气、恶心、呕吐、食欲缺失,病程迁延可致消瘦、贫血、失眠、心悸及头晕等症状。

(二)体征

溃疡活动期剑突下或偏右有一固定的局限性压痛,十二指肠溃疡压痛点在脐部偏右上方,胃溃疡压痛点位于剑突与脐的正中线或略偏左。缓解期无明显体征。

三、实验室及其他检查

(一)内镜检查

胃镜检查是诊断胃十二指肠溃疡的首选检查方法,可明确溃疡部位,并可经活检做病理学检查及幽门螺杆菌检测。

(二)X线钡餐检查

可在胃十二指肠部位显示一周围光滑、整齐的龛影或见十二指肠壶腹部变形。上消化道大出血时不宜行钡餐检查。

四、治疗要点

无严重并发症的胃十二指肠溃疡一般均采取内科治疗,外科手术治疗主要针对胃十二指肠溃疡的严重并发症进行治疗。

(一)非手术治疗

1.一般治疗

包括养成生活规律、定时进餐的良好习惯,避免过度劳累及精神紧张等。

2.药物治疗

包括根除幽门螺杆菌、抑制胃酸分泌和保护胃黏膜的药物。

(二)手术治疗

1.适应证

十二指肠溃疡外科手术治疗的主要适应证包括十二指肠溃疡急性穿孔、内科无法控制的急性大出血、瘢痕性幽门梗阻,以及经内科正规治疗无效的十二指肠溃疡,即顽固性溃疡。

胃溃疡外科手术治疗的主要适应证:①包括抗幽门螺杆菌措施在内的严格内科治疗8~12周,溃疡不愈合或短期内复发者。②发生胃溃疡急性大出血、溃疡穿孔及溃疡穿透至胃壁外者。③溃疡巨大(直径>2.5 cm)或高位溃疡者。④胃十二指肠复合型溃疡者。⑤溃疡不能除外恶变或已经恶变者。

2.手术方式

胃大部切除术是治疗胃十二指肠溃疡的首选术式。胃大部切除术治疗溃疡的原理:①切除胃窦部,减少 G 细胞分泌的胃泌素所引起的体液性胃酸分泌。②切除大部分胃体,减少了分泌胃酸、胃蛋白酶的壁细胞和主细胞数量。③切除了溃疡本身及溃疡的好发部位。胃大部切除的范围是胃远侧2/3~3/4,包括部分胃体、胃窦部、幽门和十二指肠壶腹部的近胃部分。胃大部切除术后胃肠道重建的基本术式包括胃十二指肠吻合或胃空肠吻合。术式包括以下几种。

毕(Billrorh)Ⅰ式胃大部切除术:即在胃大部切除后将残胃与十二指肠吻合(图 8-1),多适用于胃溃疡。其优点是重建后的胃肠道接近正常解剖生理状态,胆汁、胰液反流入残胃较少,术后因胃肠功能紊乱而引起的并发症亦较少;缺点是有时为避免残胃与十二指肠吻合口的张力过大致切除胃的范围不够,增加了术后溃疡的复发机会。

毕(Billrorh)Ⅱ式胃大部切除术:即切除远端胃后,缝合关闭十二指肠残端,将残胃与空肠行断端侧吻合(图 8-2)。适用于各种胃及十二指肠溃疡,特别是十二指肠溃疡。十二指肠溃疡切除困难时,可行溃疡旷置。优点是即使胃切除较多,胃空肠吻合口张力也不致过大,术后溃疡复发率低;缺点是吻合方式改变了正常的解剖生理关系,术后发生胃肠道功能紊乱的可能性较毕Ⅰ式大。

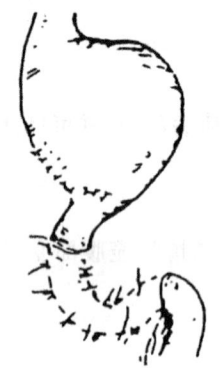
图 8-1　毕Ⅰ式胃大部切除术

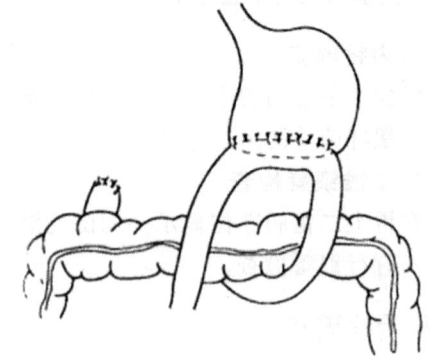
图 8-2　毕Ⅱ式胃大部切除术

胃大部切除后胃空肠 Roux-en-Y 吻合术:即胃大部切除后关闭十二指肠残端,在距十二指肠悬韧带10~15 cm 处切断空肠,将残胃和远端空肠吻合,据此吻合口以下 45~60 cm 处将空肠与空肠近侧断端吻合。此法临床应用较少,但有防止术后胆汁、胰液进入残胃的优点。

胃迷走神经切断术:此手术方式临床已较少使用。迷走神经切断术治疗溃疡的原理是:①阻断迷走神经对壁细胞的刺激,消除神经性胃酸分泌。②阻断迷走神经引起的促胃泌素的分泌,减少体液性胃酸分泌。可分为3种类型:迷走神经干切断术;选择性迷走神经切断术;高选择性迷走神经切断术。

五、常见护理诊断/问题

(一)焦虑、恐惧

焦虑、恐惧与对疾病缺乏了解,担心治疗效果及预后有关。

(二)疼痛

疼痛与胃十二指肠黏膜受侵蚀及手术后创伤有关。

(三)潜在并发症

出血、感染、十二指肠残端破裂、吻合口瘘、胃排空障碍、消化道梗阻、倾倒综合征等。

六、护理措施

(一)术前护理

(1)心理护理:关心、了解患者的心理和想法,告知有关疾病治疗和手术的知识、手术前和手术后的配合,耐心解答患者的各种疑问,消除患者的不良心理,使其能积极配合疾病的治疗和护理。

(2)饮食护理:一般择期手术患者饮食宜少食多餐,给予高蛋白、高热量、高维生素等易消化的食物,忌酸辣、生冷、油炸、浓茶、烟酒等刺激性食品。患者营养状况较差或不能进食者常伴有贫血、低蛋白血症,术前应给予静脉输液,补充足够的热量,必要时补充血浆或全血,以改善患者的营养状况,提高其对手术的耐受力。术前1天进流质饮食,术前12小时禁食水。

(3)协助患者做好各种检查及手术前常规准备,做好健康教育,如教会患者深呼吸、有效咳嗽、床上翻身及肢体活动方法等。

(4)术日晨留置胃管,必要时遵医嘱留置胃肠营养管,并铺好麻醉床,备好吸氧装置,综合心电监护仪等。

(二)术后护理

1.病情观察

术后严密观察患者生命体征的变化,每30分钟测量1次,直至血压平稳,如病情较重仍需每1~2小时测量1次,或根据医嘱给予心电监护。同时观察患者神志、体温、尿量、伤口渗血、渗液情况。并且注意有无内出血、腹膜刺激征、腹腔脓肿等迹象,发现异常及时通知医师给予处理。

2.体位

麻患者去枕平卧头后仰偏向一侧,麻醉清醒、血压平稳后改半卧位,以保持腹部松弛,减少切口缝合处张力,减轻疼痛和不适,以利腹腔引流,也有利于呼吸和循环。

3.引流管护理

十二指肠溃疡术后患者常留有胃管、尿管及腹腔引流管等。护理时应注意:①妥善固定各种引流管,防止松动和脱出,并做好标识,一旦脱出后不可自行插回。②保持引流通畅、持续有效,防止引流管受压、扭曲及折叠等,可经常挤捏引流管以防堵塞。如若堵塞,可在医师指导下用生理盐水冲洗引流管。③密切观察并记录引流液的性质、颜色和量,发现异常及时通知医师,协助处理。留置胃管可减轻胃肠道张力,促进吻合口愈合。护理时还应注意:胃大部切除术后24小时内可由胃管内引流出少量血液或咖啡样液体,若引流液有较多鲜血,应警惕吻合口出血,需及时与医师联系并处理;术后胃肠减压量减少,腹胀减轻或消失,肠蠕动功能恢复,肛门排气后可拔除胃管。

4.疼痛护理

术后切口疼痛的患者,可遵医嘱给予镇痛药物或应用自控止痛泵,应用自控止痛泵的患者应注意预防并处理可能发生的并发症,如尿潴留、恶心、呕吐等。

5. 禁食及静脉补液

禁食期间应静脉补充液体。因胃肠减压期间,引流出大量含有各种电解质的胃肠液,加之患者禁食水,易造成水、电解质及酸碱失调和营养缺乏。因此,术后需及时补充患者所需的各种营养物质,包括糖、脂肪、氨基酸、维生素及电解质等,必要时输血、血浆或清蛋白,以改善患者的营养状况,促进切口的愈合。同时详细记录24小时液体出入量,为合理补液提供依据。

6. 早期肠内营养支持的护理

术前或术中放置空肠喂养管的患者,术后早期(术后24小时)可经喂养管输注肠内营养制剂,对改善患者的全身营养状况、维持胃肠道屏障结构和功能、促进肠功能恢复等均有益处。护理时应注意:①妥善固定喂养管,避免过度牵拉,防止滑脱、移动、扭曲和受压;保持喂养管的通畅,每次输注前后及输注中间每隔4~6小时用温开水或温生理盐水冲洗管道,防止营养液残留堵塞管腔。②肠内营养支持早期,应遵循从少到多、由慢至快和由稀到浓的原则,使肠道能更好地适应。③营养液的温度以37℃左右为宜,温度偏低会刺激肠道引起肠痉挛,导致腹痛、腹泻;温度过高则可灼伤肠道黏膜,甚至可引起溃疡或出血。同时观察患者有无恶心、呕吐、腹痛、腹胀、腹泻和水电解质紊乱等并发症的发生。

7. 饮食护理

功能恢复、肛门排气后可拔除胃管,拔除胃管后当天可给少量饮水或米汤;如无不适,第2天进半量流食,每次50~80 mL;第3天进全量流食,每次100~150 mL;进食后若无不适,第4天可进半流食,以温、软、易于消化的食物为好;术后第10~14天可进软食,忌生、冷、硬和刺激性食物。要少食多餐,开始每天5~6餐,以后逐渐减少进餐次数并增加每餐进食量,逐步过渡到正常饮食。术后早期禁食牛奶及甜品,以免引起腹胀及胃酸。

8. 鼓励患者早期活动

围床期间,鼓励并协助患者翻身,病情允许时,鼓励并协助患者早期下床活动。如无禁忌,术日可活动四肢,术后第1天床上翻身或坐起做轻微活动,第2~3天视情况协助患者床边活动,第4天可在室内活动。患者活动量应根据个体差异而定,以不感到劳累为宜。

9. 胃大部切除术后并发症的观察及护理

(1)术后出血:包括胃和腹腔内出血。胃大部切除术后24小时内可由胃管内引流出少量血液或咖啡样液体,一般24小时内不超过300 mL,且逐渐减少、颜色逐渐变浅变清,出血自行停止;若术后短期内从胃管不断引流出新鲜血液,24小时后仍未停止,则为术后出血。发生在术后24小时以内的出血,多属术中止血不确切;术后4~6天发生的出血,常为吻合口黏膜坏死脱落所致;术后10~20天发生的出血,与吻合口缝线处感染或黏膜下脓肿腐蚀血管有关。术后要严密观察患者的生命体征变化,包括血压、脉搏、心率、呼吸、神志和体温的变化;加强对胃肠减压及腹腔引流的护理,观察和记录胃液及腹腔引流液的量、颜色和性质,若短期内从胃管引流出大量新鲜血液,持续不止,应警惕有术后胃出血;若术后持续从腹腔引流管引出大量新鲜血性液体,应怀疑腹腔内出血,须立即通知医师协助处理。遵医嘱采用静脉给予止血药物、输血等措施,或用冰生理盐水洗胃,一般可控制。若非手术疗法不能有效止血或出血量大于每小时500 mL时,需再次手术止血,应积极完善术前准备,并做好相应的术后护理。

(2)十二指肠残端破裂:一般多发生在术后24~48小时,是毕Ⅱ式胃大部切除术后早期的严重并发症,原因与十二指肠残端处理不当及胃空肠吻合口输入袢梗阻引起的十二指肠腔内压力升高有关。临床表现为突发性上腹部剧痛、发热和出现腹膜刺激征及白细胞计数增加,腹腔穿刺可有胆汁样液体。一旦确诊,应立即进行手术治疗。

(3) 胃肠吻合口破裂或吻合口瘘:是胃大部切除术后早期并发症,常发生在术后1周左右。原因与术中缝合技术不当、吻合口张力过大、组织供血不足有关,表现为高热、脉速等全身中毒症状,上腹部疼痛及腹膜炎的表现。如发生较晚,多形成局部脓肿或外瘘。临床工作中应注意观察患者生命体征和腹腔引流情况,一般情况下,患者术后体温逐渐趋于正常,腹腔引流液逐日减少和变清。若术后腹腔引流量仍不减、伴有黄绿色胆汁或呈脓性、带臭味,伴腹痛,体温再次升高,应警惕吻合口瘘的可能,须及时通知医师,协助处理。处理包括:①出现吻合口破裂伴有弥漫性腹膜炎的患者须立即手术治疗,做好急症手术准备。②症状较轻无弥漫性腹膜炎的患者,可先行禁食、胃肠减压、充分引流,合理应用抗生素并给予肠外营养支持,纠正水、电解质紊乱和酸碱平衡失调。③保护瘘口周围皮肤,应及时清洁瘘口周围皮肤并保持干燥,局部可涂以氧化锌软膏或使用皮肤保护膜加以保护,以免皮肤破溃继发感染。经上述处理后多数患者吻合口瘘可在4~6周自愈;若经久不愈,须再次手术。

(4) 胃排空障碍:也称胃瘫,常发生在术后4~10天,发病机制尚不完全明了。临床表现为拔除胃管后,患者出现上腹饱胀、钝痛和呕吐,呕吐物含食物和胆汁,消化道X线造影检查可见残胃扩张、无张力、蠕动波少而弱,且通过胃肠吻合口不畅。处理措施包括:①禁食、胃肠减压,减少胃肠道积气、积液,降低胃肠道张力,使胃肠道得到充分休息,并记录24小时出入量。②输液及肠外营养支持,纠正低蛋白血症,维持水、电解质和酸碱平衡。③应用胃动力促进剂如甲氧氯普安、多潘立酮,促进胃肠功能恢复,也可用3%温盐水洗胃。一般经上述治疗均可痊愈。

(5) 术后梗阻:根据梗阻部位可分为输入袢梗阻、输出袢梗阻和吻合口梗阻。

(6) 输入袢梗阻:可分为急、慢性两类。①急性完全性输入袢梗阻,多发生于毕Ⅱ式结肠前输入段对胃小弯的吻合术式。临床表现为上腹部剧烈疼痛,频繁呕吐,呕吐量少、多不含胆汁,呕吐后症状不缓解,且上腹部有压痛性肿块,是输出袢系膜悬吊过紧压迫输入袢,或是输入袢过长穿入输出袢与横结肠的间隙孔形成内疝所致,属闭袢性肠梗阻,易发生肠绞窄,应紧急手术治疗。②慢性不完全性输入袢梗阻患者,表现为进食后出现右上腹胀痛或绞痛,呈喷射状呕吐大量不含食物的胆汁,呕吐后症状缓解。多由于输入袢过长扭曲或输入袢过短在吻合口处形成锐角,使输入袢内胆汁、胰液和十二指肠液排空不畅而滞留。由于消化液潴留在输入袢内,进食后消化液分泌明显增加,输入袢内压力增高,刺激肠管发生强烈的收缩,引起喷射样呕吐,也称输入袢综合征。

(7) 输出袢梗阻:多因粘连、大网膜水肿或坏死、炎性肿块压迫所致。临床表现为上腹饱胀,呕吐食物和胆汁。如果非手术治疗无效,应手术解除梗阻。

(8) 吻合口梗阻:因吻合口过小或是吻合时胃肠壁组织内翻过多而引起,也可因术后吻合口炎性水肿出现暂时性梗阻。患者表现为进食后出现上腹部饱胀感和溢出性呕吐等,呕吐物含或不含胆汁。应即刻禁食,给予胃肠减压和静脉补液等保守治疗。若保守治疗无效,可手术解除梗阻。

(9) 倾倒综合征:由于胃大部切除术后,胃失去幽门窦、幽门括约肌、十二指肠壶腹部等结构对胃排空的控制,导致胃排空过速所产生的一系列综合征。可分为早期倾倒综合征和晚期倾倒综合征。

(10) 早期倾倒综合征:多发生在进食后半小时内,患者以循环系统症状和胃肠道症状为主要表现。患者可出现心悸、乏力、出汗、面色苍白等一过性血容量不足表现,并有恶心、呕吐、腹部绞痛、腹泻等消化道症状。处理：主要采用饮食调整，嘱患者少食多餐，饭后平卧20～30分钟，避免过甜食物、减少液体摄入量并降低食物渗透浓度，多数可在术后半年或一年内逐渐自愈。极少数症状严重而持久的患者需手术治疗。

(11)晚期倾倒综合征：主要因进食后，胃排空过快，高渗性食物迅速进入小肠被过快吸收而使血糖急剧升高，刺激胰岛素大量释放，而当血糖下降后，胰岛素并未相应减少，继而发生低血糖，故又称低血糖综合征。表现为餐后2～4小时，患者出现心慌、无力、眩晕、出汗、手颤、嗜睡以至虚脱。消化道症状不明显，可有饥饿感，出现症状时稍进饮食即可缓解。饮食中减少糖类含量，增加蛋白质比例，少食多餐可防止其发生。

七、健康指导

(1)向患者及家属讲解有关胃十二指肠溃疡的知识，使之能更好地配合治疗和护理。

(2)指导患者学会自我情绪调整，保持乐观进取的精神风貌，注意劳逸结合，减少溃疡病的客观因素。

(3)指导患者饮食应定时定量，少食多餐，营养丰富，以后可逐步过渡至正常人饮食。少食腌、熏食品，避免进食过冷、过烫、过辣及油煎炸食物，切勿酗酒、吸烟。

(4)告知患者及家属有关手术后期可能出现的并发症的表现和预防措施。

(5)定期随访，如有不适及时就诊。

(李 悦)

第四节 肠 梗 阻

任何原因引起的肠内容物通过障碍统称肠梗阻，是常见的外科急腹症。以粘连性肠梗阻最为常见，多见于有腹部手术、损伤、炎症史及嵌顿性或绞窄性疝的患者。新生儿多因肠道先天性畸形所致，2岁以内小儿多为肠套叠，儿童可因蛔虫团所致，老年人则以肿瘤和粪块堵塞为常见原因。

一、临床表现

(一)症状

1.腹痛

机械性肠梗阻表现为阵发性腹部绞痛伴高调肠鸣音。当患者出现腹痛间歇期缩短，腹痛持续、剧烈时，应考虑为可能出现绞窄性肠梗阻。

2.呕吐

早期可出现反射性呕吐，呕吐物多为食物或胃液。

3.腹胀

腹胀一般出现较晚，程度与梗阻部位有关。高位梗阻腹胀不明显，低位梗阻腹胀明显，遍及全腹。

4.停止排气排便

完全性肠梗阻的患者不再有排气排便,但梗阻初期、不全性肠梗阻可有少量的排气排便。绞窄性肠梗阻可排出血性黏液样便。

(二)体征

1.腹部

视诊时,机械性肠梗阻常可见胃型、肠型和异常蠕动波;扭转性肠梗阻腹部隆起多不均匀对称;麻痹性肠梗阻则呈均匀性全腹膨胀。触诊时,绞窄性肠梗阻可有固定压痛和腹膜刺激征;叩诊时,绞窄性肠梗阻腹腔内有渗液,移动性浊音可呈阳性。听诊时,机械性肠梗阻肠鸣音亢进,可闻及气过水声或金属音;麻痹性肠梗阻则肠鸣音减弱或消失。

2.全身

肠梗阻早期多无明显全身改变,晚期可有唇干舌燥、眼窝凹陷、皮肤弹性差、尿少脱水体征。绞窄性肠梗阻或脱水严重时可出现中毒和休克征象。

(三)治疗

尽快解除梗阻,纠正因梗阻引起的全身生理功能紊乱。无论是否手术,都需要基础治疗。包括:禁食、胃肠减压;纠正水、电解质紊乱及酸碱平衡失调;防治感染和中毒;及对症治疗,如明确诊断后应用镇静剂、镇痛剂等。必要时手术治疗。

二、护理评估

(一)术前评估

1.健康史

(1)个人情况:患者年龄、发病前有无体位不当、饮食不当或饱餐后剧烈运动等诱因及个人卫生情况等。

(2)既往史:既往有无腹部手术、外伤史或炎症史,有无急慢性肠道疾病史。

2.身体状况

(1)腹痛、腹胀的程度、性质,有无进行性加重。

(2)肠鸣音情况。

(3)呕吐物、排泄物及胃肠减压液的量及性状。

(4)有无腹膜刺激征。

(5)有无水、电解质及酸碱失衡。

(6)X线片、血常规、血生化检查有无异常。

3.心理社会状况

(1)是否了解疾病相关知识。

(2)有无恐惧或焦虑等不良情绪反应。

(3)患者的家庭、社会支持情况。

(二)术后评估

(1)麻醉、手术方式,术中出血、补液、输血情况。

(2)生命体征是否稳定。

(3)有无切口疼痛、腹胀、恶心呕吐等。

(4)引流是否通畅有效,引流液的颜色、量及性状。

(5)有无肠粘连、腹腔感染、肠瘘等并发症发生。

三、常见护理问题

(一)疼痛
疼痛与肠壁缺血或肠蠕动增强有关。

(二)体液不足
体液不足与频繁呕吐、腹腔及肠腔积液和胃肠减压等有关。

(三)潜在并发症
术后肠粘连、腹腔感染、肠瘘。

四、护理措施

(一)非手术治疗的护理

1.缓解腹痛和腹胀

(1)胃肠减压:是治疗肠梗阻的主要措施之一,多采用鼻胃管置入并持续低负压吸引,将积聚于胃肠道内的气体和液体吸出,降低胃肠道内的压力和张力,改善胃肠壁血液循环,有利于局限炎症;并可改善因膈肌抬高所致的呼吸与循环障碍。胃肠减压期间应保持鼻胃管的通畅和减压装置的有效负压,观察并记录引流液的颜色、量及性质,以协助判断梗阻的部位、程度。

(2)体位:取半卧位,降低腹肌张力、减轻疼痛,以利呼吸。

(3)应用解痉剂:若无肠绞窄,可给予山莨菪碱、阿托品等抗胆碱类药物,以抑制胃肠道腺体分泌,解除胃肠道平滑肌痉挛,缓解腹痛。

(4)使用生长抑素,抑制胃肠道腺体分泌,减轻水肿,有利于肠功能恢复。

(5)低压灌肠:采用肥皂水灌肠,刺激肠道排出大便,使肠道减压。但应注意压力过大可引起肠穿孔。

2.腹痛的护理

遵医嘱使用解痉止痛药物,确定无肠绞窄或肠麻痹后,可使用阿托品类解痉药解除胃肠道平滑肌痉挛,以缓解腹痛。还可热敷腹部、针灸双侧足三里穴。

注意禁用吗啡类止痛药物,以免掩盖病情而延误治疗。

3.呕吐的护理

患者呕吐时应将头转向一侧或坐起,以防呕吐物吸入气管,导致窒息或吸入性肺炎。呕吐后及时清除呕吐物,协助其漱口,保持口腔清洁。观察并记录呕吐物的颜色、性状、量及呕吐的时间、次数等。

4.维持体液与营养平衡

(1)输液、维持水电解质酸碱平衡:根据病情、年龄及出量的多少、性状并结合血气分析和血清电解质的结果补充液体及电解质,以维持水、电解质及酸碱平衡。

(2)饮食:肠梗阻患者一般禁食、补液,待病情好转,梗阻缓解(患者恢复排气及排便、腹痛、腹胀消失)后方可试进少量流食,忌甜食和牛奶(以免引起肠胀气),逐步过渡到半流食和恢复正常饮食。

5.防治感染

遵医嘱正确、按时使用抗菌药物以防治细菌感染,减少毒素吸收,减轻中毒症状。

6.观察病情,以及早发现绞窄性肠梗阻

(1)病情观察的内容:①严密观察患者的生命体征及腹痛、腹胀、呕吐等变化,是否存在口渴、尿少等脱水表现及有无呼吸急促、烦躁不安、面色苍白、脉率增快、脉压减小等休克前期症状;②密切观察并准确记录出入液量,包括胃肠减压量、呕吐物量、尿量及输液总量;③监测血常规、血清电解质及血气分析结果;④观察患者腹部体征变化。

(2)及早发现绞窄性肠梗阻。病情观察期间如出现以下情况,应考虑绞窄性肠梗阻可能:①腹痛发作急骤,开始即表现为持续性剧痛,或持续性疼痛伴阵发性加剧;②腹部有局限性隆起或触痛性肿块;③呕吐出现早、剧烈而频繁;④呕吐物、胃肠减压液、肛门排出液或腹腔穿刺均为血性液体;⑤有腹膜炎表现,肠鸣音可由亢进转弱甚至消失;⑥体温升高、脉率增快、白细胞计数升高;⑦病情发展迅速,早期即出现休克,抗休克治疗效果不明显;⑧经积极非手术治疗但症状体征无明显改善。

此类患者病情危重,应在抗休克、抗感染的同时,积极做好术前准备。

(二)手术治疗的护理

1.术前护理

(1)协助做好术前检查,行术前常规准备。慢性不完全性肠梗阻需行肠切除者,需遵医嘱做好肠道准备。肠道准备尽量不口服导泻剂,应予清洁灌肠。

(2)心理护理:加强护患沟通,关心、体贴患者,详细向患者和家属解释疾病发生、发展、治疗方法及预后等,消除其心理顾虑,树立战胜疾病的信心。

2.术后护理

(1)病情观察:监测生命体征,如有异常及时报告、处理。

(2)饮食:禁食期间予以静脉输液;肠蠕动恢复后可进少量流质饮食;进食后如无不适,逐渐过渡至半流质饮食。

(3)体位与活动:平卧位头偏向一侧;术后6小时后如血压、心率平稳,可取半卧位,如病情允许可鼓励早期下床活动。

(4)管道护理:妥善固定各引流管并保持通畅,防止管道受压、打折、扭曲或脱出;观察并记录引流液的颜色、性状及量;更换引流装置时注意无菌操作。

(三)术后并发症的观察与护理

1.肠梗阻

(1)观察:观察有无腹痛、腹胀、呕吐、停止排气排便等。

(2)护理:一旦发生,积极配合医师采取非手术治疗措施。鼓励患者术后早期活动,可有效促进胃肠蠕动和机体功能恢复,防止肠粘连。

2.切口和腹腔感染

(1)观察:监测生命体征和切口情况。如术后3~5天出现体温升高、切口红肿、剧痛应考虑切口感染。如术后出现腹膜炎表现,需警惕腹腔内感染可能。

(2)护理:根据医嘱进行积极的全身营养支持和抗感染治疗。

3.肠瘘

(1)观察:腹腔引流管周围流出液体有粪臭味时,应考虑肠瘘。

(2)护理:发生肠瘘后应温水擦净瘘口周围污物,涂氧化锌软膏保护局部皮肤,防止发生皮炎,并保持瘘口周围皮肤清洁干燥。遵医嘱进行全身营养支持和抗感染治疗,局部双套管负压冲洗引流,保持引流通畅。引流不畅或感染不能局限者需再次手术。

五、健康教育

(一)饮食指导

进食高蛋白、高维生素、易消化食物,少食辛辣食物;避免暴饮暴食;饱餐后勿剧烈活动,特别是弯腰、打滚、连续下蹲和起立等动作,防止发生肠扭转。

(二)保持大便通畅

老年便秘者可通过调整饮食、腹部按摩、适量活动等方法保持大便通畅,视情况适当给予缓泻剂;避免用力排便。

(三)自我观察

指导患者和家属监测病情,如出现腹痛、呕吐、腹胀及肛门停止排气排便等,应及时就诊。

(李 悦)

第五节 直肠肛管良性疾病

一、痔

痔是最常见的肛肠疾病,可发生在任何年龄,随年龄增长发病率增高。

(一)病因

1.肛垫下移学说

正常情况下,肛垫在排便时被推挤下移,排便后可自行回缩至原位;若存在反复便秘、妊娠等引起腹内压增高的因素,则肛垫中的纤维间隔逐渐松弛,并伴有静脉丛充血、扩张、融合,从而形成痔。

2.静脉曲张学说

任何引起腹内压增高的因素如久坐、用力排便、妊娠、腹水及盆腔巨大肿瘤等均可阻滞直肠静脉回流,导致血液淤滞、静脉扩张及痔的形成。

此外,长期进食大量刺激性食物、嗜酒可使局部充血;肛周感染可导致周围血管炎症,使静脉失去弹性而扩张,以上因素均可诱发痔。

(二)临床表现

1.内痔

内痔主要表现为便血及痔块脱出,便血的特点是无痛性间歇性便后出鲜血。

(1)Ⅰ度:排便时出血,便后出血自行停止,无痔块脱出。

(2)Ⅱ度:常有便血,痔块在排便时脱出肛门,排便后可自行回纳。

(3)Ⅲ度:偶有便血,痔在腹内压增高时脱出,无法自行回纳,需用手辅助。

(4)Ⅳ度:偶见便血,痔块长期脱出于肛门,无法回纳或回纳后又立即脱出。

2.外痔

外痔主要表现为肛门不适、潮湿、有时伴局部瘙痒,若形成血栓性外痔,则有剧痛,排便、咳嗽时加剧,数天后可减轻;肛周可见红色或暗红色硬结。

3.混合性痔

混合性痔兼有内痔及外痔的表现,严重时可呈环状脱出肛门,呈梅花状,又称环状痔。

(三)治疗

无症状痔无须治疗,有症状痔的治疗在于减轻及消除症状而非根治。首选非手术治疗,无效时才考虑手术治疗。

1.非手术治疗

(1)一般治疗:适用于初期及无症状痔,包括:①养成良好的饮食和排便习惯。②便后热水坐浴以改善局部血液循环。③肛管内注入抗生素油膏或栓剂,以润滑肛管、促进炎症吸收和减轻疼痛。④血栓形成时可先予局部热敷、外敷消炎止痛药物,若疼痛不缓解再行手术。⑤嵌顿痔,应及早行手法复位,将痔核还纳肛门内。

(2)注射疗法:常用于Ⅰ、Ⅱ度内痔的治疗。

(3)胶圈套扎疗法(图8-3):可用于Ⅰ、Ⅱ、Ⅲ度内痔的治疗,是通过将特制胶圈套入内痔根部,利用胶圈的弹性回缩力将痔的血供阻断,使其缺血、坏死、脱落而治愈。

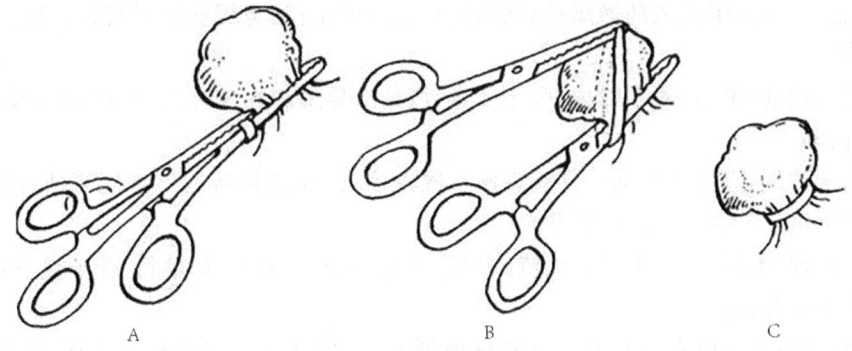

图8-3 内痔胶圈套扎术

(4)多普勒超声引导下痔动脉结扎术:适用于Ⅱ~Ⅳ内痔。

(5)红外线凝固:适用于Ⅰ、Ⅱ度内痔,通过红外线直接照射痔块基底部,引起蛋白凝固、纤维增生,痔块硬化萎缩脱落。

(6)其他:冷冻疗法等。

2.手术治疗

手术治疗主要适用于Ⅱ、Ⅲ、Ⅳ度内痔或发生血栓、嵌顿等并发症的痔及以外痔为主的混合痔等。包括痔单纯切除术、吻合器痔固定术、血栓性外痔剥离术、激光切除痔核术等。

(四)护理评估

1.术前评估

(1)健康史:了解患者的一般资料,如性别、年龄、饮食习惯,是否嗜酒,有无便秘及不良排便习惯等。

(2)身体状况。①局部:评估痔的部位、大小、颜色,询问排便状况,有无便秘、肛周疼痛等,排便后有无肿块脱出肛门、能否自行还纳等。②全身:评估患者有无贫血、发热等。

(3)辅助检查:肛门镜检查了解痔核大小,直肠黏膜是否伴有充血、水肿、溃疡及肿块等,有无其他直肠疾病。

(4)心理-社会状况:由于病程迁延,反复发作,若痔出血较多或疼痛剧烈时可引起患者的焦虑及恐惧等不良情绪,给患者工作和生活带来痛苦和不适,给予患者及家属疾病知识及心理疏导方面支持。

2.术后评估

了解患者麻醉、术式及术中情况,评估患者术后生命体征及出血情况,有无疼痛发生,是否有尿潴留发生,评估患者有无肛门失禁、肛门狭窄及感染等并发症的发生。

(五)护理措施

1.术前护理

(1)有效缓解疼痛。①温水坐浴:排便后及时清洗,必要时用 1∶5 000 高锰酸钾溶液温水坐浴,减轻疼痛。②痔块及时回纳:嵌顿性痔应尽早行手法复位,注意动作轻柔,避免损伤。

(2)保持大便通畅。①定时排便:养成定时排便习惯,术后应保持大便畅通,防止用力,若便秘,忌灌肠。②活动:适当增加运动量,以促进肠蠕动;避免久站、久坐、久蹲。③饮食:嘱患者多饮水,多吃新鲜水果蔬菜和粗粮,少饮酒,少吃辛辣刺激食物,少吃高热量零食。

(3)术前准备:完善术前肠道准备:指导患者进少渣饮食,术前排空大便,尽量避免清洁灌肠;做好会阴部备皮;遵医嘱完成药敏试验;贫血患者及时纠正;注意缓解患者紧张情绪。

2.术后护理

(1)休息与活动:术后 24 小时内,卧床休息,协助指导患者在床上翻身、活动四肢,24 小时后可适当下床活动。

(2)会阴部护理:直肠肛管部位易受粪便及尿液污染,注意保持肛门周围清洁,避免感染,每次便后用 1∶5 000 高锰酸钾温水坐浴。

(3)饮食护理:术后 1~2 天应以无渣或少渣流食、半流食为主,如藕粉、莲子羹、稀粥等,减少肠蠕动,促进切口愈合。

(4)控制排便:术后患者会有肛门下坠感或便意,术后 3 天内尽量避免大便,以促进切口愈合。之后必须保持大便畅通,如便秘可口服液状石蜡或其他缓泻剂。

(5)疼痛护理:根据疼痛原因给予相应护理,如遵医嘱使用镇痛药。

(6)并发症预防及护理。①尿潴留:术后 24 小时内,每 4~6 小时嘱患者排尿 1 次,若术后 8 小时仍未排尿且感下腹胀满、隆起时,可行诱导排尿或导尿等。②出血:通常术后 7 天内粪便表面有少量血属正常现象,若患者出现恶心、呕吐、心慌、面色苍白等症状并伴有肛门坠胀感,观察敷料渗血较多时,应及时通知医师处理。③感染:预防感染应做到术前注意改善全身营养状况;术后 2 天内控制好排便,避免造成伤口崩裂;温水坐浴,保持局部清洁;定时换药,充分引流。④肛门狭窄:多为术后瘢痕挛缩所致,术后应观察患者有无排便困难及大便变细,以排除肛门狭窄。

(六)健康教育

1.疾病相关知识

向患者讲解疾病的发病原因及相应的治疗及护理配合要点,鼓励患者养成良好的饮食及排便习惯,预防便秘。避免长时间久站或久坐。术后告知患者进行肛门括约肌舒缩运动,防止肛门括约肌松弛。

2.出院后观察

患者出院后,注意观察有无感染、肛门狭窄或痔的复发等,发现异常及时就诊。

二、直肠肛管周围脓肿

直肠肛管周围脓肿是指直肠肛管周围间隙内或其周围软组织内的急性化脓性感染,并发展成为脓肿。

(一)病因

大多数直肠肛管周围脓肿源于肛腺感染,少数可继发于损伤、内痔、肛裂或痔疮药物注射治疗等,溃疡性结肠炎、Crohn病及血液病患者易并发直肠肛管周围脓肿。

(二)临床表现

1. 肛门周围脓肿

肛门周围脓肿以肛门周围皮下脓肿最为常见,占40%~48%,位置多表浅,以局部症状为主,全身感染症状不明显。疼痛、肿胀和局部压痛为主要表现。疼痛为持续跳动性,可因排便、局部受压、按摩或咳嗽而疼痛加剧,坐立不安,行动不便;早期局部红肿、发硬,压痛明显,脓肿形成后则波动明显,若自行穿破皮肤,则脓液排出。

2. 坐骨肛管间隙脓肿(坐骨直肠窝脓肿)

坐骨肛管间隙脓肿较多见,占20%~25%,该间隙较大,因此形成的脓肿较大且深,全身感染症状明显,患者在发病初期就可出现寒战、发热、乏力、恶心等全身表现。早期局部症状不明显,之后出现持续性胀痛并逐渐发展为明显持续性跳痛,排便或行走时疼痛加剧;有的患者可出现排尿困难,里急后重,感染初期无明显局部体征,以后出现患处红肿,双臀不对称。

3. 骨盆直肠间隙脓肿(骨盆直肠窝脓肿)

骨盆直肠间隙脓肿较前两者少见,此处位置深、空隙大,因此全身感染症状严重而无明显局部表现,早期即出现持续高热、寒战、头痛、疲倦等全身中毒症状;局部症状为直肠坠胀感、便意不尽等,常伴排尿困难。会阴部多无异常体征,直肠指诊可在直肠壁上触及肿块隆起,有压痛及波动感。

4. 其他

肛管括约肌间隙脓肿、直肠后间隙脓肿、高位肌间脓肿、直肠壁内脓肿(黏膜下脓肿)。由于位置较深,局部症状多不明显,主要表现为会阴、直肠坠胀感,排便时疼痛加重,患者同时有不同程度的全身感染症状。直肠触诊可扪及疼痛性肿块。

(三)治疗

1. 非手术治疗

非手术治疗可应用抗生素治疗,控制感染;温水坐浴;局部理疗;为缓解患者排便时疼痛,可口服缓泻剂或液状石蜡促进排便。

2. 手术治疗

手术治疗主要方法是脓肿切开引流。

(1)肛门周围脓肿:在局麻下,于波动最明显处做与肛门呈放射状的切口,不必填塞以保证引流通畅。

(2)坐骨肛管间隙脓肿:在腰麻或骶管麻醉下,于压痛明显处,用粗针头先做穿刺,抽出脓液后,作一平行于肛缘的弧形切口,置管或放油纱条引流,切口距离肛缘要3~5 cm,避免损伤括约肌。

(3)骨盆直肠间隙脓肿:在腰麻或全麻下,根据脓肿位置选择切开部位,脓肿向肠腔突出,手指于直肠内可触及波动,在肛镜下行相应部位直肠壁切开引流。

(四)护理评估

1.健康史

了解患者有无肛周软组织感染、内痔、损伤、肛裂、药物注射等病史,有无血液病、溃疡性结肠炎等。

2.身体状况

(1)局部:评估脓肿位置,局部有无肿胀和压痛,评估疼痛的性质,是否因排便、局部受压、按摩或咳嗽疼痛加剧,是否有肛周瘙痒、分泌物等肛窦炎或肛腺感染的临床表现;有无排尿困难。

(2)全身:患者是否出现寒战、高热、头痛、乏力、食欲缺乏、恶心等全身表现。

3.辅助检查

评估实验室检查结果,有无白细胞计数及中性粒细胞比例增高,MRI检查明确脓肿与括约肌的关系,有无多发脓肿。

4.心理-社会状况

由于疾病迁延不愈,甚至形成肛瘘,为患者的生活和工作带来不便,注意评估患者心理状态变化,有无因疾病产生的情绪变化,了解其家属对患者疾病的认识程度及支持情况。

(五)护理措施

1.休息与活动

术后24小时内,卧床休息,协助并指导患者在床上翻身、活动四肢。但不宜过早下床,以免伤口疼痛、出血,24小时后可适当下床活动。

2.饮食护理

术后1~2天以无渣或少渣流质、半流质为主,如稀粥、面条等,以减少肠蠕动,促进切口愈合。鼓励患者多饮水,摄入有助于促进排便的食物。

3.控制感染

遵医嘱应用抗生素,脓肿切开引流者,密切观察引流液的色、量、性状并记录;定时冲洗脓腔,保持引流通畅;当脓液变稀且引流量<50 mL/d 时,可考虑拔管。高热患者嘱其多饮水并给予物理降温。

4.其他

其他护理措施参见痔围术期护理。

(六)健康教育

(1)疾病相关知识:向患者讲解疾病的发病原因及相应的治疗及护理配合要点,鼓励患者养成良好的饮食及排便习惯,预防便秘;避免长时间久站或久坐;术后告知患者进行肛门括约肌舒缩运动,防止肛门括约肌松弛。

(2)直肠肛管周围脓肿主要是因肛窦腺感染引起,注意个人肛门卫生和生活习惯避免肛窦炎的发生;对未行一次性切开治疗的患者术后存在较高的肛瘘风险,一旦发生肛瘘应行二次肛瘘手术治疗。

三、肛瘘

肛瘘是肛门周围的肉芽肿性管道,由内口、瘘管和外口三部分组成,是常见的直肠肛管疾病之一,多见于青壮年男性。

(一)病因

大多数肛瘘由直肠肛管周围脓肿发展而来,以化脓性感染多见,少数为特异性感染,如克罗恩病、结核、溃疡性结肠炎等;其他如直肠肛管恶性肿瘤溃破感染、直肠肛管外伤继发感染等所致,但少见。

(二)临床表现

1. 症状

肛门部潮湿、瘙痒,甚至出现湿疹。较大的高位肛瘘外口可排出粪便及气体。当外口因假性愈合而暂时封闭时,脓液积存,再次形成脓肿,可出现直肠肛管周围脓肿症状,脓肿破溃或切开引流后,脓液排出,症状缓解。上述症状反复发作是肛瘘的特点。

2. 体征

肛门周围可见单个或多个外口,呈红色乳头状隆起,挤压可排出少量脓液或脓血性分泌物,可有压痛。

(三)治疗

治疗原则是切开瘘管,敞开创面,促进愈合。

1. 瘘管切开术

瘘管切开术适用于低位肛瘘,瘘管全部切开,靠肉芽组织生长使切口愈合。

2. 肛瘘切除术

肛瘘切除术适用于低位单纯性肛瘘。切除全部瘘管壁直至健康组织,创面敞开,使其逐渐愈合。

3. 挂线治疗

挂线治疗适用于距肛缘3~5 cm且有内、外口的低位、高位单纯性肛瘘或复杂性肛瘘的辅助治疗。其原理是利用橡皮筋或有腐蚀作用的药线的机械性压迫作用,使结扎处组织发生血运障碍而坏死,以缓慢切开肛瘘。

(四)护理评估

1. 健康史

患者是否有直肠肛管周围脓肿病史,是否有结核分枝杆菌感染或肛门外伤史等。

2. 身体状况

评估瘘管内、外口的位置、数量及外观,有无瘘口排脓、肛周瘙痒;是否出现寒战、高热、头痛、乏力等全身表现。

3. 辅助检查

根据直肠指检、内镜检查等,明确瘘管内口,评估瘘管走向,实验室检查是否提示白细胞计数及中性粒细胞比例增高。

4. 心理-社会状况

本病呈慢性过程,需了解患者对肛周瘙痒、分泌物及粪臭味给患者带来生理上甚至生活上的影响。评估患者心理状况,有无悲观、抑郁情绪等。

(五)护理措施

1. 挂线疗法护理

(1)皮肤护理:保持肛周皮肤清洁、干燥,嘱患者局部皮肤瘙痒时不可搔抓,避免皮肤损伤感染。

(2)饮食护理：挂线治疗前1天晚餐进半流食，术晨可进流食，术后予以清淡、易消化食物。

(3)温水坐浴：术后第2天开始，每天早晚及便后用1∶5 000高锰酸钾溶液坐浴，既可缓解疼痛，又有利于炎症消散、吸收。

2.围术期护理

围术期护理见痔围术期护理。

(六)健康教育

1.收紧药线

嘱患者每5～7天至门诊收紧药线，直至药线脱落，脱落后局部可涂生肌散或抗生素软膏，以促进伤口愈合。

2.扩肛或提肛运动

为防止肛门狭窄，术后5～10天可用示指扩肛，每天1次，肛门括约肌松弛者，术后3天起可指导患者进行提肛运动。

四、肛裂

肛裂是指齿状线以下肛管皮肤层裂伤后形成的经久不愈的缺血性溃疡，多见于青、中年人。

(一)病因

病因尚不清楚，可能与多种因素有关，但大多数肛裂形成的直接原因是长期便秘、粪便干结引起排便时机械性损伤。

(二)临床表现

患者多有长期便秘史，临床典型表现为疼痛、便秘和出血。

1.疼痛

疼痛为主要症状，一般较剧烈，有典型的周期性。由于排便时干硬粪便刺激裂口内神经末梢，肛门出现烧灼样或刀割样疼痛；便后数分钟可缓解；随后因肛门括约肌反射性痉挛，再次发生疼痛，时间较长，常持续半小时至数小时，直到括约肌疲劳、松弛后，疼痛缓解。

2.便秘

肛裂形成后患者往往因惧怕疼痛而不愿排便，故而加重便秘，粪便更加干结，便秘又加重肛裂，形成恶性循环。

3.出血

由于排便时粪便擦伤溃疡面或撑开肛管撕拉裂口，故创面常有少量出血，鲜血可见于粪便表面、便纸上或排便过程中滴出，大量出血少见。

(三)治疗

软化大便，保持大便通畅；解除肛门括约肌痉挛，缓解疼痛，促进局部创面愈合。

1.非手术治疗

(1)服用通便药物：口服缓泻剂或液状石蜡，润滑干硬的粪便；增加饮水和多纤维食物。

(2)局部坐浴：排便后用1∶5 000高锰酸钾温水坐浴；保持局部清洁，改善局部血液循环，解除括约肌痉挛及其所致疼痛，促进炎症吸收消散。

(3)扩肛疗法：局部麻醉后，用示指和中指循序渐进、持续地扩张肛管，使括约肌松弛、疼痛消失，创面扩大，促进溃疡愈合，但此法复发率高，可并发出血、肛周脓肿等。

2.手术治疗

手术治疗适用于经久不愈,经非手术治疗无效的且症状较重的陈旧性肛裂。

(1)肛裂切除术:切除全部增殖的肛裂边缘及其周边纤维化组织、前哨痔及肥大乳头,术后创面敞开引流,保持引流畅通,更换敷料直至创面愈合。

(2)肛管内括约肌切断术:肛管内括约肌为环形的不随意肌,其痉挛收缩是导致肛裂患者疼痛的主要原因。手术分离内括约肌后,予以部分切断,同时切除肥大乳头和前哨痔;肛裂在数周后可自行愈合。

(四)护理评估

1.健康史

患者是否常有长期便秘史,个人饮食习惯,有无家族史、既往史、过敏史。

2.身体状况

评估肛裂的部位及外观,有无出血、水肿,询问患者疼痛情况。

3.心理-社会状况

由于疼痛和便血,给患者带来痛苦和不适,而产生焦虑和恐惧心理。

(五)护理措施

1.一般护理

(1)有效缓解疼痛。①保持肛门卫生:便后用1∶5 000高锰酸钾温水坐浴,水温40～46 ℃,每天2～3次,每次20～30分钟,松弛肛门括约肌,改善局部血液循环,缓解疼痛,促进愈合。②镇痛:疼痛明显者,可遵医嘱给予应用镇痛药物,如肌内注射吗啡等。

(2)保持大便通畅。①养成良好排便习惯:长期便秘是引起肛裂的最主要病因,指导患者养成每天定时排便的习惯,进行适当的户外锻炼。②服用缓泻剂:如液状石蜡,也可选用中药大黄、蜂蜜、番泻叶等泡茶饮用,以润滑、松软大便并有利排便。

2.饮食护理

多饮水;增加膳食中新鲜蔬菜、水果及粗纤维食物的摄入,少量或忌食辛辣和刺激饮食,以促进胃肠蠕动,防止便秘。

3.手术治疗的护理

(1)术前准备:术前3天少渣饮食,术前1天流食,术日前晚灌肠,尽量避免术后3天内排便,有利于切口愈合。

(2)术后护理:保持创面清洁,定时更换敷料;注意观察切口局部情况,有无出血、感染及脓肿形成。

4.并发症的预防及处理

(1)切口出血:多发生于术后1～7天,原因多为术后便秘、剧烈咳嗽等,一旦发生切口大量渗血,紧急压迫止血并报告医师。

(2)排便失禁:多因术中不慎切断肛管直肠环所致,若仅为肛门括约肌松弛,可于术后3天指导患者进行提肛运动。

(3)肛门狭窄:术后5～10天可用示指扩肛,每天1次。

(六)健康教育

1.疾病相关知识

向患者讲解疾病的发病原因及相应的治疗及护理配合要点,鼓励患者积极配合治疗;鼓励患者养成良好的饮食及排便习惯,预防便秘。

2.出院后监测

患者出院后,注意观察有无感染、肛门狭窄或肛裂复发等,如有异常及时就诊。

(李 悦)

第六节 急性胰腺炎

急性胰腺炎是常见的急腹症。一般认为该病是由胰腺分泌的胰酶在胰腺内被激活,对胰腺组织自身"消化"而引起的急性化学性炎症。按病理分类可分为水肿性和出血坏死性胰腺炎。前者病情轻,预后好;后者病情凶险,死亡率高,不仅表现为胰腺的局部炎症,而且常累及全身多个脏器。

一、病因与发病机制

急性胰腺炎的病因比较复杂,有多种致病危险因素。国内以胆道疾病为主,占50%以上,称胆源性胰腺炎。西方多与过量饮酒有关,约占60%。

(一)胆道疾病

胆总管下端结石嵌顿、胆道蛔虫、Oddi括约肌水肿和痉挛、壶腹部狭窄,胆汁逆流入胰管而引起急性胰腺炎。

(二)过量饮酒和暴饮暴食

胰液分泌增加引起十二指肠乳头水肿和Oddi括约肌痉挛,胰管内压力升高,细小胰管破裂,胰液进入腺泡周围组织。此时胰腺内某些酶经激活对胰腺进行"自我消化"而发生急性胰腺炎。

(三)十二指肠液反流

当十二指肠内压力升高,十二指肠液逆流入胰管,其中的肠激酶等激活胰液各种分解蛋白的酶,导致急性胰腺炎。

(四)创伤因素

上腹部损伤或手术,特别是经Vater壶腹的操作,如经内镜逆行胰胆管造影和经内镜Vater壶腹胆管取石术等,直接或间接损伤胰腺组织,并发急性胰腺炎。

(五)胰腺血液循环障碍

低血压、心肺旁路、动脉栓塞、血管炎及血液黏滞度升高等因素均可造成胰腺血液循环障碍而发生急性胰腺炎。

(六)其他因素

如感染因素、药物因素及与高脂血症、高血钙、妊娠有关的代谢、内分泌和遗传因素等。另外,少数急性胰腺炎患者找不到明确病因,被称为特发性急性胰腺炎。

二、病理生理

基本病理改变是胰腺呈不同程度的水肿、充血、出血和坏死。

（一）急性水肿性胰腺炎

急性水肿性胰腺炎病变较轻，多局限在胰体、尾部。胰腺肿胀、变硬、充血，被膜紧张，其下可有积液。腹腔内脂肪组织，特别是大网膜可见散在粟粒状或斑块状黄白色皂化斑（脂肪酸钙）。腹水呈淡黄色。

（二）出血坏死性胰腺炎

出血坏死性胰腺炎病变以胰腺实质出血和坏死为特征。胰腺肿胀，呈暗紫色，分叶结构模糊，坏死灶呈灰黑色，严重者整个胰腺变黑。腹腔内可见皂化斑和脂肪坏死灶，腹膜后可出现广泛组织坏死。腹膜后和腹膜内形成血性渗液。晚期坏死组织合并感染形成胰腺或胰周脓肿。

三、临床表现

临床表现因病变轻重不同而有所差异。

（一）腹痛

腹痛是本病的主要症状。常于饱餐和饮酒后突然发作，腹痛剧烈，呈持续性、刀割样。多位于左上腹，放射至左肩及左腰背部，有时呈束带状。胆源性者腹痛始发于右上腹，逐渐向左侧转移。病变累及全胰时，疼痛范围较宽并呈束带状向腰背部放射。

（二）腹胀

腹胀与腹痛同时存在。早期为反射性，因腹腔神经丛受刺激产生肠麻痹所致；继发感染后由腹膜后的炎症刺激所致。腹膜后炎症越重，腹胀越明显。腹水时可加重腹胀。患者排便、排气停止。

（三）恶心、呕吐

早期呕吐剧烈且频繁，常与腹痛伴发。呕吐物为十二指肠内容物，偶可呈咖啡色，呕吐后腹痛不缓解。

（四）腹膜炎体征

急性水肿性胰腺炎时压痛多只限于上腹部，常无明显肌紧张。急性出血坏死性胰腺炎压痛明显，并有肌紧张和反跳痛，范围较广或全腹。移动性浊音多为阳性。肠鸣音减弱或消失。

（五）其他

轻症急性水肿性胰腺炎可不发热或伴轻度发热；合并胆道感染时常伴寒战、高热。胰腺坏死伴感染时，持续性高热为主要症状之一。若结石嵌顿或胰头肿大压迫胆总管可出现黄疸。部分患者以突然休克为主要表现。出血坏死性胰腺炎患者可出现休克。早期以低血容量性休克为主，晚期合并感染性休克。伴急性肺功能衰竭时可有呼吸困难和发绀。有胰性脑病者可引起中枢神经系统症状，如感觉迟钝、意识模糊乃至昏迷。腹膜后坏死组织感染可出现腰部皮肤水肿、发红和压痛。少数严重患者可因外溢的胰液经腹膜后途径渗入皮下造成出血。在腰部、季肋部和腹部皮肤出现大片青紫色瘀斑，称 Grey-Turner 征；脐周围皮肤出现的蓝色改变，称 Cullen 征。胃肠道出血时可有呕血和便血。血钙降低时，可出现手足抽搐。严重者可有 DIC 表现。

急性胰腺炎的局部并发症包括胰腺坏死、胰腺脓肿、急性胰腺假性囊肿及胃肠道瘘。

四、辅助检查

（一）实验室检查

1.胰酶测定

血清、尿淀粉酶测定是最常用的诊断方法。血清淀粉酶在发病数小时内升高，24 小时达高峰,5天后逐渐降至正常;尿淀粉酶在发病24小时开始上升,48小时达高峰,下降较缓慢,1～2周恢复正常。血清淀粉酶升高＞500 U/dL(正常值40～180 U/dL,Somogyi法)或尿淀粉酶超过300 U/dL(正常值80～300 U/dL,Somogyi法)具有诊断意义。应注意淀粉酶升高幅度和病变严重程度不一定成正比。严重的出血坏死性胰腺炎,胰腺腺泡广泛破坏,胰酶生成减少,血清淀粉酶反而不高。诊断性腹腔穿刺抽取血性渗出液,所含淀粉酶值高也有利于诊断。

2.血生化检查

血生化检查包括白细胞计数升高、高血糖、肝功能异常、低血钙、血气分析指标异常等。

(二)影像学检查

腹部B超是首选检查方法,可见胰腺肿大和胰周液体积聚。增强CT扫描和MRI不仅能诊断急性胰腺炎,而且对鉴别水肿性和出血坏死性胰腺炎提供有价值依据,并可提供胰外侵犯征象。

五、治疗

根据胰腺炎的分型、分期和病因选择合适的治疗方法。

(一)非手术治疗

非手术治疗适用于急性胰腺炎全身反应期、水肿性及尚无感染的出血坏死性胰腺炎。

1.禁食与胃肠减压

持续胃肠减压可减轻恶心、呕吐和腹胀,增加回心血量。

2.补液、防治休克

静脉输液,补充电解质溶液,纠正酸中毒,改善微循环,预防和治疗休克。

3.营养支持

营养支持是治疗重症胰腺炎的基本措施之一。视病情和胃肠道功能给予肠内、肠外营养支持。当血清淀粉酶恢复正常,症状、体征消失后可恢复饮食。

4.镇痛和解痉

对腹痛较重的患者给予镇痛药,如哌替啶等。禁用吗啡,以免引起Oddi括约肌痉挛。可同时给予解痉药,如山莨菪碱、阿托品等。

5.抑制胰腺分泌、抑酸及抗胰酶治疗

应用抑制胰腺分泌和胰酶活性的药物。H_2受体阻滞剂可间接抑制胰腺分泌;生长抑素用于病情比较严重的患者;胰蛋白酶抑制剂等具有一定疗效。

6.应用抗生素

急性胰腺炎发病数小时内即可合并感染,故一经诊断应立即使用抗生素预防和控制感染。早期选用广谱抗生素,以后根据细菌培养和药敏试验结果选择应

(二)手术治疗

1.适应证

(1)不能排除其他外科急腹症者。

(2)胰腺和胰周坏死组织继发感染者。

(3)经非手术治疗,临床症状继续恶化。

(4)重症胰腺炎经过短期(24小时)非手术治疗,多器官功能障碍仍不能得到纠正者。

(5)伴胆总管下端梗阻或胆道感染者。

(6)合并肠穿孔、大出血或胰腺假性囊肿者。

2.手术方式

手术方式最常用的是坏死组织清除加引流术。

3.胆源性胰腺炎的处理

伴有胆总管下端梗阻或胆道感染的重症急性胰腺炎,宜急诊或早期(72小时内)手术。取出结石,解除梗阻,畅通引流,并清除坏死组织作广泛引流。若以胆道疾病表现为主,急性胰腺炎的表现较轻,可在手术解除胆道梗阻后,行胆道引流和网膜囊引流术。病情许可同时切除胆囊。若有条件可经纤维十二指肠镜施行 Oddi 括约肌切开、取石及鼻胆管引流术。急性胰腺炎经非手术治愈后 2~4 周做胆道手术。

六、护理措施

(一)疼痛护理

禁食水、胃肠减压,减少胰液分泌,减轻对胰腺及周围组织的刺激。遵医嘱给予抗胰酶药、解痉药或镇痛药,并注意观察药物不良反应。协助患者取舒适体位,缓解疼痛。按摩背部,增加舒适感。

(二)维持体液平衡

(1)密切观察患者生命体征、意识状态、皮肤黏膜情况。

(2)记录每小时尿量,必要时留置导尿管。

(3)留置中心静脉导管,监测中心静脉压的变化。

(4)根据脱水程度、年龄和心功能状况调节输液速度。

(5)准确记录 24 小时出入液量,维持水、电解质平衡。

(三)维持营养平衡

(1)观察患者营养状况,如皮肤弹性、上臂肌皮褶厚度、体重等。

(2)禁食期间,遵医嘱给予营养支持。

(3)若病情稳定、淀粉酶恢复正常、肠麻痹消除,可通过空肠营养管给予肠内营养,多选要素膳或短肽类制剂。

(4)肠内、外营养液输注期间需加强护理,避免发生导管性、代谢性并发症。

(5)待患者病情恢复,可经口进食,从无渣饮食开始,如无不适可逐步过渡到普通饮食,但应限制高脂肪膳食。

(四)体温过高的护理

(1)监测体温。高热患者遵医嘱给予物理或药物降温,降温时监测降温效果及病情变化。药物降温过程中注意观察药物不良反应。长期应用抗生素者,应警惕假膜性肠炎及继发双重感染。

(2)保持病室内合适的温度和湿度。

(3)促进患者舒适:保持患者的衣裤、床单清洁、干爽。

(4)保证患者足够的液体摄入量。

(五)并发症的观察和护理

1.多器官功能障碍

常见有急性呼吸窘迫综合征和急性肾衰竭。

(1)急性呼吸窘迫综合征是以进行性呼吸困难和难以纠正的低氧血症为特征的急性呼吸衰

竭。护理中需注意：①观察患者神志及生命体征的变化。②观察患者呼吸频率、节律、深浅度和皮肤黏膜颜色的变化，有无胸闷、气短、发绀等缺氧症状。③持续氧气吸入，监测血氧饱和度。④监测患者血气变化。⑤如患者出现神志改变，如烦躁不安、呼吸急促、费力、血氧饱和度下降时，应警惕急性呼吸窘迫综合征发生。⑥患者行气管插管或气管切开应用呼吸机辅助呼吸时，需做好气道护理。

（2）急性肾衰竭的临床表现为无尿或少尿、氮质血症、高钾血症和代谢性酸中毒。详细记录患者每小时尿量、尿比重、尿pH及24小时出入液量，如患者出现少尿或无尿时应警惕急性肾衰竭的发生，应立即通知医师，并做好相应护理工作。

2.感染的预防及护理

（1）病情观察：监测患者体温和血白细胞计数。

（2）基础护理：协助并鼓励患者定时翻身、深呼吸、有效咳嗽及排痰；加强口腔和尿道口护理。

（3）维持有效引流：急性胰腺炎患者术后多留置多根引流管，包括胃管、腹腔引流管、T形管、空肠营养管、胰引流管、导尿管等。应正确识别各导管的名称和部位，贴上标签后与相应引流装置正确连接固定。观察记录各引流液的颜色、性状和量。保持引流通畅，防止引流管扭曲、堵塞和受压。定期更换引流袋，注意无菌操作。

（4）遵医嘱应用抗生素。

3.出血的预防及护理

（1）密切监测生命体征变化；观察患者的排泄物、呕吐物和引流液色泽。

（2）如胃肠减压引流出血性液体，应警惕应激性溃疡发生。

（3）若引流液引流出大量血性液体，并有脉搏细数和血压下降的临床表现，应警惕血管破裂出血。

（4）若呕吐物为血性或排泄物为柏油便或鲜血便，应警惕胃肠道穿孔、出血。

（5）如患者有出血的征象，应立即通知医师，并做好抗休克及急诊手术止血的准备。

4.胰瘘、胆瘘或肠瘘的预防及护理

（1）密切观察引流液的色泽和性质，动态监测引流液的胰酶值。

（2）若从腹壁渗出或引流出无色透明或胆汁样液体时，应疑为胰瘘或胆瘘。

（3）若患者腹部出现明显的腹膜刺激征，且引流出粪汁样或输入的肠内营养样液体时，考虑肠瘘。

（4）若患者发生胰瘘、胆瘘或肠瘘时，注意保持负压引流通畅和引流管周围皮肤干燥，防止胰液、胆汁、肠液对皮肤的浸润和腐蚀。

七、健康教育

（1）指导患者及家属了解胰腺炎的病因、诱因、临床表现及预防知识，强调预防复发的重要性。

（2）指导患者养成良好的生活习惯，戒烟、酒，勿暴饮暴食。

（3）指导患者遵医嘱服药并了解服药须知，如药名、作用、剂量、途径、不良反应及注意事项。

（4）加强自我监督，定期复查。如果发现腹部肿块不断增大，并出现腹痛、腹胀、呕血、呕吐等症状，需及时就医。

（李　悦）

第七节 脾破裂

一、概述

脾脏是一个血供丰富而质脆的实质性器官,脾脏是腹部脏器中最容易受损伤的器官,发生率占各种腹部损伤的40%左右。它被与其包膜相连的诸韧带固定在左上腹的后方,尽管有下胸壁、腹壁和膈肌的保护,但外伤暴力很容易使其破裂引起内出血。以真性破裂多见,约占85%。根据不同的病因,脾破裂分成两大类:①外伤性破裂,占绝大多数,都有明确的外伤史,裂伤部位以脾脏的外侧凸面为多,也可在内侧脾门处,主要取决于暴力作用的方向和部位。②自发性破裂,极少见,且主要发生在病理性肿大(门静脉高压症、血吸虫病、淋巴瘤等)的脾脏。如仔细追询病史,多数仍有一定的诱因,如剧烈咳嗽、打喷嚏或突然改变体位等。

二、护理评估

(一)健康史

了解患者腹部损伤的时间、地点及致伤源、伤情、就诊前的急救措施、受伤至就诊之间的病情变化,如果患者神志不清,应询问目击人员。患者一般有上腹火器伤、锐器伤或交通事故、工伤等外伤史或病理性(门静脉高压症、血吸虫病、淋巴瘤等)的脾大病史。

(二)临床表现

脾破裂的临床表现以内出血及腹膜刺激征为特征,并常与出血量和出血速度密切相关。出血量大而速度快的很快就出现低血容量性休克,伤情十分危急;出血量少而慢者症状轻微,除左上腹轻度疼痛外,无其他明显体征,不易诊断。随着时间的推移,出血量越来越大,才出现休克前期的表现,继而发生休克。由于血液对腹膜的刺激而有腹痛,起始在左上腹,慢慢涉及全腹,但仍以左上腹最为明显,同时有腹部压痛、反跳痛和腹肌紧张。

(三)诊断及辅助检查

创伤性脾破裂的诊断主要依赖:①损伤病史或病理性脾大病史。②临床有内出血的表现。③腹腔诊断性穿刺抽出不凝固血液。④对诊断确有困难、伤情允许的病例,采用腹腔灌洗、B型超声、核素扫描、CT或选择性腹腔动脉造影等帮助明确诊断。B型超声是一种常用检查,可明确脾脏破裂程度。⑤实验室检查发现红细胞、血红蛋白和血细胞比容进行性降低,提示有内出血。

(四)治疗原则

随着对脾功能认识的深化,在坚持"抢救生命第一,保留脾脏第二"的原则下,尽量保留脾脏的原则已被绝大多数外科医师接受。彻底查明伤情后尽可能保留脾脏,方法有生物胶黏合止血、物理凝固止血、单纯缝合修补、部分脾切除等,必要时行全脾切除术。

(五)心理、社会因素

导致脾破裂的原因均是意外,患者痛苦大、病情重,且在创伤、失血之后,处于紧张状态,患者常有恐惧、急躁、焦虑,甚至绝望,又担心手术能否成功,对手术产生恐惧心理。

三、护理问题

(一)体液不足
体液不足与损伤致腹腔内出血、失血有关。

(二)组织灌注量减少
组织灌注量减少与导致休克的因素依然存在有关。

(三)疼痛
疼痛与脾部分破裂、腹腔内积血有关;或与意外创伤的刺激、出血及担心预后有关。

(五)潜在并发症
出血。

四、护理目标

(1)患者体液平衡能得到维持,不发生失血性休克。
(2)患者神志清楚,四肢温暖、红润,生命体征平稳。
(3)患者腹痛缓解。
(4)患者焦虑或恐惧程度缓解。
(5)护士要密切观察病情变化,如发现异常,及时报告医师,并配合处理。

五、护理措施

(一)一般护理

1.严密观察监护伤员病情变化

把患者的脉率、血压、神志、氧饱和度及腹部体征作为常规监测项目,建立治疗时的数据,为动态监测患者生命体征提供依据。

2.补充血容量

建立两条静脉通路,快速输入平衡盐液及血浆或代用品,扩充血容量,维持水、电解质及酸碱平衡,改善休克状态。

3.保持呼吸道通畅

及时吸氧,改善因失血而导致的机体缺氧状态,改善有效通气量,并注意清除口腔中异物、义齿,防止误吸,保持呼吸道通畅。

4.密切观察患者尿量变化

怀疑脾破裂患者应常规留置导尿管,观察单位时间的尿量,如尿量>30 mL/h,说明患者休克已纠正或处于代偿期。如尿量<30 mL/h甚至无尿,则提示患者已进入休克或肾衰竭期。

5.术前准备

观察中如发现继续出血(48小时内输血超过1 200 mL)或有其他脏器损伤,应立即做好药物皮试、备血、腹部常规备皮等手术前准备。

(二)心理护理

对患者要耐心做好心理安抚,让患者知道手术的目的、意义及手术效果,消除紧张恐惧心理,还要尽快通知家属并取得其同意和配合,使患者和家属都有充分的思想准备,积极主动配合抢救和治疗。

(三)术后护理

1.体位

术后应去枕平卧,头偏向一侧,防止呕吐物吸入气管,如清醒后血压平稳,病情允许可采取半卧位,以利于腹腔引流。患者不得过早起床活动。一般需卧床休息10~14天。以B超或CT检查为依据,观察脾脏愈合程度,确定能否起床活动。

2.密切观察生命体征变化

按时测血压、脉搏、呼吸、体温,观察再出血倾向。部分脾切除患者,体温持续2~3周在38~40 ℃,化验检查白细胞计数不高,称为"脾热"。对"脾热"的患者,按高热护理及时给予物理降温,并补充水和电解质。

3.管道护理

保持大静脉留置管输液通畅,保持无菌,定期消毒。保持胃管、导尿管及腹腔引流管通畅,妥善固定,防止脱落,注意引流物的量及性状的变化。若引流管引流出大量的新鲜血性液体,提示活动性出血,及时报告医师处理。

4.改善机体状况,给予营养支持

术后保证患者有足够的休息和睡眠,禁食期间补充水、电解质,避免酸碱平衡失调,肠功能恢复后方可进食。应给予高热量、高蛋白、高维生素饮食,静脉滴注复方氨基酸、血浆等,保证机体需要,促进伤口愈合,减少并发症。

(四)健康教育

(1)患者住院2周后出院,出院时复查CT或B超,嘱患者每月复查1次,直至脾损伤愈合,脾脏恢复原形态。

(2)嘱患者若出现头晕、口干、腹痛等不适,均应停止活动并平卧,及时到医院检查治疗。

(3)继续注意休息,脾损伤未愈合前避免体力劳动,避免剧烈运动,如弯腰、下蹲、骑摩托车等。注意保护腹部,避免外力冲撞。

(4)避免增加腹压,保持排便通畅,避免剧烈咳嗽。

(5)脾切除术后,患者免疫力低下,注意保暖,预防感冒,避免进入拥挤的公共场所。坚持锻炼身体,提高机体免疫力。

(李 悦)

第九章 骨科疾病的护理

第一节 肱骨干骨折

一、疾病概述

(一)概念

肱骨干骨折是发生在肱骨外髁颈下 1～2 cm 至肱骨髁上 2 cm 段内的骨折。在肱骨干中下 1/3 段后外侧有桡神经沟,此处骨折最容易发生桡神经损伤。

(二)相关病理生理

1. 骨折的愈合过程

(1)血肿炎症极化期:在伤后 48～72 小时,血肿在骨折部位形成。由于创伤后,骨骼的血液供应减少,可引起骨坏死。死亡细胞促进成纤维细胞和成骨细胞向骨折部位移行,迅速形成纤维软骨,形成骨的纤维愈合。

(2)原始骨痂形成期:由于血管和细胞的增殖,骨折后的 2～3 周内骨折断端的周围形成骨痂。随着愈合的继续,骨痂被塑造成疏松的纤维组织,伸向骨内。常发生在骨折后 3 周至 6 个月内。

(3)骨板形成塑形期:在骨愈合的最后阶段,过多的骨痂被吸收,骨连接完成。随着肢体的负重,骨痂不断得到加强,损伤的骨组织逐渐恢复到损伤前的结构强度和形状。这个过程最早发生在骨折后 6 周,可持续一年。

2. 影响愈合的因素

(1)全身因素,如年龄、营养和代谢因素、健康状况。

(2)局部因素,如骨折的类型和数量、骨折部位的血液供应、软组织损伤程度、软组织嵌入以及感染等。

(3)治疗方法:如反复多次的手法复位、骨折固定不牢固、过早和不恰当的功能锻炼、治疗操作不当等。

(三)病因与诱因

肱骨干骨折可由直接暴力或间接暴力引起。直接暴力常由外侧打击肱骨干中部,致横形或粉碎性骨折。间接暴力常由于手部或肘部着地,外力向上传导,加上身体倾斜所产生的剪式应力,多导致中下1/3骨折。

(四)临床表现

1.症状

患侧上臂出现疼痛、肿胀、皮下瘀斑,上肢活动障碍。

2.体征

患侧上臂可见畸形、反常活动、骨摩擦感、骨擦音。若合并桡神经损伤,可出现患侧垂腕畸形、各手指关节不能背伸、拇指不能伸直、前臂旋后障碍、手背桡侧皮肤感觉减退或消失。

(五)辅助检查

X线拍片可确定骨折类型、移位方向。

(六)治疗原则

1.手法复位外固定

在止痛、持续牵引和肌肉放松的情况下复位,复位后可选择石膏或小夹板固定。复位后比较稳定的骨折,可用U形石膏固定。中、下段长斜形或长螺旋形骨折因手法复位后不稳定,可采用上肢悬垂石膏固定,宜采用轻质石膏,以免因重量太大导致骨折端分离。选择小夹板固定者可屈肘90°角位,用三角巾悬吊,成人固定6~8周,儿童固定4~6周。

2.切开复位内固定

在切开直视下复位后用加压钢板螺钉内固定或带锁髓内针固定。内固定可在半年以后取出,若无不适也可不取。

二、护理评估

(一)一般评估

1.健康史

(1)一般情况:了解患者的年龄、职业特点、运动爱好、日常饮食结构、有无酗酒等。

(2)受伤情况:了解患者受伤的原因、部位和时间,受伤时的体位和环境,外力作用的方式、方向与性质,骨折轻重程度及有无合并桡神经损伤,急救处理的过程等。

(3)既往史:重点了解与骨折愈合有关的因素,如患者有无骨折史,有无药物滥用、服用特殊药物及药物过敏史,有无手术史等。

2.生命体征

按护理常规监测生命体征。

3.患者主诉

受伤的原因、时间、外力方式与性质、骨折轻重程度及有无合并桡神经损伤、受伤时的体位和环境、急救处理的过程等。

4.相关记录

外伤情况及既往史;X线片及实验室检查等结果记录。

(二)身体评估

1.术前评估

(1)视诊:患侧上臂出现疼痛、肿胀、皮下瘀斑,可见畸形,若合并桡神经损伤,可出现患侧垂腕畸形。

(2)触诊:患侧有触痛,骨摩擦感或骨擦音,若合并桡神经损伤,手背桡侧皮肤感觉减退或消失。

(3)动诊:可见反常活动,若合并桡神经损伤,各手指关节不能背伸,拇指不能伸直,前臂旋后障碍。

(4)量诊:患肢有无短缩、双侧上肢周径大小、关节活动度。

2.术后评估

(1)视诊:患侧上臂出现肿胀、皮下瘀斑减轻或消退;外固定清洁、干燥,保持有效固定。

(2)触诊:患侧触痛减轻或消退;若合并桡神经损伤者,手背桡侧皮肤感觉改善或恢复正常。

(3)动诊:反常活动消失;若合并桡神经损伤者,各手指关节能背伸,拇指能伸直,前臂旋后正常。

(4)量诊:患肢无短缩、双侧上肢周径大小相等、关节活动度无差异。

(三)心理-社会评估

患者突然受伤骨折,患侧肢体活动障碍,生活自理能力下降,疼痛刺激以及外固定的使用,易产生焦虑、紧张及自身形象紊乱等心理变化。

(四)辅助检查阳性结果评估

X线片结果确定骨折类型、移位方向。

(五)治疗效果的评估

(1)局部无压痛及纵向叩击痛。

(2)局部无反常活动。

(3)X线片显示骨折处有连续骨痂通过,骨折线已模糊。

(4)拆除外固定后,成人上肢能胸前平举1 kg重物持续达1分钟。

(5)连续观察2周骨折处不变形。

三、主要护理诊断(问题)

(一)疼痛

疼痛与骨折、软组织损伤、肌痉挛和水肿有关。

(二)潜在并发症

肌萎缩、关节僵硬。

四、主要护理措施

(一)病情观察与体位护理

1.疼痛护理

及时评估患者疼痛程度,遵医嘱给予止痛药物。

2.体位

用吊带或三角巾将患肢托起,以促进静脉回流,减轻肢体肿胀、疼痛。

(二)饮食护理

指导患者进食高蛋白、高维生素、高热量、高钙和高铁的食物。

(三)生活护理

指导患者进行力所能及的活动,必要时为其帮助。

(四)心理护理

向患者和家属解释骨折的愈合是一个循序渐进的过程,充分固定能为骨折断端连接提供良好的条件。正确的功能锻炼可以促进断端生长愈合和患肢功能恢复。

(五)健康教育

1. 指导功能锻炼

复位固定后尽早开始手指屈伸活动,并进行上臂肌肉的主动舒缩运动,但禁止做上臂旋转运动。2～3周后,开始主动的腕、肘关节屈伸活动和肩关节的外展、内收活动,逐渐增加活动量和活动频率。6～8周后加大活动量,并做肩关节旋转活动,以防肩关节僵硬或萎缩。

2. 复查

告知患者若骨折远端肢体肿胀或疼痛明显加重,肢体感觉麻木、肢端发凉,夹板或外固定松动,应立即到医院复查并评估功能恢复情况。

3. 安全指导

指导患者及家属评估家庭环境的安全性,妥善放置可能影响患者活动的障碍物。

五、护理效果评估

(1)患者是否主诉骨折部位疼痛减轻或消失,感觉舒适。

(2)患侧肢端能否维持正常的组织灌注,皮肤温度和颜色正常,末梢动脉搏动有力。

(3)能否避免出现肌萎缩、关节僵硬等并发症发生。一旦发生,能否及时发现和处理。

(4)患者在指导下能否按计划进行有效的功能锻炼,患肢功能恢复情况及有无活动障碍。

(李 珊)

第二节 肱骨髁上骨折

一、疾病概述

(一)概念

肱骨髁上骨折是指肱骨干与肱骨髁交接处发生的骨折。在肱骨干中下1/3段后外侧有桡神经沟,此处骨折最容易发生桡神经损伤。肱骨髁上骨折多发生于10岁以下儿童,占小儿肘部骨折的30%～40%。

(二)相关病理生理

在肱骨髁内、前方有肱动脉和正中神经,肱骨髁的内侧和外侧分别有尺神经和桡神经,骨折断端向前移位或侧方移位可损伤相应神经血管。在儿童期,肱骨下端有骨骺,若骨折线穿过骺板,有可能影响骨骺发育,导致肘内翻或外翻畸形。

(三)病因和诱因

肱骨髁上骨折多为间接暴力引起。根据暴力类型和骨折移位方向,可分为屈曲型和伸直型。

(四)临床表现

1.症状

受伤后肘部出现疼痛、肿胀和功能障碍,肘后凸起,患肢处于半屈曲位,可有皮下瘀斑。

2.体征

局部明显压痛和肿胀,有骨擦音及反常活动,肘部可扪到骨折断端,肘后三角关系正常。

(五)辅助检查

肘部正、侧位 X 线拍片能够确定骨折的存在以及骨折移位情况。

(六)治疗原则

1.手法复位外固定

对受伤时间短,局部肿胀轻,没有血液循环障碍者,可进行手法复位外固定。复位后用后侧石膏托在屈肘位固定4~5周,屈肘角度以能清晰地扪到桡动脉搏动,无感觉运动障碍为宜。伤后时间较长,局部组织损伤严重,出现骨折部严重肿胀时,应卧床休息,抬高患肢,或用尺骨鹰嘴悬吊牵引,牵引重量1~2 kg,同时加强手指活动,待3~5天肿胀消退后进行手法复位。

2.切开复位内固定

手法复位失败或有神经血管损伤者,在切开直视下复位后内固定。

二、护理评估

(一)一般评估

1.健康史

(1)一般情况:了解患者的年龄、运动爱好、日常饮食结构等。

(2)受伤情况:了解患者受伤的原因、部位和时间,受伤时的体位和环境,外力作用的方式、方向与性质,骨折轻重程度及有无合并神经血管损伤,急救处理的过程等。

(3)既往史:重点了解与骨折愈合有关的因素,如患者有无骨折史,有无药物过敏史,有无手术史等。

2.生命体征

按护理常规监测生命体征。

3.患者主诉

受伤的原因、时间、外力方式与性质,骨折轻重程度及有无合并桡神经损伤、受伤时的体位和环境、急救处理的过程等。

4.相关记录

外伤情况及既往史;X 线拍片及实验室检查等结果记录。

(二)身体评估

1.术前评估

(1)视诊:受伤后肘部出现肿胀和功能障碍,患肢处于半屈曲位,可有皮下瘀斑。若肱动脉挫伤或受压,可因前臂缺血而表现为局部肿胀、剧痛、皮肤苍白、发凉、麻木。

(2)触诊:患肢有触痛、骨摩擦音,肘部可扪到骨折断端,肘后关系正常。若合并正中神经、尺神经或桡神经损伤,可有手臂感觉异常。

(3)动诊:可见反常活动,若合并正中神经、尺神经或桡神经损伤,可有运动障碍。

(4)量诊:患肢有无短缩、双侧上肢周径大小、关节活动度。

2. 术后评估

(1)视诊:受伤后肘部肿胀、皮下瘀斑减轻或消退;外固定清洁、干燥,保持有效固定。若肱动脉挫伤或受压者,前臂缺血改善,局部肿胀减轻或消退、皮肤的颜色、温度、感觉正常。

(2)触诊:患侧触痛减轻或消退;骨摩擦音消失;肘部可不能扪到骨折断端。若合并正中神经、尺神经或桡神经损伤者,手臂感觉恢复正常。

(3)动诊:反常活动消失。若合并正中神经、尺神经或桡神经损伤者,运动正常。

(4)量诊:患肢无短缩,双侧上肢周径大小相等、关节活动度无差异。

(三)心理-社会评估

患者突然受伤骨折,患侧肢体活动障碍,生活自理能力下降,疼痛刺激以及外固定的使用,易产生焦虑、紧张及自身形象紊乱等心理变化。

(四)辅助检查阳性结果评估

肘部正、侧位 X 线拍片结果确定骨折类型、移位方向。

(五)治疗效果的评估

(1)局部无压痛及纵向叩击痛。

(2)局部无反常活动。

(3)X 线片显示骨折处有连续骨痂通过,骨折线已模糊。

(4)拆除外固定后,成人上肢能胸前平举 1 kg 重物持续达 1 分钟。

(5)连续观察 2 周骨折处不变形。

三、主要护理诊断(问题)

(一)疼痛

疼痛与骨折、软组织损伤、肌痉挛和水肿有关。

(二)外周神经血管功能障碍的危险

外周神经血管功能障碍的危险与骨和软组织损伤、外固定不当有关。

(三)不依从行为

不依从行为与患儿年龄小、缺乏对健康的正确认识有关。

四、主要护理措施

(一)病情观察与体位护理

1. 疼痛护理

及时评估患者疼痛程度,遵医嘱给予止痛药物。

2. 体位

用吊带或三角巾将患肢托起,以促进静脉回流,减轻肢体肿胀疼痛。

3. 患肢缺血护理

观察石膏绷带或夹板固定的松紧度,必要时及时调整,以免神经、血管受压,影响有效组织灌注。观察前臂肿胀程度及手的感觉运动功能,如出现高张力肿胀、手指发凉、感觉异常、手指主动活动障碍、被动伸直剧痛、桡动脉搏动减弱或消失,即可确定骨筋膜室高压存在,须立即通知医师,并做好手术准备。如已出现"5P"征,及时手术也难以避免缺血性肌挛缩,从而遗留爪形手畸形。

(二)饮食护理

指导患者进食高蛋白、高维生素、高热量、高钙和高铁的食物。

(三)生活护理

指导患者进行力所能及的活动,必要时为其帮助。

(四)心理护理

向患者和家属解释骨折的愈合是一个循序渐进的过程,充分固定能为骨折断端连接提供良好的条件。正确的功能锻炼可以促进断端生长愈合和患肢功能恢复。

(五)健康教育

1. 指导功能锻炼

复位固定后尽早开始手指及腕关节屈伸活动,并进行上臂肌肉的主动舒缩运动,有利于减轻水肿。4~6周后外固定解除,开始肘关节屈伸活动。手术切开复位且内固定稳定的患者,术后2周即可开始肘关节活动。若患者为小儿,应耐心向患儿及家属解释功能锻炼的重要性,指导锻炼的方法,使家属能协助进行功能锻炼。

2. 复查

告知患者及家属若骨折远端肢体肿胀或疼痛明显加重,肢体感觉麻木、肢端发凉,夹板或外固定松动,应立即到医院复查并评估功能恢复情况。

3. 安全指导

指导患者及家属评估家庭环境的安全性,妥善放置可能影响患者活动的障碍物。

五、护理效果评估

(1)患者是否主诉骨折部位疼痛减轻或消失,感觉舒适。

(2)患侧肢端能否维持正常的组织灌注,皮肤温度和颜色正常,末梢动脉搏动有力。

(3)能否避免因缺血性肌挛缩导致爪形手畸形的发生。一旦发生骨筋膜室综合征,能否及时发现和处理。

(4)患者在指导下能否按计划进行有效的功能锻炼,患肢功能恢复情况及有无活动障碍。

(李 珊)

第三节 尺桡骨干双骨折

一、疾病概述

(一)概念

尺桡骨干双骨折较多见,占各类骨折的6%左右,以青少年多见。因骨折后常导致复杂的移位,使复位十分困难,易发生骨筋膜室综合征。

(二)相关病理生理

骨筋膜室综合征:骨筋膜室是由骨、骨间膜、肌间膜和深筋膜形成的密闭腔隙。骨折时,骨折部位骨筋膜室内的压力增高,导致肌肉和神经因急性缺血而产生一系列早期综合征,主要表现为"5P"征：疼痛（pain）、苍白（pallor）、感觉异常（paresthesia）、麻痹（paralysis）及脉搏消失（pulseless）。

(三)病因与诱因

尺桡骨干双骨折多由于直接暴力、间接暴力和扭转暴力致伤。

1.直接暴力

多由于重物直接打击、挤压或刀伤引起。特点为两骨同一平面的横形或粉碎性骨折，多伴有不同程度的软组织损伤，包括肌肉、肌腱断裂、神经血管损伤等，整复对位不稳定。

2.间接暴力

常为跌倒时手掌着地，由于桡骨负重较多，暴力作用向上传到后首先使桡骨骨折，继而残余暴力通过骨间膜向内下方传导，引起低位尺骨斜形骨折。

3.扭转暴力

跌倒时手掌着地，同时前臂发生旋转，导致不同平面的尺桡骨螺旋形骨折或斜形骨折，尺骨的骨折线多高于桡骨的骨折线。

(四)临床表现

1.症状

受伤后，患侧前臂出现疼痛、肿胀、畸形及功能障碍。

2.体征

可发现畸形、反常活动、骨摩擦感。尺骨上 1/3 骨干骨折可合并桡骨小头脱位，称为孟氏（Monteggia）骨折。桡骨干下 1/3 骨干骨折合并尺骨小头脱位，称为盖氏（Galeazzi）骨折。

(五)辅助检查

X线拍片检查应包括肘关节或腕关节，可发现骨折部位、类型、移位方向以及是否合并有桡骨头脱位或尺骨小头脱位。

(六)治疗原则

1.手法复位外固定

手法复位成功后采用石膏固定，即用上肢前、后石膏夹板固定，待肿胀消退后改为上肢管型石膏固定，一般 8～12 周可达到骨性愈合。也可以采用小夹板固定，即在前臂掌侧、背侧、尺侧和桡侧分别放置四块小夹板并捆扎，将前臂放在防旋板上固定，再用三角巾悬吊患肢。

2.切开复位内固定

在骨折部位选择切口，在直视下准确对位，用加压钢板螺钉固定或髓内针固定。

二、护理评估

(一)一般评估

1.健康史

(1)一般情况：了解患者的年龄、职业特点、运动爱好、日常饮食结构、有无酗酒等。

(2)受伤情况：了解患者受伤的原因、部位和时间，受伤时的体位和环境，外力作用的方式、方向与性质，骨折轻重程度，急救处理的过程等。

(3)既往史：重点了解与骨折愈合有关的因素，如患者有无骨折史，有无药物滥用、服用特殊药物及药物过敏史，有无手术史等。

2.生命体征

按护理常规监测生命体征。

3.患者主诉

受伤的原因、时间、外力方式与性质,骨折轻重程度及有无合并桡神经损伤、受伤时的体位和环境、急救处理的过程等。

4.相关记录

外伤情况及既往史;X线拍片及实验室检查等结果记录。

(二)身体评估

1.术前评估

(1)视诊:患侧前臂出现肿胀、皮下瘀斑。

(2)触诊:患肢有触痛、骨摩擦音或骨擦感。

(3)动诊:可见反常活动。

(4)量诊:患肢有无短缩、双侧上肢周径大小、关节活动度。

2.术后评估

(1)视诊:患侧前臂出现肿胀、皮下瘀斑减轻或消退;外固定清洁、干燥,保持有效固定。

(2)触诊:患侧触痛减轻或消退;骨摩擦音或骨擦感消失。

(3)动诊:反常活动消失。

(4)量诊:患肢无短缩,双侧上肢周径大小相等、关节活动度无差异。

(三)心理-社会评估

患者突然受伤骨折,患侧肢体活动障碍,生活自理能力下降,疼痛刺激以及外固定的使用,易产生焦虑、紧张及自身形象紊乱等心理变化。

(四)辅助检查阳性结果评估

肘关节或腕关节X线拍片结果确定骨折类型、移位方向以及是否合并有桡骨头脱位或尺骨小头脱位。

(五)治疗效果的评估

(1)局部无压痛及纵向叩击痛。

(2)局部无反常活动。

(3)X线片显示骨折处有连续骨痂通过,骨折线已模糊。

(4)拆除外固定后,成人上肢能平举1 kg重物持续达1分钟。

(5)连续观察2周骨折处不变形。

三、主要护理诊断(问题)

(一)疼痛

疼痛与骨折、软组织损伤、肌痉挛和水肿有关。

(二)外周神经血管功能障碍的危险

外周神经血管功能障碍的危险与骨和软组织损伤、外固定不当有关。

(三)潜在并发症

肌萎缩、关节僵硬。

四、主要护理措施

(一)病情观察与体位护理

1.疼痛护理

及时评估患者疼痛程度,遵医嘱给予止痛药物。

2.体位

用吊带或三角巾将患肢托起,以促进静脉回流,减轻肢体肿胀疼痛。

3.患肢缺血护理

观察石膏绷带或夹板固定的松紧度,必要时及时调整,以免神经、血管受压,影响有效组织灌注。观察前臂肿胀程度及手的感觉运动功能,如出现高张力肿胀、手指发凉、感觉异常、手指主动活动障碍、被动伸直剧痛、桡动脉搏动减弱或消失,即可确定骨筋膜室高压存在,须立即通知医师,并做好手术准备。如已出现"5P"征,及时手术也难以避免缺血性肌挛缩,从而遗留爪形手畸形。

4.局部制动

支持并保护患肢在复位后体位,防止腕关节旋前或旋后。

(二)饮食护理

指导患者进食高蛋白、高维生素、高热量、高钙和高铁的食物。

(三)生活护理

指导患者进行力所能及的活动,必要时提供帮助。

(四)心理护理

向患者和家属解释骨折的愈合是一个循序渐进的过程,充分固定能为骨折断端连接提供良好的条件。正确的功能锻炼可以促进断端生长愈合和患肢功能恢复。

(五)健康教育

1.指导功能锻炼

复位固定后尽早开始手指伸屈和用力握拳活动,并进行上臂和前臂肌肉的主动舒缩运动。2周后局部肿胀消退,开始练习腕关节活动。4周以后开始练习肘关节和肩关节活动。8~10周后拍片证实骨折已愈合,才可进行前臂旋转活动。

2.复查

告知患者及家属若骨折远端肢体肿胀或疼痛明显加重,肢体感觉麻木、肢端发凉,夹板或外固定松动,应立即到医院复查并评估功能恢复情况。

3.安全指导

指导患者及家属评估家庭环境的安全性,妥善放置可能影响患者活动的障碍物。

五、护理效果评估

(1)患者是否主诉骨折部位疼痛减轻或消失,感觉舒适。

(2)患侧肢端能否维持正常的组织灌注,皮肤温度和颜色正常,末梢动脉搏动有力。

(3)能否避免因缺血性肌挛缩导致爪形手畸形的发生。一旦发生骨筋膜室综合征,能否及时发现和处理。

(4)患者在指导下能否按计划进行有效的功能锻炼,患肢功能恢复情况及有无活动障碍。

(李 珊)

第四节　桡骨远端骨折

一、疾病概述

(一)概念

桡骨远端骨折是指距桡骨远端关节面 3 cm 以内的骨折,常见于有骨质疏松的中老年妇女。

(二)病因与分类

多为间接暴力引起。根据受伤的机制不同,可发生伸直型骨折和屈曲型骨折。

(三)临床表现

1. 症状

伤后腕关节局部疼痛和皮下瘀斑、肿胀、功能障碍。

2. 体征

患侧腕部压痛明显,腕关节活动受限。伸直型骨折由于远折端向背侧移位,从侧面看腕关节呈"银叉"畸形;又由于其远折端向桡侧移位,从正面看呈"枪刺样"畸形。屈曲型骨折者受伤后腕部出现下垂畸形。

(四)辅助检查

X 线拍片可见典型移位。

(五)治疗原则

1. 手法复位外固定

对伸直型骨折者,手法复位后在旋前、屈腕、尺偏位用超腕关节石膏绷带固定或小夹板固定 2 周。水肿消退后,在腕关节中立位改用前臂管型石膏或继续用小夹板固定。屈曲型骨折处理原则基本相同,复位手法相反。

2. 切开复位内固定

严重粉碎性骨折移位明显、手法复位失败或复位后外固定不能维持复位者,可行切开复位,用松质骨螺钉、T 形钢板或钢针固定。

二、护理评估

(一)一般评估

1. 健康史

(1)一般情况:了解患者的年龄、职业特点、运动爱好、日常饮食结构、有无酗酒等。

(2)受伤情况:了解患者受伤的原因、部位和时间,受伤时的体位和环境,外力作用的方式、方向与性质,骨折轻重程度,急救处理的过程等。

(3)既往史:重点了解与骨折愈合有关的因素,如患者有无骨折史,有无药物滥用、服用特殊药物及药物过敏史,有无手术史等。

2. 生命体征

按护理常规监测生命体征。

3.患者主诉

受伤的原因、时间、外力方式与性质,骨折轻重程度及有无合并桡神经损伤、受伤时的体位和环境、急救处理的过程等。

4.相关记录

外伤情况及既往史;X线片及实验室检查等结果记录。

(二)身体评估

1.术前评估

(1)视诊:患侧腕关节出现肿胀、皮下瘀斑;伸直型骨折从侧面看腕关节呈"银叉"畸形,从正面看呈"枪刺样"畸形;屈曲型骨折者受伤后腕部出现下垂畸形。

(2)触诊:患侧腕关节压痛明显。

(3)动诊:患侧腕关节活动受限。

(4)量诊:患肢有无短缩、双侧上肢周径大小、关节活动度。

2.术后评估

(1)视诊:患侧腕关节出现肿胀、皮下瘀斑减轻或消退;外固定清洁、干燥,保持有效固定。

(2)触诊:患侧腕关节压痛减轻或消退。

(3)动诊:患侧腕关节活动改善或恢复正常。

(4)量诊:患肢无短缩,双侧上肢周径大小相等、关节活动度无差异。

(三)心理-社会评估

患者突然受伤骨折,患侧肢体活动障碍,生活自理能力下降,疼痛刺激以及外固定的使用,易产生焦虑、紧张及自身形象紊乱等心理变化。

(四)辅助检查阳性结果评估

肘腕关节X线片结果可以确定骨折类型、移位方向。

(五)治疗效果的评估

(1)局部无压痛。

(2)局部无反常活动。

(3)X线片显示骨折处有连续骨痂通过,骨折线已模糊。

(4)拆除外固定后,成人上肢能胸前平举1 kg重物持续达1分钟。

(5)连续观察2周骨折处不变形。

三、主要护理诊断(问题)

(一)疼痛

疼痛与骨折、软组织损伤、肌痉挛和水肿有关。

(二)外周神经血管功能障碍的危险

外周神经血管功能障碍的危险与骨和软组织损伤、外固定不当有关。

四、主要护理措施

(一)病情观察与体位护理

1.疼痛护理

及时评估患者疼痛程度,遵医嘱给予止痛药物。

2.体位

用吊带或三角巾将患肢托起,以促进静脉回流,减轻肢体肿胀疼痛。

3.患肢缺血护理

观察石膏绷带或夹板固定的松紧度,必要时及时调整,以免神经、血管受压,影响有效组织灌注。观察前臂肿胀程度及手的感觉运动功能,如出现高张力肿胀、手指发凉、感觉异常、手指主动活动障碍、被动伸直剧痛、桡动脉搏动减弱或消失,即可确定骨筋膜室高压存在,须立即通知医师,并做好手术准备。

4.局部制动

支持并保护患肢在复位后体位,防止腕关节旋前或旋后。

(二)饮食护理

指导患者进食高蛋白、高维生素、高热量、高钙和高铁的食物。

(三)生活护理

指导患者进行力所能及的活动,必要时提供帮助。

(四)心理护理

向患者和家属解释骨折的愈合是一个循序渐进的过程,充分固定能为骨折断端连接提供良好的条件。正确的功能锻炼可以促进断端生长愈合和患肢功能恢复。

(五)健康教育

1.指导功能锻炼

复位固定后尽早开始手指伸屈和用力握拳活动,并进行前臂肌肉的主动舒缩运动。4～6周后可去除外固定,逐渐开始关节活动。

2.复查

告知患者及家属若骨折远端肢体肿胀或疼痛明显加重,肢体感觉麻木、肢端发凉,夹板或外固定松动,应立即到医院复查并评估功能恢复情况。

3.安全指导

指导患者及家属评估家庭环境的安全性,妥善放置可能影响患者活动的障碍物。

五、护理效果评估

(1)患者是否主诉骨折部位疼痛减轻或消失,感觉舒适。

(2)患侧肢端能否维持正常的组织灌注,皮肤温度和颜色正常,末梢动脉搏动有力。

(3)能否避免因缺血性肌挛缩的发生。一旦发生,能否及时发现和处理。

(4)患者在指导下能否按计划进行有效的功能锻炼,患肢功能恢复情况及有无活动障碍。

(李 珊)

第五节 股骨颈骨折

一、疾病概述

(一)概念
股骨颈骨折多发生在中老年人,以女性多见。常出现骨折不愈合(占15%)和股骨头缺血性坏死(占20%~30%)。

(二)相关病理生理
股骨颈骨折的发生常与骨质疏松导致骨质量下降有关,使患者在遭受轻微扭转暴力时即发生骨折。

(三)病因与分类
患者多在走路时滑倒,身体发生扭转倒地,间接暴力传导致股骨颈发生骨折。青少年股骨颈骨折较少见,常需较大暴力才会引起,且多为不稳定性骨折。

(1)按骨折线部位分类:股骨头下骨折、经股骨颈骨折和股骨颈基底骨折。
(2)按X线表现分类:内收骨折、外展骨折。
(3)按移位程度分类:常采用Garden分型,可分为不完全骨折、完全骨折但不移位、完全骨折部分移位且股骨头与股骨颈有接触、完全移位的骨折。

(四)临床表现
1.症状

中老年人有摔倒受伤史,伤后感髋部疼痛,下肢活动受限,不能站立和行走。嵌插骨折患者受伤后仍能行走,但是数天后髋部疼痛逐渐加强,活动后更痛,甚至完全不能行走,提示可能由受伤时的稳定骨折发展为不稳定骨折。

2.体征

患肢缩短,出现外旋畸形,一般在45°~60°角。患侧大转子突出,局部压痛和轴向叩击痛。患者较少出现髋部肿胀和瘀斑。

(五)辅助检查
髋部正侧位X线拍片可见明确骨折的部位、类型、移位情况,是选择治疗方法的重要依据。

(六)治疗原则
1.非手术治疗

无明显移位的骨折、外展型或嵌插型等稳定性骨折者,年龄过大、全身情况差。或合并有严重心、肺、肾、肝等功能障碍者,可选择非手术治疗。患者可穿防旋鞋,下肢30°角外展中立位皮肤牵引,卧床6~8周。对全身情况很差的高龄患者应以挽救生命和治疗并发症为主,骨折可不进行特殊治疗。尽管可能发生骨折不愈合,但患者仍能扶拐行走。

2.手术治疗

对内收型骨折和有移位的骨折,65岁以上老年人的股骨头下型骨折、青少年股骨颈骨折、股骨陈旧骨折不愈合以及影响功能的畸形愈合等,应采用手术治疗。

(1)闭合复位内固定:对所有类型股骨颈骨折患者均可进行闭合复位内固定术。闭合复位成功后,在股骨外侧打入多根空心加压螺钉内固定或动力髋钉板固定。

(2)切开复位内固定:对闭合复位困难或复位失败者可行切开复位内固定术。经切口在直视下复位,用加压螺钉。

(3)人工关节置换术:对全身情况尚好的高龄患者股骨头下骨折,已合并骨关节炎或股骨头坏死者,可选择单纯人工股骨头置换术或全髋关节置换术。

二、护理评估

(一)一般评估

1.健康史

(1)一般情况:了解患者的年龄、职业特点、运动爱好、日常饮食结构、有无酗酒等。

(2)受伤史:有摔倒受伤后感髋部疼痛,下肢活动受限,不能站立和行走。

(3)既往史:重点了解与骨折愈合有关的因素,如患者有无骨折史,有无药物滥用、服用特殊药物及药物过敏史,有无手术史等。

2.生命体征

根据病情定时监测生命体征。

3.患者主诉

受伤的原因、时间、外力方式与性质,骨折轻重程度及有无合并桡神经损伤、受伤时的体位和环境、急救处理的过程等。

4.相关记录

外伤情况及既往史;X线拍片及实验室检查等结果记录。

(二)身体评估

1.术前评估

(1)视诊:患肢出现外旋畸形,股骨大转子突出。

(2)触诊:患肢局部压痛。

(3)叩诊:患肢局部纵向压痛。

(4)动诊:患肢活动受限。

(5)量诊:患肢有无短缩、双侧下肢周径大小、关节活动度。

2.术后评估

(1)视诊:患肢保持外展中立位;外固定清洁、干燥,保持有效固定。

(2)触诊:患肢局部压痛减轻或消退。

(3)叩诊:患肢局部纵向压痛减轻或消退。

(4)动诊:患肢根据愈合情况进行相应活动。

(5)量诊:患肢无短缩,双侧下肢周径大小相等、关节活动度无差异。

(三)心理-社会评估

患者受伤骨折,患侧肢体活动障碍,生活自理能力下降,疼痛刺激以及外固定的使用,易产生焦虑、紧张及自身形象紊乱等心理变化。

(四)辅助检查阳性结果评估

髋部正侧位X线拍片结果确定骨折的部位、类型、移位方向。

(五) 治疗效果的评估

(1) 局部无压痛及叩击痛。
(2) 局部无反常活动。
(3) 内固定治疗者,X线拍片显示骨折处有连续骨痂通过,骨折线已模糊。
(4) X线片证实骨折愈合后可正常行走或负重行走。

三、主要护理诊断(问题)

(一) 躯体活动障碍
躯体活动障碍与骨折、牵引或石膏固定有关。

(二) 失用综合征的危险
失用综合征的危险与骨折、软组织损伤或长期卧床有关。

(三) 潜在并发症
下肢深静脉血栓、肺部感染、压疮、股骨头缺血坏死、骨折不愈合、关节脱位、关节感染等。

四、主要护理措施

(一) 病情观察与并发症预防

1. 搬运与移动

尽量避免搬运和移动患者。搬运时将髋关节与患肢整体托起,防止关节脱位或骨折断端移位造成新的损伤。在病情允许的情况下,指导患者借助吊架或床栏更换体位、坐起、转移到轮椅上以及使用助行器、拐杖行走的方法。

2. 疼痛护理

及时评估患者疼痛程度,遵医嘱给予止痛药物。人工关节置换术后患者有中度至重度疼痛,术后用患者自控性止痛治疗、静脉或硬膜外止痛治疗可以控制疼痛。疼痛将逐渐减轻,到术后第3天,口服止痛药就可以充分缓解疼痛。口服止痛药在运动或体位改变前1.5小时服用为宜。

3. 下肢深静脉血栓的预防

指导患者卧床时多做踝关节运动,鼓励患者术后早期运动和行走。人工关节置换术后患者要穿抗血栓长袜或充气压力长袜,术后第1天鼓励患者下床取坐位。

4. 压疮的预防

保持床单的清洁、干燥,定时翻身并按摩受压的骨突部位,避免剪切力、摩擦力等损伤。

5. 肺部感染的预防

鼓励患者进行主动咳嗽,可指导患者使用刺激性肺活量测定器(一种显示一次呼吸气量多少的塑料装置)来逐步增加患者的呼吸深度,调节深呼吸和咳嗽过程,防止肺炎。

6. 关节感染的预防

保持关节腔内有效的负压吸引,引流管留置不应超过72小时,24小时引流量少于20 mL后才可拔管。若手术后关节持续肿胀疼痛、伤口有异常体液溢出、皮肤发红、局部皮温较高,应警惕是否为关节感染。关节感染虽然少见,但是最严重的并发症。

(二) 饮食护理

指导患者进食高蛋白、高维生素、高热量、高钙和高铁的食物。对于手术或进食困难者,予以静脉营养支持。

(三)生活护理

指导患者进行力所能及的活动,必要时为其帮助,如协助进食、进水、排便和翻身等。

(四)心理护理

向患者和家属解释骨折的愈合是一个循序渐进的过程,充分固定能为骨折断端连接提供良好的条件。正确的功能锻炼可以促进断端生长愈合和患肢功能恢复。对可能遗留残疾的患者,应鼓励其表达自己的思想,减轻患者及其家属的心理负担。

(五)健康教育

1.非手术治疗

卧床期间保持患肢外展中立位,即平卧时两腿分开30°角,腿间放枕头,脚尖向上或穿"丁"字鞋。不可使患肢内收或外旋,坐起时不能交叉盘腿,以免发生骨折移位。翻身过程应由护士或家属协助,使患肢在上且始终保持外展中立位,然后在两大腿之间放1个枕头以防内收。指导患肢股四头肌等长收缩、踝关节和足趾屈伸旋转运动,在非睡眠状态下每小时练习1次,每次5~20分钟,以防止下肢深静脉血栓、肌萎缩和关节僵硬。在锻炼患肢的同时,指导患者进行双上肢及健侧下肢全范围关节活动和功能锻炼。

一般8周后复查X线片,若无异常可去除牵引后在床上坐起;3个月后骨折基本愈合,可先双扶拐患肢不负重活动,后逐渐单拐部分负重活动;6个月后复查X线检查显示骨折愈合牢固后,可完全负重行走。

2.内固定治疗

卧床期间不可使患肢内收,坐起不能交叉盘腿。若骨折复位良好,术后早期即可扶双拐下床活动,逐渐增加负重重量,X线检查证实骨折愈合后可弃拐负重行走。

3.人工关节置换术

卧床期间两腿间垫枕,保持患肢外展中立位,同时进行患肢股四头肌等长收缩、踝关节和足趾屈伸旋转运动。骨水泥型假体置换术后第1天后,即可遵医嘱进行床旁坐、站及扶双拐行走练习。生物型假体置换者一般于术后1周开始逐步进行行走练习。根据患者个体情况不同,制订具体康复计划,如果活动后感觉到关节持续疼痛和肿胀,说明练习强度过大。

在术后3个月内,关节周围软组织没有充分愈合,为避免关节脱位,应尽量避免屈髋大于90°角和下肢内收超过身体中线。因此,避免下蹲、坐矮凳、坐沙发、跪姿、盘腿、过度内收或外旋、交叉腿站立、跷二郎腿或过度弯腰拾物等动作;侧卧时应健侧在下,患肢在上,两腿间夹枕头;排便时使用坐便器。可以坐高椅、散步、骑车、跳舞和游泳等,上楼时健肢先上,下楼时患肢先下。另外,嘱患者尽量不做或少做有损人工关节的活动,如爬山、爬楼梯和跑步等;避免在负重状态下反复做髋关节屈伸运动,或做剧烈跳跃和急转急停运动。肥胖患者应控制体重,预防骨质疏松,避免过多负重。

警惕术后关节感染的发生。人工关节置换多年后关节松动或磨损,可在活动时出现关节疼痛、跛行、髋关节功能减退。患者摔倒或髋关节扭伤后髋部不能活动,伴有疼痛,双下肢不等长,可能出现了关节脱位。嘱患者出现以上情况应尽快就诊。

严格定期随诊,术后1、2、3、6、12个月以及以后每年,以便指导锻炼和了解康复情况。

4.安全指导

指导患者及家属评估家庭环境的安全性,妥善放置可能影响患者活动的障碍物。指导患者安全使用步行辅助器械或轮椅。行走练习时需有人陪伴,以防摔倒。

五、护理效果评估

(1)患者是否主诉骨折部位疼痛减轻或消失,感觉舒适。
(2)患侧肢端能否维持正常的组织灌注,皮肤温度和颜色正常,末梢动脉搏动有力。
(3)能否避免下肢深静脉血栓、肺部感染、压疮、股骨头缺血坏死、骨折不愈合、关节脱位、关节感染等并发症的发生。一旦发生,能否及时发现和处理。
(4)患者在指导下能否按计划进行有效的功能锻炼,患肢功能恢复情况及有无活动障碍。

(李 珊)

第六节 股骨干骨折

一、疾病概述

(一)概念

股骨干骨折是至股骨转子以下、股骨髁以上部位的骨折,包括粗隆下 2~5 cm 至股骨髁上 2~5 cm 的骨干,约占全身骨折 6%。

(二)相关病理生理

股骨是人体最粗、最长、承受应力最大的管状骨,股骨干血运丰富,一旦骨折,常有大量失血。股骨干为 3 组肌肉所包围,其中伸肌群最大,由股神经支配;屈肌群次之,由坐骨神经支配;内收肌群最小,由闭孔神经支配,由于大腿的肌肉发达,骨折后多有错位及重叠。股骨干周围的外展肌群,与其他肌群相比其肌力稍弱,外展肌群位于臀部附着在大粗隆上,由于内收肌的作用,骨折远端常有向内收移位的倾向,已对位的骨折,常有向外弓的倾向,这种移位和成角倾向,在骨折治疗中应注意纠正和防止。

一般股骨上 1/3 骨折时,其移位方向比较规律,骨折近端因受外展、外旋肌群和髂腰肌的作用而出现外展、外旋和屈曲等向前、外成角突起移位,骨折远端则向内、向后、向上重叠移位。股骨中 1/3 骨折时,除原骨折端向上重叠外,移位多随暴力方向而异,一般远折端多向后向内移位。股骨下 1/3 骨折时,近折端因受内收肌的牵拉而向后倾斜成角突起移位,有损伤腘窝部动、静脉及神经的危险。

(三)病因与分类

多数骨折由强大的直接暴力所致,如撞击、挤压等;一部分骨折由间接暴力所致,如杠杆作用、扭转作用、由高处跌落等。正常股骨干在遭受强大外力才发生骨折。多数原因是车祸、行人相撞、摩托车车祸、坠落伤与枪弹伤等高能量损伤。

股骨干骨折由于部位不同可分为上 1/3 骨折,中 1/3 骨折和下 1/3 骨折,以中下 1/3 交界处骨折最为多见。

(四)临床表现

1.症状

受伤后患肢疼痛、肿胀,远端肢体异常扭曲,不能站立和行走。

2.体征

患肢明显畸形,可出现反常活动、骨擦音。单一股骨干骨折因失血较多者,可能出现休克前期表现;若合并多处骨折,或双侧股骨干骨折,发生休克的可能性很大,甚至可以出现休克表现。若骨折损伤腘动脉、腘静脉、胫神经或腓总神经,可出现远端肢体相应的血液循环、感觉和运动障碍。

(五)辅助检查

X线正、侧位片可明确骨折部位、类型和移位情况。

(六)治疗原则

1.非手术治疗

(1)牵引法:①皮牵引,适用于3岁以下儿童。②骨牵引,适用于成人各类型股骨骨折。由于需长期卧床、住院时间长、并发症多,目前已逐渐少用。牵引现在更多的是作为常规的术前准备或其他治疗前使用。

(2)石膏支具:离床治疗和防止髋人字石膏引起膝关节、髋关节挛缩导致石膏支具的发展。石膏支具在理论上有许多特点,它允许逐渐负重,可以改善肌肉和关节的功能,增加骨骼的应力刺激,促进骨折愈合。

2.手术治疗

采用切开复位内固定。由于内固定器械的改进,手术技术的提高以及人们对骨折治疗观念的改变,股骨干骨折多趋向于手术治疗。内固定的选择应考虑到患者的全身情况、软组织情况及骨折损伤类型。内固定材料包括钢板螺钉固定和髓内钉固定。

二、护理评估

(一)一般评估

1.健康史

(1)一般情况:了解患者的年龄、职业特点、运动爱好、日常饮食结构、有无酗酒等。

(2)受伤情况:了解患者受伤的原因、部位和时间,受伤时的体位和环境,外力作用的方式、方向与性质,骨折轻重程度,急救处理的过程等。

(3)既往史:重点了解与骨折愈合有关的因素,如患者有无骨折史,有无药物滥用、服用特殊药物及药物过敏史,有无手术史等。

2.生命体征

密切观察患者的生命体征及神志,警惕休克的发生。

3.患者主诉

受伤的原因、时间、外力方式与性质,骨折轻重程度及有无合并血管神经损伤、受伤时的体位和环境、急救处理的过程等。

4.相关记录

外伤情况及既往史;X线片及实验室检查等结果记录。

(二)身体评估

1.术前评估

(1)视诊:肢体肿胀、缩短,由于肌肉痉挛,常有明显的扭曲畸形。

(2)触诊:局部皮温可偏高,明显压痛。完全骨折有骨擦音。触诊患肢足背动脉、腘窝动脉搏动情况。

(3) 动诊：可见反常活动，膝、髋关节活动受限，不能站立和行走。

(4) 量诊：患肢有无短缩、双侧下肢周径大小、关节活动度。

2. 术后评估

(1) 视诊：牵引患者患肢保持外展中立位；外固定清洁、干燥，保持有效固定。

(2) 触诊：患肢局部压痛减轻或消退。

(3) 动诊：患肢根据愈合情况进行如活动足部、踝关节及小腿。

(4) 量诊：患肢无短缩，双侧上肢周径大小相等、关节活动度无差异。

(三) 心理-社会评估

评估心理状态，了解患者社会背景，致伤经过及家庭支持系统，对疾病的接受程度，是否承受心理负担，能否有效调节角色转换。

(四) 辅助检查阳性结果评估

X 线拍片结果明确骨折具体部位、类型、稳定性及损伤程度。

(五) 治疗效果的评估

1. 非手术治疗评估要点

(1) 消肿处理效果的评估：观察患肢肿胀变化；使用冷疗技术后效果；末梢感觉异常者避免冻伤。联合药物静脉使用时密切观察穿刺部位，谨防药物外渗引起局部组织损害。

(2) 保持有效牵引效果评估：骨牵引穿刺的针眼有无出现感染征，注意观察患者有无足下垂情况，并注意膝关节外侧腓总神经有无受压。小儿悬吊牵引时无故哭闹时仔细查找原因，调整牵引带，经常检查双足的血液循环和感觉有无异常，皮肤有无破损、溃疡。

(3) 观察石膏松紧情况，有无松脱、过紧、污染、断裂。长期固定有无出现关节僵硬、肌肉萎缩、肺炎、压疮、泌尿系统感染等并发症。

2. 手术治疗评估要点

(1) 评估术区伤口敷料有无渗血、渗液，评估早期功能锻炼的掌握情况。

(2) 观察患肢末梢血液循环、活动、感觉，及早发现术后并发症。

三、主要护理诊断（问题）

(一) 疼痛

疼痛与骨折有关。

(二) 躯体移动障碍

躯体移动障碍与骨折或牵引有关。

(三) 潜在并发症

低血容量休克。

四、主要护理措施

(一) 病情观察与并发症预防

1. 病情观察

由于股骨干骨折失血量较大，观察患者有无脉搏增快、皮肤湿冷、血压下降等低血容量性休克表现。因骨折可损伤下肢重要神经或血管，观察患肢血液供应，如足背动脉搏动和毛细血管充盈情况,并与健肢比较,同时观察患肢是否出现感觉和运动障碍等。一旦发生异常,及时报告医师并协助处理。

2.疼痛护理

及时评估患者疼痛程度,遵医嘱给予止痛药物。

3.牵引护理

(1)保持有效牵引,定期测量下肢的长度和力线,以免造成过度牵引和骨端旋转。

(2)注意牵引针是否有移位,若有移位应消毒后调整。

(3)预防腓总神经损伤,在膝外侧腓骨头处垫纱布或棉垫,防止腓总神经受压,经常检查足部背伸运动,询问是否有感觉异常等情况。

(4)长期卧床者,骶尾处皮肤受压易发生压疮,给予睡气垫床,定时按摩受压处皮肤,足跟悬空。

(二)饮食

给予患者高热量、高蛋白、高纤维素、高钙、富含维生素及果胶成分饮食。如牛奶、鸡蛋、海米、虾皮、鱼汤、骨头汤、新鲜蔬菜和水果等。

(三)用药护理

了解药物不良反应,对症处理用药时观察其用药后效果。根据疼痛程度使用止痛药,并评估不良反应。

(四)心理护理

向患者和家属解释骨折的愈合是一个循序渐进的过程,充分固定能为骨折断端连接提供良好的条件。正确的功能锻炼可以促进断端生长愈合和患肢功能恢复。鼓励患者表达自己的思想,减轻患者及其家属的心理负担。

(五)健康教育

1.指导功能锻炼

患肢固定后,可在持续牵引下做股四头肌等长舒缩运动,并活动足部、踝关节和小腿。卧床期间鼓励患者利用牵引架拉手环或使用双肘、健侧下肢三点支撑抬起身体使局部减轻压力。在X线拍片证实有牢固的骨折愈合后,才能取消牵引,进行较大范围的运动。有条件时,也可在8~10周后,有外固定架保护,早起不负重活动,以后逐渐增加负重。股骨中段以上骨折,下床活动时始终应注意保持患肢的外展体位,以免因负重和内收肌的作用而发生继发性向外成角突起畸形。

2.复查

告知患者及家属若骨折远端肢体肿胀或疼痛明显加重,肢体感觉麻木、肢端发凉,应立即到医院复查并评估功能恢复情况。

3.安全指导

指导患者及家属评估家庭环境的安全性,妥善放置可能影响患者活动的障碍物。

五、护理效果评估

(1)患者是否主诉骨折部位疼痛减轻或消失,感觉舒适。

(2)患侧肢端能否维持正常的组织灌注,皮肤温度和颜色正常,末梢动脉搏动有力。

(3)能否避免低血容量休克等并发症的发生。一旦发生,能否及时发现和处理。

(4)患者在指导下能否按计划进行有效的功能锻炼,患肢功能恢复情况及有无活动障碍。

(李 珊)

第七节 胫腓骨干骨折

一、疾病概述

(一)概念

胫腓骨干骨折指胫骨平台以下至踝以上部分发生的骨折,占全身骨折的13%～17%。

(二)相关病理生理

胫腓骨是长管状骨中最常发生骨折的部位,10岁以下儿童尤为多见,其中以胫腓骨双骨折最多,胫骨骨折次之,单纯腓骨骨折最少。胫腓骨由于部位的关系,遭受直接暴力打击、压轧的机会较多,又因胫骨前内侧紧贴皮肤,所以开放性骨折较多见。严重外伤、创口面积大、骨折粉碎、污染严重、组织遭受挫裂伤为本病的特点。

(三)病因与分类

1.病因

(1)直接暴力:多为重物撞击伤、车轮碾轧等直接暴力损伤,可引起胫腓骨同一平面的横形、短斜形或粉碎性骨折。

(2)间接暴力:多为高处坠落后足着地,身体发生扭转所致。可引起胫骨、腓骨螺旋形或斜形骨折,软组织损伤较小,腓骨的骨折线高于胫骨骨折线。儿童胫腓骨干骨折常为青枝骨折。

2.分类

胫腓骨干骨折可分为:①胫腓骨干双骨折;②单纯胫骨干骨折;③单纯腓骨骨折。

(四)临床表现

1.症状

患肢局部疼痛、肿胀,不敢站立和行走。

2.体征

患肢可有反常活动和明显畸形。由于胫腓骨表浅,骨折常合并软组织损伤,形成开放性骨折,可见骨折端外露。胫骨上1/3骨折可致胫后动脉损伤,引起下肢严重缺血甚至坏死。胫骨中1/3骨折可引起骨筋膜室压力升高,胫前区和腓肠肌区可有张力增加。胫骨下1/3骨折由于血运差,软组织覆盖少,容易发生延迟愈合或不愈合。腓骨颈有移位的骨折可损伤腓总神经,可出现相应感觉和运动功能障碍。骨折后期,若骨折对位对线不良,使关节面失去平行,改变了关节的受力面,易发生创伤性关节。小儿青枝骨折表现为不敢负重和局部压痛。

(五)辅助检查

X线检查应包括膝关节和踝关节,可确定骨折的部位、类型和移位情况。

(六)治疗原则

1.非手术治疗

(1)手法复位外固定:稳定的胫腓骨骨干横形骨折或短斜形骨折可在手法复位后用小夹板或长腿石膏固定,6～8周可扶拐负重行走。单纯腓骨干骨折由于有完整胫骨的支撑,石膏固定6～8周后可下地活动。单纯胫骨干骨折若不伴有胫腓上、下关节分离,也无须特殊治疗。为减少下地活动时疼痛,用石膏固定 3~4 周。

(2)牵引复位:不稳定的胫腓骨干双骨折可采用腿骨结节牵引,纠正缩短畸形后手法复位,小夹板固定。6 周后去除牵引,改用小腿功能支架固定,或行长腿石膏固定,可下地负重行走。

2.手术治疗

手法复位失败、损伤严重或开放性骨折者应切开复位,选择钢板螺钉或髓内针固定。若固定牢固,手术 4~6 周后可负重行走。

二、护理评估

(一)一般评估

1.健康史

(1)一般情况:了解患者的年龄、职业特点、运动爱好、日常饮食结构、有无酗酒等。

(2)受伤情况:了解患者受伤的原因、部位和时间,受伤时的体位和环境,外力作用的方式、方向与性质,骨折轻重程度,急救处理的过程等。

(3)既往史:重点了解与骨折愈合有关的因素,如患者有无骨折史,有无药物滥用、服用特殊药物及药物过敏史,有无手术史等。

2.生命体征

(1)发热:骨折患者体温一般在正常范围。损伤严重或因血肿吸收,可出现低热但一般不超过 38 ℃。开放性骨折出现高热,多由感染引起。

(2)休克:因骨折部位大量出血、剧烈疼痛或合并内脏损伤引起失血性或创伤性休克,多见于严重的开放性骨折。

3.患者主诉

受伤的原因、时间、外力方式与性质,骨折轻重程度及有无合并血管神经损伤、受伤时的体位和环境、急救处理的过程等。

4.相关记录

外伤情况及既往史;X 线片及实验室检查等结果记录。

(二)身体评估

1.术前评估

(1)视诊:肢体肿胀,有明显畸形。

(2)触诊:局部皮温可偏高,明显压痛;有骨擦音。

(3)动诊:可见反常活动,不能站立和行走。

(4)量诊:患肢有无短缩、双侧下肢周径大小、关节活动度。

2.术后评估

(1)视诊:牵引患者患肢保持外展中立位;外固定清洁、干燥,保持有效固定。

(2)触诊:患肢局部压痛减轻或消退。

(3)动诊:患肢根据愈合情况进行如活动足部、踝关节及小腿。

(4)量诊:患肢无短缩,双侧上肢周径大小相等、关节活动度无差异。

(三)心理-社会评估

评估心理状态,了解患者社会背景,致伤经过及家庭支持系统,对疾病的接受程度,是否承受心理负担,能否有效调节角色转换。

(四)辅助检查阳性结果评估

X线片结果可以明确骨折具体部位、类型、稳定性及损伤程度。

(五)治疗效果的评估

(1)局部无压痛及叩击痛。
(2)局部无反常活动。
(3)内固定治疗者,X线片显示骨折处有连续骨痂通过,骨折线已模糊。
(4)X线片证实骨折愈合后可正常行走或负重行走。
(5)连续观察2周骨折处不变形。

三、主要护理诊断(问题)

(一)疼痛

疼痛与骨折、软组织损伤、肌痉挛和水肿有关。

(二)外周神经血管功能障碍的危险

外周神经血管功能障碍的危险与骨和软组织损伤、外固定不当有关。

(三)潜在并发症

肌萎缩、关节僵硬。

四、主要护理措施

(一)病情观察与并发症预防

1.病情观察

因骨折可损伤下肢重要神经或血管,观察患肢血液供应,如足背动脉搏动和毛细血管充盈情况,并与健肢比较,同时观察患肢是否出现感觉和运动障碍等。一旦发生异常,及时报告医师并协助处理。

2.疼痛护理

及时评估患者疼痛程度,遵医嘱给予止痛药物。

3.牵引护理

(1)保持有效牵引,定期测量下肢的长度和力线,以免造成过度牵引和骨端旋转。
(2)注意牵引针是否有移位,若有移位应消毒后调整。
(3)预防腓总神经损伤,经常检查足部背伸运动,询问是否有感觉异常等情况。
(4)长期卧床者,骶尾处皮肤受压易发生压疮,给予睡气垫床,定时按摩受压处皮肤,足跟悬空。

(二)饮食

给予患者高热量、高蛋白、高纤维素、高钙、富含维生素及果胶成分饮食。如牛奶、鸡蛋、海米、虾皮、鱼汤、骨头汤、新鲜蔬菜和水果等。

(三)用药护理

了解药物不良反应,对症处理用药时观察其用药后效果。根据疼痛程度使用止痛药,并评估不良反应。

(四)心理护理

向患者和家属解释骨折的愈合是一个循序渐进的过程,充分固定能为骨折断端连接提供良好的条件。正确的功能锻炼可以促进断端生长愈合和患肢功能恢复。鼓励患者表达自己的思想,减轻患者及其家属的心理负担。

(五)健康教育

1.指导功能锻炼

复位固定后尽早开始趾间和足部关节的屈伸活动,做四头肌等长舒缩运动以及髌骨的被动运动。有夹板外固定者可进行踝关节和膝关节活动,但禁止在膝关节伸直情况下旋转大腿,以防发生骨不连。去除牵引或外固定后遵医嘱进行膝关节和踝关节的屈伸练习和髋关节各种运动,逐渐下地行走。

2.复查

告知患者及家属若骨折远端肢体肿胀或疼痛明显加重,肢体感觉麻木、肢端发凉,应立即到医院复查并评估功能恢复情况。

3.安全指导

指导患者及家属评估家庭环境的安全性,妥善放置可能影响患者活动的障碍物。

五、护理效果评估

(1)患者是否主诉骨折部位疼痛减轻或消失,感觉舒适。

(2)患侧肢端能否维持正常的组织灌注,皮肤温度和颜色正常,末梢动脉搏动有力。

(3)能否避免低血容量休克等并发症的发生。一旦发生,能否及时发现和处理。

(4)患者在指导下能否按计划进行有效的功能锻炼,患肢功能恢复情况及有无活动障碍。

(李　珊)

第十章 妇科疾病的护理

第一节 闭 经

闭经是妇科常见症状,分为原发性闭经和继发性闭经两类。原发性闭经指年龄超过16岁,第二性征已发育,或年龄超过14岁,第二性征尚未发育,且无月经来潮者;继发性闭经指正常月经建立后,因病理性原因月经停止6个月,或按自身原来月经周期计算停经3个周期以上者。青春期以前、妊娠期、哺乳期以及绝经后的无月经均属生理现象。

一、护理评估

(一)健康史

原发性闭经较少见,常由于遗传性因素或先天性发育缺陷所致,评估时应注意患者生殖器官和第二性征发育情况及家族史。继发性闭经发病率高,病因复杂,评估时应详细询问患者月经史,已婚者应注意有无产后大出血、不孕及流产史。根据控制正常月经周期的4个环节,按病变部位将闭经分为下丘脑性闭经、垂体性闭经、卵巢性闭经及子宫性闭经等。

1.**下丘脑性闭经**

最常见,以功能性原因为主。

(1)精神因素:精神创伤、紧张忧虑、环境改变、过度劳累、盼子心切或畏惧妊娠等可使内分泌调节功能紊乱而发生闭经。闭经多为一时性,可自行恢复。

(2)剧烈运动、体重下降和神经性厌食均可诱发闭经。因初潮发生和月经维持有赖于一定比例(17%~20%)的机体脂肪,中枢神经对体重下降极为敏感。

(3)药物:一般在停药后3~6个月月经恢复。

2.**垂体性闭经**

垂体器质性病变或功能失调可影响卵巢功能而引起闭经。

(1)垂体梗死:常见于产后出血使垂体缺血坏死,出现闭经、性欲减退、毛发脱落、第二性征衰退等希恩综合征。

(2)垂体肿瘤:可引起闭经溢乳综合征。

3.卵巢性闭经

因性激素水平低落,子宫内膜不发生周期性变化而导致闭经。

(1)卵巢功能早衰:40岁前绝经者称卵巢功能早衰,常伴有围绝经期综合征的表现。

(2)卵巢功能性肿瘤、卵巢切除或组织破坏。

(3)多囊卵巢综合征:表现为闭经、不孕、多毛、肥胖、双侧卵巢增大。

4.子宫性闭经

月经调节功能及第二性征发育正常,但子宫内膜受到破坏或对卵巢激素不能产生正常的反应而引起闭经。

(1)先天性子宫发育不良或子宫切除术后者。

(2)子宫内膜损伤:子宫腔放疗后、结核性子宫内膜炎、子宫腔粘连综合征,后者因人工流产刮宫过度,使子宫内膜损伤粘连而无月经产生。

5.其他内分泌功能异常

甲状腺功能减退或亢进、肾上腺皮质功能亢进、糖尿病等可引起闭经。

(二)身体状况

了解患者的闭经类型、时间及伴随症状。注意观察患者精神状态、智力发育、营养与健康状况;检查全身发育状况,测量身高、体重、四肢与躯干比例;第二性征如音调、毛发分布、乳房发育状况,挤压乳腺有无乳汁分泌;妇科检查生殖器官有无发育异常和肿瘤等。

(三)心理-社会状况

患者担心闭经对自己的健康、性生活及生育能力有影响,病程过长及治疗效果不佳会加重患者及其家属的心理压力,使其情绪低落、焦虑,反过来又加重闭经。

(四)辅助检查

1.子宫功能检查

(1)诊断性刮宫:适用于已婚妇女,必要时可在宫腔镜直视下检查。

(2)子宫输卵管碘油造影:了解子宫腔及输卵管情况。

(3)药物撤退试验:①孕激素试验可评估内源性雌激素水平;②雌、孕激素序贯疗法。

2.卵巢功能检查

通过B超检查、基础体温测定、宫颈黏液结晶检查、阴道脱落细胞检查、血清激素测定、诊断性刮宫,了解排卵情况及体内性激素水平。

3.垂体功能检查

如垂体兴奋试验等。

4.其他检查

B超检查、染色体检查及内分泌检查等。

(五)处理要点

(1)全身治疗:积极治疗全身性疾病,增强体质,加强营养,保持正常体重。

(2)心理治疗:精神因素所致闭经,应行心理疏导。

(3)病因治疗:子宫腔粘连、先天畸形、卵巢及垂体肿瘤等采取相应手术治疗。

(4)性激素替代疗法:根据病变部位及病因,给予相应激素治疗,常用雌激素替代疗法、雌、孕激素序贯疗法和雌、孕激素合并疗法。

(5)诱发排卵:常用氯米芬、HCG。

二、护理诊断

(一)焦虑
与担心闭经对健康、性生活及生育的影响有关。

(二)功能障碍性悲哀
与长期闭经及治疗效果不佳,担心丧失女性形象有关。

三、护理措施

(一)一般护理
1.鼓励患者增加营养

营养不良引起的闭经者,应供给足够的营养。

2.保证睡眠

工作紧张引起的闭经者,鼓励患者加强锻炼,增强体质,注意劳逸结合。如为肥胖引起的闭经,指导患者进低热量饮食,但需要富有维生素和矿物质,嘱咐患者适当增加运动量。

(二)病情观察
(1)观察患者情绪变化,有无引起闭经的精神因素,如工作、家庭、生活等情况。

(2)对有人工流产、剖宫产史的闭经患者,应监测阴道流血情况及月经变化。

(3)注意患者体重增加或减少的数据和时间,与闭经前、后的关系。

(4)观察患者甲状腺有无肿大、有无糖尿病症状。

(三)用药护理
指导患者合理使用性激素,说明性激素的作用、不良反应、用药方法及注意事项。

(四)心理护理
讲解月经的生理知识,使患者了解闭经与女性特征、生育及健康的关系,减轻心理压力,避免闭经加重。对原发性闭经者,特别是生殖器官畸形者进行心理疏导,使其保持心情舒畅,正确对待疾病,提高对自我形象的认识。

(五)健康指导
(1)告知患者要耐心坚持规范治疗,在医师的指导下接受全身系统检查。

(2)短期治疗效果可能不明显,要有心理准备,不要放弃治疗,树立战胜疾病的信心。

(宋　滕)

第二节　功能失调性子宫出血

功能失调性子宫出血(dysfunctional uterine bleeding,DUB)简称功血,为妇科常见病。它是由于调节生殖系统的神经内分泌机制失常引起的异常子宫出血,而全身及内、外生殖器官无器质性病变存在。常表现为月经周期长短不一、经期延长、经量过多或不规则阴道出血。功血可分为排卵性功血和无排卵性功血两类,约85%病例属无排卵性功血。功血可发生于月经初潮至绝经期间的任何年龄,约50%患者发生于绝经前期,育龄期约占30%,青春期约占20%。

一、护理评估

(一)健康史

1.无排卵性功血

(1)青春期：与下丘脑-垂体-卵巢轴调节功能未健全有关，过度劳累、精神紧张、恐惧、忧伤、环境及气候改变等应激刺激，以及肥胖、营养不良等因素易导致下丘脑-垂体-卵巢轴调节功能紊乱，卵巢不能排卵。

(2)绝经过渡期：因卵巢功能衰退，卵巢对促性腺激素敏感性降低，卵泡在发育过程中因退行性变而不能排卵。

(3)生育期：可因内、外环境改变，如劳累、应激、流产、手术或疾病等引起短暂无排卵。亦可因肥胖、多囊卵巢综合征、高泌乳素血症等因素长期存在，引起持续无排卵。

2.排卵性功血

黄体功能不足原因在于神经内分泌调节功能紊乱，导致卵泡期尿促卵泡素(FSH)缺乏，卵泡发育缓慢，雌激素分泌减少，正反馈作用不足，黄体生成素(LH)峰值不高，使黄体发育不全、功能不足。子宫内膜不规则脱落者，由于下丘脑-垂体-卵巢轴调节功能紊乱或黄体机制异常引起萎缩过程延长。

评估时注意了解患者的发病年龄、月经史、婚育史及发病诱因，有无性激素治疗不当及全身性出血性疾病史。

(二)身体状况

1.月经紊乱

(1)无排卵性功血：最常见的症状是子宫不规则性出血，特点是月经周期紊乱，经期长短不一，经量多少不定。可先有数周或数月停经，然后阴道流血，量较多，持续2~3周或更长时间，不易自止，无腹痛或其他不适。

(2)排卵性功血：黄体功能不足者月经周期缩短，月经频发(月经周期短于21天)，不易受孕或怀孕早期易流产；子宫内膜不规则脱落者月经周期正常，但经期延长，长达9~10天，多发生于产后或流产后。

2.贫血

因出血多或时间长，患者出现头晕、乏力、面色苍白等贫血征象。

3.体格检查

体格检查包括全身检查和妇科检查，排除全身性疾病及生殖器官质性病变。

(三)心理-社会状况

青春期患者常因害羞而影响及时诊治，生育期患者担心影响生育而焦虑，围绝经期患者因治疗效果不佳或怀疑为恶性肿瘤而焦虑、紧张、恐惧。

(四)辅助检查

1.诊断性刮宫

诊断性刮宫可了解子宫内膜反应、子宫内膜病变，达到止血的目的。不规则流血者可随时刮宫，用以止血。确定有无排卵或黄体功能，于月经前1天或者月经来潮6小时内做诊断性刮宫，无排卵性功血的子宫内膜呈增生期改变，黄体功能不足显示子宫内膜分泌不良。子宫内膜不规则脱落，于月经周期第5~6天进行诊断性刮宫，增生期与分泌期子宫内膜共存。

2.B超检查

了解子宫内膜厚度及生殖器官有无器质性改变。

3.血常规及凝血功能检查

了解有无贫血、感染及凝血功能障碍。

4.宫腔镜检查

直接观察子宫内膜,选择病变区进行活组织检查。

5.卵巢功能检查

判断卵巢有无排卵或黄体功能。

(五)处理要点

1.无排卵性功血

青春期和生育期患者以止血、调整周期、促排卵为原则。围绝经期患者以止血、防止子宫内膜癌变为原则。

2.排卵性功血

黄体功能不足的治疗原则是促进卵泡发育,刺激黄体功能及黄体功能替代,分别应用氯米芬、人绒毛膜促性腺激素(HCG)和孕酮;子宫内膜不规则脱落的治疗原则是促使黄体及时萎缩,子宫内膜及时完整脱落,常用药物有孕激素和HCG。

二、护理诊断

(一)潜在并发症

贫血。

(二)知识缺乏

缺乏性激素治疗的知识。

(三)有感染的危险

与经期延长、机体抵抗力下降有关。

(四)焦虑

与性激素使用及药物不良反应有关。

三、护理措施

(一)一般护理

患者体质往往较差,应加强营养,改善全身情况,可补充铁剂、维生素C和蛋白质。成人体内大约每100 mL血中含50 mg铁,行经期妇女,每天从食物中吸收铁0.7~2.0 mg,经量多者应额外补充铁。向患者推荐含铁较多的食物如猪肝、胡萝卜、葡萄干等。按照患者的饮食习惯,为患者制订适合于个人的饮食计划,保证患者获得足够的营养。

(二)病情观察

观察并记录患者的生命体征、出量及入量,嘱患者保留出血期间使用的会阴垫及内裤,以便更准确地估计出血量,出血较多者,督促其卧床休息,避免过度疲劳和剧烈活动,贫血严重者,遵医嘱做好配血、输血、止血措施,执行治疗方案,维持患者正常血容量。

(三)对症护理

1.无排卵性功血

(1)止血:对大量出血患者,要求在性激素治疗 8 小时内见效,24～48 小时内出血基本停止,若 96 小时以上仍不止血者,应考虑有器质性病变存在。

性激素止血:①应用大剂量雌激素可迅速提高血内雌激素浓度,促使子宫内膜生长,短期内修复创面而止血,主要用于青春期功血。目前多选用妊马雌酮 2.5 mg 或己烯雌酚 1～2 mg。②孕激素适用于体内已有一定水平雌激素的患者。常用药物如甲羟孕酮或炔诺酮,用药原则同雌激素。③雄激素主要用于围绝经期功血患者的辅助治疗,可随时停用。④联合用药止血效果优于单一药物,可用三合激素或口服短效避孕药,血止后逐渐减量。

刮宫术:止血及排除子宫内膜癌变,适用于年龄大于 35 岁、药物治疗无效或存在子宫内膜癌高危因素的患者。

其他止血药:卡巴克洛和酚磺乙胺可减少微血管的通透性,氨基己酸、氨甲苯酸、氨甲环酸等可抑制纤维蛋白溶酶,有减少出血量的辅助作用,但不能赖以止血。

(2)调整月经周期:一般连续用药 3 个周期。在此过程中务必积极纠正贫血,加强营养,以改善体质。

雌、孕激素序贯疗法:人工周期,通过模拟自然月经周期中卵巢的内分泌变化,将雌、孕激素序贯应用,使子宫内膜发生相应变化,引起周期性脱落。适用于青春期功血或生育期功血者,可诱发卵巢自然排卵。雌激素自月经来潮第 5 天开始用药,妊马雌酮 1.25 mg 或己烯雌酚 1 mg,每晚 1 次,连服 20 天,于服雌激素最后 10 天加用甲羟孕酮每天 10 mg,两药同时用完,停药后 3～7 天出血。于出血第 5 天重复用药,一般连续使用 3 个周期。用药 2～3 个周期后,患者常能自发排卵。

雌、孕激素联合疗法:可周期性口服短效避孕药,适用于生育期功血、内源性雌激素水平较高者或绝经过渡期功血者。

后半周期疗法:于月经周期的后半周期(撤药性出血的第 16 天)开始服用甲羟孕酮,每天 10 mg,连服 10 天为 1 个周期,共 3 个周期为 1 个疗程。适用于青春期或绝经过渡期功血者。

(3)促排卵:适用于育龄期功血者。常用药物如氯米芬、人绒毛膜促性腺激素(HCG)等。于月经第 5 天开始每天口服氯米芬 50 mg,连续 5 天,以促进卵泡发育。B 超监测卵泡发育接近成熟时,可大剂量肌内注射 HCG 5 000 U 以诱发排卵。青春期不提倡使用。

(4)手术治疗:以刮宫术最常用,既能明确诊断,又能迅速止血。绝经过渡期出血患者激素治疗前宜常规刮宫,最好在子宫镜下行分段诊断性刮宫,以排除子宫内细微器质性病变。对青春期功血刮宫应持慎重态度。必要时行子宫次全切除或子宫切除术。

2.排卵性功血

(1)黄体功能不足:药物治疗如下。①黄体功能替代疗法:自排卵后开始每天肌内注射孕酮 10 mg,共 10～14 天,用以补充黄体分泌孕酮的不足。②黄体功能刺激疗法:通常应用 HCG 以促进及支持黄体功能。于基础体温上升后开始,隔天肌内注射 HCG 1 000～2 000 U,共 5 次,可使血浆孕酮明显上升,随之正常月经周期恢复。③促进卵泡发育:于月经第 5 天开始,每晚口服氯米芬 50 mg,共 5 天。

(2)子宫内膜不规则脱落:药物治疗如下。①孕激素:自排卵后第 1～2 天或下次月经前 10～14 天开始,每天口服甲羟孕酮 10 mg,连续 10 天,有生育要求可肌内注射孕酮。②HCG:用法同黄体功能不足。

3.性激素治疗的注意事项

(1)严格遵医嘱正确用药,不得随意停服或漏服,以免使用不当引起子宫出血。

(2)药物减量必须按规定在血止后开始,每3天减量1次,每次减量不超过原剂量的1/3,直至维持量,持续用至血止后20天停药。

(3)雌激素口服可能引起恶心、呕吐等胃肠道反应,可饭后或睡前服用;对存在血液高凝倾向或血栓性疾病史者禁忌使用。

(4)雄激素用量过大可能出现男性化不良反应。

(四)预防感染

(1)测体温、脉搏。

(2)指导患者保持会阴部清洁,出血期间禁止盆浴及性生活。

(3)注意有无腹痛等生殖器官感染征象。

(4)按医嘱使用抗生素。

(五)心理护理

注意情绪调节,避免过度紧张与精神刺激。特别是青春期少女,父母不仅要关注女孩的学习状况与膳食状况,还要重视女孩的情绪变化,与其多沟通,了解其内心世界的变化,帮助其释放不良情绪,以使其保持相对稳定的精神-心理状态,避免情绪上的大起大落。

(六)健康指导

(1)宜清淡饮食,多食富含维生素C的新鲜瓜果、蔬菜。注意休息,保持心情舒畅。

(2)强调严格掌握雌激素的适应证,并合理使用,对更年期及绝经后妇女更应慎用,应用时间不宜过长,量不宜大,并应严密观察反应。

(3)月经期避免剧烈运动,禁止盆浴及性生活,保持会阴部清洁。

(宋　滕)

第三节　围绝经期综合征

绝经是每一个妇女生命过程中必然发生的生理过程。绝经提示卵巢功能衰退,生殖功能终止,绝经过渡期是指围绕绝经前、后的一段时期,包括从绝经前出现与绝经有关的内分泌、生理学和临床特征起,至最后一次月经后一年。

围绝经期综合征(menopausal syndrome,MPS)以往称为更年期综合征,是指妇女在绝经前、后由于卵巢功能衰退、雌激素水平波动或下降所致的以自主神经功能紊乱为主,伴有神经心理症状的一组综合征。多发生于45～55岁,约2/3的妇女出现不同程度的低雌激素血症引发的一系列症状。绝经分为自然绝经和人工绝经。自然绝经是指卵巢内卵泡生理性耗竭所致的绝经;人工绝经是指双侧卵巢经手术切除或受放射线损坏导致的绝经,后者更易发生围绝经期综合征。

一、护理评估

(一)健康史
了解患者的发病年龄、职业、文化水平及性格特征,询问月经情况及生育史,有无卵巢切除或盆腔肿瘤放疗,有无心血管疾病及其他疾病病史。

(二)身体状况

1.月经紊乱

半数以上妇女出现2~8年无排卵性月经,表现为月经频发、不规则子宫出血、月经稀发(月经周期超过35天)以至绝经,少数妇女可突然绝经。

2.雌激素下降相关征象

(1)血管舒缩症状:主要表现为潮热、出汗,是血管舒缩功能不稳定的表现,是围绝经期综合征最突出的特征性症状。潮热起自前胸,涌向头颈部,然后波及全身。在潮红的区域患者感到灼热,皮肤发红,紧接着大量出汗。持续数秒至数分钟不等。此种血管功能不稳定可历时1年,有时长达5年或更长。

(2)精神神经症状:常有焦虑、抑郁、激动、喜怒无常、脾气暴躁、记忆力下降、注意力不集中、失眠多梦等。

(3)泌尿生殖系统症状:出现阴道干燥、性交困难及老年性阴道炎,排尿困难、尿频、尿急、尿失禁及反复发作的尿路感染。

(4)心血管疾病:绝经后妇女冠状动脉粥样硬化性心脏病(简称冠心病)、高血压和脑出血的发病率及死亡率逐渐增加。

(5)骨质疏松症:绝经后妇女约有25%患骨质疏松症、腰酸背痛、腿抽搐、肌肉关节疼痛等。

3.体格检查

全身检查注意血压、精神状态、皮肤、毛发、乳房改变及心脏功能,妇科检查注意生殖器官有无萎缩、炎症及张力性尿失禁。

(三)心理-社会状况
因家庭和社会环境的变化或绝经前曾有精神状态不稳定等,更易引起患者心情不畅、忧虑、多疑、孤独等。

(四)辅助检查
根据患者的具体情况不同,可选择血常规、尿常规、心电图及血脂检查、B超、宫颈刮片及诊断性刮宫等。

(五)处理要点

1.一般治疗

加强心理治疗及体育锻炼,补充钙剂,必要时选用镇静剂、谷维素。

2.激素替代疗法

补充雌激素是关键,可改善症状、提高生活质量。

二、护理诊断

(一)自我形象紊乱
与对疾病不正确认识及精神神经症状有关。

(二)知识缺乏

缺乏性激素治疗相关知识。

三、护理措施

(一)一般护理

改善饮食,摄入高蛋白质、高维生素、高钙饮食,必要时可补充钙剂,能延缓骨质疏松症的发生,达到抗衰老效果。

(二)病情观察

(1)观察月经改变情况,注意经量、周期、经期有无异常。

(2)观察面部潮红时间和程度。

(3)观察血压波动、心悸、胸闷及情绪变化。

(4)观察骨质疏松症的影响,如关节酸痛、行动不便等。

(5)观察情绪变化,如情绪不稳定、易怒、易激动、多言多语、记忆力降低。

(三)用药护理

指导应用性激素。

1.适应证

主要用于治疗雌激素缺乏所致的潮热多汗、精神症状、老年性阴道炎、尿路感染,预防存在高危因素的心血管疾病、骨质疏松症等。

2.药物选择及用法

在医师指导下使用,尽量选用天然性激素,剂量个体化,以最小有效量为佳。

3.禁忌证

原因不明的子宫出血、肝胆疾病、血栓性静脉炎及乳腺癌等。

4.注意事项

(1)雌激素剂量过大可引起乳房胀痛、白带多、头痛、水肿、色素沉着、体重增加等,可酌情减量或改用雌三醇。

(2)用药期间可能发生异常子宫出血,多为突破性出血,但应排除子宫内膜癌。

(3)较长时间的口服用药可能影响肝功能,应定期复查肝功能。

(4)单一雌激素长期应用,可使子宫内膜癌危险性增加,雌、孕激素联合用药能够降低风险。坚持体育锻炼,多参加社会活动;定期健康体检,积极防治围绝经期妇女常见病。

(四)心理护理

使患者及其家属了解围绝经期是必然的生理过程,介绍减轻压力的方法,改变患者的认知、情绪和行为,使其正确评价自己。

(五)健康指导

(1)向围绝经期妇女及其家属介绍绝经是一个生理过程,绝经发生的原因及绝经前、后身体将发生的变化,帮助患者消除因绝经变化产生的恐惧心理,并对将发生的变化做好心理准备。

(2)介绍绝经前、后减轻症状的方法,嘱患者适当地摄取钙质和维生素 D;坚持锻炼如散步、骑自行车等;合理安排工作,注意劳逸结合。

(3)定期普查,更年期妇女最好半年至一年进行 1 次体格检查,包括妇科检查和防癌检查,有选择地做内分泌检查。

(4)绝经前行双侧卵巢切除术者,宜适时补充雌激素。

(宋　滕)

第四节　外阴及阴道创伤

外阴、阴道部位置虽较隐蔽,但损伤并不少见。此处组织薄弱、神经敏感、血管丰富,受伤后损害重,较疼痛。解剖上前为尿道口,后为肛门,易继发感染,使病情复杂化。

一、护理评估

(一)病因评估

(1)分娩:分娩是导致外阴、阴道创伤的主要原因。

(2)外伤:如骑跨在自行车架上或自高处跌落骑跨于硬物上,外阴骤然触于锐器上,创伤有时可伤及阴道,甚至穿过阴道损伤尿道、膀胱或直肠。

(3)幼女受到强暴所致软组织受损。

(4)初次性交可使处女膜破裂:绝大多数可自行愈合,偶可见裂口延至小阴唇、阴道或伤及穹隆,引起大量阴道流血。

(二)身心状况

1.症状

疼痛为主要症状,程度可轻可重,患者常坐卧不安,行走困难,随着局部肿块的逐渐增大,疼痛也越来越严重,甚至出现疼痛性休克;水肿或血肿导致局部肿胀,也是常见症状;少量或大量血液自阴道或外阴创伤处流出。

2.体征

患者出血多,可出现脉搏快、血压低等出血性休克或贫血的体征。妇科检查外阴肿胀出血,形成外阴血肿时,可见外阴部有紫蓝色肿块突起,有明显压痛。

(三)心理-社会状况

由于是意外事件,且创伤又涉及女性最隐蔽部位,患者及家属常表现出明显的忧虑和担心。

二、辅助检查

出血多者红细胞计数及血红蛋白值下降,合并感染者,可见白细胞增高。

三、护理诊断

(一)疼痛

与外阴、阴道的创伤有关。

(二)恐惧

与突发创伤事件,担心预后对自身的影响有关。

(三)感染

与伤口受到污染,未得到及时治疗有关。

四、护理目标

(1)患者疼痛缓解,舒适感增加。
(2)患者无感染发生或感染被及时发现和控制,体温、血象正常。

五、护理措施

(一)一般护理

患者平卧、给氧。做好血常规检查,建立静脉通道,配血,必要时输血。

(二)心理护理

对患者及家属表示理解,护士应使用亲切温和的语言给予安慰,鼓励他们面对现实,积极配合治疗。

(三)病情监测

密切观察患者生命体征及尿量变化,并准确记录;严密观察患者血肿的大小及其变化,有无活动性出血;术后观察患者阴道及外阴伤口有无出血,有无进行性疼痛加剧或阴道、肛门坠胀等再次血肿的症状。

(四)治疗护理

1. 治疗原则

根据不同情况,给予相应处理,原则是止痛、止血、抗休克和抗感染。

2. 治疗配合

(1)预防和纠正休克:立即建立静脉通道,做好输血、输液准备,遵医嘱及时给予患者止血药、镇静药、镇痛药;做好手术准备。

(2)配合护理:对损伤程度轻,血肿小于 5 cm 的患者,采取正确的体位,避免血肿受压;及时给予患者止血、止痛药;24 小时内可冷敷,降低局部神经敏感性和血流速度,有利于减轻患者的疼痛和不适;还可以用丁字带、棉垫加压包扎,预防血肿扩散。24 小时后热敷或外阴部烤灯,促进血肿或水肿的吸收。保持外阴清洁,每天外阴冲洗 3 次,大小便后立即擦洗。血肿较大者,需手术切开血肿行血管结扎术后消炎抗感染。

(3)术前准备:需要急诊手术的应进行皮肤、肠道的准备。

(4)术后护理:术后常需外阴加压包扎或阴道填塞纱条,患者疼痛较重,应积极止痛。外阴包扎松解或阴道纱条取出后,注意观察患者阴道及外阴伤口有无再次血肿的症状。保持外阴清洁,遵医嘱给予抗生素预防感染。

(五)健康指导

减少会阴部剧烈活动,避免疼痛;合理膳食;保持心情平静。保持局部清洁、干燥;遵医嘱用药;发现异常,及时就诊。

(六)护理效果评价

评价护理目标是否达到,护理措施的实施情况,健康指导是否落实到位,有无新的护理问题出现。

(宋 滕)

第五节 外阴及阴道炎

一、外阴炎

外阴炎是妇科常见病,是外阴部的皮肤与黏膜的炎症,可发生于任何年龄,以生育期及绝经后妇女多见。

(一)护理评估

1.健康史

(1)病因评估:外阴炎主要指外阴部的皮肤与黏膜的炎症,以大、小阴唇为多见。由于外阴与尿道、肛门、阴道邻近且暴露,同时,阴道分泌物、月经血、产后的恶露、尿液、粪便的刺激、糖尿病患者的糖尿的长期浸渍,均可引起外阴不同程度的炎症,此外,穿化纤内裤、紧身内裤、使用卫生巾使局部透气性差等,均可诱发外阴部的炎症。

(2)病史评估:评估有无外阴炎的因素存在,有无糖尿病、阴道炎病史。

2.身心状况

(1)症状:外阴瘙痒、疼痛、红、肿、灼热,性交及排尿时加重。

(2)体征:局部充血、肿胀、糜烂,常有抓痕,严重者形成溃疡或湿疹。慢性炎症者,外阴局部皮肤或黏膜增厚、粗糙、皲裂等。

(3)心理-社会状况:了解病程,了解患者对症状的反应,有无烦躁、不安等心理。

(二)护理诊断

(1)皮肤或黏膜完整性受损:与皮肤黏膜炎症有关。

(2)舒适改变:与外阴瘙痒、疼痛、分泌物增多有关。

(3)焦虑:与性交障碍、行动不便有关。

(三)护理目标

(1)患者皮肤与黏膜完整。

(2)患者病情缓解或好转,舒适感增加。

(3)患者情绪稳定,积极配合治疗与护理。

(四)护理措施

1.一般护理

炎症期间宜进食清淡且富含营养的食物,禁食辛辣、刺激性食物。

2.心理护理

患者常出现烦躁不安、焦虑紧张,应帮助患者树立信心,减轻心理负担,坚持治疗,讲究患者常出现烦躁不安、焦虑紧张,应帮助患者树立信心,减轻心理负担,坚持治疗,讲究卫生。

3.病情监护

积极寻找病因,消除刺激原。

4.治疗护理

(1)治疗原则:去除病因,积极治疗原发病,如阴道炎、尿瘘、粪瘘、糖尿病等。

(2)治疗配合:保持外阴清洁干燥,局部使用约40 ℃的1∶5 000高锰酸钾溶液坐浴,每天2次,每次15～30分钟,5～10次为1个疗程。如有破溃,可涂抗生素软膏或紫草油,急性期可用物理治疗。

(五)健康指导

(1)卫生宣教,指导妇女穿棉质内裤,减少分泌物刺激,对公共场所,如游泳池、公共浴室等谨慎出入,注意经期、孕期、产期及流产后的生殖道清洁,防止感染。

(2)定期妇科检查,积极参与普查与普治。

(3)指导用药方法及注意事项。

(4)加强性道德教育,纠正不良性行为。

(六)护理效果评价

(1)患者诉说外阴瘙痒症状减轻,舒适感增加。

(2)患者焦虑缓解或消失,掌握了卫生保健常识,能养成良好卫生习惯。

二、前庭大腺炎

细菌侵入前庭大腺腺管内致腺管充血、水肿称为前庭大腺炎。

(一)护理评估

1.健康史

(1)病因评估:前庭大腺腺管开口位于小阴唇与处女膜之间,在性交、流产、分娩或其他情况污染外阴部时,病原体易侵入引起炎症,因此,以育龄妇女多见,主要病原体为葡萄球菌、链球菌、大肠埃希菌、淋病奈瑟菌及沙眼衣原体等。急性炎症发作时,细菌先侵犯腺管,腺管口因炎症肿胀阻塞,渗出物不能排出,积存而形成脓肿,称为前庭大腺脓肿(又称巴氏腺脓肿),多发于一侧。如急性炎症消退,腺管口粘连阻塞,分泌物不能外流,脓液转清,则形成前庭大腺囊肿,多为单侧,大小不等,可持续数年不增大。患者往往无自觉症状。

(2)病史评估:了解患者有无反复的外阴感染史及卫生习惯。

2.身心状况

(1)症状:初起时局部肿胀、疼痛、烧灼感,行走不便,可伴有大小便困难等。有时可出现发热等全身症状(表10-1)。

表10-1 前庭大腺炎临床类型及身体状况

临床类型	身体状况
急性期	(1)大阴唇下1/3处疼痛、肿胀,严重时行走受限。检查局部可见皮肤红、肿、热、压痛。 (2)脓肿形成时,可触及波动感,脓肿直径可达5～6 cm,可自行破溃。如破口大,引流通畅,脓液流出后炎症消退;如破口小,引流欠佳,炎症持续不退或反复发作。 (3)可出现全身不适、发热等全身症状
慢性期	慢性期囊肿形成,患者感到外阴部有坠胀感或性交不适。检查时局部可触及囊性肿物,大小不一,有时可反复急性发作

(2)体征:外阴部皮肤红肿、压痛明显。当脓肿形成时,疼痛加剧,并可触及波动感,脓肿直径可达5～6 cm。

(3)心理-社会状况:了解病程,了解患者对症状的反应,有无烦躁、不安等心理,患者常有因害羞或怕痛而未及时诊治的心理障碍。

（二）辅助检查

取前庭大腺开口处分泌物作细菌培养，确定病原体。

（三）护理诊断

1. 皮肤完整性受损

与脓肿自行破溃或手术切开引流有关。

2. 疼痛

与局部炎症刺激有关。

（四）护理目标

（1）患者皮肤保持完整。

（2）疼痛缓解或好转。

（五）护理措施

1. 一般护理

急性期患者应卧床休息，饮食易消化，富含营养。

2. 心理护理

患者常常烦躁不安、焦虑紧张，应尊重患者，为患者保密，以解除其忧虑，使其积极治疗，帮助其建立治愈疾病的信心和生活的勇气。

3. 病情监护

观察患者的生命体征，重点观察体温变化，观察伤口愈合情况。

4. 治病护理

（1）治疗原则：急性期局部热敷或坐浴，抗生素消炎治疗；脓肿形成或囊肿较大时，切开引流或行囊肿造口术，保持腺体功能，防止复发。

（2）治疗配合：急性炎症发作时，取前庭大腺开口处分泌物作细菌培养，确定病原体。根据细菌培养结果和药物敏感试验选用抗生素口服或肌内注射。脓肿形成或囊肿较大时，切开引流或行囊肿造口术，并放置引流条。术后保持局部清洁，引流条每天更换1次，外阴用1∶5 000氯己定棉球擦拭，每天擦洗外阴2次，也可用清热解毒中药热敷或坐浴，每天2次。

（六）健康指导

（1）向患者及家属讲解此病的病因及预防措施，指导患者注意外阴清洁卫生。

（2）告知患者及家属月经期、产褥期禁止性交；月经期应使用消毒卫生巾预防感染；术后注意事项及正确用药。告知患者相关卫生保健常识，养成良好卫生习惯。

（七）护理效果评价

（1）患者诉说外阴不适症状减轻，舒适感增加。

（2）患者接受医护人员指导，焦虑缓解或消失。

三、滴虫性阴道炎

滴虫性阴道炎是由阴道毛滴虫引起的最常见的阴道炎。阴道毛滴虫主要寄生于女性阴道，也可存在于尿道、尿道旁腺及膀胱。男性可存在于包皮皱襞、尿道及前列腺内。滴虫适宜生长在温度为25～40 ℃，pH为5.2～6.6的潮湿环境。月经前后，阴道内酸性减弱，接近中性，隐藏在腺体及阴道皱襞中的滴虫常得以繁殖，而发生滴虫性阴道炎。此病的传播途径有经性交的直接传播及经游泳池、浴盆、厕所、衣物、器械等途径的间接传播。

(一)护理评估

1.健康史

(1)病因评估:阴道毛滴虫呈梨形,体积为多核白细胞的2～3倍。滴虫顶端有4根鞭毛,体部有波动膜,后端尖并有轴柱凸出。活的滴虫透明无色,如水滴,鞭毛随波动膜的波动而活动(图10-1)。阴道毛滴虫极易传播,pH在4.5以下时便受到抑制甚至致死。pH上升至7.5时,其繁殖可完全被抑制。在妊娠期和月经来潮前后,阴道pH升高,可使阴道毛滴虫的感染率和发病率升高。

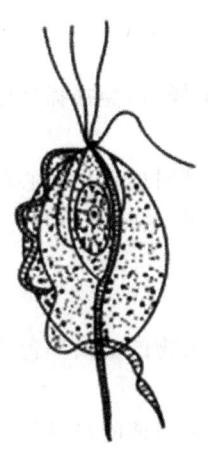

图10-1 滴虫模式图

(2)病史评估:评估发作与月经周期的关系,既往阴道炎病史,个人卫生情况;分析感染经过;了解治疗经过。

2.身心状况

(1)症状:主要症状为白带呈稀薄泡沫状,量多及伴有外阴、阴道口瘙痒。如有其他细菌混合感染,白带可呈黄绿色、血性、脓性且有臭味。局部可有灼热、疼痛、性交痛。合并尿路感染,可有尿频、尿痛、血尿。阴道毛滴虫能吞噬精子,阻碍乳酸生成,影响精子在阴道内存活,可致不孕。

(2)体征:妇科检查时可见阴道黏膜充血,严重时有散在的出血点。有时可见阴道后穹隆处有液性或脓性泡沫状分泌物。

(3)心理-社会状况:患者常因炎症反复发作而烦恼,出现无助感。

(二)辅助检查

1.悬滴法

在玻片上加1滴温生理盐水,自阴道后穹隆处取少许分泌物混于生理盐水中,用低倍镜检查,如有滴虫,可见其活动。阳性率可达80%～90%。取分泌物检查前24～48小时,避免性交、阴道灌洗及阴道上药。

2.培养法

适用于症状典型而悬滴法未见滴虫者,可用培养基培养,其准确率可达98%。

(三)护理诊断

1.知识缺乏

缺乏对疾病传染途径的认识及缺乏阴道炎治疗的知识。

2.舒适改变

与外阴瘙痒、分泌物增多有关。

3.组织完整性受损

与分泌物增多、外阴瘙痒、搔抓有关。

(四)护理目标

(1)患者能说出疾病传染的途径、阴道炎的治疗与日常防护知识。

(2)患者分泌物减少,舒适度提高。保持组织完整性,无破损。

(五)护理措施

1.一般护理

注意个人卫生,保持外阴部清洁、干燥,避免搔抓外阴导致皮肤破损。

2.心理护理

解除患者因疾病带来的烦恼,减轻其对确诊后的心理压力,增强治疗疾病的信心。告知患者夫妇滴虫性阴道炎的传播途径、临床表现、治疗方法和注意事项,减轻他们的焦虑心理,同时鼓励他们积极配合治疗。

3.病情观察

观察患者的外阴瘙痒症状、阴道分泌物的量及颜色等。

4.治疗护理

(1)治疗原则:杀灭阴道毛滴虫,保持阴道的自净作用,防止复发,夫妻双方要同时治疗,切断直接传染途径。

(2)治疗配合:①局部治疗,增强阴道酸性环境,用1%乳酸溶液、0.5%醋酸溶液或1:5 000高锰酸钾溶液冲洗阴道后,每晚睡前用甲硝唑200 mg,置于阴道后穹隆,每天1次,10天为1个疗程。②全身治疗,甲硝唑(灭滴灵)每次200~400 mg,每天3次口服,10天为1个疗程。③指导患者正确用药,按疗程坚持用药,注意冲洗液的浓度、温度。④观察用药后反应,甲硝唑口服后偶见胃肠道反应,如食欲缺乏、恶心、呕吐及白细胞减少、皮疹等,一旦发现,应报告医师并停药。妊娠期、哺乳期妇女应慎用,因为药能通过胎盘进入胎儿体内,并可由乳汁排泄。

(六)健康指导

(1)做好卫生宣教,积极开展普查普治,消灭传染源,严格禁止滴虫阴道炎或带虫者进入游泳池。医疗单位做好消毒隔离,防止交叉感染。治疗期间勤换内裤,内裤、坐浴及洗涤用物应煮沸消毒5~10分钟以消灭病原体,禁止性生活,避免交叉或重复感染的机会。哺乳期妇女在用药期间或用药后24小时内不宜哺乳。经期暂停坐浴、阴道冲洗及阴道用药。

(2)夫妻应双双检查,男方若查出毛滴虫,夫妻应同治,有助于提高疗效,治疗期间应禁止性生活。

(3)治愈标准:治疗后应在每次月经干净后复查1次,连续3次均为阴性,方为治愈。

(七)护理效果评价

(1)患者自诉外阴不适症状减轻,舒适感增加,悬滴法试验连续3个周期复查为阴性。

(2)患者正确复述预防及治疗此疾病的相关知识。

四、外阴阴道假丝酵母菌病

外阴阴道假丝酵母菌病(vulvovaginal candidiasis,VVC)也称外阴阴道念珠菌病,是一种常见的外阴、阴道炎,80%～90%的病原体为白假丝酵母菌,其发病率仅次于滴虫阴道炎。白假丝酵母菌是真菌,不耐热,加热至60℃,持续1小时,即可死亡;但对干燥、日光、紫外线及化学制剂的抵抗力较强。

(一)护理评估

1.健康史

(1)病因评估:念珠菌为条件致病菌,可存在口腔、肠道和阴道而不引起症状。当阴道内糖原增多、酸度增加、局部细胞免疫力下降时,念珠菌可繁殖并引起炎症,故外阴阴道假丝酵母菌病多见于孕妇、糖尿病患者及接受大量雌激素治疗者。此外,长期应用抗生素、服用类固醇皮质激素等,可以改变阴道内微生物之间的相互制约关系,易发此症;紧身化纤内裤、肥胖可使会阴局部的温度及湿度增加,也易使念珠菌得以繁殖而引起感染。

(2)传播途径评估:①内源性感染为主要感染,假丝酵母菌除寄生阴道外,还可寄生于人的口腔、肠道,这些部位的假丝酵母菌可互相传染。②通过性交直接传染。③通过接触感染的衣物等间接传染。

(3)病史评估:了解有无糖尿病及长期使用抗生素、雌激素、类固醇皮质激素病史,了解个人卫生习惯及有无不洁性生活史。

2.身心状况

(1)症状:外阴、阴道奇痒,坐卧不安,痛苦异常,可伴有尿痛、尿频、性交痛。阴道分泌物为干酪样或豆渣样。

(2)体征:妇科检查见小阴唇内侧、阴道黏膜红肿并附着白色块状薄膜,容易剥离,下面为糜烂及溃疡。

(3)心理-社会状况:患者常因外阴瘙痒痛苦不堪,由于影响休息与睡眠,产生忧虑与烦躁,评估患者心理障碍及影响疾病治疗的原因。

3.辅助检查

(1)悬滴法:在玻片上加1滴温生理盐水,自阴道后穹隆处取少许分泌物混于生理盐水中,用低倍镜检查,若找到白假丝酵母菌的芽孢和假菌丝即可确诊。

(2)培养法:适用于症状典型而悬滴法未见白假丝酵母菌者,可用培养基培养。

(二)护理诊断

1.焦虑

与易复发,影响休息与睡眠有关。

2.组织完整性受损

与分泌物增多、外阴瘙痒、搔抓有关。

(三)护理目标

(1)患者情绪稳定,积极配合治疗与护理。

(2)患者病情改善,舒适度提高。

(3)保持组织完整性,组织无破损。

(四)护理措施

1.一般护理

注意个人卫生,保持外阴部清洁、干燥,避免搔抓外阴以免皮肤破损。

2.心理护理

向患者讲解外阴阴道假丝酵母菌病的病因、治疗方法和注意事项等,消除患者的顾虑和焦虑心理,使其积极配合治疗。

3.病情观察

观察患者的外阴瘙痒症状、阴道分泌物的量及颜色等。

4.治疗护理

(1)治疗原则:消除诱因,改变阴道酸碱度,根据患者情况选择局部或全身应用抗真菌药杀灭致病菌。

(2)用药护理:①局部治疗,用2%~4%碳酸氢钠溶液冲洗阴道或坐浴,再选用制霉菌素栓剂、克霉唑栓剂、咪康唑栓剂等置于阴道内,一般7~10天为1个疗程。②全身用药,若局部用药效果较差或病情顽固者,可选用伊曲康唑、氟康唑、酮康唑等口服。③用药注意,孕妇要积极治疗,否则阴道分娩时新生儿易感染发生鹅口疮。妊娠期坚持局部治疗,禁用口服唑类药物。勤换内裤,内裤、坐浴及洗涤用物应煮沸消毒5~10分钟以消灭病原体,避免交叉和重复感染的机会。④用药护理,嘱阴道灌洗或坐浴应注意药液浓度和治疗时间,灌洗药物要充分溶化,温度一般为40℃,切忌过烫,以免烫伤皮肤。

(五)健康指导

(1)做好卫生宣教,养成良好的卫生习惯,每天洗外阴、换内裤。切忌搔抓。

(2)约15%男性与女性患者接触后患有龟头炎,对有症状男性也应进行检查与治疗。

(3)鼓励患者坚持用药,不随意中断疗程。

(4)嘱积极治疗糖尿病等疾病,正确使用抗生素、雌激素,以免诱发外阴阴道假丝酵母菌病。

(六)护理效果评价

(1)患者分泌物减少,性状转为正常,舒适感增加。

(2)患者正确复述预防及治疗此疾病的相关知识,做到积极配合并坚持治疗。

五、萎缩性阴道炎

萎缩性阴道炎属非特异性阴道炎,常见于绝经后及卵巢切除后或盆腔放疗者。绝经后的萎缩性阴道炎又称老年性阴道炎。

(一)护理评估

1.健康史

(1)病因评估:①妇女绝经后;②手术切除卵巢;③产后闭经;④药物假绝经治疗;⑤盆腔放疗后等。由于雌激素水平降低,阴道上皮萎缩变薄,上皮细胞内糖原减少,阴道内pH增高,阴道自净作用减弱,局部抵抗力降低,致病菌入侵后易繁殖引起炎症。

(2)病史评估:了解有无糖尿病及长期使用抗生素、雌激素、类固醇皮质激素病史;了解个人卫生习惯及有无不洁性生活史;了解有无进行盆腔放疗等。

2.身心状况

(1)症状:白带增多,多为黄水状,严重感染时可呈脓性,有臭味。黏膜有浅表溃疡时,分泌物可为血性,有的患者可有点滴出血,可伴有外阴瘙痒、灼热、尿频、尿痛、尿失禁等症状。

(2)体征:妇科检查可见阴道皱襞消失,上皮菲薄,黏膜出血,表面可有小出血点或片状出血点;严重时可形成浅表溃疡,阴道弹性消失、狭窄,慢性炎症、溃疡还可引起阴道粘连,导致阴道闭锁。

(3)心理-社会状况:老年人常因思想比较保守,不愿就医而出现无助感。其他患者常因知识缺乏而病急乱投医,因此,应注意评估影响患者不愿就医的因素及家庭支持系统。

3.辅助检查

取分泌物检查,悬滴法排除滴虫性阴道炎和外阴阴道假丝酵母菌病;有血性分泌物时,常需做宫颈刮片或分段诊刮排除宫颈癌和子宫内膜癌。

(二)护理诊断

1.舒适改变

与外阴瘙痒、疼痛、分泌物增多有关。

2.知识缺乏

与缺乏绝经后妇女预防保健知识有关。

3.有感染的危险

与局部分泌物增多、破溃有关。

(三)护理目标

(1)患者分泌物减少,性状转为正常,舒适感增加。

(2)患者正确复述预防及治疗此疾病的相关知识,做到积极配合并坚持治疗。

(3)患者无感染发生或感染被及时发现和控制,体温、血象正常。

(4)患者无感染发生或感染被及时发现和控制,体温、血象正常。

(四)护理措施

1.一般护理

嘱患者保持外阴清洁,勤换内裤。穿棉织内裤,减少刺激等。

2.心理护理

使患者了解老年性阴道炎的病因和治疗方法,减轻其焦虑;对卵巢切除、放疗者给予心理安慰与相关医学知识解释,增强其治疗疾病的信心;解释雌激素替代疗法可缓解症状,帮助其建立治愈疾病的信心。

3.病情观察

观察白带性状、量、气味,有无外阴瘙痒、灼热及膀胱刺激症状等。

4.治疗护理

(1)治疗原则:增强阴道黏膜的抵抗力,抑制细菌生长繁殖。

(2)治疗配合:①增加阴道酸度,用0.5%醋酸或1%乳酸溶液冲洗阴道,每天1次。阴道冲洗后,将甲硝唑200 mg或氧氟沙星200 mg,放入阴道深部,每天1次,7～10天为1个疗程。②增加阴道抵抗力,针对病因给予雌激素制剂,可局部用药,也可全身用药。将已烯雌酚0.125～0.25 mg,每晚放入阴道深部,7天为1个疗程。③全身用药,可口服尼尔雌醇,首次4 mg,以后每2～4周1次,每晚2 mg,维持2～3个月。

(五)健康指导

(1)对围绝经期、老年妇女进行健康教育,使其掌握预防老年性阴道炎的措施及技巧。

(2)指导患者及其家属阴道灌洗、上药的方法和注意事项。用药前洗净双手及会阴,减少感染的机会。自己用药有困难者,指导其家属协助用药或由医务人员帮助使用。

(3)告知使用雌激素治疗可出现的症状,嘱乳癌或子宫内膜癌患者慎用雌激素制剂。

(六)护理效果评价

(1)患者分泌物减少,性状转为正常,舒适感增加。

(2)患者正确复述预防及治疗此疾病的相关知识,做到积极配合并坚持治疗。

(宋 滕)

第六节 盆腔炎性疾病

盆腔炎性疾病(PID)是指女性上生殖道的一组炎性疾病,主要包括子宫内膜炎、输卵管炎、输卵管卵巢脓肿、盆腔腹膜炎。最常见的是输卵管炎及输卵管卵巢脓肿。

女性生殖系统具有比较完善的自然防御功能,当自然防御功能遭到破坏,或机体免疫力降低、内分泌发生变化或外源性病原体入侵而导致子宫内膜、输卵管、卵巢、盆腔腹膜、盆腔结缔组织发生炎症。感染严重时,可累及周围器官和组织,当病原体毒性强、数量多、患者抵抗力低时,常发生败血症及脓毒血症,若未得到及时治疗可能发生盆腔炎性疾病后遗症。

一、护理评估

(一)健康史

(1)了解既往疾病史、用药史、月经史及药物过敏史。

(2)了解流产、分娩的时间、经过及处理。

(3)了解本次患病的起病时间、症状、疼痛性质、部位、有无全身症状。

(二)生理状况

1.症状

(1)轻者无症状或症状轻微不易被发现,常表现为持续性下腹痛,活动或性交后加重;发热、阴道分泌物增多等。

(2)重者可表现为寒战、高热、头痛、食欲减退;月经期发病者可表现为经量增多、经期延长;腹膜炎者出现消化道症状,如恶心、呕吐、腹胀等;若脓肿形成,可有下腹包块及局部刺激症状。

2.体征

(1)急性面容、体温升高、心率加快。

(2)下腹部压痛、反跳痛及肌紧张。

(3)检查见阴道充血;大量脓性臭味分泌物从宫颈口外流;穹隆有明显触痛;宫颈充血、水肿、举痛明显;子宫体增大有压痛且活动受限;一侧或双侧附件增厚,有包块,压痛。

3.辅助检查

(1)实验室检查:宫颈黏液脓性分泌物,或阴道分泌物0.9%氯化钠溶液湿片中见到大量白细胞;红细胞沉降率升高;C反应蛋白升高;宫颈分泌物培养或革兰染色涂片淋病奈瑟菌阳性或沙眼衣原体阳性。

(2)阴道超声检查:显示输卵管增粗、输卵管积液,伴或不伴有盆腔积液、输卵管卵巢肿块。

(3)腹腔镜检查:输卵管表面明显充血;输卵管壁水肿;输卵管伞端或浆膜面有脓性渗透物。

(4)子宫内膜活组织检查证实子宫内膜炎。

(三)高危因素

1.年龄

盆腔炎性疾病高发年龄为15～25岁。

2.性活动及性卫生

初次性交年龄小、有多个性伴侣、性交过频以及性伴侣有性传播疾病;有使用不洁的月经垫、经期性交等。

3.下生殖道感染

性传播疾病,如淋病奈瑟菌性宫颈炎、衣原体性宫颈炎以及细菌性阴道病。

4.子宫腔内手术操作后感染

刮宫术、输卵管通液术、子宫输卵管造影术、宫腔镜检查、人工流产、放置宫内节育器等手术时,消毒不严格或术前适应证选择不当,导致感染。

5.邻近器官炎症直接蔓延

如阑尾炎、腹膜炎等蔓延至盆腔。

6.复发

盆腔炎性疾病再次发作。

(四)心理-社会因素

1.对健康问题的感受

是否存在因无明显症状或症状轻,而不重视致延误治疗。

2.对疾病的反应

是否由于慢性疾病过程长,患者思想压力大而产生焦虑、烦躁情绪;若病情严重,则担心预后,患者往往有恐惧、无助感。

3.家庭、社会及经济状况

是否存在因炎症反复发作,严重影响妇女生殖健康甚至导致不孕,且增加家庭与社会经济负担。

二、护理诊断

(一)疼痛

其与感染症状有关。

(二)体温过高

其与盆腔急性炎症有关。

(三)睡眠形态紊乱

其与疼痛或心理障碍有关。

(四)焦虑

其与病程长治疗效果不明显或不孕有关。

(五)知识缺乏

其与缺乏经期卫生知识有关。

三、护理措施

(一)症状护理

1.密切观察

分泌物增多,观察阴道分泌物颜色、性状、气味及量,选择合适的药液进行阴道冲洗。在不清楚阴道炎的种类时,不可滥用冲洗液,指导患者勤换会阴垫及内裤,保持外阴清洁干燥。

2.支持疗法

卧床休息,取半卧位,有利于脓液积聚于直肠子宫陷凹,使炎症局限;给高热量、高蛋白、高维生素饮食或半流质饮食,及时补充丢失的液体;对出现高热的患者,采取物理降温,出汗时及时更衣,保持身体清洁舒服;若患者腹胀严重,应行胃肠减压。

3.症状观察

密切监测生命体征,测体温、脉搏、呼吸、血压,每 4 小时 1 次;物理降温后 30 分钟测体温,以观察降温效果。若患者突然出现腹痛加剧、寒战、高热、恶心、呕吐、腹胀,应立即报告医师,同时做好剖腹探查的准备。

(二)用药护理

1.门诊治疗

指导患者遵医嘱用药,了解用药方案并告知注意事项。常用方案:头孢西丁钠 2 g,单次肌内注射,同时口服丙磺舒 1 g,然后改为多西环素 100 mg,每天 2 次,连服 14 天,可同时加服甲硝唑 400 mg,每天 2~3 次,连服 14 天;或选用其他第三代头孢菌素与多西环素、甲硝唑合用。

2.住院治疗

严格遵医嘱用药,了解用药方案并密切观察用药反应。

(1)头孢霉素类或头孢菌素类药物:头孢西丁钠 2 g,静脉滴注,每 6 小时 1 次。头孢替坦二钠 2 g,静脉滴注,每 12 小时 1 次。加多西环素 100 mg,每 12 小时 1 次,静脉输注或口服。对不能耐受多西环素者,可用阿奇霉素替代,每次 500 mg,每天 1 次,连用 3 天。对输卵管卵巢脓肿患者,可加用克林霉素或甲硝唑。

(2)克林霉素与氨基糖苷类药物联合方案:克林霉素 900 mg,每 8 小时 1 次,静脉滴注;庆大霉素先给予负荷量(2 mg/kg),然后予维持量(1.5 mg/kg),每 8 小时 1 次,静脉滴注;临床症状、体征改善后继续静脉应用 24~48 小时,克林霉素改口服,每次 450 mg,1 天 4 次,连用 14 天;或多西环素 100 mg,每 12 小时 1 次,连续用药 14 天。

3.观察药物疗效

若用药后 48~72 小时,体温持续不降,患者症状加重,应及时报告医师处理。

4.中药治疗

主要为活血化瘀、清热解毒药物。可遵医嘱指导服中药或用中药外敷腹部,若需进行中药保留灌肠,按保留灌肠操作规程完成。

(三)手术护理

1.药物治疗无效

经药物治疗 48~72 小时,体温持续不降,患者中毒症状加重或包块增大者。

2.脓肿持续存在

经药物治疗病情好转,继续控制炎症数天(2~3 周),包块仍未消失但已局限化。

3. 脓肿破裂

突然腹痛加剧,寒战、高热、恶心、呕吐、腹胀,检查腹部拒按或有中毒性休克表现。

(四)心理护理

(1)关心患者,倾听患者诉说,鼓励患者表达内心感受,通过与患者进行交流,建立良好的护患关系,尽可能满足患者的合理需求。

(2)加强疾病知识宣传,解除患者思想顾虑,增加其对治疗的信心。

(3)与家属沟通,指导家属关心患者,与患者及家属共同探讨适合个人的治疗方案,取得家人的理解和帮助,减轻患者心理压力。

四、健康指导

(一)讲解疾病知识

向患者讲解盆腔炎性疾病的疾病知识,告知及时就诊和规范治疗的重要性。

(二)个人卫生指导

保持会阴清洁做好经期、孕期及产褥期的卫生宣传。

(三)性生活指导及性伴侣治疗

注意性生活卫生,月经期禁止性交。

(四)饮食生活指导

给高热量、高蛋白、高维生素饮食,增加营养,积极锻炼身体,注意劳逸结合,不断提高机体抵抗力。

(五)随访指导

对于抗生素治疗的患者,应在72小时内随诊,明确有无体温下降、反跳痛减轻等临床症状改善。若无改善,需做进一步检查。对沙眼衣原体以及淋病奈瑟菌感染者,可在治疗后4~6周复查病原体。

五、注意事项

(一)倾听患者主诉

应仔细倾听患者主诉,全面了解患者疾病史,认真阅读治疗方案,制订相应的护理计划,配合完成相应治疗和处理。

(二)预防宣传

(1)注意性生活卫生,减少性传播疾病。

(2)及时治疗下生殖道感染。

(3)进行公共卫生教育,提高公民对生殖道感染的认识,明白预防感染的重要性。

(4)严格掌握妇科手术指征,做好术前准备,严格无菌操作,预防感染。

(5)及时治疗盆腔炎性疾病,防止后遗症发生。

(宋 滕)

第七节 子宫颈炎

子宫颈炎是指子宫颈发生的急性/慢性炎症。子宫颈炎是妇科常见疾病之一,包括宫颈阴道部炎症及宫颈管黏膜炎症。临床上分为急性子宫颈炎和慢性子宫颈炎。临床多见的子宫颈炎是急性子宫颈管黏膜炎,若急性子宫颈炎未经及时诊治或病原体持续存在,可导致慢性子宫颈炎症。

由于宫颈管黏膜上皮为单层柱状上皮,抗感染能力较差,当遇到多种病原体侵袭、物理化学因素刺激、机械性子宫颈损伤、子宫颈异物等,引起子宫颈局部充血、水肿,上皮变性、坏死,黏膜、黏膜下组织、腺体周围大量中性粒细胞浸润,或子宫颈间质内有大量淋巴细胞、浆细胞等慢性炎细胞浸润,可伴有子宫颈腺上皮及间质增生和鳞状上皮化生。因子宫颈阴道部鳞状上皮与阴道鳞状上皮相延续,亦可由阴道炎症引起宫颈阴道部炎症。

病原体种类:①性传播疾病的病原体主要是淋病奈瑟菌及沙眼衣原体。②内源性病原体与细菌性阴道病病原体、生殖道支原体感染有关。

一、护理评估

(一)健康史

1.一般资料

年龄、月经史、婚育史,是否处在妊娠期。

2.既往疾病史

详细了解有无阴道炎、性传播疾病及子宫颈炎症的病史,包括发病时间、病程经过、治疗方法及效果。

3.既往手术史

详细询问分娩手术史,了解阴道分娩时有无宫颈裂伤;是否做过妇科阴道手术操作及有无宫颈损伤、感染史。

4.个人生活史

了解个人卫生习惯,分析可能的感染途径。

(二)生理状况

1.症状

(1)急性子宫颈炎:阴道分泌物增多,呈黏液脓性,阴道分泌物的刺激可引起外阴瘙痒及灼热感;可出现月经间期出血、性交后出血等症状;常伴有尿道症状,如尿急、尿频、尿痛。

(2)慢性子宫颈炎:患者多无症状,少数患者可有阴道分泌物增多,呈淡黄色或脓性,偶有接触性出血、月经间期出血,偶有分泌物刺激引起外阴瘙痒或不适。

2.体征

(1)急性子宫颈炎:检查见脓性或黏液性分泌物从子宫颈管流出;用棉拭子擦拭子宫颈管时,容易诱发子宫颈管内出血。

(2)慢性子宫颈炎:检查可见宫颈呈糜烂样改变,或有黄色分泌物覆盖子宫颈口或从宫颈管流出,也可见子宫颈息肉或子宫颈肥大。

3.辅助检查

(1)实验室检查:分泌物涂片做革兰染色,中性粒细胞＞30/高倍视野;阴道分泌物湿片检查白细胞＞10/高倍视野;做淋菌奈瑟菌及沙眼衣原体检测,以明确病原体。

(2)宫腔镜检查:镜下可见血管充血,宫颈黏膜及黏膜下组织、腺体周围大量中性粒细胞浸润,腺腔内可见脓性分泌物。

(3)宫颈细胞学检查:宫颈刮片、宫颈管吸片,与宫颈上皮瘤样病变或早期宫颈癌相鉴别。

(4)阴道镜及活组织检查:必要时进行,以明确诊断。

(三)高危因素

(1)性传播疾病,年龄小于25岁,多位性伴侣或新性伴侣且为无保护性交。

(2)细菌性阴道病。

(3)分娩、流产或手术致子宫颈损伤。

(4)卫生不良或雌激素缺乏,局部抗感染能力差。

(四)心理-社会因素

1.对健康问题的感受

是否存在因无明显症状,而不重视或延误治疗。

2.对疾病的反应

是否因病变在宫颈,又涉及生殖器官与性,而不愿及时就诊;或因阴道分泌物增多引起不适;或治疗效果不明显而烦躁不安;或遇有白带带血或接触性出血时,担心疾病的严重程度,疑有癌变而恐惧、焦虑。

3.家庭、社会及经济状况

家人对患者是否关心;家庭经济状况及是否有医疗保险。

二、护理诊断

(一)皮肤完整性受损

其与宫颈上皮糜烂及炎性刺激有关。

(二)舒适的改变

其与白带增多有关。

(三)焦虑

其与害怕宫颈癌有关。

三、护理措施

(一)症状护理

1.阴道分泌物增多

观察阴道分泌物颜色、性状、气味及量,选择合适的药液进行阴道冲洗。在不清楚种类时,不可滥用冲洗液,指导患者勤换会阴垫及内裤,保持外阴清洁干燥。

2.外阴瘙痒与灼痛

嘱患者尽量避免搔抓,防止外阴部皮肤破损,减少活动,避免摩擦外阴。

(二)用药护理

药物治疗主要用于急性子宫颈炎。

1. 遵医嘱用药

(1)经验性抗生素治疗:在未获得病原体检测结果前,采用针对衣原体的经验性抗生素治疗,阿奇霉素 1 g,单次顿服,或多西环素 100 mg,每天 2 次,连服 7 天。

(2)针对病原体的抗生素治疗:临床上除选用抗淋病奈瑟菌的药物外,同时应用抗衣原体感染的药物。对于单纯急性淋病奈瑟菌性子宫颈炎,常用药物有头孢菌素,如头孢曲松钠 250 mg,单次肌内注射,或头孢克肟 400 mg,单次口服等;对沙眼衣原体所致子宫颈炎,治疗药物有四环素类,如多西环素 100 mg,每天 2 次,连服 7 天。

2. 用药观察

注意观察药物的不良反应,若出现不良反应,立即停药并通知医师。

3. 用药注意事项

注意药物的半衰期及有效作用时间;注意药物的配伍禁忌;抗生素应现配现用。

4. 用药指导

若病原体为沙眼衣原体及淋病奈瑟菌,应对性伴侣进行相应的检查和治疗。

(三)物理治疗及手术治疗的护理

1. 宫颈糜烂样改变

若为无症状的生理性柱状上皮异位,无须处理;对伴有分泌物增多、乳头状增生或接触性出血,可给予局部物理治疗,包括激光、冷冻、微波等,也可以给予中药作为物理治疗前后的辅助治疗。

2. 慢性子宫颈黏膜炎

针对病因给予治疗,若病原体不清可试用物理治疗,方法同上。

3. 子宫颈息肉

配合医师行息肉摘除术。

4. 子宫颈肥大

一般无须治疗。

(四)心理护理

(1)加强疾病知识宣传,引导患者正确认识疾病,及时就诊,接受规范治疗。

(2)向患者解释疾病与健康的问题,鼓励患者表达自己的想法。对病程长、迁延不愈的患者,给予关心和耐心解说,告知疾病的过程及防治措施;对病理检查发现宫颈上皮有异常增生的病例,告知通过密切监测,坚持治疗,可阻断癌变途径,以缓解焦虑心理,增加治疗的信心。

(3)与家属沟通,让其多关心患者,支持患者,坚持治疗,促进康复。

四、健康指导

(一)讲解疾病知识

向患者讲解子宫颈炎的疾病知识,告知及时就诊和规范治疗的重要性。

(二)个人卫生指导

嘱患者保持外阴清洁,每天清洗外阴 2 次,养成良好的卫生习惯,尤其是经期、孕产期及产褥期卫生,避免感染发生。

(三)随访指导

告知患者,物理治疗后有分泌物增多,甚至有多量水样排液,在术后 1~2 周脱痂时可有少量出血,是创面愈合的过程,不必应诊;如出血量多于月经量则需到医院就诊处理;在物理治疗后 2 个月内禁止性生活、盆浴和阴道冲洗;治疗后经过 2 个月经周期,于月经干净后 3~7 天来院复查,评价治疗效果,效果欠佳者可进行第二次治疗。

(四)体检指导

坚持每 1~2 年做 1 次体检,及早发现异常,及早治疗。

五、注意事项

(1)治疗前,应常规做宫颈刮片行细胞学检查。
(2)在急性生殖器炎症期不做物理治疗。
(3)治疗时间应选在月经干净后 3~7 天内进行。
(4)物理治疗后可出现阴道分泌物增多,甚至有大量水样排液,在术后 1~2 周脱痂时可有少许出血。
(5)应告知患者,创面完全愈合时间为 4~8 周,期间禁盆浴、性交和阴道冲洗。
(6)物理治疗有引起术后出血、宫颈管狭窄、感染的可能,应定期复查,观察创面愈合情况直到痊愈,同时检查有无宫颈管狭窄。

(宋　滕)

第八节　子宫内膜异位症

子宫内膜异位症是指具有生长功能的子宫内膜生长在子宫腔内壁以外引起的症状和体征。异位的子宫内膜绝大多数局限在盆腔内的生殖器官和邻近器官的腹膜面,故临床上称为盆腔子宫内膜异位症。当子宫内膜生长在子宫肌层内称子宫腺肌病,部分患者两者可合并存在。

子宫内膜异位症的发病率近年来明显增高,是目前常见的妇科病之一。多见于 30~40 岁的妇女。本病为良性病变,但有远距离转移和种植能力。初潮前无发病者,绝经后异位的子宫内膜组织可逐渐萎缩吸收,妊娠或使用性激素抑制卵巢功能可暂时阻止本病的发展,因此,子宫内膜的发病与卵巢的周期性变化有关。也发生周期性出血,引起周围组织纤维化、粘连,病变局部形成紫蓝色硬结或包块。卵巢的子宫内膜异位症最为常见,卵巢内的异位内膜因反复出血而形成多个囊肿,但以单个多见,故又称为卵巢子宫内膜异位囊肿。囊肿内含暗褐色黏稠的陈旧血,状似巧克力液体,故又称为卵巢巧克力囊肿。

一、护理评估

(一)病史

1.月经史

初潮年龄,月经周期、经期、经量是否正常,有无痛经或其他伴随症状。痛经的性质,是否为进行性加重。

2.婚育史

结婚年龄、婚次、夫妻性生活情况,有无经期性交,生育情况,足月产、早产、流产次数,现有子女数等。

3.既往病史

有无先天性生殖道畸形、子宫手术或经期盆腔检查等情况。

(二)身心状态

1.身体状态

(1)痛经:痛经是子宫内膜异位症的典型症状,其特点为继发性和进行性加重。疼痛多位于下腹部和腰骶部,可放射至阴道、会阴、肛门或大腿,常于月经来潮前1~2天开始,经期第一天最为剧烈,以后逐渐减轻,至月经干净时消失。

(2)月经失调:部分患者有经量增多和经期延长,少数出现经前期点滴出血。月经失调可能与卵巢无排卵、黄体功能不足等有关。

(3)性交痛:由于异位的内膜出现在子宫直肠陷凹或病变导致子宫后倾固定,性交时子宫颈受到碰撞及子宫收缩和向上提升,可引起疼痛。

(4)不孕:占40%左右,其不孕的原因可能与盆腔内器官和组织广泛粘连和输卵管的蠕动减弱,影响卵子的排出、摄取和受精卵的运行有关。

2.心理状态

由于疼痛、不孕造成患者顾虑重重,心理压力大,需要手术的患者会有紧张、恐惧等心理问题。

(三)诊断性检查

1.妇科检查

典型者子宫后倾固定,盆腔检查可扪及盆腔内有触痛性结节或子宫旁有不活动的囊性包块。

2.辅助检查

(1)B超检查:可确定卵巢子宫内膜异位囊肿的位置、大小和形状。

(2)腹腔镜检查:可发现盆腔内器官或子宫直肠陷凹、子宫骶骨韧带等处有紫蓝色结节。

二、护理诊断

(一)焦虑

其与不孕和需要手术有关。

(二)知识缺乏

其与缺乏自我照顾及与手术相关的知识有关。

(三)舒适改变

其与痛经及手术后伤口有关。

三、护理目标

(1)患者能正确认识疾病的性质及发生原因,解除紧张、恐惧的心理,坚定治疗信心。

(2)患者自觉疼痛症状缓解。

四、护理措施

(1)心理护理:许多年轻患者因顽固的痛经、不孕等情况而焦虑。护理人员应多关心和理解患者,说明该病只要坚持用药或采取必要的手术便可改善症状,鼓励患者树立信心,积极配合治疗,对尚未生育的患者应给予指导和帮助,促使其尽早受孕。

(2)做好卫生宣传教育工作,防止经血逆流,如有先天性生殖道畸形或后天性炎性阴道狭窄、宫颈粘连等应及时手术。凡进入宫腔内的经腹手术,应保护腹壁切口和子宫切口,防止子宫内膜种植到腹壁切口或子宫切口。经期应避免盆腔检查和性交。

(3)使用激素治疗患者,应介绍服药的注意事项及用后可能出现的反应(恶心、食欲缺乏、闭经、乏力或体重增加等),使其解除思想顾虑,提高治疗效果。

(4)用药期间注意有无卵巢子宫内膜异位囊肿破裂的征象,如出现急性腹痛应及时通知医师,并做好剖腹探查的各项准备。

(5)对需要手术者应按腹部手术做好术前准备和术后护理。

(6)出院健康教育,加强患者对病程及治疗的认识,指导伤口处理和康复教育,术后6周避免盆浴和性生活,6周后来院复查。

五、护理效果评价

(1)患者无焦虑的表现并对治疗充满信心。

(2)患者能按时服药并了解药物的反应。

(3)自觉症状缓解和消失。

(马靖靖)

第九节 子宫腺肌病

子宫腺肌病是指当子宫内膜腺体和间质侵入子宫肌层时,形成弥漫或局限性的病变,是妇科常见病。多发生于30～50岁经产妇;约15%患者同时合并子宫内膜异位症;约50%患者合并子宫肌瘤;临床病理切片检查,发现10%~47%子宫肌层中有子宫内膜组织,但35%无临床症状。

多次妊娠及分娩、人工流产、慢性子宫内膜炎等造成子宫内膜基底层损伤,子宫内膜自基底层侵入子宫肌层内生长,可能是主要原因。此外,由于内膜基底层缺乏黏膜下层的保护,在解剖机构上子宫内膜易于侵入肌层。腺肌病常合并子宫肌瘤和子宫内膜增生,提示高水平雌孕激素刺激,也可能是促进内膜向肌层生长的原因之一。

应视患者症状、年龄、生育要求而定。药物治疗适用于症状较轻,有生育要求和接近绝经期的患者;年轻或希望生育的子宫腺肌瘤患者,可试行病灶挖除术;症状严重、无生育要求或药物治疗无效者,应行全子宫切除术。

一、护理评估

(一)健康史

了解患者年龄、婚姻、月经史、婚育史、生育史、出现典型症状的情况以及对患者身心的影响,了解患者既往患病史。子宫腺肌病多发生于生育年龄的经产妇,常合并内异症和子宫肌瘤,有多次妊娠及分娩或过度刮宫史。生殖道阻塞,如单角子宫、宫颈阴道不通畅患者等常同时合并腺肌病。

(二)生理状况

1.症状

询问患者是否有经量过多、经期延长和逐渐加重的进行性痛经。

2.体征

妇科检查时子宫均匀性增大或局限性隆起、质硬且有压痛。

3.辅助检查

阴道B超提示子宫增大,肌层中不规则回声增强;盆腔MRI可协助诊断;宫腔镜下取子宫肌肉活检,可确诊。

(三)高危因素

1.年龄

40岁以上的经产妇。

2.子宫损伤

多次妊娠、人工流产、慢性子宫内膜炎等造成子宫内膜基底层损伤。

3.先天不足

生殖道阻塞,如单角子宫、宫颈阴道不通、有子宫无阴道的先天畸形等。

4.卵巢功能失调

高水平雌孕激素刺激者,如子宫肌瘤、子宫内膜增生患者。

(四)心理-社会因素

了解患者对疾病的认知,是否存在焦虑、恐惧等表现;了解患者家庭关系,是否因不孕或继发不孕影响夫妻、家庭关系;了解患者的经济水平等。

二、护理诊断

(一)焦虑

其与月经改变和痛经有关。

(二)知识缺乏

其与缺乏自我照顾及与手术相关的知识有关。

(三)舒适改变

其与痛经有关。

三、护理目标

(1)患者能正确认识疾病的性质及发生原因,解除紧张、恐惧的心理,坚定治疗信心。

(2)患者自觉疼痛症状缓解。

四、护理措施

(一)症状护理

1.月经改变

经量增多者,指导患者使用透气棉质卫生巾,保留卫生巾称重,以评估月经量;经期延长者,早晚用温开水清洗外阴各1次,以防逆行感染。若合并贫血,需指导患者遵医嘱服用药物,观察贫血的改善情况。

2.痛经

询问患者疼痛部位、性质、疼痛开始时间及持续时间。疼痛轻者,指导患者腹部热敷、卧床休息;疼痛重者,遵医嘱给予前列腺素合成酶抑制剂。

(二)用药护理

1.口服避孕药

其适用于轻度内异症患者,常用低剂量高效孕激素和炔雌醇复合制剂,用法为每天1片,连续用6~9个月,护士需观察药物疗效,观察有无恶心、呕吐等不良反应。

2.促性腺激素释放激素激动剂

常用药物:亮丙瑞林3.75 mg,月经第1天皮下注射后,每隔28天注射1次,共3~6次。需观察有无潮热、阴道干燥、性欲减退和骨质丢失等不良反应,停药后可消失。连续用药3个月以上者,需添加小剂量雌激素和孕激素,以防止骨质丢失。

3.左炔诺孕酮宫内节育器(LNG-ZUS)

治疗初期部分患者会出现淋漓出血、下移甚至脱落等,需加强随访。

(三)手术护理

1.保守手术

如小病灶挖除术或子宫肌壁楔形切除术,可明显减轻症状并增加妊娠概率。指导其术后6个月受孕。

2.子宫切除术

年轻或未绝经的患者可保留卵巢;绝经后或合并严重子宫内膜异位症者,可行双卵巢切除术。

(四)心理护理

(1)痛经、月经改变以及贫血者影响生活质量,患者焦虑烦躁,向患者说明月经时轻度疼痛不适是生理反应,给予舒缓的音乐、舒适的环境,保证足够的休息和睡眠,患者及家属、护士共同制订规律而适度的锻炼计划,家属督促患者适度锻炼,可缓解患者的心理压力。

(2)手术患者担心预后和性生活,说明子宫切除术后症状可基本消失,生活质量会得到改善。此外,子宫是月经来潮和孕育胎儿的器官,切除子宫不会男性化,增加对治疗的信心。

(五)健康指导

(1)指导患者随访:手术患者出院后3个月到门诊复查,了解术后康复情况。

(2)保守手术和子宫切除患者,术后休息1~3个月,3个月之内避免性生活及阴道冲洗,避免提举重物,防止正在愈合的腹部肌肉用力,并应逐渐加强腹部肌肉的力量。未经医护人员许可避免从事可增加盆腔充血的活动,如跳舞、久站等。

(3)有生殖道阻塞疾病时,嘱患者积极治疗,实施整形手术。

(4)对实施保守手术治疗的患者,指导其术后6个月受孕。

(5)注意高危因素与妇科疾病的相关性,定期做好妇科病普查。

五、护理效果评价

(1)医务人员避免过度刮宫,减少内膜碎片进入肌层的机会。

(2)药物治疗过程中如出现严重的绝经期症状,可酌情反向添加治疗提高雌激素水平,降低相关血管症状和骨质疏松的发生,也可提高患者的顺应性。

(马靖靖)

第十节 子宫脱垂

子宫脱垂是指子宫从正常位置沿阴道下降，子宫颈外口达到坐骨棘水平以下，甚至子宫部分或全部脱出阴道口外，常伴有阴道前后壁膨出。

一、护理评估

(一)健康史

1.病因与发病机制

(1)分娩损伤：分娩损伤是最主要的原因。在分娩过程中，产妇过早屏气，第二产程延长或经阴道手术助产，盆底肌肉、筋膜以及子宫韧带过度伸展，甚至撕裂，分娩后未及时修补或修补不佳。产褥期产妇过早体力劳动，过高的腹压会压迫子宫向下移位发生脱垂。

(2)长期腹压增加：如长期慢性咳嗽、习惯性便秘、久站、久蹲等使腹内压增高，迫使子宫向下移位，导致脱出，产褥期腹压增加更容易导致子宫脱垂。

(3)盆底组织发育不良或退行性变：子宫脱垂偶见于未产妇女，主要为先天性盆底组织发育不良所致。老年妇女盆底组织萎缩退化或支持组织削弱，也可发生子宫脱垂。

2.病史评估

了解患者分娩史，评估其有无第二产程延长、阴道助产等难产史，产后恢复情况；了解患者有无慢性病病史，如长期慢性咳嗽等；是否存在先天性盆底组织发育不良。

(二)身心状况

1.症状

子宫脱垂轻度时(Ⅰ度)可无自觉症状，加重后(Ⅱ、Ⅲ度)出现以下症状。

(1)下坠感及腰背酸痛：常在久站、走路与重体力劳动时加重，卧床休息后症状减轻。

(2)肿物自阴道脱出：走路、蹲或排便等腹压增加时，阴道口有一肿物脱出。轻者平卧休息后可自行恢复，重者不能自行恢复，需用手还纳，甚至用手也难以还纳，行走不便。

(3)阴道分泌物增多：脱出的子宫及阴道壁由于反复摩擦而发生感染，有脓血性分泌物渗出。

(4)大小便异常：由于膀胱、尿道膨出，患者常伴有尿频、尿急甚至尿潴留或压力性尿失禁。直肠膨出的患者可伴有便秘和排便困难等。

2.体征

患者取膀胱截石位，根据患者向下用力屏气时子宫下降的程度，将子宫脱垂分为三度。

Ⅰ度：轻型为子宫颈外口距处女膜处小于4 cm，但未达处女膜缘；重型为宫颈外口已达处女膜缘，检查时在阴道口可见子宫颈。

Ⅱ度：轻型为宫颈已脱出阴道口，但宫体仍在阴道内；重型为宫颈或部分宫体脱出阴道口外。

Ⅲ度：子宫颈及宫体全部脱出至阴道口外。脱出的子宫及阴道壁由于长期暴露摩擦，导致宫颈及阴道壁可见溃疡，有少量阴道出血或脓性分泌物。

3.心理-社会状况

由于长期的子宫脱垂使患者行动不便，不能从事体力劳动，使工作和生活受到影响，患者感到烦恼、痛苦；严重会影响性生活，患者常出现烦躁、焦虑、情绪低落等。

二、辅助检查

注意检查血象，注意张力性尿失禁及妇科检查情况。

三、护理诊断

(一)焦虑
与长期的子宫脱出影响日常生活和工作有关。

(二)舒适的改变
与子宫脱出影响行动有关。

(三)组织完整性受损
与外露子宫、阴道前后壁长期摩擦有关。

四、护理目标

(1)患者情绪稳定，能配合治疗、护理活动。
(2)患者病情缓解，舒适感增加。
(3)患者组织完整，无受损。

五、护理措施

(一)一般护理

(1)指导患者保持外阴干燥、清洁，每天用流水冲洗外阴，禁止使用刺激性强的药液。有溃疡者每天用0.02%高锰酸钾液坐浴1~2次，每次20~30分钟，勤换内衣裤。

(2)有肿块脱出者及早就医，及时回纳脱出物并教会患者正确的回纳手法，病情重不能回纳者，应卧床休息，减少下地活动次数和时间。

(3)教给患者做盆底肌肉锻炼，如做提肛运动；指导患者避免增加腹压的因素，如咳嗽、久站及久蹲等；保持大便通畅，每天进食蔬菜应保持500 g。

(4)每天为患者提供酸性果汁，可保持尿液呈酸性，不利于细菌生长；指导患者练习卧床排尿；若有肿块脱出影响排尿，指导患者排尿前先将脱出物还纳。尿潴留留置尿管者，应间歇放尿以训练膀胱功能。排尿功能恢复正常后，鼓励患者每天饮水2 000 mL以上。

(5)嘱患者加强营养，进食高蛋白、高维生素食物，增强体质。

(二)心理护理

帮助患者树立战胜疾病的信心，耐心讲解子宫脱垂的知识和预后，鼓励病友间交流沟通，促进积极因素。

(三)病情监护

观察患者有无外阴异物感，子宫脱垂的程度；注意阴道分泌物的颜色、气味、性状。

(四)治疗护理

1.治疗原则

治疗以安全、简单、有效为原则。

(1)非手术治疗：用于Ⅰ度轻型子宫脱垂，年老不能耐受手术或需要生育者。①支持疗法：注意休息,增加营养,保持大便通畅,避免重体力劳动,治疗增加腹压的疾病,加强盆底肌的锻炼。②子宫托:子宫托是一种支持子宫和阴道壁使其维持在阴道内不脱出的工具,适用于各度子宫脱垂及阴道前后壁膨出的患者。重度子宫脱垂伴盆底肌明显萎缩以及宫颈或阴道壁有炎症或有溃疡者均不宜使用,经期和妊娠期停用。

(2)手术治疗:适用于非手术治疗无效或Ⅱ度、Ⅲ度子宫脱垂者。手术方式主要包括阴道前后壁修补术;阴道前后壁修补加主韧带缩短及宫颈部分切除术,也叫曼彻斯特(Manchester)手术;经阴道子宫全切除及阴道前后壁修补术;阴道纵隔成形术等。

2.治疗配合及特殊专科护理

(1)支持治疗的护理:教会患者做盆底肌肉锻炼增强盆底肌肉张力。做缩肛运动,用力收缩3~10秒,放松5~10秒,每次连续5~10分钟,每天3~4次,持续3个月。

(2)教会患者使用子宫托(图10-2)。①放托:患者排空直肠、膀胱,洗净双手,取半卧位或蹲位,双腿分开,一手持子宫托盘呈倾斜位进入阴道内,将托柄向内、向上旋转,直至托盘达子宫颈,向下屏气,使托盘吸附于宫颈,托柄弯曲度朝前,对正耻骨弓后面。②取托:手指捏住托柄轻轻摇晃,待负压消失后向后外方牵拉取出。③注意事项:放置子宫托之前阴道应有一定水平的雌激素作用,绝经后的妇女可用阴道雌激素霜剂,4~6周后再使用子宫托;经期和妊娠期停用;选择大小合适的子宫托,以放置后不脱出又无不适为宜;每晚取出洗净,次晨放入,切忌久置不取,以免过久压迫导致生殖道糜烂、溃疡甚至瘘;放托后,分别于第1、3、6个月时到医院检查1次,以后每3~6个月到医院复查。

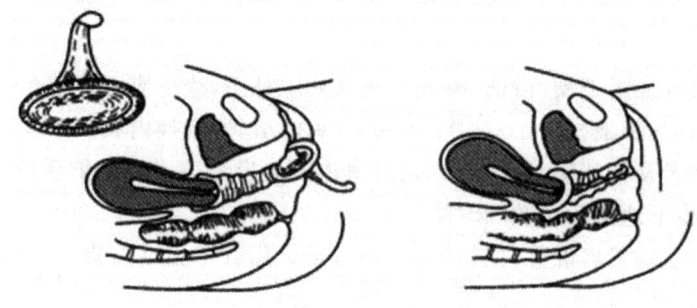

图10-2 喇叭形子宫托及放置

(3)做好术前、术后护理。术前护理同外阴、阴道手术护理。术后除按外阴、阴道手术患者的护理外,应卧床休息7~10天,留尿管10~14天。避免增加腹压,坚持肛提肌锻炼。

六、健康指导

休息3个月,3个月内禁止性生活、盆浴,半年内避免重体力劳动;术后2个月、3个月分别门诊复查;宣传产后护理保健知识,进行产后体操锻炼和盆底肌锻炼,增强体质;积极治疗便秘、慢性咳嗽等长期性疾病;实行计划生育。

七、护理效果评价

评价护理目标是否达到,护理措施的实施情况,健康指导是否落实到位,有无新的护理问题出现。

(马靖靖)

第十一节 子宫颈癌

子宫颈癌又称宫颈浸润癌,是除乳腺癌以外最常见的妇科恶性肿瘤。虽然它的发病率很高,但是宫颈癌有较长的癌前病变阶段,加上近年来国内外已经普遍开展宫颈细胞防癌普查,使宫颈癌和癌前病变得以早期诊断和早期治疗,宫颈癌的发病率和死亡率也随之不断下降。

一、分类及病理

宫颈癌的好发部位是位于宫颈外口处的鳞-柱状上皮交界区。根据发生癌变的组织不同,宫颈癌可分为鳞状细胞浸润癌,占宫颈癌的 80%～85%;腺癌,占宫颈癌的 15%～20%;鳞腺癌,由鳞癌和腺癌混合构成,占宫颈癌的 3%～5%,少见,但恶性度最高,预后最差。

本节原位癌、浸润癌指的都是鳞癌。

鳞癌与腺癌在外观上并无特殊差别,因为鳞状细胞与柱状细胞都可侵入对方领域,所以,两者均可发生在宫颈阴道部或宫颈管内。

(一)巨检

在发展为浸润癌以前,鳞癌肉眼观察无特殊异常,类似一般的宫颈糜烂(主要是环绕宫颈外口有较粗糙的颗粒状糜烂区,或有不规则的溃破面,触之易出血),随着浸润癌的出现,子宫颈可以表现为以下 4 种不同类型(图 10-3)。

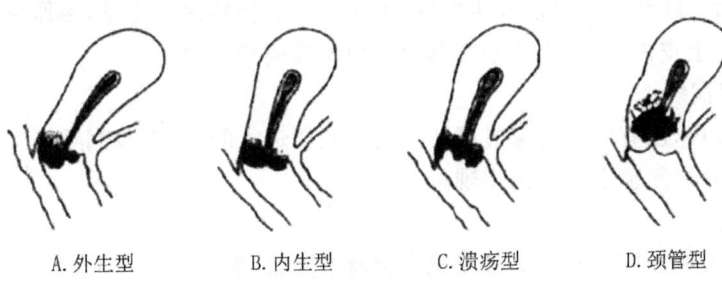

A. 外生型　　B. 内生型　　C. 溃疡型　　D. 颈管型

图 10-3　子宫颈癌类型(巨检)

1. 外生型

外生型又称增生型或菜花型,癌组织开始向外生长,最初呈息肉样或乳头状隆起,继而又发展为向阴道内突出的大小不等的菜花状赘生物,质地脆,易出血。

2. 内生型

内生型又称浸润型,癌组织向宫颈深部组织浸润,宫颈变得肥大而硬,甚至整个宫颈段膨大像直筒一样。但宫颈表面还比较光滑或是仅有浅表溃疡。

3. 溃疡型

不论外生型还是内生型,当癌进一步发展时,肿瘤组织发生坏死脱落,可形成凹陷性溃疡,有时整个子宫颈都为空洞所代替,形如火山口样。

4. 颈管型

癌灶发生在宫颈外口内,隐蔽在宫颈管,侵入宫颈及子宫峡部供血层以及转移到盆壁的淋巴结。不同于内生型,后者是由特殊的浸润性生长扩散到宫颈管。

(二)显微镜检

1.宫颈上皮内瘤样病变(CIN)

在移行带区形成过程中,未分化的化生鳞状上皮代谢活跃,在一些物质(精子、精液组蛋白、人乳头瘤病毒等)的刺激下,可发生细胞分化不良、排列紊乱,细胞核异常、有丝分裂增加,形成宫颈上皮内瘤样病变,包括宫颈不典型增生和宫颈原位癌。这两种病变是宫颈浸润癌的癌前病变。

通过显微镜下的观察,宫颈癌的进展可分为以下几个阶段(图10-4)。

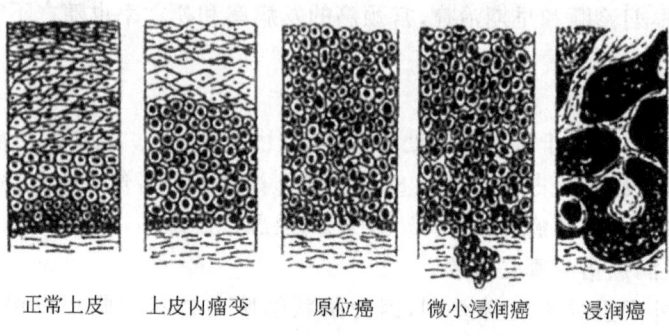

正常上皮　　上皮内瘤变　　原位癌　　微小浸润癌　　浸润癌

图10-4　宫颈正常上皮-上皮内瘤变-浸润癌

(1)宫颈不典型增生:指上皮底层细胞增生活跃、分化不良,从正常的1~2层增生至多层,甚至占据了大部分上皮组织,而且细胞排列紊乱,细胞核增大、染色加深、染色质分布不均,出现很多核异质改变,称为不典型增生。又可分为轻、中、重3种不同程度。重度时与原位癌不易区别。

(2)宫颈原位癌:鳞状上皮全层发生癌变,但是基底膜仍然保持完整,称原位癌。不典型增生和原位癌均局限于上皮内,所以合称子宫颈上皮内瘤样病变(CIN)。

2.宫颈早期浸润癌

原位癌继续发展,已有癌细胞穿过鳞状上皮基底层进入间质,但浸润不深<5 mm,并未侵犯血管及淋巴管,癌灶之间孤立存在未出现融合。

3.宫颈浸润癌

癌继续发展,浸润深度>5 mm,且侵犯血管及淋巴管,癌灶之间呈网状或团块状融合。

二、转移途径

以直接蔓延和淋巴转移为主,血行转移极少见。

(一)直接蔓延

最常见。癌组织直接侵犯邻近组织和器官,向下蔓延至阴道壁。向上累及到子宫腔;向两侧扩散至主韧带、阴道旁组织直至骨盆壁;向前、后可侵犯膀胱、直肠、盆壁等。

(二)淋巴转移

癌组织局部浸润后侵入淋巴管形成瘤栓,随淋巴液引流进入局部淋巴结,在淋巴管内扩散。淋巴转移一级组包括宫旁、宫颈旁、闭孔、髂内、髂外、髂总、骶前淋巴结;二级组包括腹股沟深浅淋巴结、腹主动脉旁淋巴结。

(三)血行转移

极少见,晚期可转移至肺、肝或骨骼等。

三、临床分期

采用国际妇产科联盟(FIGO,2000年)修订的宫颈癌临床分期,大体分为5期(表10-2,图10-5)。

四、临床表现

(一)症状

早期,可无症状;随着癌细胞的进展,可出现以下表现。

1. 阴道流血

由癌灶浸润间质内血管所致,出血量根据病灶大小、受累间质内血管的情况而定。年轻患者常表现为接触性出血,即性生活后或妇科检查后少量出血。也有表现为经期延长、周期缩短、经量增多等。年老患者常表现为绝经后不规则阴道流血。

一般外生型癌出血较早,量多;内生型癌出血较晚,量少。一旦侵犯较大血管可引起致命大出血。

2. 阴道排液

一般发生在阴道出血之后,白色或血性,稀薄如水样或米泔样。初期量不多,有腥臭;晚期,癌组织坏死、破溃,继发感染则出现大量脓性或米汤样恶臭白带。

表10-2 子宫颈癌的临床分期(FIGO,2000年)

期别	肿瘤累及范围
0期	原位癌(浸润前癌)
Ⅰ期	癌灶局限于宫颈(包括累及宫体)
Ⅰa期	肉眼未见癌灶,仅在显微镜下可见浸润癌。
Ⅰa1期	间质浸润深度≤3 mm,宽度≤7 mm
Ⅰa2期	间质浸润深度>3至≤5 mm,宽度≤7 mm
Ⅰb期	肉眼可见癌灶局限于宫颈,或显微镜下可见病变>Ⅰa2期
Ⅰb1期	肉眼可见癌灶最大直径≤4 cm
Ⅰb2期	肉眼可见癌灶最大直径>4 cm
Ⅱ期	癌灶已超出宫颈,但未达盆壁。癌累及阴道,但未达阴道下1/3。
Ⅱa期	无宫旁浸润
Ⅱb期	有宫旁浸润
Ⅲ期	癌肿扩散至盆壁和/或累及阴道下1/3,导致肾盂积水或无功能肾
Ⅲa期	癌累及阴道下1/3,但未达盆壁
Ⅲb期	癌已达盆壁,或有肾盂积水或无功能肾
Ⅳ期	癌播散超出真骨盆,或癌浸润膀胱黏膜及直肠黏膜
Ⅳa期	癌播散超出真骨盆或癌浸润膀胱黏膜或直肠黏膜
Ⅳb期	远处转移

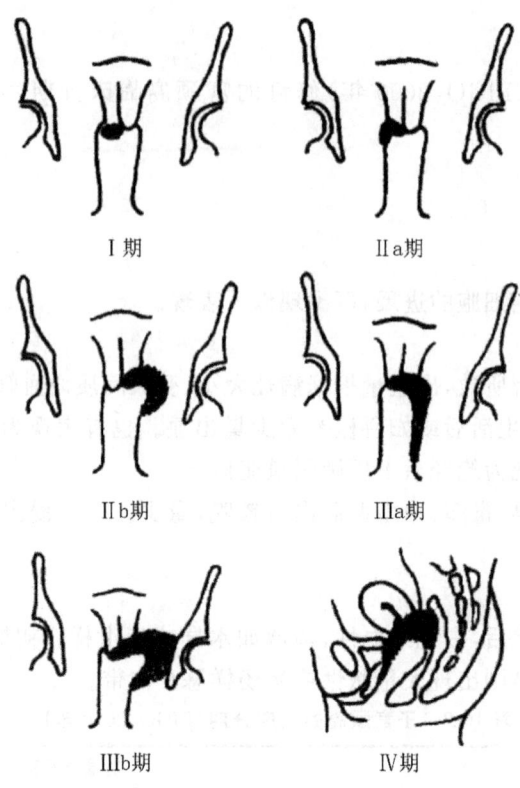

图 10-5　子宫颈癌临床分期示意图

3.疼痛

为癌晚期症状。当宫旁组织明显浸润，并已累及盆壁、神经，可引起严重的腰骶部或坐骨神经痛。盆腔病变严重时，可以导致下肢静脉回流受阻，引起下肢肿胀和疼痛。

4.其他

(1)邻近器官受累症状。①压迫或侵犯膀胱、尿道及输尿管：排尿困难、尿痛、尿频、血尿、尿闭、膀胱阴道瘘、肾盂积水、尿毒症等。②累及直肠：里急后重、便血、排便困难、便秘或肠梗阻、直肠阴道瘘。③宫旁组织受侵：组织增厚、变硬、弹性消失，可直达盆壁，子宫固定不动，可形成"冰冻盆腔"。

(2)恶病质：晚期癌症，长期消耗，出现身心交瘁、贫血、低热、消瘦、虚弱等全身衰竭表现。

(二)体征

早期宫颈癌局部无明显病灶，宫颈光滑或轻度糜烂与一般宫颈炎肉眼难以区别。随着病变的发展，类型不同，体征也不同。外生型宫颈上有赘生物呈菜花状、乳头状，质脆易出血。内生型宫颈肥大、质硬、如桶状，表面可光滑。晚期癌组织坏死脱落可形成溃疡或空洞。阴道受累时，阴道壁变硬弹性减退，有赘生物生长。若侵犯宫旁组织，三合诊检查可扪及宫颈旁组织增厚、变硬、呈结节状，甚至形成冰冻骨盆。

五、治疗原则

以手术治疗为主，配合放疗和化疗。

(一)手术治疗

适用于ⅠA期～ⅡA期无手术禁忌证患者。根据临床分期不同,可选择全子宫切除术、子宫根治术和盆腔淋巴结清扫术。年轻患者可保留卵巢及阴道。

(二)放疗

适用于各期患者,主要是年老、严重并发症、或Ⅲ期以上不能手术的患者。分为腔内和体外照射两种方法。早期以腔内放射为主、体外照射为辅;晚期则以体外照射为主、腔内放射为辅。

(三)手术加放疗

适用于癌灶较大,先行放疗局限病灶后再行手术治疗;或手术后疑有淋巴或宫旁组织转移者,放疗作为手术的补充治疗。

(四)化疗

用于晚期或有复发转移的患者,也可用于手术或放疗的辅助治疗,目前多主张联合化疗方案。

六、护理评估

(一)健康史

详细了解年轻患者有无接触性出血、年老患者绝经后阴道不规则流血情况。评估患者有无患病的高危因素存在,如慢性宫颈炎的病史及是否有HPV、巨细胞病毒等的感染;婚育史、性生活史、高危男子性接触史等。

(二)身体状况

1. 症状

详细了解患者阴道流血的时间、量、质、色等,有无妇科检查或性生活后的接触性出血;阴道排液的性状、气味;有无邻近器官受累的症状;有无疼痛,疼痛的部位、性质、持续时间等。全身有无贫血、消瘦、乏力等恶病质的表现。

2. 体征

评估妇科检查的结果,如宫颈有无异常、有无糜烂和赘生物,宫颈是否出血、肥大、质硬、宫颈管外形呈桶状等。

(三)心理-社会状况

子宫颈癌确诊早期,患者常因无症状或症状轻微,往往对诊断表示怀疑和震惊而四处求医,希望否定癌症诊断;当诊断明确,患者会感到恐惧和绝望,害怕疼痛和死亡,迫切要求治疗,以减轻痛苦、延长寿命。另外,恶性肿瘤对患者身体的折磨会给患者带来巨大的心理应激,而且手术范围大,留置尿管的时间长,疾病和手术对身体的损伤大,恢复时间长,患者很长时间不能正常地生活、工作。

(四)辅助检查

宫颈癌发展过程长尤其是癌前病变阶段,所以应该积极开展防癌普查,提倡"早发现、早诊断,早治疗"。早期宫颈癌因无明显症状和体征,需采用以下辅助检查。

1. 宫颈刮片细胞学检查

普查宫颈癌的主要方法,也是早期发现宫颈癌的主要方法之一。注意在宫颈外口鳞-柱上皮交界处取材,防癌涂片用巴氏染色。结果分5级:Ⅰ级正常、Ⅱ级炎症、Ⅲ级可疑癌、Ⅳ级高度可疑癌、Ⅴ级癌。巴氏Ⅲ级及以上细胞,需行活组织检查。

2.碘试验

将碘溶液涂于宫颈和阴道壁,观察其着色情况。正常宫颈阴道部和阴道鳞状上皮含糖原丰富,被碘溶液染成棕色或深赤褐色。若不染色为阳性,说明鳞状上皮不含糖原。瘢痕、囊肿、宫颈炎或宫颈癌等鳞状上皮不含糖原或缺乏糖原,均不染色,所以本试验对癌无特异性。碘试验主要识别宫颈病变危险区,以便确定活检取材部位,提高诊断率。

3.阴道镜检查

宫颈刮片细胞学检查Ⅲ级或以上者,应行阴道镜检查,观察宫颈表面上皮及血管变化,发现病变部位,指导活检取材,提高诊断率。

4.宫颈和宫颈管活组织检查

确诊宫颈癌和癌前病变的金标准。

可在宫颈外口鳞-柱上皮交界处3、6、9、12点4处取材或碘试验不着色区、阴道镜病变可疑区取材做病理检查。宫颈活检阴性时,可用小刮匙刮取宫颈管组织送病理检查。

七、护理诊断

(一)排尿异常

与宫颈癌根治术后对膀胱功能影响有关。

(二)营养失调

与长期的阴道流血造成的贫血及癌症的消耗有关。

(三)焦虑

与子宫颈癌确诊带来的心理应激有关。

(四)恐惧

与宫颈癌的不良预后有关。

(五)自我形象紊乱

与阴道流恶臭液体及较长时间留置尿管有关。

八、护理目标

(1)患者能接受诊断,配合各种检查、治疗。

(2)出院时,患者排尿功能恢复良好。

(3)患者能接受现实,适应术后生活方式。

九、护理措施

(一)心理护理

多陪伴患者,经常与患者沟通,了解其心理特点,与患者、家属一起寻找引起不良心理反应的原因,教会患者缓解心里应激的措施,学会用积极的应对方法,如寻求别人的支持和帮助、向别人倾诉内心的感受等,使患者能以最佳的心态接受并积极配合治疗。

(二)饮食与营养

根据患者的营养状况、饮食习惯协助制订营养食谱,鼓励患者进食高能量、高维生素及营养素全面的饮食,以满足机体的需要。

(三)阴道、肠道准备

术前3天需每天行阴道冲洗2次,冲洗时动作应轻柔,以免损伤子宫颈脆性癌组织引起阴道大出血。肠道按清洁灌肠来准备。另外,术前教会患者进行肛门、阴道肌肉的缩紧与舒张练习,掌握锻炼盆底肌肉的方法。

(四)术后帮助膀胱功能恢复

由于手术范围大,可能损伤支配膀胱的神经,膀胱功能恢复缓慢,所以,一般留置尿管7～14天,甚至21天。

1. 盆底肌肉的锻炼

术前教会患者进行盆底肌肉的缩紧与舒张练习,术后第2天开始锻炼,术后第4天开始锻炼腹部肌肉,如抬腿、仰卧起坐等。有资料还报道改变体位的肌肉锻炼有利排尿功能的恢复,锻炼的强度应逐渐增加。

2. 膀胱肌肉的锻炼

在拔除尿管前3天开始定时开放尿管,每2～3小时放尿1次,锻炼膀胱功能,促进排尿功能的恢复。

3. 导残余尿

在膀胱充盈的情况下拔除尿管,让患者立即排尿,排尿后,导残余尿,每天1次。如残余尿连续3次在100 mL以下,证明膀胱功能恢复尚可,不需再留置尿管;如残余尿超过100 mL,应及时给患者再留置尿管,保留3～5天后,再行拔管,导残余尿,直至低于100 mL以下。

(五)保持负压引流管的通畅

手术创面大,渗出多,同时淋巴回流受阻,术后常在盆腔放置引流管,应密切注意引流管是否通畅,引流液的量、色、质,一般引流管于48～72小时后拔除。

(六)出院指导

(1)定期随访:护士应向出院患者和家属说明随访的重要性及随访要求。第1年内,出院后1个月首次随访,以后每2～3个月随访1次;第2年每3～6个月随访1次;第3～5年,每半年随访1次;第6年开始每年随访1次。如有不适随时就诊。

(2)少数患者出院时尿管未拔,应教会患者留置尿管的护理,强调多饮水、外阴清洁的重要性,勿将尿袋高于膀胱口,避免尿液倒流,继续锻炼盆底肌肉、膀胱功能,及时到医院拔尿管、导残余尿。

(3)康复后应逐步增加活动强度,适当参加社交活动及正常的工作等,以便恢复原来的角色功能。

十、护理效果评价

(1)患者住院期间能以积极态度配合诊治全过程。
(2)出院时,患者无尿路感染症状,拔管后已经恢复正常排尿功能。
(3)患者能正常与人交往,正确树立自我形象。

(马靖靖)

第十二节　子宫内膜癌

子宫内膜癌发生于子宫体的内膜层,又称子宫体癌。绝大多数为腺癌,故亦称子宫内膜腺癌。多见于老年妇女,是女性生殖器三大恶性肿瘤之一,仅次于子宫颈癌,居第2位,近年来我国该病的发病率有上升趋势。腺癌是一种生长缓慢,发生转移也较晚的恶性肿瘤。但是,一旦蔓延至子宫颈,侵犯子宫肌层或子宫外,其预后极差。

一、病因

确切病因尚不清楚,可能与下列因素相关。

(一)体质因素

易发生于肥胖、高血压、糖尿病、绝经延迟、未孕或不育的妇女。这些因素是子宫内膜癌的高危因素。

(二)长期持续的雌激素刺激

在长期持续雌激素刺激而又无孕激素拮抗的情况下,可发生子宫内膜增生症(单纯型或复杂型,伴有或不伴不典型增生),子宫内膜癌发病的危险性增高。临床常见于无排卵性疾病、卵巢女性化肿瘤等。

(三)遗传因素

约20%的癌患者有家族史。

二、病理

(一)巨检

病变多发生于子宫底部内膜,尤其是两侧宫角。根据病变形态及范围分为两种类型。

1.局限型

肿瘤局限于部分子宫内膜,常发生在宫底部或宫角部,呈息肉状或菜花状,表面有溃疡,容易出血,易侵犯肌层。

2.弥漫型

癌肿累及大部分或全部子宫内膜,呈菜花状,可充满宫腔或脱出子宫颈口外。癌组织表面灰白色或淡黄色。质脆,易出血、坏死或有溃疡形成,侵入肌层少。晚期癌灶可侵入深肌层或宫颈,若阻塞宫颈管引起宫腔积脓。

(二)镜检

1.内膜样腺癌

最常见,占子宫内膜癌的80%~90%,腺体异常增生,癌细胞大而不规则,核大深染。分裂活跃。

2.腺癌伴鳞状上皮分化

腺癌中含成团的分化良好的良性鳞状上皮称为腺角化癌,恶性为鳞腺癌,介于两者之间为腺癌伴鳞状上皮不典型增生。

3.浆液性腺癌

占有10%。复杂乳头样结构、裂隙样腺体、明显的细胞复层、芽状结构形成和核异型。恶性程度很高,常见于年老的晚期患者。

4.透明细胞癌

肿瘤呈管状结构,镜下见多量大小不等、背靠背排列的小管,内衬透明的鞋钉状细胞。

三、转移途径

多数生长缓慢:局限于内膜或宫腔内时间较长,也有极少数发展较快,短期内出现转移。

(一)直接蔓延

癌灶沿子宫内膜向上蔓延生长,经子宫角达输卵管,向下蔓延累及宫颈、阴道;向肌层浸润,可穿透浆膜而延及输卵管、卵巢,并广泛种植于盆腔腹膜、子宫直肠陷凹及大网膜。

(二)淋巴转移

为内膜癌的主要转移途径。其转移途径与肿瘤生长的部位有关。宫底部的癌灶可沿阔韧带上部的淋巴管网转移到卵巢,再向上到腹主动脉旁淋巴结。子宫角及前壁的病灶可经圆韧带转移到腹股沟淋巴结。子宫后壁的病灶可沿骶韧带至直肠淋巴结。子宫下段及宫颈管的病灶与宫颈癌的淋巴转移途径相同。

(三)血行转移

少见,出现较晚,主要转移到肺、肝、骨等处。

四、临床分期

现广泛采用国际妇产科联盟(FIGO,2000)规定的手术病理分期(表10-3)。

表10-3 子宫内膜癌临床分期(FIGO,2000)

期别	肿瘤累及范围
0期	原位癌(浸润前癌)
Ⅰ期	癌局限于宫体
Ⅰa	癌局限于子宫内膜
Ⅰb	癌侵犯肌层≤1/2
Ⅰc	癌侵犯肌层>1/2
Ⅱ期	癌累及宫颈,无子宫外病变
Ⅱa	仅宫颈黏膜腺体受累
Ⅱb	宫颈间质受累
Ⅲ期	癌扩散于子宫外的盆腔内,但未累及膀胱、直肠
Ⅲa	癌累及浆膜和/或附件和/或腹腔细胞学检查阳性
Ⅲb	阴道转移
Ⅲc	盆腔淋巴结和/或腹主动脉淋巴结转移
Ⅳ期	癌累及膀胱及直肠(黏膜明显受累),或有盆腔外远处转移
Ⅳa	癌累及膀胱和/或直肠黏膜
Ⅳb	远处转移,包括腹腔内转移和/或腹股沟淋巴结转移

五、临床表现

(一)症状

极早期的患者无明显症状,随着病程进展后出现下列症状。

1.阴道流血

不规则阴道流血为最常见的症状,量一般不多。绝经后患者主要表现为间歇性或持续性出血,量不多;未绝经者则表现为月经紊乱:经量增多,经期延长,或经间期出血。

2.阴道排液

少数患者述阴道排液增多,为癌肿渗出液或感染坏死所致。早期多为浆液性或浆液血性白带,晚期合并感染则为脓性或脓血性,有恶臭。

3.疼痛

通常不引起疼痛。晚期癌肿侵犯盆腔或压迫神经,可引起下腹部及腰骶部疼痛,并向下肢放射。若癌肿累及宫颈,堵塞宫颈管致使宫腔积脓时,可出现下腹胀痛或痉挛样疼痛。

4.全身症状

晚期可出现贫血、消瘦、乏力、发热、恶病质、全身衰竭等症状。

(二)体征

早期妇科检查无明显异常。随着病情发展,可有子宫增大、质地变软。有时可见癌组织自宫颈口脱出,质脆,易出血。若并发宫腔积脓,子宫明显增大、有压痛。若周围有浸润,子宫常固定,宫旁、盆腔内可触及不规则结节状物。

六、治疗原则

主要治疗方法为手术、放疗及药物治疗。早期以手术为主,晚期则采用放射、药物等综合治疗。

七、护理评估

(一)健康史

了解患者一般情况,评估高危因素,如老年、肥胖、高血压、糖尿病、不孕不育、绝经期推迟及用雌激素替代治疗等,了解有无家族肿瘤史;了解患者疾病诊疗过程及用药情况。

(二)身体状况

1.症状

评估阴道流血、排液、疼痛及有无肿瘤转移的临床表现。

2.体征

了解妇科检查的结果,如有子宫增大、变软,是否可以触及转移性结节或肿块,有无明显触痛等情况。

(三)心理-社会状况

子宫内膜癌多发生于绝经后妇女,因子女工作忙,疏于对患者的关心,使患者在精神上有较强的失落感;或因未婚、婚后不孕等易产生孤独感;加上恶性肿瘤的发生,更增加了患者的恐惧心理。

(四)辅助检查

根据病史、临床表现及辅助检查作出诊断。

1.分段诊刮

确诊子宫内膜癌最可靠的方法。先刮宫颈管,再刮宫腔,刮出物分瓶标记送病理检查。刮宫时操作要轻柔,特别是刮出豆渣样组织时,应立即停止操作,以免子宫穿孔或癌肿扩散。

2.B超

子宫增大,宫腔内可见实质不均的回声区,形态不规则,宫腔线消失。若肌层中有不规则回声紊乱区,则提示肌层有浸润。

3.宫腔镜检查

可直接观察病变大小、形态,并取活组织病理检查。

4.细胞学检查

用宫腔吸管或宫腔刷取宫腔分泌物找癌细胞,阳性率可达90%。

5.其他

CT、MRI、淋巴造影检查及血清CA125检查等。

八、护理诊断

(一)焦虑

与住院及手术有关。

(二)知识缺乏

缺乏子宫内膜癌相关的治疗、护理知识。

九、护理目标

(1)患者获得有关子宫内膜癌的治疗、护理知识。

(2)患者焦虑减轻,主动参与诊治过程。

十、护理措施

(一)心理护理

帮助患者熟悉医院环境,为患者提供安静、舒适的休息环境。告知患者子宫内膜癌的病程发展慢,是女性生殖系统恶性肿瘤预后较好的一种,以缓解或消除心理压力,增强治病的信心。

(二)生活护理

(1)卧床休息,注意保暖。鼓励患者进食高蛋白、高热量、高维生素、易消化饮食。进食不足或营养状况极差者,遵医嘱静脉补充营养。

(2)严密观察生命体征、腹痛、手术切口、血象变化;保持会阴清洁,每天用0.1%苯扎溴铵溶液会阴冲洗,正确使用消毒会阴垫,发现感染征象及时报告医师,并遵医嘱及时使用抗生素和其他药物。

(三)治疗配合

对于采用不同治疗方法的患者,实施相应的护理措施。手术患者注意术后病情观察,记录阴道残端出血的情况,指导患者适度地活动。孕激素治疗过程中注意药物的不良反应,指导患者坚持用药。化疗患者要注意骨髓抑制现象,做好支持护理。

(四)健康教育

1. 普及防癌知识

大力宣传定期防癌普查的重要性,定期进行防癌检查;正确掌握使用雌激素的指征;绝经过渡期妇女月经紊乱或不规则流血者,应先除外子宫内膜癌;绝经后妇女出现阴道流血者警惕子宫内膜癌的可能;注意高危因素,重视高危患者。

2. 定期随访

手术、放疗、化疗患者应定期随访。随访时间:术后2年内,每3～6个月1次;术后3～5年内,每6～12个月1次。随访中注意有无复发病灶,并根据患者康复情况调整随访时间。随访内容:盆腔检查、阴道脱落细胞学检查、胸片(6个月至1年)。

十一、护理效果评价

(1)患者能叙述子宫内膜癌治疗和护理的有关知识。

(2)患者睡眠良好,焦虑缓解。

(马靖靖)

第十一章 产科疾病的护理

第一节 自然流产

流产是指妊娠不足28周、胎儿体重不足1 000 g而终止者。流产发生于妊娠12周前者称早期流产,发生在妊娠12周至不足28周者称晚期流产。流产又分为自然流产和人工流产,本节内容仅限于自然流产。自然流产的发生率占全部妊娠的15%左右,多数为早期流产,是育龄妇女的常见病,严重影响了妇女生殖健康。

一、病因和发病机制

导致自然流产的原因很多,可分为胚胎因素和母体因素。早期流产常见的原因是胚胎染色体异常、孕妇内分泌异常、生殖器官畸形、生殖道感染、血栓前状态、免疫因素异常等;晚期流产多由宫颈功能不全等因素引起。

(一)胚胎因素

胚胎染色体异常是自然流产最常见的原因。据文献报道,46%~54%的自然流产与胚胎染色体异常有关。流产发生越早,胚胎染色体异常的频率越高,早期流产中染色体异常的发生率为53%,晚期流产为36%。

胚胎染色体异常包括数量异常和结构异常。在数量异常中第一位的是染色三体,占52%,除1号染色三体未见报道外,各种染色三体均有发现,其中以13、16、18、21及22号染色体最常见,18-三体约占1/3;第二位的是45,X单体,约占19%;其他依次为三倍体占16%,四倍体占5.6%。染色体结构异常主要是染色体易位,占3.8%,嵌合体占1.5%,染色体倒置、缺失和重叠也见有报道。

多数三体胚胎是以流产或死胎告终,但也有少数能成活,如21-三体、13-三体、18-三体等。单体是减数分裂不分离所致,以X单体最为多见,少数胚胎如能存活,足月分娩后即形成特纳综合征。三倍体常与胎盘的水泡样变性共存,不完全水泡状胎块的胎儿可发育成三倍体或第16号染色体的三体,流产较早,少数存活,继续发育后伴有多发畸形,未见活婴。四倍体活婴极少,绝大多数极早期流产。在染色体结构异常方面,不平衡易位可导致部分三体或单体,易发生流产或死胎。总之,染色体异常的胚胎多数结局为流产,极少数可能继续发育成胎儿,但出生后也会发生某些功能异常或合并畸形。若已流产,妊娠产物有时仅为一空孕囊或已退化的胚胎。

(二)母体因素

1.夫妇染色体异常

习惯性流产与夫妇染色体异常有关,习惯性流产者夫妇染色体异常发生频率为3.2%,其中多见的是染色体相互易位,占2%,罗伯逊易位占0.6%。着床前配子在女性生殖道时间过长,配子发生老化,流产的机会也会增加。在促排卵及体外受精等辅助生殖技术中,是否存在配子老化问题目前尚不清楚。

2.内分泌因素

(1)黄体功能不良(luteal phase defect,LPD):黄体中期孕酮峰值低于正常标准值,或子宫内膜活检与月经时间同步差2天以上即可诊断为LPD。高浓度孕酮可阻止子宫收缩,使妊娠子宫保持相对静止状态;孕酮分泌不足,可引起妊娠蜕膜反应不良,影响孕卵着床和发育,导致流产。孕期孕酮的来源有两条途径:一是由卵巢黄体产生,二是胎盘滋养细胞分泌。孕6~8周后卵巢黄体产生孕酮逐渐减少,之后由胎盘产生孕酮替代,如果两者衔接失调则易发生流产。在习惯性流产中有23%~60%的病例存在黄体功能不全。

(2)多囊卵巢综合征(polycystic ovarian syndrome,PCOS):有人发现在习惯性流产中多囊卵巢的发生率可高达58%,而且其中有56%的患者LH呈高分泌状态。现认为PCOS患者高浓度的LH可能导致卵细胞第二次减数分裂过早完成,从而影响受精和着床过程。

(3)高泌乳素血症:高水平的泌乳素可直接抑制黄体颗粒细胞增生及其分泌功能。高泌乳素血症的临床主要表现为闭经和泌乳,当泌乳素水平高于正常值时,则可表现为黄体功能不全。

(4)糖尿病:血糖控制不良者流产发生率可高达15%~30%,妊娠早期高血糖还可能造成胚胎畸形的危险因素。

(5)甲状腺功能:目前认为甲状腺功能减退或亢进与流产有着密切的关系,妊娠前期和早孕期进行合理的药物治疗,可明显降低流产的发生率。有学者报道,甲状腺自身抗体阳性者流产发生率显著升高。

3.生殖器官解剖因素

(1)子宫畸形:米勒管先天性发育异常导致子宫畸形,如单角子宫、双角子宫、双子宫、子宫纵隔等。子宫畸形可影响子宫血供和宫腔内环境造成流产。母体在孕早期使用或接触已烯雌酚可影响女胎子宫发育。

(2)Asherman综合征:由宫腔创伤(如刮宫过深)、感染或胎盘残留等引起宫腔粘连和纤维化。宫腔镜下行子宫内膜切除或黏膜下肌瘤切除手术也可造成宫腔粘连。子宫内膜受损伤可影响胚胎种植,导致流产发生。

(3)宫颈功能不全:导致中晚期流产的主要原因。宫颈功能不全在解剖上表现为宫颈管过短或宫颈内口松弛。由于存在解剖上的缺陷,随着妊娠的进程子宫增大,宫腔压力升高,多数患者在中、晚期妊娠出现无痛性的宫颈管消退、宫口扩张、羊膜囊突出、胎膜破裂,最终发生流产。宫颈功能不全主要由于宫颈局部创伤(分娩、手术助产、刮宫、宫颈锥形切除、Manchester手术等)引起,先天性宫颈发育异常较少见;另外,胚胎时期接触已烯雌酚也可引起宫颈发育异常。

(4)其他:子宫肿瘤可影响子宫内环境,导致流产。

4.生殖道感染

有一些生殖道慢性感染被认为是早期流产的原因之一。能引起反复流产的病原体往往是持续存在于生殖道而母体很少产生症状,而且此病原体能直接或间接导致胚胎死亡。生殖道逆行感染一般发生在妊娠12周以前,过此时期,胎盘与蜕膜融合,构成机械屏障,而且随着妊娠进程,羊水抗感染力也逐步增强,感染的机会减少。

(1)细菌感染:布鲁菌属和弧菌属感染可导致动物(牛、猪、羊等)流产,但在人类还不肯定。

(2)沙眼衣原体:文献报道,妊娠期沙眼衣原体感染率为3%~30%,但是否直接导致流产尚无定论。

(3)支原体:流产患者宫颈及流产物中支原体的阳性率均较高,血清学上也支持人支原体和解脲支原体与流产有关。

(4)弓形虫:弓形虫感染引起的流产是散发的,与习惯性流产的关系尚未完全证明。

(5)病毒感染:巨细胞病毒经胎盘可累及胎儿,引起心血管系统和神经系统畸形,致死或流产。妊娠前半期单纯疱疹感染流产发生率可高达70%,即使不发生流产,也易累及胎儿、新生儿。妊娠初期风疹病毒感染者流产的发生率较高。人免疫缺陷病毒感染与流产密切相关,Temmerman等报道,HIV-1抗体阳性是流产的独立相关因素。

5.血栓前状态

血栓前状态是凝血因子浓度升高,或凝血抑制物浓度降低而产生的血液易凝状态,尚未达到生成血栓的程度,或者形成的少量血栓正处于溶解状态。

血栓前状态与习惯性流产的发生有一定的关系,临床上包括先天性和获得性血栓前状态,前者是由于凝血和纤溶有关的基因突变造成,如凝血因子V突变、凝血酶原基因突变、蛋白C缺陷症、蛋白S缺陷症等;后者主要是抗磷脂抗体综合征、获得性高半胱氨酸血症以及机体存在各种引起血液高凝状态的疾病等。

各种先天性血栓形成倾向引起自然流产的具体机制尚未阐明,目前研究得比较多的是抗磷脂抗体综合征,并已肯定它与早、中期胎儿丢失有关。普遍的观点认为高凝状态使子宫胎盘部位血流状态改变,易形成局部微血栓,甚至胎盘梗死,使胎盘血供下降,胚胎或胎儿缺血缺氧,引起胚胎或胎儿发育不良而流产。

6.免疫因素

免疫因素引起的习惯性流产,可分自身免疫型和同种免疫型。

(1)自身免疫型:主要与患者体内抗磷脂抗体有关,部分患者同时可伴有血小板减少症和血栓栓塞现象,这类患者可称为早期抗磷脂抗体综合征。在习惯性流产中,抗磷脂抗体阳性率约为21.8%。另外,自身免疫型习惯性流产还与其他自身抗体有关。

在正常情况下,各种带负电荷的磷脂位于细胞膜脂质双层的内层,不被免疫系统识别;一旦暴露于机体免疫系统,即可产生各种抗磷脂抗体。抗磷脂抗体不仅是一种强烈的凝血活性物质,激活血小板和促进凝血,导致血小板聚集,血栓形成;同时可直接造成血管内皮细胞损伤,加剧血栓形成,使胎盘循环发生局部血栓栓塞,胎盘梗死,胎死宫内,导致流产。近来的研究还发现,抗磷脂抗体可能直接与滋养细胞结合,从而抑制滋养细胞功能,影响胎盘着床过程。

(2)同种免疫型:现代生殖免疫学认为,妊娠是成功的半同种异体移植现象,孕妇由于自身免疫系统产生一系列的适应性变化,从而对宫内胚胎移植物表现出免疫耐受,不发生排斥反应,妊娠得以继续。

在正常妊娠的母体血清中,存在一种或几种能够抑制免疫识别和免疫反应的封闭因子,也称封闭抗体,以及免疫抑制因子,而习惯性流产患者体内则缺乏这些因子。因此,使得胚胎遭受母体的免疫打击而排斥。封闭因子既可直接作用于母体淋巴细胞，又可与滋养细胞表面特异性抗原结合，从而阻断母儿之间的免疫识别和免疫反应，封闭母体淋巴细胞对滋养细胞的细胞毒作用。还有认为封闭因子可能是一种抗独特型抗体，直接针对 T 淋巴细胞或 B 淋巴细胞表面特异性抗原受体（BCR/TCR），从而防止母体淋巴细胞与胚胎靶细胞起反应。

几十年来，同种免疫型习惯性流产与 HLA 抗原相容性的关系一直存有争议。有学者提出习惯性流产可能与夫妇 HLA 抗原的相容性有关，在正常妊娠过程中夫妇或母胎间 HLA 抗原是不相容的，胚胎所带的父源性 HLA 抗原可以刺激母体免疫系统，产生封闭因子。同时，滋养细胞表达的 HLA-G 抗原能够引起抑制性免疫反应，这种反应对胎儿具有保护性作用，能够抑制母体免疫系统对胎儿胎盘的攻击。

7. 其他因素

(1) 慢性消耗性疾病：结核和恶性肿瘤常导致早期流产，并威胁孕妇的生命；高热可导致子宫收缩；贫血和心脏病可引起胎儿胎盘单位缺氧；慢性肾炎、高血压可使胎盘发生梗死。

(2) 营养不良：严重营养不良直接可导致流产。现在更强调各种营养素的平衡，如维生素 E 缺乏也可造成流产。

(3) 精神、心理因素：焦虑、紧张、恐吓等严重精神刺激均可导致流产。近来还发现，噪音和振动对人类生殖也有一定的影响。

(4) 吸烟、饮酒等：近年来育龄妇女吸烟、饮酒，甚至吸毒的人数有所增加，这些因素都是流产的高危因素。孕期过多饮用咖啡也增加流产的危险性。

(5) 环境毒性物质：影响生殖功能的外界不良环境因素很多，可以直接或间接对胚胎造成损害。过多接触某些有害的化学物质（如砷、铅、苯、甲醛、氯丁二烯、氧化乙烯等）和物理因素（如放射线、噪声及高温等），均可引起流产。

尚无确切的依据证明使用避孕药物与流产有关，然而，有报道宫内节育器避孕失败者，感染性流产发生率有所升高。

二、病理

早期流产时胚胎多数先死亡，随后发生底蜕膜出血，造成胚胎的绒毛与蜕膜层分离，已分离的胚胎组织如同异物，引起子宫收缩而被排出。有时也可能蜕膜海绵层先出血坏死或有血栓形成，使胎儿死亡，然后排出。8 周以内妊娠时，胎盘绒毛发育尚不成熟，与子宫蜕膜联系还不牢固，此时流产妊娠产物多数可以完整地从子宫壁分离而排出，出血不多。妊娠 8～12 周时，胎盘绒毛发育茂盛，与蜕膜联系较牢固。此时若发生流产，妊娠产物往往不易完整分离排出，常有部分组织残留宫腔内影响子宫收缩，致使出血较多。妊娠 12 周后，胎盘已完全形成，流产时往往先有腹痛，然后排出胎儿、胎盘。有时由于底蜕膜反复出血，凝固的血块包绕胎块，形成血样胎块稽留于宫腔内。血红蛋白因时间长久被吸收形成肉样胎块，或纤维化与子宫壁粘连。偶有胎儿被挤压，形成纸样胎儿，或钙化后形成石胎。

三、临床表现

(一) 停经

多数流产患者有明显的停经史，根据停经时间的长短可将流产分为早期流产和晚期流产。

(二)阴道流血

发生在妊娠12周以内流产者,开始时绒毛与蜕膜分离,血窦开放,即开始出血。当胚胎完全分离排出后,由于子宫收缩,出血停止。早期流产的全过程均伴有阴道流血,而且出血量往往较多。晚期流产者,胎盘已形成,流产过程与早产相似,胎盘继胎儿分娩后排出,一般出血量不多。

(三)腹痛

早期流产开始阴道流血后宫腔内存有血液,特别是血块,刺激子宫收缩,呈阵发性下腹痛,特点是阴道流血往往出现在腹痛之前。晚期流产则先有阵发性的子宫收缩,然后胎儿胎盘排出,特点是往往先有腹痛,然后出现阴道流血。

四、临床类型

根据临床发展过程和特点的不同,流产可以分为7种类型。

(一)先兆流产

先兆流产指妊娠28周前,先出现少量阴道流血,继之常出现阵发性下腹痛或腰背痛。

妇科检查:宫颈口未开,胎膜未破,妊娠产物未排出,子宫大小与停经周数相符。妊娠有希望继续者,经休息及治疗后,若流血停止及下腹痛消失,妊娠可以继续;若阴道流血量增多或下腹痛加剧,则可能发展为难免流产。

(二)难免流产

难免流产是先兆流产的继续,妊娠难以持续,有流产的临床过程,阴道出血时间较长,出血量较多,而且有血块排出,阵发性下腹痛,或有羊水流出。

妇科检查:宫颈口已扩张,羊膜囊突出或已破裂,有时可见胚胎组织或胎囊堵塞于宫颈管中,甚至露见于宫颈外口,子宫大小与停经周数相符或略小。

(三)不全流产

不全流产指妊娠产物已部分排出体外,尚有部分残留于宫腔内,由难免流产发展而来。妊娠8周前发生流产,胎儿胎盘成分多能同时排出;妊娠8~12周时,胎盘结构已形成并密切连接于子宫蜕膜,流产物不易从子宫壁完全剥离,往往发生不全流产。由于宫腔内有胚胎组织残留,影响子宫收缩,以致阴道出血较多,时间较长,易引起宫内感染,甚至因流血过多而发生失血性休克。

妇科检查:宫颈口已扩张,不断有血液自宫颈口内流出,有时尚可见胎盘组织堵塞于宫颈口或部分妊娠产物已排出于阴道内,而部分仍留在宫腔内。一般子宫小于停经周数。

(四)完全流产

完全流产指妊娠产物已全部排出,阴道流血逐渐停止,腹痛逐渐消失。

妇科检查:宫颈口已关闭,子宫接近正常大小。常常发生于妊娠8周以前。

(五)稽留流产

稽留流产又称过期流产,指胚胎或胎儿已死亡滞留在宫腔内尚未自然排出者。患者有停经史和/或早孕反应,按妊娠时间计算已达到中期妊娠但未感到腹部增大,病程中可有少量断续的阴道流血,早孕反应消失。尿妊娠试验由阳性转为阴性,血清 β-HCG 值下降,甚至降至非孕水平。B超检查子宫小于相应孕周,无胎动及心管搏动,子宫内回声紊乱,难以分辨胎盘和胎儿组织。

妇科检查:阴道内可少量血性分泌物,宫颈口未开,子宫较停经周数小,由于胚胎组织机化,子宫失去正常组织的柔韧性,质地不软,或已孕4个月尚未听见胎心,触不到胎动。

(六)习惯性流产

习惯性流产指自然流产连续发生3次或3次以上者。每次流产多发生于同一妊娠月份,其临床经过与一般流产相同。早期流产的原因常为黄体功能不足、多囊卵巢综合征、高泌乳素血症、甲状腺功能低下、染色体异常、生殖道感染及免疫因素等。晚期流产最常见的原因为宫颈内口松弛、子宫畸形、子宫肌瘤等。宫颈内口松弛者于妊娠后,常于妊娠中期,胎儿长大,羊水增多,宫腔内压力增加,胎囊向宫颈内口突出,宫颈管逐渐短缩、扩张。患者多无自觉症状,一旦胎膜破裂,胎儿迅即排出。

(七)感染性流产

感染性流产是指流产合并生殖系统感染。各种类型的流产均可并发感染,包括选择性或治疗性的人工流产,但以不全流产、过期流产和非法堕胎为常见。感染性流产的病原菌常常是阴道或肠道的寄生菌(条件致病菌),有时为混合性感染。厌氧菌感染占60%以上,需氧菌中以大肠埃希菌和假芽孢杆菌为多见,也见有β-溶血链球菌及肠球菌感染。患者除了有各种类型流产的临床表现和非法堕胎史外,还出现一系列感染相关的症状和体征。

妇科检查:宫口可见脓性分泌物流出,宫颈举痛明显,子宫体压痛,附件区增厚或有痛性包块。严重时感染可扩展到盆腔、腹腔乃至全身,并发盆腔炎、腹膜炎、败血症及感染性休克等。

五、病因筛查及诊断

诊断流产一般并不困难。根据病史及临床表现多能确诊,仅少数需进行辅助检查。确诊流产后,还应确定流产的临床类型,同时还要对流产的病因进行筛查,这对决定流产的处理方法很重要。

(一)病史

应询问患者有无停经史和反复流产史,有无早孕反应、阴道流血,应询问阴道流血量及其持续时间,有无腹痛,腹痛的部位、性质及程度,还应了解阴道有无水样排液,阴道排液的色、量及有无臭味,有无妊娠产物排出等。

(二)体格检查

观察患者全身状况,有无贫血,并测量体温、血压及脉搏等。在消毒条件下进行妇科检查,注意宫颈口是否扩张,羊膜囊是否膨出,有无妊娠产物堵塞于宫颈口内;宫颈阴道部是否较短,甚至消退,内外口松弛,可容一指通过,有时可触及羊膜囊或见有羊膜囊突出于宫颈外口。子宫大小与停经周数是否相符,有无压痛等。并应检查双侧附件有无肿块、增厚及压痛。检查时操作应轻柔,尤其对疑为先兆流产者。

(三)辅助检查

对诊断有困难者,可采用必要的辅助检查。

1.B超显像

目前应用较广,对鉴别诊断与确定流产类型有实际价值。对疑为先兆流产者,可根据妊娠囊的形态、有无胎心反射及胎动来确定胚胎或胎儿是否存活,以指导正确的治疗方法。一般妊娠5周后宫腔内即可见到孕囊光环,为圆形或椭圆形的无回声区,有时由于着床过程中的少量出血,孕囊周围可见环形暗区,此为早孕双环征。孕6周后可见胚芽声像,并出现心管搏动。孕8周可见胎体活动,孕囊约占宫腔一半。孕9周可见胎儿轮廓。孕10周孕囊几乎占满整个宫腔。孕

12周胎儿出现完整形态。不同类型的流产及其超声图像特征有所差别,可帮助鉴别诊断。

(1)先兆流产声像图特征:子宫大小与妊娠月份相符,少量出血者孕囊一侧见无回声区包绕,出血多者宫腔有较大量的积血,有时可见胎膜与宫腔分离,胎膜后有回声区,孕6周后可见到正常的心管搏动。

(2)难免流产声像图特征:孕囊变形或塌陷,宫颈内口开大,并见有胚胎组织阻塞于宫颈管内,羊膜囊未破者可见到羊膜囊突入宫颈管内或突出宫颈外口,心管搏动多已消失。

(3)不全流产声像图特征:子宫较正常妊娠月份小,宫腔内无完整的孕囊结构,代之以不规则的光团或小暗区,心管搏动消失。

(4)完全流产声像图特征:子宫大小正常或接近正常,宫腔内空虚,见有规则的宫腔线,无不规则光团。

B超检查在确诊宫颈机能不全引起的晚期流产中也很有价值。通过B超可以观察宫颈长度、内口宽度、羊膜囊突出等情况,能够客观地评价妊娠期宫颈结构,且具有无创伤可重复等优点,近年来临床应用较多。可作为宫颈功能评价的超声指标较多,如宫颈长度、宫颈内口宽度、宫颈漏斗宽度、羊膜囊楔度等。一般认为,宫颈结构随着妊娠进程有所变化,故动态观察妊娠期宫颈结构变化的意义更大。目前国内规定:孕12周时如三条径线中有一异常即提示宫颈功能不全,这包括宫颈长度<25 mm、宽度>32 mm和内径>5 mm。

另外,以超声多普勒血流频谱显示孕妇子宫动脉和胎儿脐动脉,可判断宫内胎儿健康状况及母体并发症。目前常用动脉血流频谱的收缩期速度峰值与舒张期速度最低值的比值,估计动脉血管的阻力,早孕期动脉阻力高者,胎儿血供和营养不足,可诱发胚胎发育停止。

2.妊娠试验

用免疫学方法,近年临床多用试纸法,对诊断妊娠有意义。为进一步了解流产的预后,多选用血清β-HCG的定量测定。一般妊娠后8~9天在母血中即可测出β-HCG,随着妊娠的进程,β-HCG逐渐升高,早孕期β-HCG倍增时间为48小时左右,孕8~10周达高峰。血清β-HCG值低或呈下降趋势,提示可能发生流产。

3.其他激素测定

其他激素主要有血孕酮的测定,可以协助判断先兆流产的预后。甲状腺功能低下和亢进均易发生流产,测定游离T_3和T_4有助于孕期甲状腺功能的判断。人胎盘泌乳素(hPL)的分泌与胎盘功能密切相关,妊娠6~7周时血清hPL正常值为0.02 mg/L,8~9周为0.04 mg/L。hPL低水平常常是流产的先兆。正常空腹血糖值为5.9 mmol/L,异常时应进一步做糖耐量试验,排除糖尿病。

4.血栓前状态测定

血栓前状态的妇女可能没有明显的临床表现,但母体的高凝状态使子宫胎盘部位血流状态改变,形成局部微血栓,甚至胎盘梗死,使胎盘血供下降,胚胎或胎儿缺血缺氧,引起胚胎或胎儿发育不良而流产。如下诊断可供参考:D-二聚体、FDP数值增加表示已经产生轻度凝血-纤溶反应的病理变化;而对虽有危险因子参与,但尚未发生凝血-纤溶反应的患者,却只能用血浆凝血机能亢进动态评价,如血液流变学和红细胞形态检测;另外凝血和纤溶有关的基因突变造成凝血因子Ⅴ突变、凝血酶原基因突变、蛋白C缺陷症、蛋白S缺陷症、抗磷脂抗体综合征、获得性高半胱氨酸血症以及机体存在各种引起血液高凝状态的疾病等均需引起重视。

(四)病因筛查

引发流产发生的病因众多,特别是针对习惯性流产者,进行系统的病因筛查,明确诊断,及时干预治疗,为避免流产的再次发生是必要的。筛查内容包括胚胎染色体及夫妇外周血染色体核型分析、生殖道微生物检测、内分泌激素测定、生殖器官解剖结构检查、凝血功能测定、自身抗体检测等。

六、处理

流产为妇产科常见病,一旦发生流产症状,应根据流产的不同类型,及时进行恰当的处理。

(一)先兆流产处理原则

(1)休息镇静:患者应卧床休息,禁止性生活,阴道检查操作应轻柔,精神过分紧张者可使用对胎儿无害的镇静剂,如苯巴比妥(鲁米那)0.03~0.06 g,每天3次。加强营养,保持大便通畅。

(2)应用黄体酮或HCG:黄体功能不足者,可用黄体酮20 mg,每天或隔天肌内注射1次,也可使用HCG以促进孕酮合成,维持黄体功能,用法为1 000 U,每天肌内注射1次,或2 000 U,隔天肌内注射1次。

(3)其他药物:维生素E为抗氧化剂,有利孕卵发育,每天100 mg口服。基础代谢率低者可以服用甲状腺素片,每天1次,每次40 mg。

(4)出血时间较长者,可选用无胎毒作用的抗生素,预防感染,如青霉素等。

(5)心理治疗:要使先兆流产患者的情绪安定,增强其信心。

(6)经治疗两周症状不见缓解或反而加重者,提示可能胚胎发育异常,进行B超检查及β-HCG测定,确定胚胎状况,给予相应处理,包括终止妊娠。

(二)难免流产处理原则

(1)孕12周内可行刮宫术或吸宫术,术后肌内注射催产素10 U。

(2)孕12周以上可先催产素5~10 U加于5%葡萄糖液500 mL内静脉滴注,促使胚胎组织排出,出血多者可行刮宫术。

(3)出血多伴休克者,应在纠正休克的同时清宫。

(4)清宫术后应详细检查刮出物,注意胚胎组织是否完整,必要时做病理检查或胚胎染色体分析。

(5)术后应用抗生素预防感染。出血多者可使用肌内注射催产素以减少出血。

(三)不全流产处理原则

(1)一旦确诊,无合并感染者应立即清宫,以清除宫腔内残留组织。

(2)出血时间短,量少或已停止,并发感染者,应在控制感染后再做清宫术。

(3)出血多并伴休克者,应在抗休克的同时行清宫术。

(4)出血时间较长者,术后应给予抗生素预防感染。

(5)刮宫标本应送病理检查,必要时可送检胎儿的染色体核型。

(四)完全流产处理原则

如无感染征象,一般不需特殊处理。

(五)稽留流产处理原则

1.早期过期流产

宜及早清宫,因胚胎组织机化与宫壁粘连,刮宫时有可能遇到困难,而且此时子宫肌纤维可发生变性,失去弹性,刮宫时出血可能较多并有子宫穿孔的危险。故过期流产的刮宫术必须慎重,术时注射宫缩剂以减少出血,如一次不能刮净可于5～7天后再次刮宫。

2.晚期过期流产

均为妊娠中期胚胎死亡,此时胎盘已形成,诱发宫缩后宫腔内容物可自然排出。若凝血功能正常,可先用大剂量的雌激素,如己烯雌酚5 mg,每天3次,连用3～5天,以提高子宫肌层对催产素的敏感性,再静脉滴注缩宫素(5～10 U加于5%葡萄糖液内),也可用前列腺素或依沙吖啶等进行引产,促使胎儿、胎盘排出。若不成功,再做清宫术。

3.预防DIC

胚胎坏死组织在宫腔稽留时间过长,尤其是孕16周以上的过期流产,容易并发DIC。所以,处理前应检查血常规、出凝血时间、血小板计数、血纤维蛋白原、凝血酶原时间、凝血块收缩试验、D-二聚体、纤维蛋白降解产物及血浆鱼精蛋白副凝试验(3P试验)等,并做好输血准备。若存在凝血功能异常,应及早使用纤维蛋白原、输新鲜血或输血小板等,高凝状态可用低分子肝素,防止或避免DIC发生,待凝血功能好转后再行引产或刮宫。

4.预防感染

过期流产病程往往较长,且多合并有不规则阴道流血,易继发感染,故在处理过程中应使用抗生素。

(六)习惯性流产处理原则

有习惯性流产史的妇女,应在怀孕前进行必要的检查,包括夫妇双方染色体检查与血型鉴定及其丈夫的精液检查,女方尚需进行内分泌、生殖道感染、血栓前状态、生殖道局部或全身免疫等检查及生殖道解剖结构的详细检查,查出原因,应于怀孕前及时纠治。

1.染色体异常

若每次流产均由于胚胎染色体异常所致,这提示流产的病因与配子的质量有关。如精子畸形率过高者建议到男科治疗,久治不愈者可行供者人工授精(AID)。如女方为高龄,胚胎染色体异常多为三体,且多次治疗失败可考虑做赠卵体外受精——胚胎移植术(IVF)。夫妇双方染色体异常可做AID,或赠卵IVF及种植前诊断(PGD)。

2.生殖道解剖异常

完全或不完全子宫纵隔可行纵隔切除术。子宫黏膜下肌瘤可在宫腔镜下行肌瘤切除术,壁间肌瘤可经腹肌瘤挖出术。宫腔粘连可在宫腔镜下做粘连分离术,术后放置宫内节育器3个月。宫颈内口松弛者,于妊娠前作宫颈内口修补术。若已妊娠,最好于妊娠14～16周行宫颈内口环扎术,术后定期随诊,提前住院,待分娩发动前拆除缝线,若环扎术后有流产征象,治疗失败,应及时拆除缝线,以免造成宫颈撕裂。国际上有对于有先兆流产症状的患者进行紧急宫颈缝扎术获得较好疗效的报道。

3.内分泌异常

黄体功能不全者主要采用孕激素补充疗法。孕时可使用黄体酮20 mg隔天或每天肌内注射至孕10周左右,或HCG 1 000～3 000 U,隔天肌内注射1次。如患者存在多囊卵巢综合征、高泌乳素血症、甲状腺功能异常或糖尿病等,均宜在孕前进行相应的内分泌治疗,并于孕早期加用孕激素。

4.感染因素

孕前应根据不同的感染原进行相应的抗感染治疗。

5.免疫因素

自身免疫型习惯性流产的治疗多采用抗凝剂和免疫抑制剂治疗。常用的抗凝剂有阿司匹林和肝素,免疫抑制剂以泼尼松为主,也有使用人体丙种球蛋白治疗成功的报道。同种免疫型习惯性流产采用主动免疫治疗,自20世纪80年代以来,国外有学者开始采用主动免疫治疗同种免疫型习惯性流产。即采用丈夫或无关个体的淋巴细胞对妻子进行主动免疫致敏,其目的是诱发女方体内产生封闭抗体,避免母体对胚胎的免疫排斥。

6.血栓前状态

目前多采用低分子肝素(LMWH)单独用药或联合阿司匹林是目前主要的治疗方法。一般 LMWH 5 000 U皮下注射,每天1~2次。用药时间从早孕期开始,治疗过程中必须严密监测胎儿生长发育情况和凝血-纤溶指标,检测项目恢复正常,即可停药。但停药后必须每月复查凝血-纤溶指标,有异常时重新用药。有时治疗可维持整个孕期,一般在终止妊娠前24小时停止使用。

7.原因不明习惯性流产

当有怀孕征兆时,可按黄体功能不足给予黄体酮治疗,每天10~20 mg肌内注射,或HCG 2 000 U,隔天肌内注射1次。确诊妊娠后继续给药直至妊娠10周或超过以往发生流产的月份,并嘱其卧床休息,禁忌性生活,补充维生素E并给予心理治疗,以解除其精神紧张,并安定其情绪。同时在孕前和孕期尽量避免接触环境毒性物质。

(七)感染性流产

流产感染多为不全流产合并感染。治疗原则应积极控制感染,若阴道流血不多,应用广谱抗生素2~3天,待控制感染后再行刮宫,清除宫腔残留组织以止血。若阴道流血量多,静脉滴注广谱抗生素和输血的同时,用卵圆钳将宫腔内残留组织夹出,使出血减少,切不可用刮匙全面搔刮宫腔,以免造成感染扩散。术后继续应用抗生素,待感染控制后再行彻底刮宫。若已合并感染性休克者,应积极纠正休克。若感染严重或腹、盆腔有脓肿形成时,应行手术引流,必要时切除子宫。

七、护理

(一)护理评估

1.病史

停经、阴道流血和腹痛是流产孕妇的主要症状。应详细询问患者停经史、早孕反应情绪;阴道流血的持续时间与阴道流血量;有无腹痛,腹痛的部位、性质及程度。此外,还应了解阴道有无水样排液,排液的色、量和有无臭味,以及有无妊娠物排出等。对于既往病史,应全面了解孕妇在妊娠期间有无全身性疾病、生殖器官疾病、内分泌功能失调及有无接触有害物质等,以识别发生流产的诱因。

2.身心诊断

流产孕妇可因出血过多而出现休克,或因出血时间过长、宫腔内有残留组织而发生感染。因此,护士应全面评估孕妇的各项生命体征。判断流产类型,尤其须注意与贫血及感染相关的征象(表11-1)。

流产孕妇的心理状况以焦虑和恐惧为特征。孕妇面对阴道流血往往会不知所措,甚至有过度严重化情绪,同时对胎儿健康的担忧也会直接影响孕妇的情绪反应,孕妇可能会表现伤心、郁闷、烦躁不安等。

表 11-1　各型流产的临床表现

类型	病史			妇科检查	
	出血量	下腹痛	组织排出	宫颈口	子宫大小
先兆流产	少	无或轻	无	闭	与妊娠周数相符
难免流产	中~多	加剧	无	扩张	相符或略小
不全流产	少~多	减轻	部分排出	扩张或有物堵塞或闭	小于妊娠周数
完全流产	少~无	无	全部排出	闭	正常或略大

3.诊断检查

(1)产科检查：在消毒条件下进行妇科检查，进一步了解宫颈口是否扩张、羊膜是否破裂、行无妊娠产物堵塞于宫颈口内；子宫大小与停经周数是否相符、有无压痛等，并应检查双侧附件有无肿块、增厚及压痛等。

(2)实验室检查：多采用放射免疫方法对绒毛膜促性腺激素（HCG）、胎盘生乳素（HPL）、雌激素和孕激素等进行定量测定，如测定的结果低于正常值，提示有流产可能。

(3)B超显像：超声显像可显示有无胎囊、胎动、胎心等，从而可诊断并鉴别流产及其类型，指导正确处理。

(二)可能的护理诊断

1.有感染的危险

与阴道出血时间过长、宫腔内有残留组织等因素有关。

2.焦虑

与担心胎儿健康等因素有关。

(三)预期目标

(1)出院时护理对象无感染征象。

(2)先兆流产孕妇能积极配合保胎措施，继续妊娠。

(四)护理措施

对于不同类型的流产孕妇，处理原则不同，其护理措施亦有差异。护理在全面评估孕妇身心状况的基础上，综合病史及诊断检查，明确基本处理原则，认真执行医嘱，积极配合医师为流产孕妇进行诊断，并为之提供相应的护理措施。

1.先兆流产孕妇的护理

先兆流产孕妇需卧床休息，禁止性生活，禁用肥皂水灌肠，以减少各种刺激。护士除了为其提供生活护理外，通常遵医嘱给孕妇适量镇静剂、孕激素等。随时评估孕妇的病情变化，如是否腹痛加重、阴道流血量增多等。此外，由于孕妇的情绪状态也会影响其保胎效果，因此护士还应注意观察孕妇的情绪反应，加强心理护理，从而稳定孕妇情绪，增强保胎信心。护士须向孕妇及家属讲明以上保胎措施的必要性，以取得孕妇及家属的理解和配合。

2.妊娠不能再继续者的护理

护士应积极采取措施，及时采取终止妊娠的措施，协助医师完成手术过程，使妊娠产物完全排出，同时开放静脉，做好输液、输血准备。并严密检测孕妇的体温、血压及脉搏。观察其面色、腹痛、阴道流血及与休克有关的征象。有凝血功能障碍者应予以纠正，然后再行引产或手术。

3.预防感染

护士应检测患者的体温、血象及阴道流血,以及分泌物的性质、颜色、气味等,并严格执行无菌操作规程,加强会阴部的护理。指导孕妇使用消毒会阴垫,保持会阴部清洁,维持良好的卫生习惯。当护士发现感染征象后应及时报告医师,并按医嘱进行抗感染处理。此外,护士还应嘱患者流产后1个月返院复查,确定无禁忌证后,方可开始性生活。

4.协助患者顺利度过悲伤期

患者由于失去婴儿,往往会出现伤心、悲哀等情绪反应。护士应给予同情和理解,帮助患者及家属接受现实,顺利度过悲伤期。此外,护士还应与孕妇及家属共同讨论此次流产的原因,并向他们讲解有关流产的相关知识,帮助他们为再次妊娠做好准备。有习惯性流产史的孕妇在下一次妊娠确诊后卧床休息,加强营养,禁止性生活。补充B族维生素、维生素E、维生素C等,治疗期必须超过以往发生流产的妊娠月份。病因明确者,应积极接受对因治疗。黄体功能不足者,按医嘱正确使用黄体酮治疗,以预防流产;子宫畸形者须在妊娠前先进行矫正手术。宫颈内口松弛者应在未妊娠前做宫颈内口松弛修补术。如已妊娠,则可在妊娠14~16周时行子宫内口缝扎术。

(五)护理效果评价

(1)护理对象体温正常,血红蛋白及白细胞数正常,无出血、感染征象。

(2)先兆流产孕妇配合保胎治疗,继续妊娠。

(宋 滕)

第二节 异位妊娠

受精卵在于子宫体腔以外着床称为异位妊娠,习称宫外孕。异位妊娠依受精卵在子宫体腔外种植部位不同分为输卵管妊娠、卵巢妊娠、腹腔妊娠、阔韧带妊娠和宫颈妊娠(图11-1)。

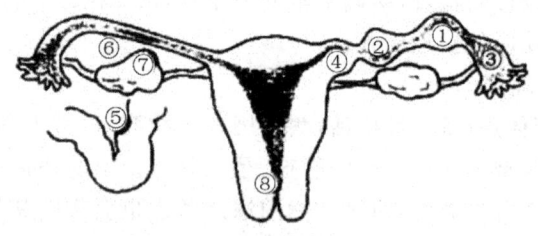

①输卵管壶腹部妊娠;②输卵管峡部妊娠;③输卵管伞部妊娠;④输卵管间质部妊娠;⑤腹腔妊娠;⑥阔韧带妊娠;⑦卵巢妊娠;⑧宫颈妊娠

图11-1 异位妊娠的发生部位

异位妊娠是妇产科常见的急腹症,发病率约1%,是孕产妇的主要死亡原因之一。以输卵管妊娠最常见。输卵管妊娠占异位妊娠95%左右,其中壶腹部妊娠最多见,约占78%,其次为峡部、伞部、间质部妊娠较少见。

一、病因

(一)输卵管炎症

此是异位妊娠的主要病因。输卵管炎症可分为输卵管黏膜炎和输卵管周围炎。输卵管黏膜炎轻者可发生黏膜皱褶粘连、管腔变窄。或使纤毛功能受损,从而导致受精卵在输卵管内运行受阻并于该处着床;输卵管周围炎病变主要在输卵管浆膜层或浆肌层,常造成输卵管周围粘连、输卵管扭曲、管腔狭窄、蠕动减弱而影响受精卵运行。

(二)输卵管手术史输卵管绝育史及手术史者

输卵管妊娠的发生率为10%~20%。尤其是腹腔镜下电凝输卵管及硅胶环套术绝育,可因输卵管瘘或再通而导致输卵管妊娠。曾经接受输卵管粘连分离术、输卵管成形术(输卵管吻合术或输卵管造口术)者,在再次妊娠时输卵管妊娠的可能性亦增加。

(三)输卵管发育不良或功能异常

输卵管过长、肌层发育差、黏膜纤毛缺乏、双输卵管、输卵管憩室或有输卵管副伞等,均可造成输卵管妊娠。输卵管功能(包括蠕动、纤毛活动以及上皮细胞分泌)受雌、孕激素调节。若调节失败,可影响受精卵正常运行。

(四)辅助生殖技术

近年来,由于辅助生育技术的应用,使输卵管妊娠发生率增加,既往少见的异位妊娠,如卵巢妊娠、宫颈妊娠、腹腔妊娠的发生率增加。

(五)避孕失败

宫内节育器避孕失败,发生异位妊娠的机会较大。

(六)其他

子宫肌瘤或卵巢肿瘤压迫输卵管,影响输卵管管腔通畅,使受精卵运行受阻。输卵管子宫内膜异位可增加受精卵着床于输卵管的可能性。

二、病理

(一)输卵管妊娠的特点

输卵管管腔狭小,管壁薄且缺乏黏膜下组织,其肌层远不如子宫肌壁厚与坚韧,妊娠时不能形成完好的蜕膜,不利于胚胎的生长发育,常发生以下结局。

1.输卵管妊娠流产

多见于妊娠8~12周输卵管壶腹部妊娠。受精卵种植在输卵管黏膜皱襞内,由于蜕膜形成不完整,发育中的胚泡常向管腔突出,最终突破包膜而出血,胚泡与管壁分离,若整个胚泡剥离落入管腔,刺激输卵管逆蠕动经伞端排出到腹腔,形成输卵管妊娠完全流产,出血一般不多。若胚泡剥离不完整,妊娠产物部分排出到腹腔,部分尚附着于输卵管壁,形成输卵管妊娠不全流产,滋养细胞继续侵蚀输卵管壁,导致反复出血,形成输卵管血肿或输卵管周围血肿,血液不断流出并积聚在直肠子宫陷窝形成盆腔血肿,量多时甚至流入腹腔。

2.输卵管妊娠破裂

多见于妊娠6周左右输卵管峡部妊娠。受精卵着床于输卵管黏膜皱襞间,胚泡生长发育时绒毛向管壁方向侵蚀肌层及浆膜,最终穿破浆膜,形成输卵管妊娠破裂。输卵管肌层血管丰富。短期内可发生大量腹腔内出血,使患者出现休克。其出血量远较输卵管妊娠流产多,腹痛剧烈;

也可反复出血,在盆腔与腹腔内形成血肿。孕囊可自破裂口排出,种植于任何部位。若胚泡较小则可被吸收;若过大则可在直肠子宫陷凹内形成包块或钙化为石胎。

输卵管间质部妊娠虽少见,但后果严重,其结局几乎均为输卵管妊娠破裂。由于输卵管间质部管腔周围肌层较厚、血运丰富,因此破裂常发生于孕12~16周。其破裂犹如子宫破裂,症状较严重,往往在短时间内出现低血容量休克症状。

3.陈旧性宫外孕

输卵管妊娠流产或破裂,若长期反复内出血形成的盆腔血肿不消散,血肿机化变硬并与周围组织粘连,临床上称为陈旧性宫外孕。

4.继发性腹腔妊娠

无论输卵管妊娠流产或破裂,胚胎从输卵管排入腹腔内或阔韧带内,多数死亡,偶尔也有存活者。若存活胚胎的绒毛组织附着于原位或排至腹腔后重新种植而获得营养,可继续生长发育,形成继发性腹腔妊娠。

(二)子宫的变化

输卵管妊娠和正常妊娠一样,合体滋养细胞产生HCG维持黄体生长,使类固醇激素分泌增加,致使月经停止来潮、子宫增大变软、子宫内膜出现蜕膜反应。若胚胎受损或死亡,滋养细胞活力消失,蜕膜自宫壁剥离而发生阴道流血。有时蜕膜可完整剥离,随阴道流血排出三角形蜕膜管型;有时呈碎片排出。排出的组织见不到绒毛,组织学检查无滋养细胞,此时血β-HCG下降。子宫内膜形态学改变呈多样性,若胚胎死亡已久,内膜可呈增生期改变,有时可见Arias-Stella(A-S)反应,镜检见内膜腺体上皮细胞增生、增大,细胞边界不清,腺细胞排列成团突入腺腔,细胞极性消失,细胞核肥大、深染,细胞质有空泡。这种子宫内膜过度增生和分泌反应,可能为类固醇激素过度刺激所引起;若胚胎死亡后部分深入肌层的绒毛仍存活,黄体退化迟缓,内膜仍可呈分泌反应。

三、临床表现

输卵管妊娠的临床表现与受精卵着床部位、有无流产或破裂,以及出血量多少与时间长短等有关。

(一)症状

典型症状为停经后腹痛与阴道流血。

1.停经

除输卵管间质部妊娠停经时间较长外,多有6~8周停经史。有20%~30%患者无停经史,将异位妊娠时出现的不规则阴道流血误认为月经。或由于月经过期仅数天而不认为是停经。

2.腹痛

腹痛是输卵管妊娠患者的主要症状。在输卵管妊娠发生流产或破裂之前,由于胚胎在输卵管内逐渐增大,常表现为一侧下腹部隐痛或酸胀感。当发生输卵管妊娠流产或破裂时,突感一侧下腹部撕裂样疼痛,常伴有恶心、呕吐。若血液局限于病变区,主要表现为下腹部疼痛,当血液积聚于直肠子宫陷凹时,可出现肛门坠胀感。随着血液由下腹部流向全腹,疼痛可由下腹部向全腹部扩散,血液刺激膈肌,可引起肩胛部放射性疼痛及胸部疼痛。

3.阴道流血

胚胎死亡后。常有不规则阴道流血,色暗红或深褐,量少呈点滴状,一般不超过月经量,少数患者阴道流血量较多,类似月经。阴道流血可伴有蜕膜管型或蜕膜碎片排出,系子宫蜕膜剥离所致。阴道流血一般常在病灶去除后方能停止。

4.晕厥与休克

由于腹腔内出血及剧烈腹痛,轻者出现晕厥,严重者出现失血性休克。出血量越多越快,症状出现越迅速越严重,但与阴道流血量不成正比。

5.腹部包块

输卵管妊娠流产或破裂时所形成的血肿时间较久者,由于血液凝同并与周围组织或器官(如子宫、输卵管、卵巢、肠管或大网膜等)发生粘连形成包块,包块较大或位置较高者,腹部可扪及。

(二)体征

根据患者内出血的情况,患者可呈贫血貌。腹部检查:下腹压痛、反跳痛明显,出血多时,叩诊有移动性浊音。

四、处理原则

处理原则以手术治疗为主,其次是药物治疗。

(一)药物治疗

主要适用于早期输卵管妊娠、要求保存生育能力的年轻患者。符合下列条件可采用此法:①无药物治疗的禁忌证;②输卵管妊娠未发生破裂或流产;③输卵管妊娠包块直径≤4 cm;④血β-HCG<2 000 U/L;⑤无明显内出血,常用甲氨蝶呤(MTX),治疗机制是抑制滋养细胞增生,破坏绒毛,使胚胎组织坏死、脱落、吸收。但在治疗中若病情无改善,甚至发生急性腹痛或输卵管破裂症状,则应立即进行手术治疗。

(二)手术治疗

手术治疗分为保守手术和根治手术。保守手术为保留患侧输卵管,根治手术为切除患侧输卵管。手术治疗适用于:①生命体征不稳定或有腹腔内出血征象者;②诊断不明确者;③异位妊娠有进展者(如血β-HCG处于高水平,附件区大包块等);④随诊不可靠者;⑤药物治疗禁忌证者或无效者。

1.保守手术

此适用于有生育要求的年轻妇女,特别是对侧输卵管已切除或有明显病变者。

2.根治手术

此适用于无生育要求的输卵管妊娠内出血并发休克的急症患者。

3.腹腔镜手术

这是近年治疗异位妊娠的主要方法。

五、护理

(一)护理评估

1.病史

应仔细询问月经史,以准确推断停经时间。注意不要将不规则阴道流血误认为末次月经,或由于月经仅过期几天,不认为是停经。此外,对不孕、放置宫内节育器、绝育术、输卵管复通术、盆腔炎等与发病相关的高危因素应予高度重视。

2.身心状况

输卵管妊娠发生流产或破裂前,症状及体征不明显。当患者腹腔内出血较多时呈贫血貌,严重者可出现面色苍白、四肢湿冷、脉快、弱、细,血压下降等休克症状。体温一般正常,出现休克时体温略低,腹腔内血液吸收时体温略升高,但不超过 38 ℃。下腹有明显压痛、反跳痛,尤以患侧为重,肌紧张不明显,叩诊有移动性浊音。血凝后下腹可触及包块。

由于输卵管妊娠流产或破裂后,腹腔内急性大量出血及剧烈腹痛,以及妊娠终止的现实都将是孕妇出现较为激烈的情绪反应。可表现为哭泣、自责、无助、抑郁和恐惧等行为。

3.诊断检查

(1)腹部检查:输卵管妊娠流产或破裂者,下腹部有明显压痛或反跳痛,尤以患侧为甚,轻度腹肌紧张;出血多时,叩诊有移动性浊音;如出血时间较长,形成血凝块,在下腹可触及软性肿块。

(2)盆腔检查:输卵管妊娠未发生流产或破裂者,除子宫略大较软外,仔细检查可能触及胀大的输卵管并有轻度压痛。输卵管妊娠流产或破裂者,阴道后穹隆饱满,有触痛。将宫颈轻轻上抬或左右摇动时引起剧烈疼痛,称为宫颈抬举痛或摇摆痛,是输卵管妊娠的主要体征之一。子宫稍大而软,腹腔内出血多时子宫检查呈漂浮感。

(3)阴道后穹隆穿刺:一种简单、可靠的诊断方法,适用于疑有腹腔内出血的患者。由于腹腔内血液易积聚于子宫直肠陷凹,抽出暗红色不凝血为阳性,说明存在血腹症。无内出血、内出血量较少、血肿位置较高或子宫直肠陷凹有粘连者,可能抽不出血液,因而穿刺阴性不能排除输卵管妊娠存在。如有移动性浊音,可做腹腔穿刺。

(4)妊娠试验:放射免疫法测血中 HCG,尤其是 β-HCG 阳性有助诊断。虽然此方法灵敏度高,异位妊娠的阳性率一般可达 80%~90%,但 β-HCG 阴性者仍不能完全排除异位妊娠。

(5)血清孕酮测定:对判断正常妊娠胚胎的发育情况有帮助,血清孕酮值<5 ng/mL 应考虑宫内妊娠流产或异位妊娠。

(6)超声检查:B 超显像有助于诊断异位妊娠。阴道 B 超检查较腹部 B 超检查准确性高。诊断早期异位妊娠。单凭 B 超现象有时可能会误诊。若能结合临床表现及 β-HCG 测定等,对诊断的帮助很大。

(7)腹腔镜检查:适用于输卵管妊娠尚未流产或破裂的早期患者和诊断有困难的患者,腹腔内有大量出血或伴有休克者,禁做腹腔镜检查。在早期异位妊娠患者,腹腔镜可见一侧输卵管肿大,表面紫蓝色,腹腔内无出血或有少量出血。

(8)子宫内膜病理检查:诊刮仅适用于阴道流血量较多的患者,目的在于排除宫内妊娠流产。将宫腔排出物或刮出物做病理检查,切片中见到绒毛,可诊断为宫内妊娠,仅见蜕膜未见绒毛者有助于诊断异位妊娠。现已经很少依靠诊断性刮宫协助诊断。

(二)护理诊断

1.潜在并发症

出血性休克。

2.恐惧

与担心手术失败有关。

(三)预期目标

(1)患者休克症状得以及时发现并缓解。

(2)患者能以正常心态接受此次妊娠失败的事实。

(四)护理措施

1. 接受手术治疗患者的护理

(1)护士在严密监测患者生命体征的同时,配合医师积极纠正患者休克症状,做好术前准备。手术治疗是输卵管异位妊娠的主要处理原则。对于严重内出血并发休克的患者,护士应立即开放静脉,交叉配血,做好输血输液的准备。以便配合医师积极纠正休克,补充血容量,并按急症手术要求迅速做好手术准备。

(2)加强心理护理:护士于术前简洁明了地向患者及家属讲明手术的必要性,并以亲切的态度和切实的行动赢得患者及家属的信任,保持周围环境的安静、有序,减少和消除患者的紧张、恐惧心理,协助患者接受手术治疗方案。术后,护士应帮助患者以正常的心态接受此次妊娠失败的现实,向她们讲述异位妊娠的有关知识,一方面可以减少因害怕再次发生移位妊娠而抵触妊娠的不良情绪,另一方面也可以增加和提高患者的自我保健意识。

2. 接受非手术治疗患者的护理

对于接受非手术治疗方案的患者,护士应从以下几方面加强护理。

(1)护士需密切观察患者的一般情况、生命体征,并重视患者的主诉,尤应注意阴道流血量与腹腔内出血量不成比例,当阴道流血量不多时,不要误认为腹腔内出血量亦很少。

(2)护士应告诉患者病情发展的一些指征,如出血增多、腹痛加剧、肛门坠胀感明显等,以便当患者病情发展时,医患均能及时发现,给予相应处理。

(3)患者应卧床休息,避免腹部压力增大,从而减少异位妊娠破裂的机会。在患者卧床期间,护士需提供相应的生活护理。

(4)护士应协助正确留取血标本,以检测治疗效果。

(5)护士应指导患者摄取足够的营养物质,尤其是富含铁蛋白的食物,如动物肝脏、肉类、豆类、绿叶蔬菜以及黑木耳等,以促进血红蛋白的增加,增强患者的抵抗力。

3. 出院指导

输卵管妊娠的预后在于防治输卵管的损伤和感染,因此护士应做好妇女的健康保健工作,防止发生盆腔感染。教育患者保持良好的卫生习惯,勤洗浴、勤换衣,性伴侣稳定。发生盆腔炎后须立即彻底治疗,以免延误病情。另外,由于输卵管妊娠者中约有10%的再发生率和50%~60%的不孕率。因此,护士需告诫患者,下次妊娠时要及时就医,并且不宜轻易终止妊娠。

(五)护理评价

(1)患者的休克症状得以及时发现并纠正。

(2)患者消除了恐惧心理,愿意接受手术治疗。

(宋 滕)

第三节 妊娠合并贫血

一、概述

妊娠合并贫血是妊娠期常见并发症之一。当红细胞计数$<3.5\times10^{12}/L$,或血红蛋白$<100\ g/L$,

或血细胞比容在 0.30 以下时,可诊断为妊娠合并贫血。其中以缺铁性贫血最常见,其次是由于叶酸或维生素 B_{12} 缺乏引起的巨幼红细胞性贫血。

(一)贫血对妊娠的影响

轻度贫血一般影响不大,但中、重度贫血可降低孕妇的抵抗力,对出血的耐受力降低,分娩及剖宫产手术风险增高,严重可导致贫血性心脏病、产后出血、失血性休克、产褥感染等并发症,危及孕产妇生命,还可导致子宫缺血,影响胎儿的正常发育,胎儿可出现子宫内发育迟缓、窘迫、死胎、早产、新生儿窒息等。

(二)妊娠对贫血的影响

妊娠期会出现生理性贫血;因胎儿对铁剂的需求量增加,贫血会加重。

二、护理评估

(一)健康史

(1)孕前有无月经过多、寄生虫病或消化道疾病等慢性失血史。
(2)有无妊娠呕吐或慢性腹泻、双胎、铁剂吸收不良、偏食等导致营养不良和缺铁病史。

(二)身体状况

1.症状评估

了解孕妇有无面色苍白、头晕、眼花、耳鸣、心慌、气短、乏力、食欲缺乏、腹胀等贫血症状;了解有无手趾及脚趾麻木、健忘、表情淡漠、易出血、易感染等特殊症状。

2.护理检查

可见皮肤黏膜苍白、指甲脆薄、毛发干燥、口腔炎及舌炎等。

3.辅助检查

(1)血象检查:缺铁性贫血为小细胞低色素性贫血;巨幼红细胞性贫血呈大细胞性贫血;再生障碍性贫血以全血细胞减少为特征。
(2)血清铁浓度测定:血清铁$<6.5~\mu mol/L$。
(3)叶酸、维生素 B_{12} 测定:血清叶酸$<6.8~nmol/L$ 或红细胞叶酸$<227~nmol/L$。
(4)骨髓检查:缺铁性贫血示红细胞系增生,分类见中、晚幼红细胞增多,含铁血黄素及铁颗粒减少或消失;巨幼红细胞性贫血骨髓红细胞系明显增生,可见典型的巨幼红细胞;再生障碍性贫血示多部位增生减低,有核细胞少。

(三)心理-社会状况

孕妇因担心胎儿及自身健康而焦虑。

(四)处理要点

积极纠正贫血,预防感染,防止胎儿生长受限、胎儿宫内窘迫及产后出血等并发症发生。

三、护理诊断

(一)知识缺乏

与缺乏妊娠合并贫血的保健知识及服用铁剂相关的知识有关。

(二)活动无耐力

与贫血引起的疲倦有关。

(三)有胎儿受伤的危险

与母体贫血,供应胎儿氧及营养物质不足有关。

四、护理措施

(一)一般护理

(1)合理安排活动与休息,避免因头晕、乏力而发生摔倒等意外;加强孕期营养,补充高铁、高蛋白质、高维生素 C 的食物。

(2)住院期间加强口腔、外阴、尿道的卫生清洁;接生过程严格无菌操作,产后做好会阴护理,按医嘱给予抗生素预防感染。

(二)病情观察

观察治疗后症状改善情况,注意体温变化及胎动、胎心变化,有异常及时报告处理。

(三)对症护理

(1)补充铁剂:硫酸亚铁 0.3 g,每天 3 次,同时服维生素 C 300 mg 或 10% 稀盐酸 0.5~2 mL 促进铁吸收,宜饭后服用。

(2)补充叶酸:巨幼红细胞性贫血者可每天口服叶酸 15 mg,同服维生素 B_{12} 至贫血改善。

(3)输血:多数患者无须输血,若血红蛋白<60 g/L,需剖宫产及再生障碍性贫血患者可少量、多次输浓缩红细胞或新鲜全血,输液速度宜慢。

(4)产科处理:如果胎儿情况良好,宜选择经阴道分娩,分娩时应尽量减少出血,防止产程延长、产妇疲乏,必要时可行阴道助产以缩短第二产程。产后应用宫缩剂防止产后出血,并给予广谱抗生素预防感染。此外,贫血极严重或有其他并发症者不宜哺乳。

(四)心理护理

告知孕妇,贫血是可以改善的,只要积极治疗可防止胎儿损伤,减少思想顾虑,缓解不安情绪。

(五)健康指导

(1)孕前应积极治疗失血性疾病,如月经过多、寄生虫病等。

(2)注意孕期营养,多吃木耳、紫菜、动物肝脏、豆制品等含铁丰富的食物,12 周起应适当补充铁剂,服铁剂时禁忌饮浓茶;抗酸药物影响铁剂效果,应避免服用。

(3)定期产检,发现贫血及时纠正。

妊娠合并症是妊娠期常见的疾病,妊娠与这些内、外科疾病相互影响,严重者甚至引起孕产妇和新生儿死亡,所以在妊娠期要加强相关疾病的筛查及诊断,及时治疗,必要时终止妊娠;而分娩期则要根据产妇的病情严重程度选择适宜的分娩方式,加强产程的监护,减少产时及产后出血,预防产褥感染。新生儿应及早检查,及时治疗。

(宋 滕)

第四节 妊娠合并急性阑尾炎

急性阑尾炎是妊娠期最常见的外科疾病。妊娠期急性阑尾炎的发病率与非孕期相同,国内资料0.5‰~1‰。妊娠各期均可发生急性阑尾炎,但在妊娠前 6 个月常见,分娩期及产褥期少见。

通常认为妊娠与急性阑尾炎的发生无内在联系。妊娠期阑尾炎临床表现不典型,增加诊断难度,使孕妇和胎儿的并发症和死亡率大大提高。因此,应掌握妊娠期阑尾炎的特点,早期诊断和及时处理对预后有重要影响。

妊娠初期阑尾的位置与非孕期相似,其根部在右髂前上棘至脐连线中外 1/3 处。

随妊娠周数增加,盲肠和阑尾的位置向上、向外、向后移位。妊娠 3 个月末位于髂嵴下 2 横指,妊娠 5 个月末达髂嵴水平,妊娠 8 个月末上升至髂嵴上 2 横指,妊娠足月可达胆囊区。盲肠和阑尾在向上移位的同时,阑尾呈逆时针方向旋转,一部分被增大子宫覆盖。产后 10~12 天恢复到非孕时位置(图 11-2)。

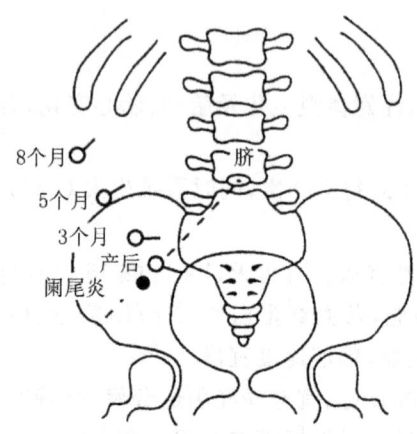

图 11-2　妊娠期阑尾位置的变化

一、妊娠期合并阑尾炎的特点

妊娠并不诱发阑尾炎,但由于妊娠期解剖生理的改变,妊娠时阑尾位置的变化,所发生的阑尾炎有两个特点:一是诊断比较困难;二是炎症容易扩散。

其造成诊断比较困难的因素有:①早孕反应的恶心、呕吐与阑尾炎的症状相似。②增大子宫导致阑尾移位,使腹痛不局限于右下腹。③妊娠期白细胞计数也升高;容易与其他妊娠期腹痛性疾病相混淆,如早产、肾绞痛、肾盂肾炎、胎盘早剥、子宫肌瘤变性等。④妊娠中、晚期阑尾炎的症状不典型。

其导致炎症容易扩散的原因有:①妊娠期盆腔血液及淋巴循环旺盛,毛细血管通透性及组织蛋白溶解能力增强。②增大子宫将腹壁与发炎阑尾分开,使腹壁防卫能力减弱。③子宫妨碍大网膜游走,使大网膜不能抵达感染部位发挥防卫作用。④妊娠期类固醇激素分泌增多,抑制孕妇的免疫机制,促进炎症发展。⑤炎症波及子宫可诱发宫缩,宫缩又促使炎症扩散,易导致弥漫性腹膜炎。⑥症状及体征不典型,容易延误诊疗时机。

二、临床表现及评估

在妊娠的不同时期,急性阑尾炎的临床表现有明显差别。

(1)妊娠早期急性阑尾炎:症状及体征与非孕期基本相同。常有转移性右下腹痛及消化道症状,包括恶心、呕吐、食欲缺乏、便秘和腹泻,急性阑尾炎早期体温正常或轻度升高(通常<38 ℃);若有明显体温升高(>39℃)或脉率增快,提示有阑尾穿孔或合并腹膜炎。查体右下腹麦氏点或稍高处有压痛、反跳痛和肌紧张。超声检查有一定帮助。

(2)妊娠中、晚期急性阑尾炎与非孕期表现不同,常无明显的转移性右下腹痛,腹痛和压痛的位置逐渐上升,甚至可达右肋下肝区。阑尾位于子宫背面时,疼痛可位于右侧腰部。增大的子宫将壁腹膜向前顶起,故压痛、反跳痛和肌紧张常不明显。妊娠期有生理性白细胞增加,故白细胞计数对诊断帮助不大,但白细胞计数$>15\times10^9/L$时有诊断意义。也有白细胞升高不明显者。超声检查难以得到确诊。

三、护理诊断

(一)焦虑

其与发病突然,正常的生活、工作秩序受影响,缺乏术前准备及术后处理等相关知识有关。

(二)疼痛

其与疾病、手术切口等有关。

四、潜在的并发症

(一)切口感染

切口感染是阑尾切除术后最常见的并发症,多见于化脓性或穿孔性阑尾炎。切口感染可通过术中有效保护切口、彻底止血、消灭无效腔等措施得到预防。切口感染的临床表现为术后2~3天体温升高,切口局部胀痛或跳痛、红肿、压痛等。治疗原则:先试穿刺抽脓液,或在波动处拆除缝线敞开切口,排除脓液,放置引流,定期换药。一般短期内可愈合。

(二)粘连性肠梗阻

其与局部炎性渗出、手术损伤和术后长期卧床等因素有关。完全性肠梗阻者应手术治疗。

(三)出血

多因阑尾系膜的结扎线松脱而引起系膜血管出血。临床表现为腹痛、腹胀和失血性休克等。一旦发生出血,应立即输血、补液,紧急手术止血。

(四)腹腔感染或脓肿

多发生于化脓性或坏疽性阑尾炎术后,尤其是阑尾穿孔伴腹膜炎的患者。因炎性渗出物常积聚于膈下、盆腔、肠间隙而易形成脓肿。多于术后5~7天,患者表现为体温升高或下降后又升高,有腹痛、腹胀、腹部压痛、腹肌紧张或腹部包块,亦可出现直肠子宫膀胱刺激症状及全身中毒症状等。

(五)阑尾残株炎

阑尾切除时若残端保留过长,超过1 cm,术后残株易复发炎症,仍表现为阑尾炎的症状。X线钡剂检查可明确诊断。症状较重者,应手术切除阑尾残株。

五、护理措施

(一)术前护理

1.心理护理

了解患者及其家属的心理反应,在与患者和家属建立良好沟通的基础上,做好解释安慰工作,稳定患者的情绪,减轻其焦虑;向患者和家属介绍有关急性阑尾炎的知识,讲解手术的必要性和重要性,提高他们的认识,使之积极配合治疗和护理。

2.加强病情的观察

定时测量体温、脉搏、血压和呼吸;加强巡视,观察患者的腹部症状和体征,尤其注意腹痛的变化;禁用镇静止痛剂,如吗啡等,以免掩盖病情。若患者腹痛加剧,出现发热等,应及时通知医师。

3.避免增加肠内压力

疾病观察期间,患者禁食、输液、应用抗生素;禁服泻药及灌肠,以免肠蠕动加快,增高肠内压力,导致阑尾穿孔或炎症扩散。

(二)术后护理

1.密切监测生命体征及病情变化

定时测量体温、血压及脉搏,并准确记录;加强巡视,注意倾听患者的主诉,观察患者腹部体征的变化,及时发现异常,通知医师并配合治疗。

2.体征

患者全麻术后清醒或硬膜外麻醉平卧6小时后(中、晚期妊娠患者宜略向左、右侧斜),血压、脉搏平稳者,改为半卧位,以减少腹壁张力,减轻切口疼痛,有利于呼吸和引流。

3.切口和引流管的护理

保持切口敷料清洁、干燥,及时更换有渗血、渗液污染的敷料;观察切口愈合情况,及时发现切口出血及感染征象。妥善固定引流管,防止扭曲、受压,保持通畅;经常从近端至远端挤压引流管,防止因血块或脓液而堵塞;观察并记录引流液的颜色、性状及量。如引流液量逐渐减少,颜色逐渐变淡至浆液性,患者体温及血象正常,可考虑拔管。

4.饮食

患者术后禁食、胃肠减压、静脉补液,待肠蠕动恢复、肛门排气后,逐步恢复经口饮食。

5.抗生素的应用

术后应用有效抗生素,控制感染,防止并发症发生。

6.活动

鼓励患者术后在床上翻身、活动肢体,待麻醉反应消失后即下床活动,以促进肠蠕动恢复,减少肠粘连的发生。

7.保胎治疗

若继续妊娠,术后3~4天内应给予抑制宫缩药及镇静药保胎治疗。根据妊娠不同时期,早孕期间可给予肌内注射黄体酮,中、晚期妊娠静脉滴注硫酸镁,口服或静脉滴注利托君等。

六、健康指导

(1)指导患者术后饮食:鼓励患者摄取营养丰富齐全的食物,以利于切口愈合;饮食种类及量应循序渐进,避免暴饮暴食;注意饮食卫生,避免进食不洁食品。

(2)向患者介绍术后早期离床活动的意义,鼓励患者尽早下床活动,促进肠蠕动恢复,防止术后肠粘连。

(宋 滕)

第五节 过期妊娠

平时月经周期规则,妊娠达到或超过42周(>294天)尚未分娩者,称为过期妊娠。其发生率占妊娠总数的3%~15%。过期妊娠使胎儿窘迫、胎粪吸入综合征、过熟综合征、新生儿窒息、围生儿死亡、巨大儿,以及难产等不良结局发生率增高,并随妊娠期延长而增加。

一、病因

过期妊娠可能与下列因素有关。

(一)雌、孕激素比例失调

内源性前列腺素和雌二醇分泌不足而孕酮水平增高,导致孕激素优势,抑制前列腺素和缩宫素的作用,延迟分娩发动。导致过期妊娠。

(二)头盆不称

部分过期妊娠胎儿较大,导致头盆不称和胎位异常,使胎先露部不能紧贴子宫下段及宫颈内口,反射性子宫收缩减少,容易发生过期妊娠。

(三)胎儿畸形

如无脑儿,由于无下丘脑,垂体肾上腺轴发育不良或缺如,促肾上腺皮质激素产生不足,胎儿肾上腺皮质萎缩,使雌激素的前身物质16α-羟基硫酸脱氢表雄酮不足,从而雌激素分泌减少;小而不规则的胎儿不能紧贴子宫下段及宫颈内口诱发宫缩,导致过期妊娠。

(四)遗传因素

某家族、某个体常反复发生过期妊娠,提示过期妊娠可能与遗传因素有关。胎盘硫酸酯酶缺乏症是一种罕见的伴性隐性遗传病,可导致过期妊娠。其发生机制是因胎盘缺乏硫酸酯酶,胎儿肾上腺与肝脏产生的16α-羟基硫酸脱氢表雄酮不能脱去硫酸根转变为雌二醇及雌三醇,从而使血雌二醇及雌三醇明显减少,降低子宫对缩宫素的敏感性,使分娩难以启动。

二、临床表现

(一)胎盘

过期妊娠的胎盘病理有两种类型:一种是胎盘功能正常,除重量略有增加外。胎盘外观和镜检均与妊娠足月胎盘相似;另一种是胎盘功能减退,肉眼观察胎盘母体面呈片状或多灶性梗死及钙化,胎儿面及胎膜常被胎粪污染,呈黄绿色。

(二)羊水

正常妊娠38周后,羊水量随妊娠推延逐渐减少,妊娠42周后羊水减少迅速,约30%减至300 mL以下;羊水粪染率明显增高,是足月妊娠的2~3倍,若同时伴有羊水过少,羊水粪染率达71%。

(三)胎儿

过期妊娠胎儿生长模式与胎盘功能有关,可分为以下3种。

1.正常生长及巨大儿

胎盘功能正常者,能维持胎儿继续生长,约 25% 成为巨大儿,其中 1.4% 胎儿出生体重 >4 500 g。

2.胎儿成熟障碍

10%~20% 过期妊娠并发胎儿成熟障碍。胎盘功能减退与胎盘血流灌注不足、胎儿缺氧及营养缺乏等有关。由于胎盘合成、代谢、运输及交换等功能障碍,胎儿不易再继续生长发育。临床分为3期:第Ⅰ期为过度成熟期,表现为胎脂消失、皮下脂肪减少、皮肤干燥松弛多皱褶,头发浓密,指(趾)甲长,身体瘦长,容貌似"小老人"。第Ⅱ期为胎儿缺氧期,肛门括约肌松弛,有胎粪排出,羊水及胎儿皮肤黄染,羊膜和脐带绿染,同胎儿患病率及围生儿死亡率最高。第Ⅲ期为胎儿全身因粪染历时较长广泛黄染,指(趾)甲和皮肤呈黄色,脐带和胎膜呈黄绿色,此期胎儿已经历和渡过第Ⅱ期危险阶段,其预后反较第Ⅱ期好。

3.胎儿生长受限

小样儿可与过期妊娠共存,后者更增加胎儿的危险性,约 1/3 过期妊娠死产儿为生长受限小样儿。

三、处理原则

应根据胎盘功能、胎儿大小、宫颈成熟度综合分析,以确诊过期妊娠,并选择恰当的分娩方式终止妊娠,在产程中密切观察羊水情况、胎心监护,出现胎儿窘迫征象,行剖宫产尽快结束分娩。

四、护理

(一)护理评估

1.病史

准确核实孕周,确定胎盘功能是否正常是关键。诊断过期妊娠之前必须准确核实孕周。

2.身心诊断

平时月经周期规则,妊娠达到或超过 42 周(>294 天)未分娩者,可诊断为过期妊娠。由于孕妇结果的不可预知、恐惧、焦虑、猜测是过期妊娠孕妇常见的情绪反应。

3.诊断检查

实验室检查:①根据B超检查确定孕周,妊娠 20 周内,B超检查对确定孕周有重要意义。妊娠 5~12 周内以胎儿顶臀径推算孕周较准确,妊娠 12~20 周以内以胎儿双顶径、股骨长度推算预产期较好。②根据妊娠初期血、尿 HCG 增高的时间推算孕周。

(二)护理诊断

1.有新生儿受伤的危险

与过期胎儿生长受限有关。

2.焦虑

与担心分娩方式、过期胎儿预后有关。

(三)预期目标

(1)新生儿不存在因护理不当而产生的并发症。

(2)患者能平静地面对事实,接受治疗和护理。

(四)护理措施

1. 预防过期妊娠

(1)加强孕期宣教,使孕妇及家属认识过期妊娠的危害性。

(2)定期进行产前检查,适时结束妊娠。

2. 加强监测,判断胎儿在宫内情况

(1)教会孕妇进行胎动计数:妊娠超过 40 周的孕妇,通过计数胎动进行自我监测尤为重要。胎动计数>30 次/12 小时为正常,<10 次/12 小时或逐日下降,超过 50%,应视为胎盘功能减退,提示胎儿宫内缺氧。

(2)胎儿电子监护仪检测:无应激试验(NST)每周 2 次,胎动减少时应增加检测次数;住院后需每天 1 次监测胎心变化。NST 无反应型需进一步做缩宫素激惹试验(OCT),若多次反复相互现胎心晚期减速,提示胎盘功能减退、胎儿明显缺氧。因 NST 存在较高假阳性率,需结合 B 超检查,估计胎儿安危。

3. 终止妊娠应根据胎盘功能、胎儿大小、宫颈成熟度综合分析,选择恰当的分娩方式

(1)终止妊娠的指征:已确诊过期妊娠,严格掌握终止妊娠的指征有:①宫颈条件成熟;②胎儿体重>4 000 g 或胎儿生长受限;③12 小时内胎动<10 次或 NST 为无反应型,OCT 可疑;④尿 E/C 比值持续低值;⑤羊水过少(羊水暗区<3 cm)和/或羊水粪染;⑥并发重度子痫前期或子痫。终止妊娠的方法应酌情而定。

(2)引产:宫颈条件成熟、Bishop 评分>7 分者,应予引产;胎头已衔接者,通常采用人工破膜,破膜时羊水多而清者,可静脉滴注缩宫素。在严密监视下经阴道分娩。对羊水Ⅱ度污染者,若阴道分娩,要求在胎肩娩出前用负压吸管或吸痰管吸净胎儿鼻咽部黏液。

(3)剖宫产:出现胎盘功能减退或胎儿窘迫征象,不论宫颈条件成熟与否,均应行剖宫产尽快结束分娩。过期妊娠时,胎儿虽有足够储备力,但临产后宫缩应激力的显著增加超过其储备力,出现隐性胎儿窘迫,对此应有足够认识。最好应用胎儿监护仪,及时发现问题,采取应急措施,适时选择剖宫产挽救胎儿。进入产程后。应鼓励产妇左侧卧位、吸氧。产程中最好连续监测胎心,注意羊水性状,必要时取胎儿头皮血测 pH,及早发现胎儿窘迫,并及时处理。过期妊娠时,常伴有胎儿窘迫、羊水粪染,分娩时应做相应准备。胎儿娩出后立即在直接喉镜指引下行气管插管吸出气管内容物,以减少胎粪吸入综合征的发生。过期儿患病率和死亡率均增高,应及时发现和处理新生儿窒息、脱水、低血容量及代谢性酸中毒等并发症。

(五)护理效果评价

(1)患者能积极配合医护措施。

(2)新生儿未发生窒息。

(宋 滕)

第六节 早 产

早产是指妊娠满 28 周至不足 37 周(196~258 天)间分娩者。此时娩出的新生儿称为早产儿,体重为 1 000~2 499 g。各器官发育尚不够健全,出生孕周越小,体重越轻,预后越差。国内早产占分娩总数的5%~15%。约15%早产儿于新生儿期死亡。近年由于早产儿治疗学及监护手段的进步，其生存率明显提高，伤残率下降，国外学者建议将早产定义时间上限提前到妊娠20周。

一、病因

诱发早产的常见原因有：①胎膜早破、绒毛膜羊膜炎最常见，30%~40%早产与此有关；②下生殖道及泌尿道感染，如B族溶血性链球菌、沙眼衣原体、支原体感染、急性肾盂肾炎等；③妊娠并发症与并发症，如妊娠期高血压疾病、妊娠期肝内胆汁淤积症，妊娠合并心脏病、慢性肾炎、病毒性肝炎、急性肾盂肾炎、急性阑尾炎、严重贫血、重度营养不良等；④子宫过度膨胀及胎盘因素，如羊水过多、多胎妊娠、前置胎盘、胎盘早剥、胎盘功能减退等；⑤子宫畸形，如纵隔子宫、双角子宫等；⑥宫颈内口松弛；⑦每天吸烟>10支，酗酒。

二、临床表现

早产的主要临床表现是子宫收缩，最初为不规则宫缩，常伴有少许阴道流血或血性分泌物，以后可发展为规则宫缩，其过程与足月临产相似，胎膜早破较足月临产多见。宫颈管先逐渐消退，然后扩张。妊娠满28周至不足37周出现至少10分钟一次的规则宫缩，伴宫颈管缩短，可诊断先兆早产。妊娠满28周至不足37周出现规则宫缩（20分钟≥4次，或60分钟≥8次，持续>30秒），伴宫颈缩短≥80%，宫颈扩张1 cm以上。诊断为早产临产。部分患者可伴有少量阴道流血或阴道流液。以往有晚期流产、早产史及产伤史的孕妇容易发生早产。诊断早产一般并不困难，但应与妊娠晚期出现的生理性子宫收缩相区别。生理性子宫收缩一般不规则、无痛感，且不伴有宫颈管消退和宫口扩张等改变。

三、处理原则

若胎膜未破，胎儿存活、无胎儿窘迫，无严重妊娠并发症及并发症时，应设法抑制宫缩，尽可能延长孕周；若胎膜已破，早产不可避免时，应设法提高早产儿存活率。

四、护理

（一）护理评估

1.病史

详细评估可致早产的高危因素，如孕妇以往有流产、早产史或本次妊娠期有阴道流血史，则发生早产的可能性大，应详细询问并记录患者既往出现的症状及接受治疗的情况。

2.身心诊断

妊娠晚期者子宫收缩规律（20分钟≥4次），伴以宫颈管消退≥75%，以及进行性宫颈扩张2 cm以上时，可诊断为早产者临产。

早产已不可避免时，孕妇常会不自觉地把一些相关的事情与早产联系起来而产生自责感；由于孕妇对结果的不可预知，恐惧、焦虑、猜测也是早产孕妇常见的情绪反应。

3.辅助检查

通过全身检查及产科检查，结合阴道分泌物的生化指标检测，核实孕周，评估胎儿成熟度、胎方位等；观察产程进展，确定早产的进程。

(二)护理诊断

1.有新生儿受伤的危险

与早产儿发育不成熟有关。

2.焦虑

与担心早产儿预后有关。

(三)预期目标

(1)新生儿不存在因护理不当而产生的并发症。

(2)患者能平静地面对事实,接受治疗及护理。

(四)护理措施

1.预防早产

孕妇良好的身心状况可减少早产的发生,突发的精神创伤亦可诱发早产。因此,应做好孕期保健工作,指导孕妇加强营养,保持平静心情。避免诱发宫缩的活动,如抬举重物、性生活等。高危孕妇必须多卧床休息,以左侧卧位为宜,以增加子宫血循环,改善胎儿供氧,慎做肛查和引导检查等,积极治疗并发症。宫颈内口松弛者应于孕 14~18 周或更早些时间做预防性宫颈环扎术,防止早产的产生。

2.药物治疗的护理

先兆早产的主要治疗为抑制宫缩,与此同时,还要积极控制感染治疗并发症和并发症。护理人员应能明确具体药物的作用和用法,并能识别药物的不良反应,以避免毒性作用的发生,同时,应对患者做相应的健康教育。常用抑制宫缩的药物有以下几类。

(1)β肾上腺素受体激动素:其作用为激动子宫平滑肌β受体,从而抑制宫缩。此类药物的不良反应为心跳加快、血压下降、血糖增高、血钾降低、恶心、出汗、头痛等。常用药物有利托君(ritodrine)、沙丁胺醇(salbutamol)等。

(2)硫酸镁:镁离子直接作用于肌细胞,使平滑肌松弛,抑制子宫收缩。一般采用 25% 硫酸镁 20 mL 加于 5% 葡萄糖液 100~250 mL 中,在 30~60 分钟内缓慢静脉滴注,然后用 25% 硫酸镁 20~10 mL 加于 5% 葡萄糖液 100~250 mL 中,以每小时 1~2 g 的速度缓慢静脉滴注,直至宫缩停止。

(3)钙通道阻滞剂:阻滞钙离子进入细胞而抑制宫缩。常刚硝苯地平 5~10 mg,舌下含服,每天 3 次。用药时必须密切注意孕妇及血压的变化,若合并使用硫酸镁时更应慎重。

(4)前列腺素合成酶抑制剂:前列腺素有刺激子宫收缩和软化宫颈的作用,其抑制剂则有减少前列腺素合成的作用,从而抑制宫缩。常用药物有吲哚美辛和阿司匹林等。但此类药物可抑制胎儿前列腺素的合成和释放,使胎儿体内前列腺素减少,而前列腺素有药物可通过胎盘抑制胎儿前列腺素的合成和释放,使胎儿体内前列腺素减少,而前列腺素有维持胎儿动脉导管开放的作用,缺乏时导管可能过早关闭而致胎儿血液循环障碍。因此,临床已较少应用,必要时仅能短期(不超过1周)服用。

3.预防新生儿并发症的发生

在保胎过程中,应每天行胎心监护,教会患者自数胎动,有异常时及时采用应对措施。在分娩前按医嘱给孕妇糖皮质激素如地塞米松、倍他米松等,可促胎肺成熟,是避免发生新生儿呼吸窘迫综合征的有效步骤。

4.为分娩做准备

如早产已不可避免,应尽早决定合理分娩的方式,如臀位、横位,估计胎儿成熟度低;而产程又需较长时间者,可选用剖宫产术结束分娩;经阴道分娩者,应考虑使用产钳和会阴切开术以缩短产程,从而减少分娩过程中对胎头的压迫。同时,充分做好早产儿保暖和复苏的准备,临产后慎用镇静剂,避免发生新生儿呼吸抑制的情况;产程中应给孕妇吸氧;新生儿出生后,立即结扎脐带,防止过多母血进入胎儿循环,造成循环系统负荷过载。

5.为孕妇提供心理支持

安排时间与孕妇进行开放式的讨论,让患者了解早产的发生并非她的过错,有时甚至是无缘由的。也要避免为减轻孕妇的负疚感而给予过于乐观的保证。由于早产是出乎意料的,孕妇多没有精神和物质准备,对产程的孤独无助感尤为敏感,因此,丈夫、家人和护士在身旁提供支持较足月分娩更显重要,并能帮助孕妇重建自尊,以良好的心态承担早产儿母亲的角色。

(五)护理效果评价

(1)患者能积极配合医护措施。

(2)母婴顺利经历全过程。

(马靖靖)

第七节 胎膜早破

胎膜早破(premature rupture of membranes,PROM)是指在临产前胎膜自然破裂。它是常见的分娩期并发症,妊娠满37周的发生率为10%,妊娠不满37周的发生率为2%~3.5%。胎膜早破可引起早产及围生儿死亡率增加,亦可导致孕产妇宫内感染率和产褥期感染率增加。

一、病因

一般认为胎膜早破与以下因素有关,常为多因素所致。

(一)上行感染

可由生殖道病原微生物上行感染,引起胎膜炎,使胎膜局部张力下降而破裂。

(二)羊膜腔压力增高

常见于多胎妊娠、羊水过多等。

(三)胎膜受力不均

胎先露高浮、头盆不称、胎位异常可使胎膜受压不均导致破裂。

(四)营养因素

缺乏维生素C、锌及铜,可使胎膜张力下降而破裂。

(五)宫颈内口松弛

常因手术创伤或先天性宫颈组织薄弱,宫颈内口松弛,胎膜进入扩张的宫颈或阴道内,导致感染或受力不均,而使胎膜破裂。

(六)细胞因子

IL-1、IL-6、IL-8、TNF-α升高,可激活溶酶体酶,破坏羊膜组织,导致胎膜早破。

(七)机械性刺激

创伤或妊娠后期性交也可导致胎膜早破。

二、临床表现

(一)症状

孕妇突感有较多液体自阴道流出,有时可混有胎脂及胎粪,无腹痛等其他产兆,当咳嗽、打喷嚏等腹压增加时,羊水可少量间断性排出。

(二)体征

肛诊或阴检时,触不到羊膜囊,上推胎儿先露部可见到羊水流出。如伴羊膜腔感染时,可有臭味,并伴有发热、母儿心率增快、子宫压痛,以及白细胞计数增多、C反应蛋白升高。

三、对母儿的影响

(一)对母亲的影响

胎膜早破后,生殖道病原微生物易上行感染,通常感染程度与破膜时间有关。羊膜腔感染易发生产后出血。

(二)对胎儿的影响

胎膜早破经常诱发早产,早产儿易发生呼吸窘迫综合征。羊膜腔感染时,可引起新生儿吸入性肺炎,严重者发生败血症、颅内感染等。脐带受压、脐带脱垂时可致胎儿窘迫。胎膜早破发生的孕周越小,胎肺发育不良发生率越高,围生儿死亡率越高。

四、处理原则

预防感染和脐带脱垂,如有感染、胎窘征象,及时行剖宫产终止妊娠。

五、护理

(一)护理评估

1.病史

询问病史,了解是否有发生胎膜早破的病因,确定具体的胎膜早破的时间、妊娠周数,是否有宫缩、见红等产兆,是否出现感染征象,是否出现胎窘现象。

2.身心状况

观察孕妇阴道流液的色、质、量,是否有气味。孕妇常可能因为不了解胎膜早破的原因,而对不可自控的阴道流液形成恐慌,可能担心自身与胎儿的安危。

3.辅助检查

(1)阴道流液的pH测定:正常阴道液pH为4.5~5.5,羊水pH为7.0~7.5。若pH>6.5,提示胎膜早破,准确率90%。

(2)肛查或阴道窥阴器检查:肛查时未触到羊膜囊,上推胎儿先露部,有羊水流出。阴道窥阴器检查时见液体自宫口流出或可见阴道后穹隆有较多混有胎脂和胎粪的液体。

(3)阴道液涂片检查:阴道液置于载玻片上,干燥后镜检可见羊齿植物叶状结晶为羊水,准确率95%。

(4)羊膜镜检查:可直视胎先露部,看不到前羊膜囊,即可诊断。

(5) 胎儿纤维结合蛋白(fetal fibronectin,fFN)测定:fFN 是胎膜分泌的细胞外基质蛋白。当宫颈及阴道分泌物内 fFN 含量≥0.05 mg/L 时,胎膜抗张能力下降,易发生胎膜早破。

(6) 超声检查:羊水量减少可协助诊断,但不可确诊。

(二)护理诊断

1. 有感染的危险

与胎膜破裂后,生殖道病原微生物上行感染有关。

2. 知识缺乏

缺乏预防和处理胎膜早破的知识。

3. 有胎儿受伤的危险

与脐带脱垂、早产儿肺部发育不成熟有关。

(三)护理目标

(1) 孕妇无感染征象发生。

(2) 孕妇了解胎膜早破的知识如突然发生胎膜早破,能够及时进行初步应对。

(3) 胎儿无并发症发生。

(四)护理措施

1. 预防脐带脱垂的护理

胎膜早破并胎先露未衔接的孕妇绝对卧床休息,多采用左侧卧位,注意抬高臀部防止脐带脱垂造成胎儿宫内窘迫。注意监测胎心变化,进行肛查或阴检时,确定有无隐性脐带脱垂,一旦发生,立即通知医师,并于数分钟内结束分娩。

2. 预防感染

保持床单位清洁。使用无菌的会阴垫于外阴处,勤于更换,保持清洁干燥,防止上行感染。更换会阴垫时观察羊水的色、质、量、气味等。嘱孕妇保持外阴清洁,每天对其会阴擦洗 2 次。同时观察产妇的生命体征,血生化指标,了解是否存在感染征象。按医嘱一般破膜,大于 12 小时给予抗生素防止感染。

3. 监测胎儿宫内情况

密切观察胎心率的变化,嘱孕妇自测胎动。如有混有胎粪的羊水流出,即为胎儿宫内缺氧的表现,应及时予以吸氧,左侧卧位,并根据医嘱做好相应的护理。

若胎膜早破孕周小于 35 周者。根据医嘱予地塞米松促进胎肺成熟。若孕周小于 37 周并已临产,或孕周大于 37 周。胎膜早破大于 12~18 小时后仍未临产者,可根据医嘱尽快结束分娩。

4. 健康教育

孕期时为孕妇讲解胎膜早破的定义与原因,并强调孕期卫生保健的重要性。指导孕妇,如出现胎膜早破现象,无须恐慌,应立即平卧,及时就诊。孕晚期禁止性交,避免腹部碰撞或增加腹压。指导孕期补充足量的维生素和锌、铜等微量元素。如宫颈内口松弛者,应多卧床休息,并遵医嘱根据需要于孕 14~16 周时行宫颈环扎术。

(马靖靖)

第八节 前置胎盘

妊娠28周后,胎盘附着于子宫下段,甚至胎盘下缘达到或覆盖宫颈内口,其位置低于胎先露部,称为前置胎盘。前置胎盘是妊娠晚期严重并发症,也是妊娠晚期阴道流血最常见的原因。其发病率国外报道0.5%,国内报道0.24%~1.57%。

一、病因

目前尚不清楚,高龄初产妇(年龄>35岁)、经产妇及多产妇、吸烟或吸毒妇女为高危人群。其病因可能与下述因素有关。

(一)子宫内膜病变或损伤

多次刮宫、分娩、子宫手术史等是前置胎盘的高危因素。上述情况可损伤子宫内膜,引起子宫内膜炎或萎缩性病变,再次受孕时子宫蜕膜血管形成不良、胎盘血供不足,刺激胎盘面积增大延伸到子宫下段。前次剖宫产手术瘢痕可妨碍胎盘在妊娠晚期向上迁移。增加前置胎盘的可能性。据统计发生前置胎盘的孕妇,85%~95%为经产妇。

(二)胎盘异常

双胎妊娠时胎盘面积过大,前置胎盘发生率较单胎妊娠高1倍;胎盘位置正常而副胎盘位于子宫下段接近宫颈内口;膜状胎盘大而薄,扩展到子宫下段,均可发生前置胎盘。

(三)受精卵滋养层发育迟缓

受精卵到达子宫腔后,滋养层尚未发育到可以着床的阶段,继续向下游走到达子宫下段,并在该处着床而发育成前置胎盘。

二、分类

根据胎盘下缘与宫颈内口的关系,将前置胎盘分为3类(图11-3)。

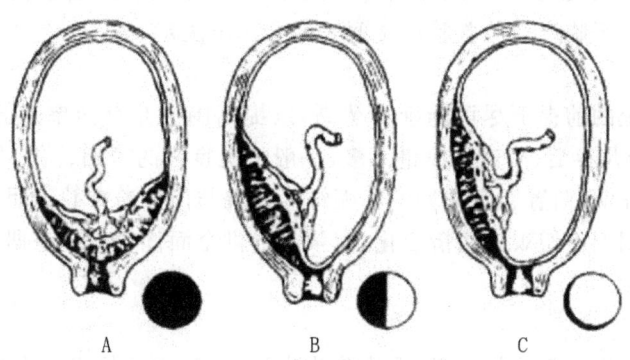

图11-3 前置胎盘的类型
A.完全性前置胎盘;B.部分性前置胎盘;C.边缘性前置胎盘

(1)完全性前置胎盘又称中央性前置胎盘,胎盘组织完全覆盖宫颈内口。
(2)部分性前置胎盘宫颈内口部分为胎盘组织所覆盖。

(3)边缘性前置胎盘胎盘附着于子宫下段,胎盘边缘到达宫颈内口,未覆盖宫颈内口。

胎盘位于子宫下段,与胎盘边缘极为接近,但未达到宫颈内口,称为低置胎盘。胎盘下缘与宫颈内口的关系可因宫颈管消失、宫口扩张而改变。前置胎盘类型可因诊断时期不同而改变,如临产前为完全性前置胎盘,临产后因口扩张而成为部分性前置胎盘。目前临床上均依据处理前最后一次检查结果来决定其分类。

三、临床表现

(一)症状

前置胎盘的典型症状是妊娠晚期或临产时,发生无诱因、无痛性反复阴道流血。妊娠晚期子宫下段逐渐伸展,牵拉宫颈内口,宫颈管缩短;临产后规律宫缩使宫颈管消失成为软产道的一部分。宫颈外口扩张,附着于子宫下段及宫颈内口的胎盘前置部分不能相应伸展而与其附着处分离,血窦破裂出血。前置胎盘出血前无明显诱因,初次出血量一般不多,剥离处血液凝固后,出血自然停止;也有初次即发生致命性大出血而导致休克的。由于子宫下段不断伸展,前置胎盘出血常反复发生,出血量也越来越多。阴道流血发生的迟早、反复发生次数、出血量多少与前置胎盘类型有关。完全性前置胎盘初次出血时间早,多在妊娠28周左右,称为"警戒性出血"。边缘性前置胎盘出血多发生于妊娠晚期或临产后,出血量较少。部分性前置胎盘的初次出血时间、出血量及反复出血次数,介于两者之间。

(二)体征

患者一般情况与出血量有关,大量出血呈现面色苍白、脉搏增快微弱、血压下降等休克表现。腹部检查:子宫软,无压痛,大小与妊娠周数相符。由于子宫下段有胎盘占据,影响胎先露部入盆,故胎先露高浮,易并发胎位异常。反复出血或一次出血量过多,使胎儿宫内缺氧,严重者胎死宫内。当前置胎盘附着于子宫前壁时,可在耻骨联合上方听到胎盘杂音。临产时检查见宫缩为阵发性,间歇期子宫完全松弛。

四、处理原则

处理原则是抑制宫缩、止血、纠正贫血和预防感染。根据阴道流血量、有无休克、妊娠周数、胎位、胎儿是否存活、是否临产及前置胎盘类型等综合作出决定。

(一)期待疗法

应在保证孕妇安全的前提下尽可能延长孕周,以提高围生儿存活率。适用于妊娠<34周、胎儿体重<2 000 g、胎儿存活、阴道流血量不多、一般情况良好的孕妇。

尽管国外有资料证明,前置胎盘孕妇的妊娠结局住院与门诊治疗并无明显差异,但我国仍应强调住院治疗。住院期间密切观察病情变化,为孕妇提供全面优质护理是期待疗法的关键措施。

(二)终止妊娠

1.终止妊娠指征

孕妇反复发生多量出血甚至休克者,无论胎儿成熟与否,为了母亲安全应终止妊娠;期待疗法中发生大出血或出血量虽少,但胎龄达36周以上,胎儿成熟度检查提示胎儿肺成熟者;胎龄未达孕36周,出现胎儿窘迫征象,或胎儿电子监护发现胎心异常者;出血量多,危及胎儿;胎儿已死亡或出现难以存活的畸形,如无脑儿。

2.剖宫产

剖宫产可在短时间内娩出胎儿,迅速结束分娩,对母儿相对安全,是处理前置胎盘的主要手段。剖宫产指征应包括完全性前置胎盘,持续大量阴道流血;部分性和边缘性前置胎盘出血量较多,先露高浮,短时间内不能结束分娩;胎心异常。术前应积极纠正贫血、预防感染等,备血,做好处理产后出血和抢救新生的准备。

3.阴道分娩

边缘性前置胎盘、枕先露、阴道流血不多、无头盆不称和胎位异常,估计在短时间内能结束分娩者,可予试产。

五、护理

(一)护理评估

1.病史

除个人健康史外,在孕产史中尤其注意识别有无剖宫产术、人工流产术及子宫内膜炎等前置胎盘的易发因素。此外妊娠中特别是孕28周后,是否出现无痛性、无诱因、反复阴道流血症状,并详细记录具体经过及医疗处理情况。

2.身心状况

患者的一般情况与出血量的多少密切相关。大量出血时可见面色苍白、脉搏细速、血压下降等休克症状。孕妇及其家属可因突然阴道流血而感到恐惧或焦虑,既担心孕妇的健康,更担心胎儿的安危,可能显得恐慌、紧张、手足无措。

3.诊断检查

(1)产科检查:子宫大小与停经月份一致,胎儿方位清楚,先露高浮,胎心可以正常,也可因孕妇失血过多致胎心异常或消失。前置胎盘位于子宫下段前壁时,可于耻骨联合上方听见胎盘血管杂音。临产后检查,宫缩为阵发性,间歇期子宫肌肉可以完全放松。

(2)超声波检查:B超断层相可清楚看到子宫壁、胎头、宫颈和胎盘的位置,胎盘定位准确率达95%以上,可反复检查,是目前最安全、有效的首选检查方法。

(3)阴道检查:目前一般不主张应用。只有在近临产期出血不多时,终止妊娠前为除外其他出血原因或明确诊断决定分娩方式前考虑采用。要求阴道检查操作必须在输血、输液和做好手术准备的情况下方可进行。怀疑前置胎盘的个案,切忌肛查。

(4)术后检查胎盘及胎膜:胎盘的前置部分可见陈旧血块附着呈黑紫色或暗红色,如这些改变位于胎盘的边缘,而且胎膜破口处距胎盘边缘<7 cm,则为部分性前置胎盘。如行剖宫产术,术中可直接了解胎盘附着的部分并确立诊断。

(二)护理诊断

1.潜在并发症

出血性休克。

2.有感染的危险

与前置胎盘剥离面靠近子宫颈口、细菌易经阴道上行感染有关。

(三)预期目标

(1)接受期待疗法的孕妇血红蛋白不再继续下降,胎龄可达或更接近足月。

(2)产妇产后未发生产后出血或产后感染。

(四)护理措施

根据病情须立即接受终止妊娠的孕妇,立即安排孕妇去枕侧卧位,开放静脉,配血,做好输血准备。在抢救休克的同时,按腹部手术患者的护理进行术前准备,并做好母儿生命体征监护及抢救准备工作。接受期待疗法的孕妇的护理措施如下。

1.保证休息

减少刺激孕妇需住院观察,绝对卧床休息,尤以左侧卧位为佳,并定时间断吸氧,每天3次,每次1小时,以提高胎儿血氧供应。此外,还需避免各种刺激,以减少出血可能。医护人员进行腹部检查时动作要轻柔,禁做阴道检查和肛查。

2.纠正贫血

除采取口服硫酸亚铁、输血等措施外,还应加强饮食营养指导,建议孕妇多食高蛋白及含铁丰富的食物,如动物肝脏、绿叶蔬菜和豆类等,一方面有助于纠正贫血,另一方面还可以增强机体抵抗力,同时也促进胎儿发育。

3.监测生命体征

及时发现病情变化严密观察并记录孕妇生命体征,阴道流血的量、色,流血事件及一般状况,检测胎儿宫内状态。按医嘱及时完成实验室检查项目,并交叉配血备用。发现异常及时报告医师并配合处理。

4.预防产后出血和感染

(1)产妇回病房休息时严密观察产妇的生命体征及阴道流血情况,发现异常及时报告医师处理,以防止或减少产后出血。

(2)及时更换会阴垫,以保持会阴部清洁、干燥。

(3)胎儿分娩后,及早使用宫缩剂,以预防产后大出血;对新生儿严格按照高危儿处理。

5.健康教育

护士应加强对孕妇的管理和宣教。指导围孕期妇女避免吸烟、酗酒等不良行为,避免多次刮宫、引产或宫内感染,防止多产,减少子宫内膜损伤或子宫内膜炎。对妊娠期出血,无论量多少均应就医,做到及时诊断、正确处理。

(五)护理效果评价

(1)接受期待疗法的孕妇胎龄接近(或达到)足月时终止妊娠。

(2)产妇产后未出现产后出血和感染。

(马靖靖)

第九节 胎盘早剥

妊娠20周以后或分娩期正常位置的胎盘在胎儿娩出前部分或全部从子宫壁剥离,称为胎盘早剥。胎盘早剥是妊娠晚期严重并发症,具有起病急、发展快特点,若处理不及时可危及母儿生命。胎盘早剥的发病率:国外1‰~2‰,国内0.46%~2.1%。

一、病因

胎盘早剥确切的原因及发病机制尚不清楚,可能与下述因素有关。

(一)孕妇血管病变

孕妇患严重妊娠期高血压疾病、慢性高血压、慢性肾脏疾病或全身血管病变时,胎盘早剥的发生率增高。妊娠合并上述疾病时,底蜕膜螺旋小动脉痉挛或硬化,引起远端毛细血管变性坏死甚至破裂出血,血液流至底蜕膜层与胎盘之间形成胎盘后血肿。致使胎盘与子宫壁分离。

(二)机械性因素

外伤尤其是腹部直接受到撞击或挤压;脐带过短(<30 cm)或脐带围绕颈、绕体相对过短时,分娩过程中胎儿下降牵拉脐带造成胎盘剥离;羊膜穿刺时刺破前壁胎盘附着处,血管破裂出血引起胎盘剥离。

(三)宫腔内压力骤减

双胎妊娠分娩时,第一胎儿娩出过速;羊水过多时,人工破膜后羊水流出过快,均可使宫腔内压力骤减,子宫骤然收缩,胎盘与子宫壁发生错位剥离。

(四)子宫静脉压突然升高

妊娠晚期或临产后,孕妇长时间仰卧位,巨大妊娠子宫压迫下腔静脉,回心血量减少,血压下降。此时子宫静脉淤血、静脉压增高、蜕膜静脉床淤血或破裂,形成胎盘后血肿,导致部分或全部胎盘剥离。

(五)其他一些高危因素

如高龄孕妇、吸烟、可卡因滥用、孕妇代谢异常、孕妇有血栓形成倾向、子宫肌瘤(尤其是胎盘附着部位肌瘤)等与胎盘早剥发生有关。有胎盘早剥史的孕妇再次发生胎盘早剥的危险性比无胎盘早剥史者高10倍。

二、分类及病理变化

胎盘早剥主要病理改变是底蜕膜出血并形成血肿,使胎盘从附着处分离。按病理类型,胎盘早剥可分为显性、隐性及混合性3种(图11-4)。若底蜕膜出血量少,出血很快停止,多无明显的临床表现,仅在产后检查胎盘时发现胎盘母体面有凝血块及压迹。若底蜕膜继续出血,形成胎盘后血肿,胎盘剥离面随之扩大,血液冲开胎盘边缘并沿胎膜与子宫壁之间经过颈管向外流出,称为显性剥离或外出血。若胎盘边缘仍附着于子宫壁或由于胎先露部固定于骨盆入口,使血液积聚于胎盘与子宫壁之间,称为隐性剥离或内出血。由于子宫内有妊娠产物存在,子宫肌不能有效收缩,以压迫破裂的血窦而止血,血液不能外流,胎盘后血肿越积越大,子宫底随之升高。当出血达到一定程度时,血液终会冲开胎盘边缘及胎膜外流,称为混合型出血。偶有出血穿破胎膜溢入羊水中成为血性羊水。

胎盘早剥发生内出血时,血液积聚于胎盘与子宫壁之间,随着胎盘后血肿压力的增加,血液浸入子宫肌层,引起肌纤维分离、断裂甚至变性,当血液渗透至子宫浆膜层时,子宫表面现紫蓝色瘀斑,称为子宫胎盘卒中,又称为库弗莱尔子宫(Couvelaire uterus)。有时血液还可渗入输卵管系膜、卵巢生发上皮下、阔韧带内。子宫肌层由于血液浸润、收缩力减弱,造成产后出血。

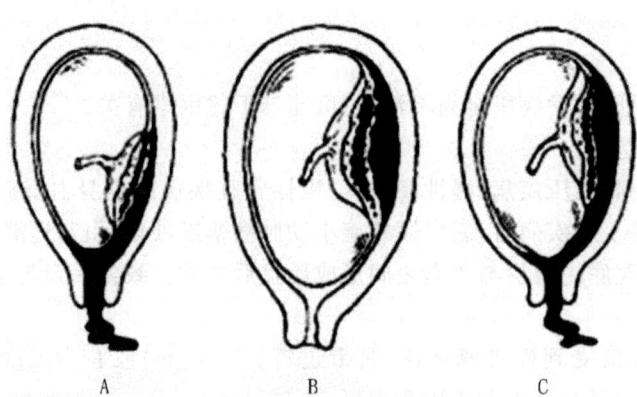

图 11-4 胎盘早剥类型
A.显性剥离；B.隐性剥离；C.混合性剥离

严重的胎盘早剥可以引发一系列病理生理改变。从剥离处的胎盘绒毛和蜕膜中释放大量组织凝血活酶，进入母体血循环，激活凝血系统，导致弥散性血管内凝血（DIC），肺、肾等脏器的毛细血管内微血栓形成，造成脏器缺血和功能障碍。胎盘早剥持续时间越长，促凝物质不断进入母血，激活纤维蛋白溶解系统，产生大量的纤维蛋白原降解产物（FDP），引起继发性纤溶亢进。发生胎盘早剥后，消耗大量凝血因子，并产生高浓度FDP，最终导致凝血功能障碍。

三、临床表现

根据病情严重程度，Sher 将胎盘早剥分为 3 度。

（一）Ⅰ度

多见于分娩期，胎盘剥离面积小，患者常无腹痛或腹痛轻微，贫血体征不明显。腹部检查见子宫软，大小与妊娠周数相符，胎位清楚，胎心率正常。产后检查见胎盘母体面有凝血块及压迹即可诊断。

（二）Ⅱ度

胎盘剥离面为胎盘面积 1/3 左右。主要症状为突然发生持续性腹痛、腰酸或腰背痛，疼痛程度与胎盘后积血量成正比。无阴道流血或流血量不多，贫血程度与阴道流血量不相符。腹部检查见子宫大于妊娠周数，子宫底随胎盘后血肿增大而升高。胎盘附着处压痛明显（胎盘位于后壁则不明显），宫缩有间歇，胎位可扪及，胎儿存活。

（三）Ⅲ度

胎盘剥离面超过胎盘面积 1/2。临床表现较Ⅱ度重。患者可出现恶心、呕吐、面色苍白、四肢湿冷、脉搏细数、血压下降等休克症状，且休克程度大多与阴道流血量不成正比。腹部检查见子宫硬如板状，宫缩间歇时不能松弛，胎位扪不清，胎心消失。

四、处理原则

纠正休克、及时终止妊娠是处理胎盘早剥的原则。患者入院时，情况危重、处于休克状态，应积极补充血容量，及时输入新鲜血液，尽快改善患者状况。胎盘早剥一旦确诊，必须及时终止妊娠。终止妊娠的方法根据胎次、早剥的严重程度、胎儿宫内状况及宫口开大等情况而定。此外，对并发症如凝血功能障碍、产后出血和急性肾衰竭等进行紧急处理。

五、护理

(一)护理评估

1.病史

孕妇在妊娠晚期或临产时突然发生腹部剧痛,有急性贫血或休克现象,应引起高度重视。护士需结合有无妊娠期高血压疾病或高血压病史、胎盘早剥史、慢性肾炎史、仰卧位低血压综合征史及外伤史,进行全面评估。

2.身心状况

胎盘早剥孕妇发生内出血时,严重者常表现为急性贫血和休克症状,而无阴道流血或有少量阴道流血。因此对胎盘早剥孕妇除进行阴道流血的量、色评估外,应重点评估腹痛的程度、性质,孕妇的生命体征和一般情况,以及时、准确地了解孕妇的身体状况。胎盘早剥孕妇入院时情况危急,孕妇及其家属常常感到高度紧张和恐惧。

3.诊断检查

(1)产科检查:通过四步触诊判断胎方位、胎心情况、宫高变化、腹部压痛范围和程度等。

(2)B超检查:正常胎盘B超图像应紧贴子宫体部后壁、前壁或侧壁,若胎盘与子宫体之间有血肿时,在胎盘后方出现液性低回声区,暗区常不止一个,并见胎盘增厚。若胎盘后血肿较大时,能见到胎盘胎儿面凸向羊膜腔,甚至能使子宫内的胎儿偏向对侧。若血液渗入羊水中,见羊水回声增强、增多,系羊水浑浊所致。当胎盘边缘已与子宫壁分离,未形成胎盘后血肿,则见不到上述图像,故B超检查诊断胎盘早剥有一定的局限性。重型胎盘早剥时常伴胎心、胎动消失。

(3)实验室检查:主要了解患者贫血程度及凝血功能。重型胎盘早剥患者应检查肾功能与二氧化碳结合力。若并发DIC时进行筛选试验血小板计数、凝血酶原时间、纤维蛋白原测定),结果可疑者可做纤溶确诊试验(凝血酶时间、优球蛋白溶解时间、血浆鱼精蛋白副凝时间)。

(二)护理诊断

1.潜在并发症

弥散性血管内凝血。

2.恐惧

此与胎盘早剥引起的起病急、进展快,危及母儿生命有关。

3.预感性悲哀

此与死产、切除子宫有关。

(三)预期目标

(1)孕妇出血性休克症状得到控制。

(2)患者未出现凝血功能障碍、产后出血和急性肾衰竭等并发症。

(四)护理措施

胎盘早剥是一种妊娠晚期严重危及母儿生命的并发症,积极预防非常重要。护士应使孕妇接受产前检查,预防和及时治疗妊娠期高血压疾病、慢性高血压、慢性肾病等;妊娠晚期避免仰卧位及腹部外伤;施行外倒转术时动作要轻柔;处理羊水过多和双胎者时,避免子宫腔压力下降过快等。对于已诊断为胎盘早剥的患者,护理措施如下。

1.纠正休克

改善患者的一般情况护士应迅速开放静脉,积极补充其血容量,及时输入新鲜输血。既能补充血容量，又可补充凝血因子。同时密切监测胎儿状态。

2. 严密观察病情变化

及时发现并发症凝血功能障碍表现为皮下、黏膜或注射部位出血，子宫出血不凝，有时有尿血、咯血及呕血等现象；急性肾衰竭可表现为尿少或无尿。护士应高度重视上述症状，一旦发现，及时报告医师并配合处理。

3. 为终止妊娠做好准备

一旦确诊，应及时终止妊娠，以孕妇病情轻重、胎儿宫内状况、产程进展、胎产式等具体状态决定分娩方式，护士需为此做好相应准备。

4. 预防产后出血

胎盘早剥的产妇胎儿娩出后易发生产后出血，因此分娩后应及时给予宫缩剂，并配合按摩子宫，必要时按医嘱做切除子宫的术前准备。未发生出血者，产后仍应加强生命体征观察，预防晚期产后出血的发生。

5. 产褥期的处理

患者在产褥期应注意加强营养，纠正贫血。更换消毒会阴垫，保持会阴清洁，预防感染。根据孕妇身体情况给予母乳指导。死产者及时给予退乳措施，可在分娩后 24 小时内尽早服用大剂量雌激素，同时紧束双乳，少进汤类；水煎生麦芽当茶饮；针刺足临泣、悬钟等穴位等。

（五）护理效果评价

（1）母亲分娩顺利，婴儿平安出生。

（2）患者未出现并发症。

（马靖靖）

第十节 胎儿窘迫

胎儿窘迫是指孕妇、胎儿、胎盘等各种原因引起的胎儿宫内缺氧，影响胎儿健康甚至危及生命。胎儿窘迫是一种综合征，主要发生在临产过程，也可发生在妊娠后期。发生在临产过程者，可以是妊娠后期的延续和加重。

一、病因

胎儿窘迫的病因涉及多方面，可归纳为三大类。

（一）母体因素

妊娠妇女患有高血压疾病、慢性肾炎、妊娠高血压综合征、重度贫血、心脏病、肺源性心脏病、高热、吸烟、产前出血性疾病和创伤、急产或子宫不协调性收缩、缩宫素使用不当、产程延长、子宫过度膨胀、胎膜早破等；或者产妇长期仰卧位，镇静药、麻醉药使用不当等。

（二）胎儿因素

胎儿心血管系统功能障碍、胎儿畸形，如严重的先天性心血管疾病、母婴血型不合引起的胎儿溶血、胎儿贫血、胎儿宫内感染等。

(三)脐带、胎盘因素

脐带因素有长度异常、缠绕、打结、扭转、狭窄、血肿、帆状附着;胎盘因素有植入异常、形状异常、发育障碍、循环障碍等。

二、病理生理

胎儿窘迫的基本病理生理变化是缺血、缺氧引起的一系列变化。缺氧早期或者一过性缺氧时,机体主要通过减少胎盘和自身耗氧量代偿,胎儿则通过减少对肾与下肢血供等方式来保证心脑血流量,不产生严重的代偿障碍及器官损害。缺氧严重则可引起严重的并发症。缺氧初期通过自主神经反射兴奋交感神经,使肾上腺儿茶酚胺及皮质醇分泌增多,引起血压上升及心率加快。此时胎儿的大脑、肾上腺、心脏及胎盘血流增加,而肾、肺、消化系统等血流减少,出现羊水减少、胎儿发育迟缓等。若缺氧继续加重,则转为兴奋迷走神经,血管扩张,有效循环血量减少,主要器官的功能由于血流不能保证而受损,于是胎心率减慢。缺氧继续发展下去可引起严重的器官功能损害,尤其可以引起缺血缺氧性脑病甚至胎死宫内。此过程基本是低氧血症至缺氧,然后至代谢性酸中毒,主要表现为胎动减少、羊水少、胎心监护基线变异差、出现晚期减速甚至呼吸抑制。由于缺氧时肠蠕动加快,肛门括约肌松弛引起胎粪排出。此过程可以形成恶性循环,更加重母体及胎儿的危险。不同原因引起的胎儿窘迫表现过程可以不完全一致,所以应加强监护、积极评价、及时发现高危征象并积极处理。

三、临床表现

胎儿窘迫的主要表现为胎心音改变、胎动异常及羊水胎粪污染或羊水过少,严重者胎动消失。根据其临床表现,胎儿窘迫可以分为急性胎儿窘迫和慢性胎儿窘迫。急性胎儿窘迫多发生在分娩期,主要表现为胎心率加快或减慢;CST 或者 OCT 等出现频繁的晚期减速或变异减速;羊水胎粪污染和胎儿头皮血 pH 下降,出现酸中毒。羊水胎粪污染可以分为三度:Ⅰ度羊水呈浅绿色;Ⅱ度羊水呈黄绿色,浑浊;Ⅲ度羊水呈棕黄色,稠厚。慢性胎儿窘迫发生在妊娠末期,常延续至临产并加重,主要表现为胎动减少或消失、NST 基线平直、胎儿发育受限、胎盘功能减退、羊水胎粪污染等。

四、处理原则

急性胎儿窘迫者,应积极寻找原因并给予及时纠正。若宫颈未完全扩张、胎儿窘迫情况不严重者,给予吸氧,嘱产妇左侧卧位,若胎心率变为正常,可继续观察;若宫口开全、胎先露部已达坐骨棘平面以下 3 cm 者,应尽快助产经阴道娩出胎儿;若因缩宫素使宫缩过强造成胎心率减慢者,应立即停止使用,继续观察,病情紧迫或经上述处理无效者立即剖宫产结束分娩。慢性胎儿窘迫者,应根据妊娠周数、胎儿成熟度和窘迫程度决定处理方案。首先应指导妊娠妇女采取左侧卧位,间断吸氧,积极治疗各种并发症或并发症,密切监护病情变化。若无法改善,则应在促使胎儿成熟后迅速终止妊娠。

五、护理评估

(一)健康史

了解妊娠妇女的年龄、生育史、内科疾病史如高血压疾病、慢性肾炎、心脏病等;本次妊娠经过,如妊娠高血压综合征、胎膜早破、子宫过度膨胀(如羊水过多和多胎妊娠);分娩经过,如产程延长(特别是第二产程延长)、缩宫素使用不当。了解有无胎儿畸形、胎盘功能的情况。

(二)身心状况

胎儿窘迫时,妊娠妇女自感胎动增加或停止。在窘迫的早期可表现为胎动过频(每24小时大于20次);若缺氧未纠正或加重,则胎动转弱且次数减少,进而消失。胎儿轻微或慢性缺氧时,胎心率加快(>160次/分);若长时间或严重缺氧。则会使胎心率减慢。若胎心率<100次/分则提示胎儿危险。胎儿窘迫时主要评估羊水量和性状。

孕产妇夫妇因为胎儿的生命遭遇危险而产生焦虑,对需要手术结束分娩产生犹豫、无助感。对于胎儿不幸死亡的孕产妇夫妇,其感情上受到强烈的创伤,通常会经历否认、愤怒、抑郁、接受的过程。

(三)辅助检查

1.胎盘功能检查

出现胎儿窘迫的妊娠妇女一般24小时尿E_3值急骤减少30%~40%,或于妊娠末期连续多次测定在每24小时10 mg以下。

2.胎心监测

胎动时胎心率加速不明显,基线变异率<3次/分,出现晚期减速、变异减速等。

3.胎儿头皮血血气分析

pH<7.20。

六、护理诊断

(一)气体交换受损(胎儿)

与胎盘子宫的血流改变、血流中断(脐带受压)或血流速度减慢(子宫-胎盘功能不良)有关。

(二)焦虑

与胎儿宫内窘迫有关。

(三)预期性悲哀

与胎儿可能死亡有关。

七、护理目标

(1)胎儿情况改善,胎心率在120~160次/分。

(2)妊娠妇女能运用有效的应对机制控制焦虑。

(3)产妇能够接受胎儿死亡的现实。

八、护理措施

(1)妊娠妇女左侧卧位,间断吸氧。严密监测胎心变化,一般每15分钟听1次胎心或进行胎心监护,注意胎心变化。

(2)为手术者做好术前准备,如宫口开全、胎先露部已达坐骨棘平面以下3 cm者,应尽快阴道助产娩出胎儿。

(3)做好新生儿抢救和复苏的准备。

(4)心理护理:①向孕产妇提供相关信息,包括医疗措施的目的、操作过程、预期结果及孕产妇需做的配合;将真实情况告知孕产妇,有助于其减轻焦虑,也可帮助产妇面对现实。必要时陪伴产妇,对产妇的疑虑给予适当的解释。②对于胎儿不幸死亡的父母亲,护理人员可安排一个远离其他婴儿和产妇的单人房间,陪伴他们或安排家人陪伴他们,勿让其独处;鼓励其诉说悲伤,接纳其哭泣及抑郁的情绪,陪伴在旁提供支持及关怀;若他们愿意,护理人员可让他们看看死婴并同意他们为死产婴儿做一些事情,包括沐浴、更衣、命名、拍照或举行丧礼,但事先应向他们描述死婴的情况,使之有心理准备。解除"否认"的态度而进入下一个阶段,提供足印卡、床头卡等作为纪念,帮助他们使用适合自己的压力应对技巧和方法。

九、护理效果评价

(1)胎儿情况改善,胎心率在 120~160 次/分。
(2)妊娠妇女能运用有效的应对机制来控制焦虑,叙述心理和生理上的感受。
(3)产妇能够接受胎儿死亡的现实。

(马靖靖)

第十一节 胎 位 异 常

一、概要

胎位异常是造成难产的常见因素之一。最常见的异常胎位为臀位,占 3%~4%。本节仅介绍持续性枕后位、枕横位、臀先露、肩先露。

(一)持续性枕后位、枕横位

在分娩过程中,胎头以枕后位或枕横位衔接。在下降过程中,胎头枕部因强有力宫缩绝大多数能向前转,转成枕前位自然分娩。仅有 5%~10% 胎头枕骨持续不能转向前方,直至分娩后期仍位于母体骨盆后方或侧方,致使分娩发生困难者,称持续性枕后位或持续性枕横位。国外报道发病率均为 5% 左右。

(二)臀先露

臀先露是最常见的异常胎位,占妊娠足月分娩总数的 3%~4%,多见于经产妇。臀先露以骶骨为指示点,有骶左前、骶左横、骶左后、骶右前、骶右横、骶右后 6 种胎位。根据胎儿两下肢所取姿势,分为 3 类:单臀先露或腿直臀先露,最多;完全臀先露或混合臀先露,较多见;不完全臀先露或足位,较少见。

(三)肩先露

胎体纵轴与母体纵轴相垂直为横产式。胎体横卧于骨盆入口之上,先露部为肩,称肩先露,又称横位,占妊娠足月分娩总数的 0.25%,是一种对母儿最不利的胎位。胎儿极小或死胎浸软极度折叠后才能自然娩出外,正常大小的足月胎儿不可能从阴道自产。根据胎头在母体左或右侧和胎儿肩胛朝向母体前或后方,有肩左前、肩左后、肩右前、肩右后 4 种胎位。

二、护理评估

(一)病史

骨盆形态、大小异常是发生持续性枕后位、枕横位的重要原因。胎头俯屈不良、子宫收缩乏力、头盆不称、前置胎盘、膀胱充盈、子宫下段宫颈肌瘤等均可影响胎头内旋转,形成持续性枕横位或枕后位。

肩先露与臀先露发生原因相似有:①胎儿在宫腔内活动范围过大,如羊水过多、经产妇腹壁松弛以及早产儿羊水相对过多,胎儿容易在宫腔内自由活动形成臀先露。②胎儿在宫腔内活动范围受限,如子宫畸形、胎儿畸形等。③胎头衔接受阻,如狭窄骨盆,前置胎盘易发生。

(二)身心状况与检查

1. 持续性枕后位、枕横位

(1)表现:临产后胎头衔接较晚及俯屈不良,常导致协调性宫缩乏力及宫口扩张缓慢,产妇自觉肛门坠胀及排便感,致使宫口尚未开全时过早使用腹压。持续性枕后位常致活跃期晚期及第二产程延长。

(2)腹部检查:在宫底部触及胎臀,胎背偏向母体后方或侧方,在对侧明显触及胎儿肢体。若胎头已衔接,有时可在胎儿肢体侧耻骨联合上方扪到胎儿颏部。胎心在脐下一侧偏外方听得最响亮,枕后位时因胎背伸直,前胸贴近母体腹壁,胎心在胎儿肢体侧的胎胸部位也能听到。

(3)肛门检查或阴道检查:当肛查宫口部分扩张或开全时,若为枕后位,感到盆腔后部空虚,查明胎头矢状缝位于骨盆斜径上。前囟在骨盆右前方,后囟(枕部)在骨盆左后方则为枕左后位,反之为枕右后位。查明胎头矢状缝位于骨盆横径上,后囟在骨盆左侧方,则为枕左横位,反之为枕右横位。当出现胎头水肿,颅骨重叠,囟门触不清时,需行阴道检查借助胎儿耳郭及耳屏位置及方向判定胎位,若耳郭朝向骨盆后方,诊断为枕后位;若耳郭朝向骨盆侧方,诊断为枕横位。

(4)B超检查:根据胎头颜面及枕部位置,能准确探清胎头位置以明确诊断。

(5)危害:①对产妇的影响有:胎位异常导致继发性宫缩乏力,使产程延长,常需手术助产,容易发生软产道损伤,增加产后出血及感染机会。若胎头长时间压迫软产道,可发生缺血坏死脱落,形成生殖道瘘。②对胎儿的影响有:第二产程延长和手术助产机会增多,常出现胎儿窘迫和新生儿窒息,使围生儿死亡率增高。

2. 臀先露

(1)表现:孕妇常感肋下有圆而硬的胎头。常致宫缩乏力,宫口扩张缓慢,产程延长。

(2)腹部检查:子宫呈纵椭圆形,胎体纵轴与母体纵轴一致。在宫底部可触到圆而硬,按压时有浮球感的胎头。若未衔接,在耻骨联合上方触到不规则,软而宽的胎臀,胎心在脐左(或右)上方听得最清楚。衔接后,胎臀位于耻骨联合之下,胎心听诊以脐下最明显。

(3)肛门检查及阴道检查肛门检查时,触及软而不规则的胎臀或触到胎足、胎膝(图11-5、图11-6)。

(4)B超检查:可明确诊断,能准确探清臀先露类型以及胎儿大小,胎头姿势等。

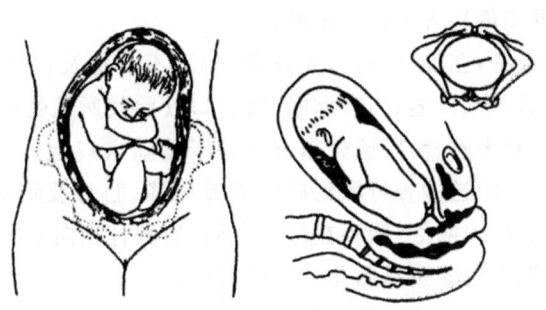

图 11-5 臀先露检查示意图

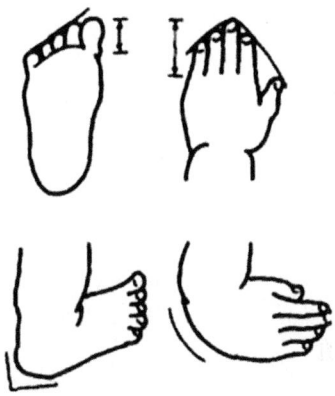

图 11-6 胎手与胎足的鉴别

(5)危害:①对产妇的影响有:容易发生胎膜早破或继发性宫缩乏力,使产后出血与产褥感染的机会增多,容易造成宫颈撕裂甚至延及子宫下段。②对胎儿及新生儿的影响有:胎臀高低不平,对前羊膜囊压力不均匀,常致胎膜早破,发生脐带脱垂是头先露的 10 倍,脐带受压可致胎儿窘迫甚至死亡;胎膜早破,使早产儿及低体重儿增多。后出胎头牵出困难,常发生新生儿窒息,臂丛神经损伤及颅内出血。

3.肩先露

(1)表现:分娩初期,因先露部高,不能紧贴子宫下段及宫颈内口,缺乏直接刺激,容易发生宫缩乏力;由于先露部不能紧贴骨盆入口,致前后羊水沟通,当宫缩时,宫颈口处胎膜所承受的压力很大,胎肩对宫颈压力不均,容易发生胎膜破裂及脐带脱垂。破膜后羊水迅速外流,胎儿上肢或脐带容易脱出,导致胎儿窘迫甚至死亡。羊水流出后,胎体紧贴宫壁,宫缩转强,胎肩被挤入盆腔,胎臂可脱出于阴道口外,而胎头和胎体则被阻于骨盆入口之上,称为"忽略性横位。"此时由于羊水流失殆尽,子宫不断收缩,上段越来越厚,下段异常伸展变薄,出现"病理性缩复环",可导致子宫破裂。由于失血、感染及水电解质发生紊乱等,可严重威胁产妇生命,多数胎儿因缺氧而死亡。有时破膜后,分娩受阻,子宫呈麻痹状态,产程延长,常并发严重宫腔感染。

(2)腹部检查:外形呈横椭圆形,子宫底部较低,耻骨联合上方空虚,在腹部一侧可触到大而硬的胎头,对侧为臀,胎心在脐周两旁最清晰。子宫呈横椭圆形,子宫长度低于妊娠周数,子宫横径宽。宫底部及耻骨联合上方较空虚,在母体腹部一侧触到胎头,另侧触到胎臀。肩前位时,胎背朝向母体腹壁,触之宽大平坦;肩后位时,胎儿肢体朝向母体腹壁,触及不规则的小肢体。胎心在脐周两侧最清楚。根据腹部检查多能确定胎位。

(3)肛门检查或阴道检查：在临产初期,先露部较高,不易触及,当宫口已扩开。由于先露部不能紧贴骨盆入口,致前后羊水沟通,当宫缩时,宫颈口处胎膜所承受的压力很大,易发生胎膜破裂及脐带或胎臂脱垂。胎膜未破者,因胎先露部浮动于骨盆入口上方,肛查不易触及胎先露部。若胎膜已破,宫口已扩张者,阴道检查可触到肩胛骨或肩峰,肋骨及腋窝。肩胛骨朝向母体前或后方,可决定肩前位或肩后位。例如,胎头在母体右侧,肩胛骨朝向后方,则为肩右后位。胎手若已脱出于阴道口外,可用握手法鉴别是胎儿左手或右手。

(4)B超检查：能准确探清肩先露,并能确定具体胎位。

三、护理诊断

(一)恐惧
与分娩结果未知及手术有关。

(二)有新生儿受伤的危险
与胎儿缺氧及手术产有关。

(三)有感染的危险
与胎膜早破有关。

(四)潜在并发症
产后出血、子宫破裂、胎儿窘迫。

四、护理目标

(1)产妇恐惧感减轻,积极配合医护工作。
(2)孕产妇及新生儿未出现因护理不当引起并发症。
(3)产妇与家属对胎儿夭折能正确面对。

五、护理措施

(一)及早发现异常并纠正
妊娠期加强围产期保健,宣传产前检查,妊娠发现胎位异常者,配合医师进行纠正。28周以前臀位多能自行转成头位,可不予处理。30周以后仍为臀位者,应设法纠正。常用的矫正方法有以下几种。

1.胸膝卧位
让孕妇排空膀胱,松解裤带,做胸膝卧位姿势,每天2次,每次15分钟,使胎臀离开骨盆腔,有助于自然转正。为了方便进行早晚各做1次为宜,连做1周后复查。

2.激光照射或艾灸至阴穴
激光照射至阴穴,左右两侧各照射10分钟,每天1次,7次为1个疗程,有良好效果。也可用艾灸条,每天1次,每次15~20分钟,5次为1个疗程。1周后复查B超。

3.外转胎位术
现已少用。腹壁较松子宫壁不太敏感者,可试外倒转术,将臀位转为头位。倒转时切勿用力过猛,亦不宜勉强进行,以免造成胎盘早剥。倒转前后均应仔细听胎心音。

(二)执行医嘱,协助做好不同方式分娩的一切准备

1. 持续性枕后位、枕横位

在骨盆无异常,胎儿不大时,可以试产。试产时应严密观察产程,注意胎头下降,宫口扩张程度,宫缩强弱及胎心有无改变。

第一产程:①潜伏期需保证产妇充分营养与休息。若有情绪紧张,睡眠不好可给予派替啶或地西泮。②活跃期宫口开大 3~4 cm,产程停滞除外头盆不称可行人工破膜;若产力欠佳,静脉滴注缩宫素。在试产过程中,出现胎儿窘迫征象,应行剖宫产术结束分娩。

第二产程:若第二产程进展缓慢,初产妇已近 2 小时,经产妇已近 1 小时,应行阴道检查。当胎头双顶径已达坐骨棘平面或更低时,可先行徒手将胎头枕部转向前方;若转成枕前位有困难时,也可向后转成正枕后位,再以产钳助产。若以枕后位娩出时,需作较大的会阴后一斜切开。若胎头位置较高,疑有头盆不称,需行剖宫产术,中位产钳禁止使用。

第三产程:因产程延长,容易发生产后宫缩乏力,胎盘娩出后应立即静脉注射或肌内注射子宫收缩剂,以防发生产后出血。有软产道裂伤者,应及时修补。新生儿应重点监护。产后应给予抗生素预防感染。

2. 臀先露

臀位分娩的关键在于胎头能否顺利娩出,儿头娩出的难易,与胎儿与骨盆的大小以及与宫颈是否完全扩张有直接关系。对疑有头盆不称、高龄初产妇及经产妇屡有难产史者,均应仔细检查骨盆及胎儿的大小,常规作 B 超以进一步判断胎儿大小,排除胎儿畸形。未发现异常者,可从阴道分娩,如有骨盆狭窄或相对头盆不称(估计胎儿体重≥3 500 g),或足先露、胎膜早破、胎儿宫内窘迫、脐带脱垂者,以剖宫取胎为宜。因此应根据产妇年龄,胎产次,骨盆类型,胎儿大小,胎儿是否存活,臀先露类型以及有无合并症,于临产初期作出正确判断,决定分娩方式。

(1)择期剖宫产的指征:狭窄骨盆,软产道异常,胎儿体重≥3 500 g,胎儿窘迫,高龄初产,有难产史,不完全臀先露等,均应行剖宫产术结束分娩。

(2)决定经阴道分娩的处理。

第一产程:待产时应耐心等待,做好产妇的思想工作,以解除顾虑,产妇应侧卧,不宜站立走动,少作肛查,不灌肠,尽量避免胎膜破裂。勤听胎心音,一旦破膜,应立即听胎心。若胎心变慢或变快,应行肛查,必要时行阴道检查,了解有无脐带脱垂。若有脐带脱垂,胎心尚好,宫口未开全,为抢救胎儿,需立即行剖宫产术。若无脐带脱垂,可严密观察胎心及产程进展。若出现协调性宫缩乏力,应设法加强宫缩。

臀位接产的关键在于儿头的顺利娩出,而儿头的顺利娩出有赖于产道,特别是宫颈是否充分扩张。胎膜破裂后,当宫口开大 4~5 cm 时,儿臀或儿足出现于阴道口时,消毒外阴之后,用一消毒巾盖住,每次阵缩用手掌紧紧按住使之不能立即娩出,使用"堵"外阴方法。此法有利于后出胎头的顺利娩出。在"堵"的过程中,应每隔 10~15 分钟听胎心 1 次,并注意宫口是否开全。宫口已开全再堵易引起胎儿窘迫或子宫破裂。宫口近开全时,要做好接产和抢救新生儿窒息的准备。"堵"时用力要适当,忌用暴力,直到胎臀显露于阴道口,检查宫口确已开全为止。"堵"的时间一般需 0.5~1 小时,初产妇有时需堵 2~3 小时。

第二产程:臀位阴道分娩,有自然娩出、臀位助产及臀位牵引等 3 种方式。自然分娩是胎儿自行娩出;臀位助产系胎臀及胎足自行娩出后,胎肩及胎头由助产者牵出;臀位牵引系胎儿全部由助产者牵引娩出,为手术的一种,应有一定适应证。后者对胎儿威胁较大。接产前,应导尿排

空膀胱。初产妇应作会阴切开术。3种分娩方式分述如下。①自然分娩：胎儿自然娩出，不作任何牵拉。极少见，仅见于经产妇，胎儿小，宫缩强，骨盆腔宽大者。②臀助产术：当胎臀自然娩出至脐部后，胎肩及后出胎头由接产者协助娩出。脐部娩出后，一般应在2～3分钟娩出胎头，最长不能超过8分钟。后出胎头娩出有主张用单叶产钳，效果佳。③臀牵引术：胎儿全部由接产者牵拉娩出，此种手术对胎儿损伤大，一般情况下应禁止使用。

第三产程：产程延长易并发子宫收缩乏力性出血。胎盘娩出后，应肌内注射缩宫素或麦角新碱，防止产后出血。行手术操作及有软产道损伤者，应及时检查并缝合，给予抗生素预防感染。

3.肩先露

妊娠期发现肩先露应及时矫正。可采用胸膝卧位，激光照射（或艾灸）至阴穴。上述矫正方法无效，应试行外转胎位术转成头先露，并包扎腹部以固定胎头。若行外转胎位术失败，应提前住院决定分娩方式。

分娩期应根据产妇年龄、胎产次、胎儿大小、骨盆有无狭窄、胎膜是否破裂、羊水留存量、宫缩强弱、宫颈口扩张程度、胎儿是否存活、有无并发感染及子宫先兆破裂等决定分娩方式。

(1)足月活胎，对于有骨盆狭窄、经产妇有难产史、初产妇横位估计经阴道分娩有困难者，应于临产前行择期剖宫产术结束分娩。

(2)初产妇，足月活胎，临产后应行剖宫产术。如系经产妇，宫缩不紧，胎膜未破，仍可试外倒转术，若外倒转失败，也可考虑剖宫产。

(3)破膜后，立即做阴道检查，了解宫颈口扩张情况、胎方位及有无脐带脱垂等。如胎心好，宫颈口扩张不大，特别是初产妇有脐带脱垂，估计短时期内不可能分娩者，应即剖宫取胎。如系经产妇，宫颈口已扩张至5 cm以上，胎膜破裂不久，可在全麻麻醉下试做内倒转术，使横位变为臀位，待宫口开全后再行臀位牵引术。如宫口已近开全或开全，倒转后即可作臀牵引。

(4)破膜时间过久，羊水流尽，子宫壁紧贴胎儿，胎儿存活，已形成忽略性横位时，应立即剖宫取胎。如胎儿已死，可在宫颈口开全后做断头术，出现先兆子宫破裂或子宫破裂征象，无论胎儿死活，均应立即行剖宫产术。如宫腔感染严重，应同时切除子宫。

(5)胎儿已死，无先兆子宫破裂征象，若宫口近开全，在全麻下行断头术或碎胎术。

(6)胎盘娩出后应常规检查阴道、宫颈及子宫下段有无裂伤，并及时做必要的处理。如有血尿，应放置导尿管，以防尿瘘形成。产后用抗生素预防感染。

(7)临时发现横位产及无条件就地处理者，可给哌替啶100 mg或氯丙嗪50 mg，设法立即转院，途中尽量减少颠簸，以防子宫破裂。

（马靖靖）

第十二节 产道异常

产道是胎儿经阴道娩出时必经的通道，包括骨产道及软产道。产道异常可使胎儿娩出受阻，临床上以骨产道异常多见。

一、骨产道异常

(一)疾病概要

骨盆是产道的主要构成部分,其大小和形状与分娩的难易有直接关系。骨盆结构形态异常,或径线较正常为短,称为骨盆狭窄。

1. 骨盆入口平面狭窄

我国妇女状况常见有单纯性扁平骨盆和佝偻病性扁平骨盆两种类型。狭窄分级见表11-2。

表 11-2 骨盆入口狭窄分级

分级	狭窄程度	分娩方式选择
1级临界性狭窄(临床常见)	骶耻外径 18 cm 入口前后径 10 cm	绝大多数可经阴道分娩
2级相对狭窄(临床常见)	骶耻外径 16.5～17.5 cm 入口前后径 8.5～9.5 cm	需经试产后才能决定可否阴道分娩
3级绝对狭窄	骶耻外径≤16.0 cm 入口前后径≤8.0 cm	必须剖宫产结束分娩

2. 中骨盆及出口平面狭窄

我国妇女状况常见有漏斗骨盆和横径狭窄骨盆两种类型。狭窄分级见表11-3。

表 11-3 骨盆中骨盆及出口狭窄分级

分级	狭窄程度	分娩方式选择
1级临界性狭窄	坐骨棘间径 10 cm 坐骨结节间径 7.5 cm	根据头盆适应情况考虑可否经阴道分娩。不宜试产,考虑助产或剖宫产结束分娩。
2级相对狭窄	坐骨棘间径 8.5～9.5 cm 坐骨结节间径 6.0～7.0 cm	
3级绝对狭窄	坐骨棘间径≤8.0 cm 坐骨结节间径≤5.5 cm	

3. 骨盆3个平面狭窄

称为均小骨盆。骨盆形状正常,但骨盆入口、中骨盆及出口平面均狭窄,各径线均小于正常值2 cm或以上,多见于身材矮小、体型匀称妇女。

4. 畸形骨盆

见于小儿麻痹后遗症、先天性畸形、长期缺钙、外伤以及脊柱与骨盆关节结核病等。骨盆变形,左右不对称,骨盆失去正常形态称畸形骨盆。

(二)护理评估

1. 病史

询问孕妇幼年有无佝偻病、脊髓灰质炎、脊柱和髋关节结核以及外伤史。对经产妇,应了解既往有无难产史及其发生原因,新生儿有无产伤等。

2. 身心状态

(1)骨盆入口平面狭窄的临床表现。①胎头衔接受阻:若入口狭窄时,即使已经临产而胎头仍未入盆,经检查胎头跨耻征阳性。胎位异常如臀先露,颜面位或肩先露的发生率是正常骨盆的3倍。②临床表现为潜伏期及活跃期早期延长:若已临产,根据骨盆狭窄程度,产力强弱,胎儿大小及胎位情况不同,临床表现也不尽相同。

(2)中骨盆平面狭窄的临床表现。①胎头能正常衔接:潜伏期及活跃期早期进展顺利。当胎头下降达中骨盆时,由于内旋转受阻,胎头双顶径被阻于中骨盆狭窄部位之上,常出现持续性枕横位或枕后位。同时出现继发性宫缩乏力,活跃期后期及第二产程延长甚至第二产程停滞。②中骨盆狭窄的临床表现:当胎头受阻于中骨盆时,有一定可塑性的胎头开始变形,颅骨重叠,胎头受压,使软组织水肿,产瘤较大,严重时可发生脑组织损伤,颅内出血及胎儿宫内窘迫。若中骨盆狭窄程度严重,宫缩又较强,可发生先兆子宫破裂及子宫破裂,强行阴道助产,可导致严重软产道裂伤及新生儿产伤。

(3)骨盆出口平面狭窄的临床表现:骨盆出口平面狭窄与中骨盆平面狭窄常同时存在。若单纯骨盆出口平面狭窄者,第一产程进展顺利,胎头达盆底受阻,胎头双顶径不能通过出口横径。强行阴道助产,可导致软产道,骨盆底肌肉及会阴严重损伤。

3.检查

(1)一般检查:测量身高,孕妇身高145 cm应警惕均小骨盆。观察孕妇体型,步态有无跛足,有无脊柱及髋关节畸形,米氏菱形窝是否对称,有无尖腹及悬垂腹等。

(2)腹部检查。①腹部形态:观察腹型,尺测子宫长度及腹围,预测胎儿体重,判断能否通过骨产道。②胎位异常:骨盆入口狭窄往往因头盆不称,胎头不易入盆导致胎位异常,如臀先露、肩先露。③估计头盆关系:正常情况下,部分初孕妇在预产期前2周,经产妇于临产后,胎头应入盆。如已临产,胎头仍未入盆,则应充分估计头盆关系。检查头盆是否相称的具体方法:孕妇排空膀胱,仰卧,两腿伸直。检查者将手放在耻骨联合上方,将浮动的胎头向骨盆腔方向推压。若胎头低于耻骨联合前表面,表示胎头可以入盆,头盆相称,称胎头跨耻征阴性;若胎头与耻骨联合前表面在同一平面,表示可疑头盆不称,称胎头跨耻征可疑阳性;若胎头高于耻骨联合前表面,表示头盆明显不称,称胎头跨耻征阳性。图11-7为头盆关系检查。

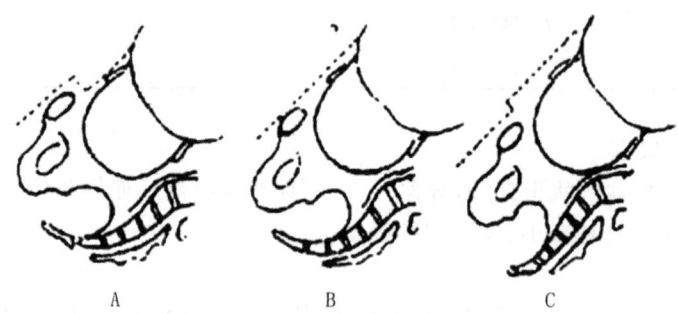

图 11-7　头盆关系检查
A.头盆相称;B.头盆可能不称;C.头盆不称

(3)骨盆测量:①骨盆外测量各径线＜正常值2 cm或以上为均小骨盆。骶耻外径＜18 cm为扁平骨盆。坐骨结节间径＜8 cm,耻骨弓角度＜90°,为漏斗骨盆。骨盆两侧径(以一侧髂前上棘至对侧髂后上棘间的距离)及同侧(从髂前上棘至同侧髂后上棘间的距离)直径相差大于1 cm为偏斜骨盆。②骨盆外测量发现异常,应进行骨盆内测量。对角径＜11.5 cm,骶岬突出为骨盆入口平面狭窄,属扁平骨盆。中骨盆平面狭窄及骨盆出口平面狭窄往往同时存在,应测量骶骨前面弯度,坐骨棘间径,坐骨切迹宽度。若坐骨棘间径<10 cm,坐骨切迹宽度<2 横指,为中骨盆平面狭窄。若坐骨结节间径<8 cm,应测量出口后矢状径及检查骶尾关节活动度,估计骨盆出口平面的狭窄程度。若坐骨结节间径与出口后矢状径之和<15 cm,为骨盆出口狭窄。图11-8为"对角径"测量法。

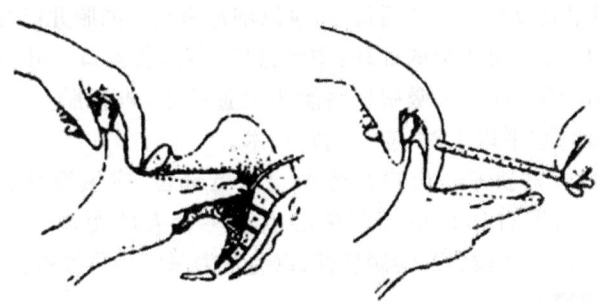

图 11-8　"对角径"测量法

(三)护理诊断

1.恐惧

与分娩结果未知及手术有关。

2.有新生儿受伤的危险

与手术产有关。

3.有感染的危险

与胎膜早破有关。

4.潜在并发症

失血性休克。

(四)护理目标

(1)产妇恐惧感减轻。

(2)孕产妇及新生儿未出现因护理不当引起并发症。

(五)护理措施

1.心理支持及一般护理

在分娩过程中,应安慰产妇,使其精神舒畅,信心倍增,保证营养及水分的摄入,必要时补液。还需注意产妇休息,要监测宫缩强弱,应勤听胎心,检查胎先露部下降及宫口扩张程度。

2.执行医嘱

(1)明确狭窄骨盆类别和程度,了解胎位,胎儿大小,胎心率,宫缩强弱,宫口扩张程度,破膜与否,结合年龄,产次,既往分娩史进行综合判断,决定分娩方式。

(2)骨盆入口平面狭窄在临产前或在分娩发动时有下列情况时实施剖宫产术。①明显头盆不称(绝对性骨盆狭窄):骶耻外径≤16.0 cm,骨盆入口前后径≤8.0 cm,胎头跨耻征阳性者。若胎儿死亡,如骨盆入口前后径<6.5 cm时,虽碎胎也不能娩出,必须剖宫。②轻度狭窄,同时具有下列情况者:胎儿大、胎位异常、高龄初产妇、重度妊高征及胎儿珍贵患者。③屡有难产史且无一胎儿存活者。

(3)试产:骨盆入口平面狭窄属轻度头盆不称(相对性骨盆狭窄):骶耻外径 16.5~17.5 cm,骨盆入口前后径 8.5~9.5 cm,胎头跨耻征可疑阳性。足月活胎体重<3 000 g,胎心率和产力正常,可

在严密监护下进行试产。试产时应密切观察宫缩、胎心音及胎头下降情况,并注意产妇的营养和休息。如宫口渐开大,儿头渐下降入盆,即为试产成功,多能自产,必要时可用负压吸引或产钳助产。若宫缩良好,经 2~4 小时(视头盆不称的程度而定)胎头仍不下降、宫口扩张迟缓或停止扩张者,表明试产失败,应及时行剖宫产术结束分娩。若试产时出现子宫破裂先兆或胎心音有改变,应从速剖宫,并发宫缩乏力、胎膜早破及持续性枕后位者,也以剖宫为宜。如胎儿已死,则以穿颅为宜。

(4)中骨盆及骨盆出口平面狭窄的处理:中骨盆狭窄者,若宫口已开全,胎头双顶径下降至坐骨棘水平以下时,可采用手法或胎头吸引器将胎头位置转正,再行胎头吸引术或产钳术助产;若胎头双顶径阻滞在坐骨棘水平以上时,应行剖宫产术。

出口狭窄多伴有中骨盆狭窄。出口是骨产道最低部位,应慎重选择分娩方式。出口横径<7 cm时,应测后矢状径,即自出口横径的中心点至尾骨尖的距离。如横径与后矢状径之和>15 cm,儿头可通过,大都须作较大的会阴切开,以免发生深度会阴撕裂。如二者之和<15 cm,则胎头不能通过,需剖宫或穿颅。

(5)骨盆 3 个平面狭窄的处理:若估计胎儿不大,胎位正常,头盆相称,宫缩好,可以试产,通常可通过胎头变形和极度俯屈,以胎头最小径线通过骨盆腔,可能经阴道分娩。若胎儿较大,有明显头盆不称,胎儿不能通过产道,应尽早行剖宫产术。

(6)畸形骨盆的处理:根据畸形骨盆种类,狭窄程度,胎儿大小,产力等情况具体分析。若畸形严重,明显头盆不称者,应及时行剖宫产术。

二、软产道异常

软产道异常亦可引起难产,软产道包括子宫下段、宫颈、阴道及外阴。软产道异常所致的难产少见,容易被忽视。应于妊娠早期常规行双合诊检查,以了解外阴、阴道及宫颈情况,以及有无盆腔其他异常等,具有一定临床意义。

(一)外阴异常

有会阴坚韧、外阴水肿、外阴瘢痕等。

(二)阴道异常

有阴道横膈、阴道纵隔、阴道狭窄、阴道尖锐湿疣、阴道囊肿和肿瘤等。

(三)宫颈异常

有宫颈外口黏合、宫颈水肿、宫颈坚韧常见于高龄初产妇、宫颈瘢痕、宫颈癌、宫颈肌瘤、子宫畸形等。

(四)盆腔肿瘤

有子宫肌瘤或卵巢肿瘤等。

(马靖靖)

第十三节 产力异常

一、疾病概要

产力是以子宫收缩力为主,子宫收缩力贯穿于分娩全过程。在分娩过程中,子宫收缩的节律性,对称性及极性不正常或强度、频率发生改变时,称子宫收缩力异常,简称产力异常。子宫收缩力异常临床上分为子宫收缩乏力和子宫收缩过强两类,每类又分为协调性子宫收缩和不协调收缩性子宫收缩,具体分类见图11-9。

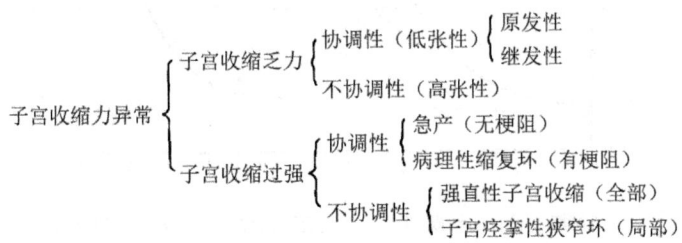

图11-9 子宫收缩力异常的分类

二、子宫收缩乏力

(一)护理评估

1.病史

有头盆不称或胎位异常;胎儿先露部下降受阻;子宫壁过度伸展;多产妇子宫肌纤维变性;子宫发育不良或畸形;产妇精神紧张及过度疲劳;内分泌失调产妇体内雌激素、缩宫素、前列腺素、乙酰胆碱等分泌不足;过多应用镇静剂或麻醉剂等因素。

2.身心状况

(1)宫缩乏力:有原发性和继发性两种。原发性宫缩乏力是指产程开始就出现宫缩乏力,宫口不能如期扩张,胎先露部不能如期下降,导致产程延长;继发性宫缩乏力是指产程开始子宫收缩正常,只是在产程较晚阶段(多在活跃期后期或第二产程),子宫收缩转弱,产程进展缓慢甚至停滞。

协调性宫缩乏力(低张性宫缩乏力):子宫收缩具有正常的节律性、对称性和极性,但收缩力弱,宫腔内压力低,表现为持续时间短,间歇期长且不规律,宫缩<2次/10分钟。此种宫缩乏力,多属继发性宫缩乏力。协调性宫缩乏力时由于宫腔内压力低,对胎儿影响不大。

不协调性宫缩乏力(高张性宫缩乏力):子宫收缩的极性倒置,宫缩的兴奋点不是起自两侧宫角部,而是来自子宫下段的一处或多处冲动,子宫收缩波由下向上扩散,收缩波小而不规律,频率高,节律不协调;宫腔内压力虽高,但宫缩时宫底部不强,而是子宫下段强,宫缩间歇期子宫壁也不完全松弛,表现为子宫收缩不协调,宫缩不能使宫口扩张,不能使胎先露部下降,属无效宫缩。

(2)产程延长:通过肛查或阴道检查,发现宫缩乏力导致异常(图11-10)。产程延长有以下7种。

潜伏期延长:从临产规律宫缩开始至宫口扩张3cm称潜伏期。初产妇潜伏期正常约需8小时,最大时限16小时,超过16小时称潜伏期延长。

活跃期延长:从宫口扩张3cm开始至宫口开全称活跃期。初产妇活跃期正常约需4小时,最大时限8小时,超过8小时称活跃期延长。

活跃期停滞:进入活跃期后,宫口扩张无进展达2小时以上,称活跃期停滞。

第二产程延长:第二产程初产妇超过2小时,经产妇超过1小时尚未分娩,称第二产程延长。

第二产程停滞:第二产程达1小时胎头下降无进展,称第二产程停滞。

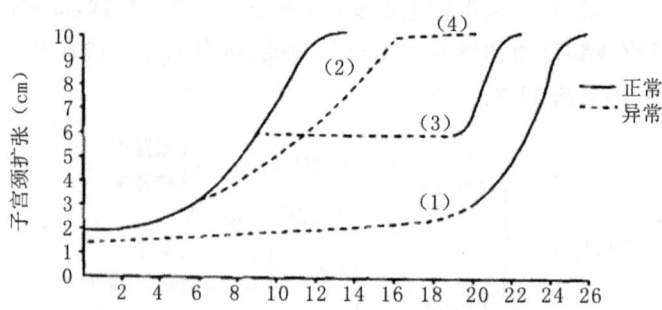

(1)潜伏期延长;(2)活跃期延长;(3)活跃期停滞;(4)第二产程延长

图 11-10　产程异常示意图

胎头下降延缓:活跃期晚期至宫口扩张 9~10 cm,胎头下降速度每小时少于 1 cm,称胎头下降延缓。

胎头下降停滞:活跃期晚期胎头停留在原处不下降达 1 小时以上,称胎头下降停滞。

以上 7 种产程进展异常,可以单独存在,也可以合并存在。当总产程超过 24 小时称滞产。

(3)对产妇的影响:由于产程延长可出现疲乏无力,肠胀气,排尿困难等,影响子宫收缩,严重时可引起脱水,酸中毒,低钾血症;由于第二产程延长,可导致组织缺血,水肿,坏死,形成膀胱阴道瘘或尿道阴道瘘;胎膜早破以及多次肛查或阴道检查增加感染机会;产后宫缩乏力影响胎盘剥离,娩出和子宫壁的血窦关闭,容易引起产后出血。

(4)对胎儿的影响:协调性宫缩乏力容易造成胎头在盆腔内旋转异常,使产程延长,增加手术产机会,对胎儿不利。不协调性宫缩乏力,不能使子宫壁完全放松,对子宫胎盘循环影响大,胎儿在子宫内缺氧,容易发生胎儿窘迫。胎膜早破易造成脐带受压或脱垂,造成胎儿窘迫甚至胎死宫内。

(二)护理诊断

1.疼痛:腹痛

与不协调性子宫收缩有关。

2.有感染的危险

与产程延长、胎膜破裂时间延长有关。

3.焦虑

与担心自身和胎儿健康有关。

4.潜在并发症

胎儿窘迫,产后出血。

(三)护理目标

(1)疼痛减轻,焦虑减轻,情绪稳定。

(2)未发生软产道损伤、产后出血和胎儿缺氧。

(3)新生儿健康。

(四)护理措施

首先配合医师寻找原因,估计不能经阴道分娩者遵医嘱做好剖宫产术准备。或阴道分娩过程中应做好助产的准备。估计能经阴道分娩者应实施下列护理措施。

1.加强产时监护,改善产妇全身状况

加强产程观察,持续胎儿电子监护。第一产程应鼓励产妇多进食,必要时静脉补充营养;避免过多使用镇静药物,注意及时排空直肠和膀胱。

2.协助医师加强宫缩

(1)协调性宫缩乏力应实施下列措施。①人工破膜:宫口扩张3 cm或3 cm以上,无头盆不称,胎头已衔接者,可行人工破膜。②缩宫素静脉滴注:适用于协调性宫缩乏力,宫口扩张3 cm,胎心良好,胎位正常,头盆相称者。使用方法和注意事项如下:取缩宫素2.5 U加入5%葡萄糖液500 mL内,使每滴糖液含缩宫素0.33 mU,从4~5滴/分即12~15 mU/分,根据宫缩强弱进行调整,通常不超过30~40滴,维持宫缩为间歇时间2~3分钟,持续时间40~60秒。对于宫缩仍弱者,应考虑到酌情增加缩宫素剂量。在使用缩宫素时,必须有专人守护,严密观察,应注意观察产程进展,监测宫缩、听胎心率及测量血压。

(2)不协调性宫缩乏力应调节子宫收缩,恢复其极性。要点是:①给予强镇静剂哌替啶100 mg,或安定10 mg静脉推注,不协调性宫缩多能恢复为协调性宫缩。②在宫缩恢复为协调性之前,严禁应用缩宫素。③若经处理,不协调性宫缩未能得到纠正,或伴有胎儿窘迫征象,或伴有头盆不称,均应行剖宫产术。④若不协调性宫缩已被控制,但宫缩仍弱时,可用协调性宫缩乏力时加强宫缩的各种方法处理。

3.预防产后出血及感染

破膜12小时以上应给予抗生素预防感染。当胎儿前肩娩出时,给予缩宫素10~20 U静脉滴注,使宫缩增强,促使胎盘剥离与娩出及子宫血窦关闭。

(五)护理教育

应对孕妇进行产前教育,使孕妇了解分娩是生理过程,增强其对分娩的信心。分娩前鼓励多进食,必要时静脉补充营养;避免过多使用镇静药物,注意检查有无头盆不称等,均是预防宫缩乏力的有效措施;注意及时排空直肠和膀胱,必要时可行温肥皂水灌肠及导尿。

三、子宫收缩过强

(一)护理评估

1.协调性子宫收缩过强(急产)

子宫收缩的节律性,对称性和极性均正常,仅子宫收缩力过强、过频。若产道无阻力,宫口迅速开全,分娩在短时间内结束,总产程不足3小时,称急产。经产妇多见。

对产妇及胎儿新生儿的影响:宫缩过强过频,产程过快,可致初产妇宫颈,阴道以及会阴撕裂伤;接产时来不及消毒可致产褥感染;胎儿娩出后子宫肌纤维缩复不良,易发生胎盘滞留或产后出血;宫缩过强,过频影响子宫胎盘血液循环,胎儿在宫内缺氧,易发生胎儿窘迫,新生儿窒息甚至死亡;胎儿娩出过快,胎头在产道内受到的压力突然解除,可致新生儿颅内出血;接产时来不及消毒,新生儿易发生感染;若坠地可致骨折、外伤。

2.不协调性子宫收缩过强

由于分娩发生梗阻或不适当地应用缩宫素,粗暴地进行阴道内操作或胎盘早剥血液浸润子宫肌层等因素造成。引起宫颈内口以上部分的子宫肌层出现强直性痉挛性收缩,宫缩间歇期短或无间歇。产妇烦躁不安,持续性腹痛,拒按。胎位触不清,胎心听不清。有时可出现病理缩复环,血尿等先兆子宫破裂征象。子宫壁局部肌肉呈痉挛性不协调性收缩形成的环状狭窄,持续不放松,称子宫痉挛性狭窄环。狭窄环可发生在宫颈,宫体的任何部分,多在子宫上下段交界处,也可在胎体某一狭窄部,以胎颈,胎腰处常见。

(二)护理措施

(1)有急产史的孕妇,在预产期前1~2周不应外出远走,以免发生意外,有条件应提前住院待产。临产后不应灌肠,提前做好接产及抢救新生儿窒息的准备。胎儿娩出时,勿使产妇向下屏气。若急产来不及消毒及新生儿坠地者,新生儿应肌内注射维生素 K_1 10 mg 预防颅内出血,并尽早肌内注射精制破伤风抗毒素1 500 U。产后仔细检查软产道,若有撕裂应及时缝合。若属未消毒的接产,应给予抗生素预防感染。

(2)确诊为强直性宫缩,应及时给予宫缩抑制剂,如25%硫酸镁 20 mL 加入 5%葡萄糖液 20 mL 内缓慢静脉推注(不少于5分钟)。若属梗阻性原因,应立即行剖宫产术。若仍不能缓解强直性宫缩,应行剖宫产术。

(3)子宫痉挛性狭窄环,应认真寻找导致子宫痉挛性狭窄环的原因,及时纠正,停止一切刺激,如禁止阴道内操作,停用缩宫素等。若无胎儿窘迫征象,给予镇静剂,也可给予宫缩抑制剂,一般可消除异常宫缩。

(4)经上述处理,子宫痉挛性狭窄环不能缓解,宫口未开全,胎先露部高,或伴有胎儿窘迫征象,均应立即行剖宫产术。若胎死宫内,宫口已开全,可行乙醚麻醉,经阴道分娩。

(马靖靖)

第十四节 胎儿发育异常

一、胎儿发育异常的类型

(一)巨大胎儿

体重达到或超过4 000 g的胎儿称为巨大胎儿。约占出生总数的6%,见于父母身材高大者、过期妊娠、妊娠合并糖尿病、孕期营养过度者,亦多见于经产妇。近年来因营养过度而致巨大儿孕妇有逐渐增加的趋势,临产表现为:妊娠期子宫增大较快,妊娠后期孕妇常出现呼吸困难,自觉腹部沉重及两肋部胀痛。临床若经阴道分娩常发生头盆不称,致使产程延长。

(二)脑积水

胎头脑室内外有大量脑脊液(500~3 000 mL 或更多)潴积于颅腔内,使颅腔体积增大,颅缝明显增宽,囟门显著增大,称为脑积水。脑积水常伴有脊柱裂、足内翻等畸形,发生率为0.5‰。临床表现为:明显头盆不称,跨耻征阳性,如不及时处理可导致子宫破裂。

(三)其他胎儿异常

1.联体双胎

联体双胎发生率为0.02‰,B超可确诊。

2.胎儿颈、胸、背、腹、臀等处发生肿瘤或发育异常

其使局部体积增大造成难产,通常于第二产程胎先露下降受阻,经阴道检查时被发现。

二、处理原则

(一)巨大儿

定期产前检查,一旦发现为巨大儿应查明原因。如果是糖尿病孕妇,则需积极治疗,于孕36周后根据胎儿成熟度、胎盘功能及血糖控制情况择期引产或行剖宫产。临产后,根据孕妇及胎儿的具体情况综合分析,选择阴道分娩或剖宫产术,以减少围生儿的死亡率。

(二)胎儿畸形

定期产前检查,一旦确诊及时引产终止妊娠,以母体免受伤害为原则。若在第二产程发现胎儿畸形,应尽量辨清胎儿异常的具体部位,选用对母体最安全的方法结束分娩。

三、护理评估

(一)病史

了解有无分娩巨大儿、畸形儿的家族史、孕产史,有无糖尿病病史。查阅产前检查资料,了解孕妇身高、骨盆测量值、胎方位,估计胎儿大小、有无羊水过多、有无胎儿畸形等,在产程中应注意评估产程进展及胎儿的情况等。

(二)身心状态

胎儿发育异常可造成头盆不称、产程延长、产程停滞等一系列表现。孕妇因产程延长、产程停滞,使分娩的压力增大,常表现出烦躁不安、激动易怒。因胎儿畸形导致此次妊娠失败,使孕妇感到很悲伤,表现为沉默寡言或哭泣流泪。

(三)诊断检查

1.腹部检查

腹部明显膨隆、宫底高、先露高浮、胎体粗大、只听到一个胎心音可能为巨大儿。若为头先露,在耻骨联合上方可扪及宽大、骨质薄软、有弹性的胎头,胎头过大与胎体不相称,胎头高浮,跨耻征阳性,胎心音在脐上听得最清楚,应考虑为脑积水。

2.肛查及阴道检查

若感胎头很大、颅缝宽、囟门大且紧张、颅骨骨质薄而软、触之有乒乓球的感觉可诊断为脑积水。

3.B超

可估计胎儿的大小,判断胎儿有无明显的畸形,如脑积水、无脑儿、先天性多囊肾、胎儿腹水等。

四、护理诊断

(一)焦虑

其与担心胎儿的安危及自身受到伤害有关。

(二)悲伤

其与胎儿畸形有关。

(三)有感染的危险

其与手术操作有关。

(四)潜在并发症——子宫破裂

其与头盆不称有关。

五、护理目标

(1)产妇自诉焦虑程度减轻。
(2)产妇能顺利度过悲伤期。
(3)产后体温、脉搏、血白细胞正常,伤口愈合良好,无感染征象出现。
(4)产妇顺利通过分娩,无并发症发生。

六、护理措施

(一)巨大儿拟定剖宫产

应遵医嘱做好择期剖宫产术的术前准备。拟定阴道分娩者应严密观察宫缩及产程进展的情况,注意胎心音变化,发现产程进展缓慢、胎心音＞160次/分、＜120次/分或不规则,应及时通知医师,并做好急诊剖宫产术的术前准备。

(二)胎儿畸形

一旦确诊为胎儿畸形,应及时引产终止妊娠,以保护母体免受损害为原则。脑积水若为头先露,当宫口开大3cm时即行脑室穿刺抽出脑脊液,也可在临产前在B超指示下经腹腔穿刺抽出脑脊液,以缩小头颅体积而有利于娩出。若为臀先露,可经脊椎裂孔插管至脑室后缓慢放出脑脊液,使头颅体积缩小后便于牵出胎儿,如胎儿有腹水,应给予腹部穿刺放出腹水缩小体积后娩出。畸胎引产分娩发动后,应严密观察宫缩及产程进展的情况,发现异常及时通知医师,并协助处理。保持良好的营养状况,维持水电解质平衡,必要时给予补液。指导产妇采用深呼吸、按摩下腹部、放松等方法来减轻疼痛和分娩压力。接产时正确保护会阴,尽量避免会阴裂伤。

(三)加强心理护理

对巨大胎儿拟定经阴道分娩者,应及时向孕妇提供产程进展的信息,以增加其信心,及时向孕妇提供胎儿宫内的健康状况,以减轻其焦虑程度。

对畸胎分娩的产妇更应给予关心和照顾,尽量避免提及胎儿,避免与有新生儿的产妇同室,避免刺激性语言,以防引起产妇伤感。多与产妇交谈,鼓励其诉说心中的不悦,鼓励家人多陪伴,帮助其尽快度过悲伤期。

七、护理效果评价

(1)产妇的焦虑情绪已减轻。
(2)产妇已顺利度过悲伤期。
(3)产妇的体温、脉搏正常,没有发生感染征象。
(4)产妇平安分娩,没有发生并发症。

(马靖靖)

第十五节 羊 水 栓 塞

羊水栓塞(amniotic fluid embolism,AFE)是指在分娩过程中,羊水突然进入母体血循环而引起的急性肺栓塞、休克和弥散性血管内凝血(DIC)、肾衰竭和猝死的严重分娩并发症。其起病急、病情凶险,是造成孕产妇死亡的重要原因之一,发生于足月分娩者死亡率高达70%～80%。也可发生在妊娠早、中期的流产,但病情较轻,死亡率较低。

一、病因

羊水栓塞是由污染羊水中的有形物质(胎儿毳毛、角化上皮、胎脂、胎粪)进入母体血循环引起。通常有以下几个原因。

(1)羊膜腔内压力增高(子宫收缩过强),胎膜与宫颈壁分离或宫颈口扩张引起宫颈黏膜损伤时,静脉血窦开放,羊水进入母体血循环。

(2)宫颈裂伤、子宫破裂、前置胎盘、胎盘早剥或剖宫产术中羊水通过病理性开放的子宫血窦进入母体血循环。

(3)羊膜腔穿刺或钳刮术时子宫壁损伤处静脉窦也可以成为羊水进入母体通道。

二、病理生理

近年来研究认为,羊水栓塞主要是变态反应。羊水进入母体循环后,通过阻塞肺小血管,引起变态反应而导致凝血机制异常,使机体发生一系列的病理生理变化。

(一)肺动脉高压

羊水内的有形物质如胎儿毳毛、胎脂、胎粪、角化上皮细胞等直接形成栓子。一方面,羊水的有形物质激活凝血系统,使小血管内形成广泛的血栓而阻塞肺小血管,反射性引起迷走神经兴奋,使肺小血管痉挛加重。另一方面,羊水内有形物质经肺动脉进入肺循环,阻塞小血管,引起肺内小支气管痉挛,支气管内分泌物增加,使肺通气、换气量减少,反射性地引起肺小血管痉挛,肺小管阻塞而引起肺动脉压增高,导致急性右心衰竭,继而发生呼吸和循环功能衰竭、休克,甚至死亡。

(二)过敏性休克

羊水中有形物质成为致敏原,作用于母体,引起变态反应所导致的过敏性休克,多在羊水栓塞后立即出现血压骤降甚至消失,甚至心、肺衰竭的表现。

(三)弥散性血管内凝血(DIC)

妊娠时母体血液呈高凝状态。羊水中含有大量促凝物质可激活母体凝血系统,进入母血循环后,在血管内产生大量的微血栓,消耗大量的凝血因子和纤维蛋白原,从而导致DIC。同时纤维蛋白原下降时,可激活纤溶系统,由于大量凝血物质的消耗和纤溶系统的激活,产妇血液系统由高凝状态转变为纤溶亢进,血液不凝固,极易发生严重的产后出血及失血性休克。

(四)急性肾衰竭

由于休克和DIC,导致肾脏急剧缺血,进一步发生肾衰竭。

三、临床表现

(一)症状

羊水栓塞起病急骤、来势凶险,多发生于分娩过程中,尤其发生在胎儿娩出前后的短时间内。临床经过可分为以下3个阶段。

1.急性休克期

在分娩过程中。尤其是刚破膜不久,产妇突感寒战、烦躁不安、气急、恶心、呕吐等先兆症状,继而出现呛咳、呼吸困难、发绀、抽搐、昏迷,迅速出现循环衰竭,进入休克或昏迷状态。病情严重者仅在数分钟内死亡。

2.出血期

患者渡过呼吸、循环衰竭和休克而进入凝血功能障碍阶段,表现为难以控制的大量出血,血液不凝,身体其他部位出血如切口渗血、全身皮肤黏膜出血、血尿、消化道大出血或肾脏出血,产妇可死于出血性休克。

3.急性肾衰竭

后期存活的患者出现少尿、无尿和尿毒症的症状。主要为循环功能衰竭引起的肾脏缺血,DIC早期形成的血栓堵塞肾内小血管,引起肾脏缺血、缺氧,导致肾脏器质性损害。

(二)体征

心率增快,血压骤降,肺部听诊可闻及湿啰音。全身皮肤黏膜有出血点及瘀斑,阴道流血不止,切口渗血不凝。

四、处理原则

及时处理,立即抢救,抗过敏,纠正呼吸、循环系统衰竭和改善低氧血症,抗休克,防止DIC和肾衰竭的发生。

五、护理

(一)护理评估

1.病史

评估发生羊水栓塞临床表现的各种诱因,有无胎膜早破或人工破膜,前置胎盘或胎盘早剥,宫缩过强或强直性宫缩,中期妊娠引产或钳刮术,羊膜腔穿刺术等病史。

2.身心状况

胎膜破裂后,胎儿娩出后或手术中产妇突然出现寒战、呛咳、气急、烦躁不安、尖叫、呼吸困难、发绀、抽搐、出血不凝、不明原因休克等症状和体征,血压下降或消失,应考虑为羊水栓塞,立即进行抢救。

3.辅助检查

(1)血涂片查找羊水有形物质:采集下腔静脉血,镜检见到羊水有形成分可确诊。

(2)床旁胸部X线摄片:可见肺部双侧弥漫性点状、片状浸润影,沿肺门分布,伴轻度肺不张和右心扩大。

(3)床旁心电图或心脏彩色多普勒超声检查:提示有心房、有心室扩大,ST段下降。

(4)若患者死亡,行尸检时,可见肺水肿、肺泡出血。心内血液查到有羊水有形物质,肺小动脉或毛细血管有羊水有形成分栓塞,子宫或阔韧带血管内查到羊水有形物质。

(二)护理诊断

(1)气体交换受损:与肺血管阻力增加、肺动脉高压、肺水肿有关。

(2)组织灌注无效:与弥散性血管内凝血及失血有关。

(3)有胎儿窘迫的危险:与羊水栓塞、母体血循环受阻有关。

(三)护理目标

(1)实施抢救后,患者胸闷、气急、呼吸困难等症状有所改善。

(2)患者心率、血压恢复正常,出血量减少,肾功能恢复正常。

(3)新生儿无生命危险。

(四)护理措施

1.羊水栓塞的预防

加强产前检查,及时注意有无诱发因素,及时发现前置胎盘、胎盘早剥等并发症并予以积极处理。严密观察产程进展情况,正确掌握缩宫素的使用方法,防止宫缩过强。严格掌握人工破膜的指征和时间,宜在宫缩间歇期行人工破膜术,破口要小,并注意控制羊水流出的速度。

2.配合医师,并积极抢救患者

(1)吸氧:最初阶段是纠正缺氧。给予患者半卧位,加压给氧,必要时给予气管插管或者气管切开,减轻肺水肿,改善脑缺氧。

(2)抗过敏:根据医嘱,尽快给予大剂量肾上腺糖皮质激素抗过敏、解除痉挛,保护细胞。可予地塞米松 20~40 mg 静脉推注,以后根据病情可静脉滴注维持。氢化可的松 100~200 mg 加入 5%~10% 葡萄糖注射液 50~100 mL 快速静脉滴注,后予 300~800 mg 加入 5% 葡萄糖注射液 250~500 mL 静脉滴注,日用上限可达 500~1 000 mg。

(3)缓解肺动脉高压:解痉药物能改善肺血流灌注,预防右心衰竭所致的呼吸和循环衰竭。首选盐酸罂粟碱,30~90 mg 加入 25% 葡萄糖注射液 20 mL 缓慢推注,能松弛平滑肌,扩张冠状动脉、肺和脑动脉,降低小血管阻力。与阿托品合用扩张小动脉效果更佳。其次使用阿托品,阿托品能阻断迷走神经反射所导致的肺血管和支气管痉挛。1 mg 阿托品加入 10%~25% 葡萄糖注射液 10 mL,每 15~30 分钟静脉推注 1 次。直至症状缓解,微循环改善为止。第三,使用氨茶碱。氨茶碱具有松弛支气管平滑肌、解除肺血管痉挛的作用,250 mg 氨茶碱加入 25% 葡萄糖注射液 20 mL 缓慢推注。第四,酚妥拉明为 α 肾上腺素能抑制剂,能解除肺血管痉挛,降低肺动脉阻力,消除肺动脉高压。可用 5~10 mg 加入 10% 葡萄糖注射液 100 mL 静脉滴注。

(4)抗休克:①补充血容量、使用升压药物:扩容常使用右旋糖酐-40 静脉滴注,并且补充新鲜的血液和血浆。在抢救过程中,监测中心静脉压,了解心脏负荷情况,并据此调节输液量和输液速度。升压药物可用多巴胺 20 mg 加入 5% 葡萄糖溶液 250 mL 静脉滴注,随时根据血压调节滴速。②纠正酸中毒:根据血氧分析和血清电解质结果,判断是否存在酸中毒。一旦发现,5% 碳酸氢钠 250 mL 静脉滴注。及时应用可纠正休克和代谢失调,并根据血清电解质,及时纠正电解质紊乱。③纠正心力衰竭消除肺水肿:使用毛花苷 C 或毒毛花苷 K 静脉滴注。同时使用呋塞米静脉推注,有利于消除肺水肿,防止急性肾衰竭。

(5)防治 DIC:DIC 阶段应早期抗凝,补充凝血因子,及时输注新鲜血液和血浆、纤维蛋白原等;应用肝素,尤其在羊水栓塞时其血液呈高凝状态时短期内使用。用药过程中监测出凝血时间,如使用肝素过量(凝血时间>30 分钟),则出现出血倾向,如伤口渗血、血肿、阴道流血不止等,可用鱼精蛋白对抗。

DIC晚期纤溶时期,抗纤溶可使用氨基己酸、氨甲苯酸、氨甲环酸抑制纤溶激活酶,使纤溶酶原不被激活,从而抑制纤维蛋白溶解。抗纤溶的同时补充纤维蛋白原和凝血因子,防止大出血。

(6)预防肾衰竭:抢救的同时注意尿量,如补足血容量后仍然少尿或无尿,需要及时使用呋塞米等利尿剂,预防与治疗肾衰竭。

(7)预防感染:使用肾毒性较小的抗生素防止感染。

(8)产科处理:第一产程发病的产妇应立即考虑行剖宫产终止妊娠,去除病因。第二产程发病者,及时行阴道助产结束分娩,并且密切观察出血量、出凝血时间等,如果发生产后出血不止,应及时配合医师,做好子宫切除术的准备。

3.提供心理支持

如果在发病抢救过程中,产妇神志清醒,应给予产妇鼓励,安抚其紧张和恐惧的心理,使其配合医师抢救;对于家属要表示理解和抚慰,向家属解释产妇的病情,争取家属的支持和配合。在产妇病情稳定的情况下,可允许家属探视并且陪伴产妇,同时,病情稳定的康复期,可与产妇和家属一起制订康复计划,适时地给予相应的健康教育。

(马靖靖)

第十六节 子宫破裂

子宫破裂是指在分娩期或妊娠晚期子宫体部或子宫下段发生破裂。子宫破裂是产科严重的并发症,若不及时诊治,可随时威胁母儿生命。

根据子宫破裂发生的时间可分为妊娠期破裂和分娩期破裂;根据子宫破裂发生的部位可分为子宫体部破裂和子宫下段破裂;根据子宫破裂发生的程度可分为完全性破裂和不完全性破裂。完全破裂是指子宫壁的全层破裂,导致宫腔内容物进入腹腔,破裂常发生于子宫下段。不完全破裂是指子宫内膜、肌层部分或全部破裂,而浆膜层完整,常发生于子宫下段,宫腔与腹腔不相通,而往往在破裂侧进入阔韧带之间,形成阔韧带血肿。

一、病因

(一)梗阻性难产

它是引起子宫破裂最常见的原因。骨盆狭窄、头盆不称、软产道阻塞(发育畸形、瘢痕或肿瘤等)、胎位异常(肩先露、额先露)、胎儿异常(巨大胎儿、胎儿畸形)等,均可以导致胎先露部下降受阻,子宫上段为克服产道阻力而强烈收缩,使子宫下段过分伸展变薄超过最大限度,而发生子宫破裂。

(二)瘢痕子宫

剖宫产、子宫修补术、子宫肌瘤剔除术等都会使术后子宫肌壁留有瘢痕,于妊娠晚期或者临产后因子宫收缩牵拉及宫腔内压力增高而致子宫瘢痕破裂。宫体部瘢痕多于妊娠晚期发生自发破裂,多为完全破裂;子宫下段瘢痕破裂多发生于临产后,为不完全破裂。前次手术后伴感染或愈合不良者,发生子宫破裂概率更大。

(三)宫缩剂使用不当

分娩前肌内注射缩宫素或过量静脉滴注缩宫素,使用前列腺素栓剂及其他子宫收缩药物使用不当,均可导致子宫收缩过强,造成子宫破裂。多产、高龄、子宫畸形或发育不良、多次刮宫史、宫腔感染等都会增加子宫破裂的概率。

(四)手术创伤

多发生于不适当或粗暴的阴道助产手术,如宫颈口未开全时行产钳或臀牵引术,强行剥离植入性胎盘或严重粘连胎盘,行毁胎术、穿颅术时器械、胎儿骨片伤及子宫等情况均可导致子宫破裂。

二、临床表现

子宫破裂多发生于分娩期,通常是个逐渐发展的过程,可分为先兆子宫破裂和子宫破裂两个阶段。其症状与破裂发生的时间、部位、范围、出血量、胎儿及子宫肌肉收缩情况有关。

(一)先兆子宫破裂

子宫病理性缩复环形成、下腹部压痛、胎心率异常、血尿,是先兆子宫破裂的四大主要表现。

1. 症状

常见于产程长、有梗阻性难产因素的产妇。产妇通常在临产过程中,当宫缩愈强。但胎儿下降受阻,产妇表现为烦躁不安、疼痛难忍、下腹部拒按、呼吸急促、脉搏加快,同时膀胱受压充血,出现排尿困难及血尿。

2. 体征

因胎先露部下降受阻,子宫收缩过强,子宫体部肌肉增厚变短,子宫下段肌肉变薄拉长,在两者间形成环状凹陷,称为病理性缩复环。可见该环逐渐上升至脐平或脐上,压痛明显(图11-11)。因子宫收缩过强过频,胎儿可能触不清,胎心率先加快后减慢或听不清,胎动频繁。

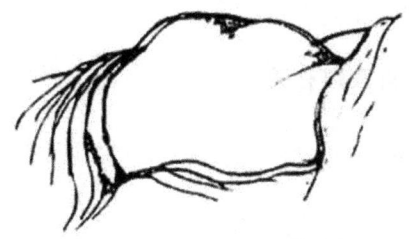

图11-11 病理性缩复环

(二)子宫破裂

1. 症状

产妇突感下腹部撕裂样剧痛,子宫收缩停止,腹部稍感舒适。后因血液、羊水进入腹腔,出现全腹持续性疼痛,伴有面色苍白、冷汗淋漓、脉搏细速、呼吸急促等现象。

2. 体征

产妇全腹压痛、反跳痛,腹壁下可扪及胎体,子宫位于侧方,胎心胎动消失。阴道出血可见鲜血流出,下降中的胎儿先露部消失,扩张的宫颈口回缩,部分产妇可扪及子宫下段裂口及宫颈。若为子宫不完全破裂者,上述体征不明显,仅在不全破裂处有压痛、腹痛,若破裂口累及两侧子宫血管,可致急性大出血或形成阔韧带内血肿,查体时可在子宫一侧扪及逐渐增大且有压痛的包块。

三、处理原则

(一)先兆子宫破裂
立即抑制宫缩,使用麻醉药物或者肌内注射哌替啶,即刻行剖宫产终止妊娠。

(二)子宫破裂
在输血、输液、吸氧等抢救休克的同时,无论胎儿是否存活,都尽快做好剖宫产的准备,进行手术治疗。根据产妇全身状况、破裂的部位和程度、破裂的时间、有无感染征象等决定手术方法。

四、护理

(一)护理评估

1. 病史

收集产妇既往有无与子宫破裂相关的病史,如子宫手术瘢痕、剖宫产史;此次妊娠有无出现高危因素,如胎位不正、头盆不称等;临产期间有无滥用缩宫素。

2. 身心状况

评估产妇目前的临床表现和生命体征、情绪变化。如宫缩的强度、间隔时间、腹部疼痛的性质,有无排尿困难、有无血尿、有无出现病理性缩复环,同时监测胎儿宫内情况,了解有无出现胎儿窘迫征象。产妇精神状态有无烦躁不安、恐惧、焦虑、衰竭等现象。

3. 辅助检查

(1)腹部检查:可了解产妇腹部疼痛的部位和体征,从而判断子宫破裂的阶段。

(2)实验室检查:血常规检查可了解有无白细胞计数升高、血红蛋白下降等感染、出血征象;同时尿常规检查可了解有无肉眼血尿。

(3)超声检查:可协助发现子宫破裂的部位和胎儿的位置。

(二)护理诊断

1. 疼痛

与产妇出现强直行宫缩、子宫破裂有关。

2. 组织灌注无效

与子宫破裂后出血量多有关。

3. 预感性悲哀

与担心自身预后和胎儿可能死亡有关。

(三)护理目标

(1)及时补充血容量,产妇低血容量予以纠正。

(2)能够抑制强直性子宫收缩,产妇疼痛略有缓解。

(3)产妇情绪能够得到安抚和平稳。

(四)护理措施

1. 预防子宫破裂

向孕产妇宣教,做好计划生育工作,避免多次人工流产,减少多产。认真做好产前检查,如有瘢痕子宫、产道异常者提前入院待产。正确处理产程,严密观察产程进展,尽早发现先兆子宫破裂的征象并进行及时处理。严格掌握使用缩宫素的指征和禁忌证,避免滥用,滴注缩宫素时应有专人看护并记录,从小剂量起,逐渐增加,严防发生过强宫缩。

2.先兆子宫破裂的护理

密切观察产程进展,注意胎儿心率变化。待产时,如果宫缩过强过频,下腹部压痛明显,或出现病理性缩复环时,及时报告医师,停止缩宫素等一切操作,严密监测产妇生命体征,根据医嘱使用抑制宫缩药物。

3.子宫破裂的护理

迅速开放静脉通路,短时间内补充液体、输血,补足血容量,同时吸氧、保暖,纠正酸中毒,进行抗休克处理,根据医嘱做好手术前各项准备,严密监测产妇生命体征、24小时出入量,各种实验室检查结果,评估出血量,根据医嘱使用抗生素防止感染。

4.心理支持

协助医师根据产妇的情况,向产妇及家属解释病情治疗计划,取得家属的支持和产妇的配合。如果出现胎儿死亡的产妇,要努力开解其悲伤的心情,鼓励其说出内心感受,为其提供安静的环境,同时给予关心和生活上的护理,努力帮助其接受现实,调整情绪,为产妇提供相应的产褥期休养计划,做好关于其康复的各种宣教。

(马靖靖)

第十七节 脐带异常

脐带异常是胎儿窘迫的首位因素,脐带是子宫-胎盘-胎儿联系的纽带,正常脐带长度30~70 cm(平均为55 cm),是血、氧供应及代谢交换的转运站。

一、病因

如果脐带的结构或位置异常,可因母儿血液循环障碍,造成胎儿宫内缺氧而窘迫,严重者可导致胎儿死亡。

二、临床表现

脐带异常可分为形态异常、生长异常、位置异常及脐带附着异常。形态异常如脐带扭转、打结、缠绕(绕颈、绕躯干、绕四肢),生长异常如脐带过长、过短、单脐动脉,位置异常如脐带先露、脐带脱垂。

(一)脐带缠绕

脐带围绕胎儿颈部、四肢或躯干者,称脐带缠绕是最为常见的脐带异常,其中以脐带绕颈最为多见。脐带缠绕对胎儿的危害主要是缠绕过紧时引起血氧交换循环障碍,而致胎儿缺氧,甚至窘迫或死亡。尤其在分娩过程中,胎头下降后脐带出现相对长度不足,拉紧脐带就会阻断血液循环,或引起胎先露入盆下降受阻、产程延长、胎盘早剥及子宫内翻等并发症。

(二)脐带扭转

脐带过度扭转发生于近胎儿脐轮部时,可使胎儿血运受阻。

(三)脐带打结

有脐带假结和真结两种。假结是由于脐静脉迂曲形似打结或脐血管较脐带长、血管在脐带中扭曲而引起,对胎儿没有危害。另一种是脐带真结,与胎儿活动有关,一般发生在怀孕中期,先是出现脐带绕体,后因胎儿穿过脐带套环而形成真结。如果真结处未拉紧则无症状,拉紧后就会阻断胎儿血液循环而引起宫内窒息或胎死宫内。

(四)脐带长度异常

脐带正常长度为30～70 cm,平均55 cm。脐带超过80 cm称为脐带过长,不足30 cm称为脐带过短。脐带过长易导致脐带缠绕、打结、脱垂、脐血管受压等并发症。脐带过短在妊娠期常无临床征象,临产后因脐带过短,引起胎儿下降受阻,产程延长或者是过度牵拉使脐带及血管过紧、破裂,胎儿血液循环受阻,胎心率失常致胎儿窘迫、胎盘早剥。

(五)单脐动脉

脐带血管中仅一条脐动脉、一条脐静脉称为单脐动脉,临床罕见,大多合并胎儿畸形或胎儿分娩过程中因脐带受压而突然死亡。

(六)脐带先露与脱垂

胎膜未破,脐带位于胎先露之前或一侧称脐带先露。胎膜已破,脐带位于胎先露与子宫下段之间称隐性脐带脱垂;脐带脱出子宫口外,降至阴道内,甚至露于外阴称脐带脱垂。胎先露与骨盆入口不衔接存在间隙(如胎先露异常、胎先露下降受阻、胎儿小、羊水过多、低置胎盘等)时可发生脐带脱垂。

(七)脐带附着异常

正常情况下脐带附着于胎盘的中央或侧方,如果脐带附着于胎盘之外的胎膜上,则脐血管裸露于宫腔内,称为脐带帆状附着,这种情况在双胞胎中较多见,单胎的发生率只有1%。如果帆状血管的位置在宫体较高处,对胎儿的影响很小,只有在分娩时牵拉脐带或者娩出胎盘时脐带附着处容易发生断裂,使产时出血的机会增高。如果帆状血管位于子宫下段或脐血管绕过子宫口,血管则容易受到压迫而发生血液循环阻断、血管破裂,对胎儿危害极大。

三、护理评估

(一)健康史

详细了解产前检查结果,有无羊水过多、胎儿过小、胎位异常、低置胎盘等。

(二)生理状况

1.症状

若脐带未受压可无明显症状,若脐带受压,产妇自觉胎动异常甚至消失。

2.体征

出现频繁的变异减速,上推胎先露部及抬高臀部后恢复,若胎儿缺氧严重可伴有胎心消失。胎膜已破者,阴道检查可在胎先露旁或其前方触及脐带,甚至脐带脱出于外阴。

3.辅助检查

(1)产科检查:在胎先露旁或其前方触及脐带,甚至脐带脱出于外阴。

(2)胎儿电子监护:伴有频繁的变异减速,甚至胎心音消失。

(3)B型超声检查:有助于明确诊断。

(三)心理-社会因素

评估孕产妇及家属有无焦虑、恐慌等心理问题,对脐带脱垂的认识程度及家庭支持度。

四、护理诊断

(一)有胎儿窒息的危险
其与脐带缠绕、受压、牵拉等导致胎儿缺氧等有关。

(二)焦虑
其与预感胎儿可能受到危害有关。

(三)知识缺乏
缺乏对脐带异常的认识。

五、护理措施

(1)脐带异常的判定:应告知孕妇密切注意宫缩、胎动等情况,特别是有胎位不正、骨盆异常、低置胎盘、胎儿过小等情况的孕妇,如果发现12小时内胎动数<10次,或逐日下降50%而不能复原,说明胎儿宫内窘迫,应立即就诊。B超检查结合电子监护观察胎心变化可以确诊大部分脐带异常的情况。如果经阴道检查在前羊膜囊内摸到搏动的、手指粗的索状物,其搏动频率与胎心率一致而与孕妇的脉率不一致,则可以诊断为脐带先露。此时胎心大多已有明显异常,出现胎动突然频繁增强、胎心率明显减速等。

(2)存在脐带异常的孕妇在分娩前一般不会出现特殊不适,但孕妇在得知有关胎儿的异常情况时,都会出现紧张、担心等心理负担。应该及时、准确地将脐带异常相关知识告知孕妇,并注意安慰孕妇,避免因孕妇紧张焦虑等心理因素进一步影响胎儿。发现早期的脐带异常,如单纯的脐带过长、过短、缠绕、扭转等,如未引起宫内窘迫,应向孕妇讲明可以通过改变体位进行纠正。

(3)嘱孕妇注意卧床休息,一般以左侧卧位为主,床头抬高15°,以缓解膨大子宫对下腔静脉压迫,以增加胎盘血供,改善胎盘循环,有时改变体位还能减少脐带受压。同时可根据情况给予低流量吸氧,通过胎儿电子监护仪观察胎儿宫内变化,并结合胎动计数,必要时行胎儿生物物理评分,能较早发现隐性胎儿宫内窘迫。

(4)如妊娠晚期,因脐带异常而不能继续妊娠时,应协助医师做好待产准备。对于临产的产妇,密切观察产程进展,根据医师要求做好阴道助产或剖宫产准备,对于脐带脱垂或宫内窘迫严重的胎儿应做好新生儿窒息抢救准备。

(马靖靖)

第十二章 眼科疾病的护理

第一节 睑缘炎

睑缘炎是睑缘皮肤、睫毛毛囊及其腺体的亚急性或慢性炎症,常由细菌感染所致。

一、护理评估

了解患者全身的健康状况,如营养、睡眠、有无文眼线等,注意有无屈光不正和慢性结膜炎病史。临床上将睑缘炎分为鳞屑性睑缘炎、溃疡性睑缘炎和眦部睑缘炎,主要表现为眼睑红、肿、热、痛、痒等症状。

(一)鳞屑性睑缘炎

睑缘、睫毛根部覆盖着头皮屑样的鳞屑,鳞屑脱落后,露出充血的睑缘,但无溃疡,睫毛脱落后能再生,眼睛有干痒、刺痛及烧灼感等症状。

(二)溃疡性睑缘炎

睑缘皮脂腺分泌较多,睫毛因皮脂腺结痂而凝成束状,睑缘有许多脓痂,清除痂皮后,可见到小脓疱和出血性小溃疡,睫毛易脱落而不易再生,严重者可形成睫毛秃。有时睑缘溃疡结疤后,睑缘收缩,形成倒睫,睫毛刺激角膜,常导致角膜溃疡而影响视力。

(三)眦部睑缘炎

眦部睑缘炎主要发生于外眦部,外眦部睑缘和外眦部有痒及刺激症状,局部皮肤充血、肿胀,并有浸渍糜烂,邻近结膜常伴有慢性炎症。

二、护理诊断和问题

(一)舒适改变

眼部干痒、刺痛与睑缘炎病变有关。

(二)潜在并发症

潜在并发症包括角膜溃疡、慢性结膜炎、泪小点外翻。

三、护理目标

(1)患儿不适症状得到缓解。

(2)及时控制炎症,预防并发症发生。

四、护理措施

(1)首先应去除病因,增强营养,增强抵抗力,纠正用不洁手揉眼的不良习惯。如有屈光不正,应配戴眼镜矫正。

(2)观察患儿眼部分泌物情况,告知患儿家属清洁睑缘的方法。可用生理盐水棉签清洁,拭去鳞屑或脓痂脓液。

(3)指导眼部用药方法。先清洁睑缘,再涂拭抗生素药膏,可用涂有抗生素药膏的棉签在睑缘按摩,增强药效。炎症消退后,应持续治疗至少2周,以免复发。

(4)外出配戴眼镜,避免烟尘风沙刺激。

(5)注意饮食调理,避免辛辣食物。

(王 霞)

第二节 睑腺炎

睑腺炎又称麦粒肿,是眼睑腺体的急性化脓性炎症。临床上分为内、外睑腺炎。其中,睑板腺感染为内睑腺炎,睫毛毛囊或其附属皮脂腺、汗腺感染为外睑腺炎。

一、护理评估

患侧眼睑可出现红、肿、热、痛等急性炎症表现,常伴同侧耳前淋巴结肿大。外睑腺炎的炎症反应集中于睫毛根部的睑缘处,红肿范围较弥散,脓点常溃破于皮肤面。内睑腺炎的炎症浸润常局限于睑板腺内,有硬结,疼痛和压痛程度均较外睑腺炎剧烈,病程较长,脓点常溃破于睑结膜面。

二、护理诊断和问题

(一)眼痛
眼痛与睑腺炎症有关。

(二)知识缺乏
知识缺乏主要与缺乏睑腺炎的相关知识有关。

三、护理目标

(1)患儿疼痛减轻。

(2)患儿家长获取睑腺炎相关的预防与护理知识。

四、护理措施

(一)疼痛护理
仔细观察患儿对疼痛的反应,耐心听取患儿对疼痛的主诉,解释疼痛的原因,给予其支持与安慰,指导其放松技巧。

(二)热敷指导

早期睑腺炎行局部热敷,每次 10~15 分钟,每天 3~4 次。热敷可以促进血液循环,有助于炎症消散和疼痛减轻。热敷时需注意温度,以防烫伤。常用方法有汽热敷法、干热敷法、湿热敷法等。

(三)药物护理

指导其滴用抗生素眼药水或涂用眼药膏的方法。

(四)脓肿护理

脓肿未形成时不宜切开,更不能挤压排脓。因为眼睑和面部的静脉无瓣膜,挤压脓肿可使感染扩散,导致眼睑蜂窝织炎,甚至海绵窦脓毒栓或败血症,危及生命。

脓肿形成后,如未溃破或引流排脓不畅,应切开引流。外睑腺炎应在皮肤面切开,切口与睑缘平行,内睑腺炎则应在结膜面切开,切口与睑缘垂直。

(五)健康教育

指导家庭护理,养成良好的卫生习惯,不用脏手或不洁手帕揉眼。告知患儿及家属治疗原发病的重要性,如有慢性结膜炎、睑缘炎或屈光不正,应及时治疗或矫正。

(陈泓汝)

第三节 泪囊炎

一、急性泪囊炎

急性泪囊炎是泪囊黏膜的急性卡他性或化脓性炎症。

(一)病因

多数在慢性泪囊炎的基础上突然发生,与侵入的细菌毒力强或机体抵抗力下降有关。常见致病菌多为金黄色葡萄球菌或溶血性链球菌等,婴儿急性泪囊炎的致病菌多为流感嗜血杆菌。

(二)护理评估

1. 健康史

了解患者的卫生习惯,评估患者有无慢性泪囊炎病史。

2. 身体状况

泪囊区皮肤红、肿、热、痛,炎症可扩展到眼睑、鼻根及面颊部,甚至引起眶蜂窝织炎,严重时可伴畏寒、发热等全身症状。破溃后脓液排出,症状减轻,部分患者可形成长期泪囊瘘管。

3. 辅助检查

外周血中性粒细胞计数升高。为确定致病菌,可将分泌物涂片进行细胞学和细菌学检查。

4. 心理、社会状况

由于急性泪囊炎起病急、症状重,患者常有焦虑、恐惧的心理,因此要重视患者及家属对疾病的认知程度及对压力的应对方式。

5.治疗原则

早期以抗炎为主,局部热敷,全身应用抗生素。脓肿成熟后,切开引流。伤口愈合,炎症完全消退后行手术治疗。手术方式有泪囊摘除术、泪囊鼻腔吻合术。

(三)护理措施

(1)按医嘱及时应用抗生素。

(2)指导患者正确热敷。①干性热敷法:将40~60 ℃热水灌入热水袋,一般灌至2/3满,排尽袋内空气,用清洁毛巾包裹后敷于眼部。每天3次,每次15~20分钟。②湿性热敷法:嘱患者闭上眼睛,先在患眼涂上凡士林,再将消毒的湿热纱布拧成半干(以不滴水为宜)敷于眼部,温度以患者能耐受为宜。每5~10分钟更换纱布,更换2~4遍,每天2~3次。热敷结束后,擦干局部,热敷时要注意观察局部皮肤反应,注意热敷的温度,避免烫伤。

(3)急性炎症期切忌泪道探通或泪道冲洗,以免导致感染扩散,引起眼眶蜂窝织炎。

(4)切开排脓的护理。脓肿形成前,切忌挤压。脓肿形成后,切开排脓,选择脓肿波动最明显或体位最低处切开,排出全部脓液后,放置橡皮引流条引流,告知患者每天换药一次,要保持引流通畅及敷料的清洁干燥。

(5)炎症完全消退后,伤口愈合,再按慢性泪囊炎的原则处理。

(6)健康指导。急性期嘱患者注意休息,合理营养。恢复期嘱患者注意锻炼身体,增强机体抗病能力。注意眼部的清洁卫生,不用脏手或衣袖等揉擦眼睛。

二、慢性泪囊炎

慢性泪囊炎是常见的泪囊病,多因鼻泪管狭窄或阻塞,泪液滞留于泪囊内,伴发细菌感染引起,多为单侧发病。常见致病菌为肺炎链球菌和白色念珠菌,但一般不发生混合感染。将泪小点反流的分泌物做涂片染色可鉴定病原微生物。本病多见于中老年女性,特别是绝经期妇女。慢性泪囊炎的发病与沙眼、泪道外伤、鼻炎、鼻中隔偏曲、下鼻甲肥大等因素有关。

(一)临床表现

主要症状为溢泪。检查可见结膜充血,下睑皮肤出现湿疹,用手指挤压泪囊区有黏液或黏液脓性分泌物自泪小点流出。行泪道冲洗时,冲洗液自上、下泪小点反流,同时有黏液、脓性分泌物流出。由于分泌物大量潴留,泪囊扩张,可形成泪囊黏液囊肿。

慢性泪囊炎是眼部的感染病灶。由于常有黏液或脓液反流入结膜囊,使结膜囊长期处于带菌状态,此时如果发生眼外伤或施行内眼手术,则容易引起化脓性感染,导致细菌性角膜溃疡或化脓性眼内炎。因此,应高度重视慢性泪囊炎对眼球构成的潜在威胁,尤其在内眼手术前,必须首先治疗泪囊感染。

(二)评估要点

1.健康史

(1)评估患者的发病史、治疗过程和治疗效果。

(2)评估患者有无沙眼、泪道外伤、鼻炎、鼻窦炎、鼻中隔偏曲、下鼻甲肥大等疾病。

2.身体状况

以溢泪为主要症状,检查发现有结膜充血,内眦部位的皮肤浸渍、糜烂、粗糙肥厚及湿疹等症状。泪囊区囊样隆起,用手指对其进行压迫或行泪道冲洗时,有大量黏液脓性分泌物从泪小点反流。由于分泌物大量潴留,泪囊扩张,可形成泪囊黏液囊肿。

3.心理、社会状况

评估患者的生活、工作情况,以及对疾病的认知程度。因慢性泪囊炎常反复发作,患者常对治疗失去信心,或因病情开始时症状较轻,患者对疾病的及时治疗不太重视。

4.辅助检查

(1)X线泪道造影检查:可了解泪囊的大小及阻塞部位。

(2)分泌物培养:可确定致病菌和选择有效抗生素。

(三)护理问题

1.舒适度的改变

与疾病引起的溢泪,内眦部位的皮肤浸渍、糜烂、粗糙、肥厚有关,与手术创伤有关。

2.潜在并发症

角结膜炎或眼内炎,出血。

3.知识缺乏

缺乏慢性泪囊炎相关专业知识。

4.焦虑与恐惧

与对手术及预后不了解有关。

(四)护理措施

1.用药护理

指导患者正确滴抗生素眼药水的方法,如左氧氟沙星滴眼液,每天4~6次,每次滴眼药前,先用手指挤压泪囊区或行泪道冲洗,以排空泪囊内的分泌物,利于药物吸收。选用生理盐水加抗生素行泪道冲洗,每周1~2次。

2.病情观察

观察眼部分泌物性状及溢泪程度,内眦部的皮肤情况,指导患者及时清洗内眦部的皮肤,不要使用肥皂水,以免增加对皮肤的刺激。如有视功能受损和眼部刺激症状,检查角膜、结膜情况,以及时发现角膜炎、结膜炎和眼内炎的发生。

3.手术患者的护理

做好泪囊鼻腔吻合术和经鼻腔内镜下泪囊鼻腔吻合术的护理。对于行泪囊摘除术者,应向患者及家属说明,手术可以消除病灶,但仍有可能存在溢泪症状。

(1)术前护理:①术前3天滴用抗生素眼药水,并进行泪道冲洗;②术前1天用1%麻黄碱液滴鼻,以收缩鼻黏膜,利于引流及预防感染;③向患者及家属解释手术过程,泪囊鼻腔吻合术是将泪囊和中鼻道黏膜通过一个人造的骨孔吻合起来,使泪液经吻合口流入中鼻道。

(2)术后护理:①术后取半卧位,以利于伤口积血的引流,减少出血量,对出血较多者,可行面颊部冷敷,注意鼻腔填塞物的正确位置,以达到压迫伤口止血的目的,嘱患者勿牵拉填塞物及用力擤鼻;②术后用1%麻黄碱液滴鼻,以收缩鼻腔黏膜,利于引流;③手术当天不要进过热饮食;④术后第3天开始连续进行泪道冲洗,并注意保持泪道通畅。

4.生活护理

(1)治疗期间,向患者提供整洁、安静、舒适的病房环境,保持空气清新,以利于患者充分休息,缓解其紧张情绪。

(2)加强营养,保持口腔及鼻腔的清洁。

5.心理护理

(1)评估患者焦虑及恐惧的程度,告知其慢性泪囊炎的相关专业知识,用通俗易懂的语言解释手术全过程及相关护理知识。

(2)鼓励患者积极配合治疗,指导其树立战胜疾病的信心。

(五)健康指导

1.生活指导

(1)合理安排日常生活,建议患者戒烟戒酒,保证良好的睡眠,保持生活规律。

(2)加强营养,勿进食辛辣刺激性食物。

(3)增强体育锻炼,增强体质,劳逸结合,预防感冒。

(4)注意手卫生,保持眼部皮肤清洁,及时清理分泌物。

2.疾病知识指导

向患者解释本病的特点,及时治疗慢性泪囊炎及其他相关疾病的重要性。

3.延续性护理

(1)嘱患者定期复诊。

(2)出院后按时正确使用1%麻黄碱液滴鼻,确保药液充分进入鼻窦,发挥最大药效,以防粘连。

(3)嘱患者保持鼻腔清洁,1周内勿用力擤鼻,以防逆行感染。

(4)告知患者出院后泪道冲洗的重要性,1周内1~2天1次,1周后每周1次,1个月后每月1次,随诊6个月。如出现眼红、痛、分泌物增多等不适,应及时到医院检查。

三、先天性泪囊炎

先天性泪囊炎是由于鼻泪管下端开口处的胚胎残膜在发育过程中不退缩,或因开口处为上皮碎屑所堵塞,致使鼻泪管不通畅,泪液和细菌潴留在泪囊中,引起继发性感染所致。

(一)临床表现

主要症状为溢泪,结膜囊有少许黏液脓性分泌物,泪囊局部稍隆起,内眦部皮肤有时充血或出现湿疹,压迫泪囊区有黏液或黏液脓性分泌物溢出。

(二)评估要点

1.健康史

评估患儿出生情况:顺产或剖宫产。

2.身体状况

溢泪,结膜囊有少许黏液脓性分泌物,泪囊局部稍隆起,内眦部皮肤充血或出现湿疹,泪囊区有黏液或黏液脓性分泌物溢出。

3.心理、社会状况

评估患儿的生活及家属对该病的认知程度。因先天性泪囊炎患儿一般出生后几天内即有溢泪及眼部分泌物增多的症状,家属对此不了解,会出现紧张与焦虑的情绪。

4.辅助检查

分泌物培养可确定致病菌和选择有效抗生素。

(三)护理问题

1.舒适度的改变

与疾病引起的溢泪、眼部分泌物多有关。

2.潜在并发症

角膜炎、结膜炎或眶蜂窝织炎。

3.知识缺乏

缺乏新生儿泪囊炎相关知识。

4.焦虑与恐惧

与对手术及预后不了解有关。

(四)护理措施

1.用药护理

指导正确滴眼药水,可用抗生素滴眼液,每天4次,每次滴眼药前,先用手指挤压泪囊区,以排空泪囊内的分泌物,利于药物吸收。

2.泪囊区按摩

教会家属正确的按摩方法,将示指置于泪总管上,以阻止脓性物通过泪点外流,同时轻轻向下挤压以增加泪囊内的液体动力压,一天挤压4次,每次5~10下。

3.泪道冲洗

对于3个月以上的患儿,选用生理盐水和抗生素行泪道冲洗,每周1~2次。必要时行泪道加压冲洗。

4.眼部皮肤护理

指导家属及时清洗患儿眼部皮肤,不要让分泌物长时间粘在眼部。

5.并发症护理

向家属解释及时治疗先天性泪囊炎的重要性,以防角膜炎、结膜炎和蜂窝织炎的发生。

6.泪道探通护理

一般对于6个月以上的患儿,泪道探通后需连续3天行泪道冲洗,以检查探通是否成功。对于联合泪道置管者,嘱家属注意观察,防止置管被拔出。全麻患儿按全麻术后护理。

7.生活护理

(1)治疗期间,向患儿提供整洁、安静、舒适的病房环境,保持空气清新,以利于患儿休息,避免出现感冒等全身疾病。

(2)加强营养,尽可能行母乳喂养,保持眼部清洁。

8.心理护理

(1)评估患儿的年龄,根据不同年龄段的心理常见问题进行护理,如6个月左右的患儿,可以行爱抚、轻拍、抚摸、搂抱及逗笑等。6个月至4岁患儿,应对患儿关心体贴,避免呵斥、责备患儿,通过与患儿共同参与一些游戏,如讲故事、玩玩具、看图画等建立起良好的、互相信任的护患关系,从而帮助患儿克服对医院的恐惧。

(2)鼓励患儿家属积极配合治疗,共同树立战胜疾病的信心。

(五)健康指导

1.生活指导

(1)合理安排患儿的作息时间,保持生活规律。

(2)加强营养,预防感冒。

(3)注意手卫生,保持眼部皮肤清洁,及时清理分泌物。

2.疾病知识指导

向患儿家属解释本病的特点和及时治疗新生儿泪囊炎的重要性。

3.延续性护理

(1)指导家属正确掌握泪囊区按摩方法及点眼药水的注意事项。

(2)行泪道冲洗及加压泪道冲洗的患儿,嘱家属带患儿定期复诊。

(3)对于行泪道探通及泪道置管的患儿,告知其家属泪道冲洗的重要性,术后连续3天行泪道冲洗,之后按医嘱定期复查,如出现眼红、痛、分泌物增多等不适症状,应及时到医院检查。

(李 淳)

第四节 角 膜 炎

角膜炎是我国常见的致盲眼病之一。角膜炎的分类尚未统一,根据病因可分为感染性角膜炎、免疫性角膜炎、外伤性角膜炎、营养不良性角膜炎,其中感染性角膜炎最为常见,其病原体包括细菌、真菌、病毒、棘阿米巴、衣原体等,以细菌和真菌感染最为多见。角膜炎最常见的症状是眼痛、畏光、流泪、眼睑痉挛等,伴视力下降,甚至损伤眼球。其典型体征为睫状充血、角膜浸润、角膜溃疡。

角膜炎病理变化过程基本相同,可以分为如下四期。①浸润期:致病因子侵入角膜,引起角膜边缘血管网充血,随即炎性渗出液及炎症细胞进入角膜,导致病变角膜出现水肿和灰白色的局限性浸润灶,如炎症得到及时控制,角膜仍能恢复透明。②溃疡形成期:浸润期的炎症向周围或深层扩张,可导致角膜上皮和基质坏死、脱落形成角膜溃疡,甚至角膜穿孔,房水从角膜穿破口涌出,导致虹膜脱出、角膜瘘、眼内感染、眼球萎缩等严重并发症。③溃疡消退期:炎症得到控制、患者自身免疫力增加,阻止了致病因子对角膜的损害,溃疡边缘浸润减轻,可有新生血管长入。④愈合期:溃疡区上皮再生,由成纤维细胞产生的瘢痕组织修复,留有角膜薄翳、角膜斑翳、角膜白斑。

一、细菌性角膜炎

(一)概述

细菌性角膜炎是由细菌感染引起的角膜炎症的总称,是临床常见的角膜炎之一。

(二)病因与发病机制

感染常发生于角膜外伤后,常见的致病菌有表皮葡萄球菌、金黄色葡萄球菌、肺炎双球菌、链球菌、铜绿假单胞菌(绿脓杆菌)等。眼局部因素(如慢性泪囊炎、倒睫、戴角膜接触镜等)和导致全身抵抗力低下的因素(如长期使用糖皮质激素和免疫抑制剂、营养不良、糖尿病等)也可诱发感染。

(三)护理评估

1.健康史

(1)了解患者有无角膜外伤史、角膜异物剔除史、慢性泪囊炎病史、眼睑异常病史、倒睫病史,或长期佩戴角膜接触镜等。

(2)有无营养不良、糖尿病病史,是否长期使用糖皮质激素或免疫抑制剂,以及此次发病以来的用药史。

2.症状与体征

(1)发病急,常在角膜外伤后 24~48 小时发病,有明显的畏光、流泪、疼痛、视力下降等症状,伴有较多的脓性分泌物。

(2)眼睑肿胀,结膜混合充血或睫状充血,球结膜水肿,角膜中央或偏中央有灰白色浸润,逐渐扩大,进而组织坏死、脱落,形成角膜溃疡,并发虹膜睫状体炎,表现为角膜后有沉着物,瞳孔缩小、虹膜后粘连及前房积脓,是因毒素渗入前房所致。

(3)革兰阳性球菌角膜感染表现为圆形或椭圆形局灶性脓肿,边界清楚,基质处出现灰白色浸润。革兰阴性球菌角膜感染多表现为快速发展的角膜液化坏死,其中铜绿假单胞菌角膜感染者发病迅猛,眼痛剧烈,伴有严重充血水肿,角膜溃疡浸润灶及分泌物略带黄绿色,前房严重积脓,感染如未及时得到控制,可导致角膜坏死穿孔、眼球内容物脱出或全眼球炎。

3.心理、社会状况评估

(1)通过与患者及其家属的交流,了解患者及其家属对细菌性角膜炎的认识程度及有无紧张、焦虑、悲哀等心理表现。

(2)评估患者视力对工作、学习、生活等能力的影响。

(3)了解患者的用眼卫生和个人卫生习惯。

4.辅助检查

了解角膜溃疡刮片镜检和细胞培养是否发现相关病原体。

(四)护理诊断

1.疼痛

与角膜炎症刺激有关。

2.感知紊乱

角膜炎症引起角膜混浊,导致视力下降。

3.潜在并发症

角膜溃疡、穿孔,眼内炎等。

4.知识缺乏

缺乏细菌性角膜炎的相关防治知识。

(五)护理措施

1.心理护理

向患者介绍角膜炎的病变特点、转归过程及防治知识,鼓励患者表达自己的感受,向其解释疼痛原因,帮助患者转移注意力,及时给予安慰,消除其紧张、焦虑、自卑的心理,帮助患者正确认识疾病,树立战胜疾病的信心,争取其对治疗的配合。

2.指导患者用药

根据医嘱积极行抗感染治疗,急性期选择高浓度的抗生素滴眼液,每 15~30 分钟滴眼 1 次。严重病例,可在开始用药的 30 分钟内,每 5 分钟滴药一次。同时全身应用抗生素,随着病情得到控制,逐渐减少滴眼次数,白天使用滴眼液,睡前涂眼药膏。进行球结膜下注射时,先向患者解释清楚,并在充分麻醉后进行,以免加重局部疼痛。

3.保证充分休息、睡眠

向患者提供安静、舒适、安全的环境,病房要适当遮光,避免强光刺激,减少眼球转动,外出应佩戴有色眼镜或眼垫。指导患者促进睡眠的自我护理方法,如睡前热水泡脚、喝热牛奶、听轻音乐等,避免情绪波动。患者活动空间不留障碍物,将常用物品固定摆放,方便患者使用,教会患者使用传呼系统,鼓励其寻求帮助。厕所必须安置方便设施,如坐便器、扶手等,并教会患者使用方法。

4.严格执行消毒隔离制度

换药、上药均要无菌操作,药品及器械应专人专眼专用,避免交叉感染。

5.严密观察

为预防角膜溃疡穿孔,护理时要特别注意如下几点。

(1)治疗操作时。禁翻转眼睑,勿加压眼球。

(2)清淡饮食,多食易消化,富含维生素、粗纤维的食物,从而保持大便通畅,避免便秘,以防增加腹压。

(3)告知患者勿用手擦眼球,勿用力闭眼、咳嗽及打喷嚏。

(4)行球结膜下注射时,避免在同一部位反复注射,尽量避开溃疡面。

(5)深部角膜溃疡、后弹力层膨出者,可用绷带加压包扎患眼,局部或全身应用降低眼压的药物,嘱患者减少头部活动,避免低头,可蹲位取物。

(6)遵医嘱使用散瞳剂,防止虹膜后粘连而导致眼压升高。

(7)可用眼罩保护患眼,避免外物撞击。

(8)严密观察患者的视力、角膜刺激征、结膜充血、角膜病灶和分泌物的变化,注意有无角膜穿孔的症状。例如,角膜穿孔时,房水从穿孔处急剧涌出,虹膜被冲至穿孔处,可出现眼压下降、前房变浅或消失、疼痛减轻等症状。

6.健康教育

(1)帮助患者了解疾病的相关知识,使其树立信心,保持良好的心理状况。

(2)养成良好的卫生习惯,不用手或不洁手帕揉眼。

(3)注意劳逸结合,生活规律,保持充足的休息和睡眠,戒烟酒,避免摄入刺激性食物(如咖啡、浓茶等)。

(4)注意保护眼睛,避免角膜受伤,外出要戴防护眼镜。

(5)指导患者遵医嘱坚持用药,定期随访。

二、真菌性角膜炎

(一)概述

真菌性角膜炎为致病真菌引起的感染性角膜病。近年来,随着广谱抗生素和糖皮质激素的广泛应用,其发病率有升高趋势,是致盲率极高的角膜疾病。

(二)病因与发病机制

其常见的致病菌有镰刀菌和曲霉菌,还有念珠菌属、青霉菌属、酵母菌等。它常继发于植物引起的角膜外伤,有的则发生于长期应用广谱抗生素、糖皮质激素和机体抵抗力下降者。

(三)护理评估

1.健康史

(1)多见于青壮年男性农民,有农作物枝叶或谷物皮壳擦伤眼史。

(2)有长期使用抗生素及糖皮质激素史。

2.症状与体征

疼痛、畏光、流泪等刺激性症状均较细菌性角膜炎为轻,病程进展相对缓慢,呈亚急性,有轻度视力下降。体征较重,眼部充血明显,角膜病灶呈灰白色或黄白色,表面微隆起,外观干燥而欠光滑,似牙膏样或苔垢样。溃疡周围抗体与真菌作用,形成灰白色环形浸润,即"免疫环"。有时在角膜病灶旁可见"伪足""卫星状"浸润病灶,角膜后可有纤维脓性沉着物。前房积脓为黄白色的黏稠脓液。由于真菌穿透力强,易发生眼内炎。

3.心理、社会状况评估

了解患者职业,评估该病对患者的工作学习及家庭经济有无影响。评估患者对真菌性角膜炎的认识度,有无紧张、焦虑、悲哀等心理表现。

4.辅助检查

(1)角膜刮片革兰染色(Gram Staining)和吉姆萨染色(Giemsa Staining)可发现真菌菌丝,是早期诊断真菌最常见的方法。

(2)共聚焦显微镜检查角膜感染灶,可直接发现真菌病原体(菌体和菌丝)。

(3)病变区角膜组织活检,可提高培养和分离真菌的阳性率。

(四)护理诊断

1.疼痛

慢性眼痛与角膜真菌感染有关。

2.焦虑

与病情反复及担心预后不良有关。

3.感知紊乱

角膜真菌感染引起角膜混浊,导致视力下降。

4.潜在并发症

角膜溃疡、穿孔、眼内炎等。

5.知识缺乏

缺乏真菌性角膜炎防治知识。

(五)护理措施

(1)由植物引起的角膜外伤史者,长期应用广谱抗生素及糖皮质激素滴眼液或眼药膏者,应严密观察病情,注意真菌性角膜炎的发生。

(2)遵医嘱应用抗真菌药物,同时要观察药物的不良反应,禁用糖皮质激素。

(3)对于药物不能控制或有角膜溃疡穿孔危险者,可行角膜移植手术。

(4)真菌性角膜炎病程长,易引起患者情绪障碍,应对患者做好解释疏导工作,并告知患者真菌复发的表现,如患眼出现畏光、流泪、疼痛、视力下降等症状,应立即就诊。

三、单纯疱疹病毒性角膜炎

(一)概述

单纯疱疹病毒性角膜炎是指由单纯疱疹病毒所致的严重的感染性角膜病,其发病率及致盲率均占角膜病首位。其特点是复发性强,角膜知觉减退。

(二)病因与发病机制

本病多为单纯疱疹病毒原发感染后的复发,多发生在上呼吸道感染或发热性疾病以后。原发感染常发生于幼儿,单纯疱疹病毒感染三叉神经末梢和三叉神经支配的区域(头、面部皮肤和黏膜),并在三叉神经节长期潜伏下来。当机体抵抗力下降时,潜伏的病毒被激活,可沿三叉神经迁移至角膜组织,引起单纯疱疹病毒性角膜炎。

(三)护理评估

1.健康史

(1)了解患者有无上呼吸道感染史,全身或局部有无使用糖皮质激素、免疫抑制剂。

(2)评估有无复发诱因存在,如过度疲劳、日光暴晒、月经来潮、发热、熬夜、饮酒、角膜外伤等。

(3)了解有无疾病反复发作史。

2.症状与体征

(1)原发感染常见于幼儿,有发热、耳前淋巴结肿大、唇部皮肤疱疹等症状,呈自限性。眼部表现为急性滤泡性或假膜性结膜炎、眼睑皮肤疱疹,可有树枝状角膜炎。

(2)复发感染常在诱因存在下引起角膜感染复发,多为单侧。患眼可有轻微眼痛、畏光、流泪、眼痉挛,若中央角膜受损,则视力明显下降,并有典型的角膜浸润灶形态。常见单纯疱疹病毒性角膜炎的类型如下。①树枝状和地图状角膜炎为最常见的类型。初起时,患眼角膜上皮呈小点状浸润,排列成行或成簇,继而形成小水疱,水疱破裂互相融合,形成树枝状表浅溃疡,称为树枝状角膜炎。随病情进展,炎症逐渐向角膜病灶四周及基质层扩展,可形成不规则的地图状角膜溃疡,称为地图状角膜炎。②盘状角膜炎:炎症浸润角膜中央深部基质层,呈盘状水肿、增厚,边界清楚,后弹力层皱褶。伴发前葡萄膜炎时,可见角膜内皮出现沉积物。③坏死性角膜基质炎:角膜基质层内出现单个或多个黄白色浸润灶、溃疡甚至穿孔,常可诱发基质层新生血管。疱疹病毒在眼前段组织内复制,可引起前葡萄膜炎、小梁网炎。炎症波及角膜内皮时,可诱发角膜内皮炎。

3.心理、社会状况评估

注意评估患者的情绪状况、性别、年龄、职业、经济、文化及教育背景。

4.辅助检查

角膜上皮刮片可见多核巨细胞、病毒包涵体或活化性淋巴细胞,角膜病灶分离培养出单纯疱疹病毒;酶联免疫法发现病毒抗原;分子生物学方法,如 PCR 查到病毒核酸,有助于病原学的诊断。

(四)护理诊断

1.疼痛

急性眼痛与角膜炎症反应有关。

2.焦虑

与病程长、病情反复发作、担心预后不良有关。

3.感知紊乱

与角膜透明度受损导致视力下降有关。

4.潜在并发症

角膜溃疡、穿孔、眼内炎等。

5.知识缺乏

缺乏单纯疱疹病毒性角膜炎的防治知识。

(五)护理措施

(1)严密观察患者病情,注意角膜炎症的进展。

(2)指导患者据医嘱正确用药。①急性期每1～2小时滴眼1次,睡前涂眼药膏。注意观察眼睛局部药物的毒性作用,如是否出现点状角膜上皮病变和基质水肿。②使用糖皮质激素滴眼液者,要告知患者遵医嘱及时用药。停用时要逐渐减量,不能随意增加使用次数和停用,并告知其危害性。注意观察激素的并发症,如细菌、真菌的继发感染,角膜溶解,青光眼等。③用散瞳药的患者,外出可戴有色眼镜,以减少光线刺激,并加强生活护理。④使用阿昔洛韦者要定期检查肝、肾功能。

(3)鼓励患者参加体育锻炼,增强体质,预防感冒,以降低复发率。

(4)药物治疗无效、反复发作、角膜溃疡面积较大者,有穿孔危险,可行治疗性角膜移植术。

(李　淳)

第五节 结膜疾病

结膜表面大部分暴露于外界环境中,容易受各种病原微生物的侵袭和物理、化学因素的刺激。正常情况下,结膜组织具有一定的防御能力。当全身或局部的防御能力减弱或致病因素过强时,将使结膜组织发生急性或慢性的炎症,统称为结膜炎。结膜炎是最常见的眼病之一,根据病因可分为细菌性、病毒性、衣原体性、真菌性和变态反应性结膜炎。细菌和病毒感染性结膜炎是最常见的结膜炎。

一、急性细菌性结膜炎

(一)概述

急性细菌性结膜炎是由细菌所致的急性结膜炎症的总称,临床上最常见的是急性卡他性结膜炎和淋球菌性结膜炎,两者均具有传染性及流行性,通常为自限性疾病,病程在2周左右,一般不引起角膜并发症,预后良好。

(二)病因与发病机制

1.急性卡他性结膜炎

以革兰阳性球菌感染为主的急性结膜炎症,俗称"红眼病"。常见致病菌为肺炎双球菌、科-韦(Koch-Weeks)杆菌和葡萄球菌等。本病多于春、秋季流行,通过面巾、面盆、手或患者用过的其他用具接触传染。

2.淋球菌性结膜炎

本病主要由淋球菌感染所致,是一种传染性极强、破坏性很大的超急性化脓性结膜炎。由于接触患有淋病的尿道、阴道分泌物或患眼分泌物而引起感染。成人主要为淋球菌性尿道炎的自身感染,新生儿则在通过患有淋球菌性阴道炎的母体产道时被感染。

(三)护理评估

1.健康史

(1)了解患者有无与本病患者接触史,或有无淋球菌性尿道炎史。或患儿母亲有无淋球菌性阴道炎史。成人淋球菌性结膜炎潜伏期为10小时至3天,新生儿则在出生后2~3天发病。

(2)了解患者眼部周围组织的情况。

2.症状与体征

(1)起病急,潜伏期短,常累及双眼。自觉眼睛刺痒、异物感、灼热感、畏光、流泪。

(2)急性卡他性结膜炎的症状为眼睑肿胀、结膜充血,以睑部及穹隆部结膜最为显著,重者出现眼睑及结膜水肿,结膜表面覆盖一层伪膜,易擦掉。眼分泌物增多,多呈黏液或脓性,常发生晨起睁眼困难,上、下睑睫毛被粘住的情况。Koch-Weeks杆菌或肺炎双球菌所致的急性卡他性结膜炎可发生结膜下出血斑点。

(3)淋球菌性结膜炎病情发展迅速,单眼或双眼先后发病,眼痛流泪、畏光,眼睑及结膜高度水肿、充血,睁眼困难,肿胀的球结膜掩盖角膜周边或突出于睑裂。睑结膜可见小出血点及薄层伪膜。初期分泌物为浆液性或血水样,不久转为黄色脓性,量多而不断溢出,故又称脓漏眼。淋球菌侵犯角膜,严重影响视力,重者耳前淋巴结肿痛,为引起淋巴结病变的仅有的细菌性结膜炎。

细菌培养可见相应的细菌,即肺炎双球菌、Koch-Weeks杆菌、淋球菌等。

3.心理、社会状况评估

急性结膜炎起病急,症状重,结膜充血、水肿明显且有大量分泌物流出,影响外观,患者容易产生焦虑情绪,同时还要实行接触性隔离,患者容易产生孤独情绪。护士应评价患者的心理状态、对疾病的认识程度及理解、接受能力。

4.辅助检查

(1)早期结膜刮片及结膜囊分泌物涂片中有大量多形核白细胞及细菌,提示有细菌性感染,必要时还可作细菌培养及药物敏感试验。

(2)革兰染色,显微镜下可见上皮细胞和中性粒细胞内或外的革兰阴性双球菌,提示有淋球菌性结膜炎。

(四)护理诊断

1.疼痛

与结膜炎症累及角膜有关。

2.潜在并发症

角膜炎症、溃疡和穿孔、眼内炎、眼睑脓肿、脑膜炎等。

3.知识缺乏

缺乏急性结膜炎的预防知识。

(五)护理措施

(1)向患者解释本病的发病原因、病程进展和疾病预后,解除患者的忧虑,使其树立战胜疾病的信心,配合治疗。

(2)结膜囊冲洗,以清除分泌物,保持清洁。常用的冲洗液有生理盐水、3%硼酸溶液。淋球菌性结膜炎用0.2‰的青霉素溶液冲洗。冲洗时患者取患侧卧位,以免冲洗液流入健眼。冲洗动作应轻柔,以免损伤角膜。如有假膜形成,应先除去假膜再冲洗。

(3)遵医嘱留取结膜分泌物送检,行细菌培养及药物敏感试验。

（4）药物护理：常用滴眼液有0.25%氯霉素、0.5%新霉素、0.1%利福平，每1～2小时滴眼1次，夜间涂眼药膏。淋球菌感染则局部和全身用药并重，遵医嘱使用阿托品软膏散瞳。

（5）为减轻不适感，建议佩戴太阳镜。炎症较重者，为减轻充血、灼热等不适症状，可行冷敷。禁忌包扎患眼，因包盖患眼，使分泌物排出不畅，不利于结膜囊清洁，反而有利于细菌的生长繁殖，加剧炎症。健眼可用眼罩保护。

（6）严密观察角膜刺激征或角膜溃疡症状。对于淋球菌性结膜炎，还要注意观察患者有无全身并发症的发生。

（7）对传染性结膜炎急性感染期的患者应实行接触性隔离。①注意洗手和个人卫生，勿用手拭眼，勿进入公共场所和游泳池，以免交叉感染。接触患者前后的手要立即彻底冲洗与消毒。②向患者和其家属传授结膜炎预防知识，提倡一人一巾一盆。嘱淋球菌性尿道炎患者注意便后立即洗手。③双眼患病者实行一人一瓶滴眼液。单眼患病者，实行一眼一瓶滴眼液。做眼部检查时，应先查健眼，后查患眼。④接触过眼分泌物和病眼的仪器、用具等都要及时消毒隔离，用过的敷料要烧毁。⑤患有淋球菌性尿道炎的孕妇须在产前治愈。未愈者，婴儿出生后，立即用1%硝酸银液或0.5%四环素或红霉素眼药膏涂眼，以预防新生儿淋球菌性结膜炎。

二、病毒性结膜炎

（一）概述

病毒性结膜炎是一种常见的急性传染性眼病，由多种病毒引起，传染性强，好发于夏、秋季，在世界各地引起过多次大流行，通常有自限性。临床上以流行性角结膜炎、流行性出血性结膜炎最常见。

（二）病因与发病机制

1.流行性角结膜炎

由8型、19型、29型和37型腺病毒引起。

2.流行性出血性结膜炎

由70型肠道病毒引起。

（三）护理评估

1.健康史

（1）了解患者有无病毒性结膜炎接触史，或其工作、生活环境中有无病毒性结膜炎流行史。

（2）了解患者发病时间，评估其潜伏期。

2.症状与体征

（1）潜伏期长短不一。流行性角结膜炎约7天，流行性出血性结膜炎约在24小时内发病，多为双眼。

（2）流行性角结膜炎的症状与急性卡他性结膜炎相似，自觉异物感、疼痛、畏光、流泪及水样分泌物。眼睑充血水肿，睑结膜滤泡增生，可有假膜形成。

（3）流行性出血性结膜炎症状较急性卡他性结膜炎重，常见球结膜点状、片状出血，分泌物为水样。耳前淋巴结肿大、压痛。角膜常被侵犯，发生浅层点状角膜炎。

（4）部分患者可有头痛、发热、咽痛等上呼吸道感染症状。

3.心理、社会状况评估

因患者被实行接触性隔离,容易产生焦虑情绪。护士应评价患者的心理状态,对疾病的认识程度和理解、接受能力等。

4.辅助检查

分泌物涂片镜检可见单核细胞增多,并可分离到病毒。

(四)护理诊断

1.疼痛

眼痛与病毒侵犯角膜有关。

2.知识缺乏

缺乏有关结膜炎的防治知识。

(五)护理措施

(1)加强心理疏导,告知患者治疗方法、预后及接触性隔离的必要性,消除其焦虑情绪。

(2)药物护理:抗病毒滴眼液以0.5%利巴韦林、1%碘苷、3%阿昔洛韦等配制,每小时滴眼1次;合并角膜炎、混合感染者,可配合使用抗生素滴眼液;角膜基质浸润者可酌情使用糖皮质激素,如0.02%氟美童等。

(3)生理盐水冲洗结膜囊,行局部冷敷以减轻充血和疼痛,注意消毒隔离。

(4)做好传染性眼病的消毒隔离和健康教育,防止疾病的传播。

三、沙眼

(一)概述

沙眼是由沙眼衣原体引起的一种慢性传染性结膜角膜炎,因其睑结膜面粗糙不平,形似沙粒,故名沙眼。其并发症常损害视力,甚至导致失明。

(二)病因与发病机制

沙眼是由A抗原型沙眼衣原体、B抗原型沙眼衣原体、C抗原型沙眼衣原体或Ba抗原型沙眼衣原体感染结膜角膜所致的,通过直接接触眼分泌物或污染物传播。

(三)护理评估

1.健康史

(1)沙眼多发生于儿童及青少年,男女老幼皆可罹患。其发病率和严重程度与环境卫生、生活条件及个人卫生有密切关系。在流行地区沙眼常有重复感染现象。

(2)其潜伏期为5~14天,常为双眼急性或亚急性发病。急性期过后的1~2个月转为慢性期,愈性期可不留瘢痕而愈。在慢性期,结膜病变被结缔组织所代替而形成瘢痕。

2.症状与体征

(1)急性期有异物感、刺痒感、畏光、流泪、少量黏性分泌物。体征为眼睑红肿、结膜明显充血、乳头增生。

(2)慢性期症状不明显,仅有眼痒、异物感、干燥和烧灼感。体征为结膜充血减轻,乳头增生和滤泡形成,角膜缘滤泡发生瘢痕化改变,称为赫伯特(Herbet)小凹,若有角膜并发症,可出现不同程度的视力障碍及角膜炎症。可见沙眼的特有体征,即角膜血管翳(角巩膜缘血管扩张并伸入角膜)和睑结膜瘢痕。

(3)晚期并发症:睑内翻、倒睫、上睑下垂、睑球粘连、慢性泪囊炎、结膜角膜干燥症和角膜混浊。

  3.心理、社会状况评估

  (1)注意评估患者生活或工作的环境卫生、生活居住条件和个人生活习惯。

  (2)评估患者的文化层次、对疾病的认识程度、心理特点。

  4.辅助检查

  结膜刮片行 Giemsa 染色可找到沙眼包涵体；应用荧光抗体染色法或酶联免疫法，可测定沙眼衣原体抗原，这是确诊的依据。

  (四)护理诊断

  1.疼痛

  异物感、刺痛与结膜炎症有关。

  2.潜在并发症

  倒睫、睑内翻、上睑下垂、睑球粘连、慢性泪囊炎等。

  3.知识缺乏

  缺乏沙眼预防及治疗知识。

  (五)护理措施

  (1)遵医嘱按时滴用抗生素滴眼液,每天4～6次,晚上涂抗生素眼药膏,教会患者及其家属正确使用滴眼液和涂眼药膏的方法,注意随访观察药物疗效。

  (2)急性沙眼或严重的沙眼,可遵医嘱全身治疗可口服阿奇霉素、多西环素、红霉素和螺旋霉素等。

  (3)积极治疗并发症,介绍并发症及后遗症的治疗方法。如倒睫可选电解术,睑内翻可行手术矫正,角膜混浊可行角膜移植术,参照外眼手术护理常规和角膜移植护理常规,向患者解释手术目的、方法,使患者缓解紧张心理,积极配合治疗。

  (4)健康教育：①向患者宣传沙眼并发症的危害性,做到早发现、早诊断、早治疗,尽量在疾病早期治愈。②沙眼病程长,容易反复,向患者说明坚持长期用药的重要性,一般要用药6～12周,重症者需要用药半年以上。③指导患者和其家属做好消毒隔离,预防交叉感染,接触患者分泌物的物品通常选用煮沸和75%乙醇消毒法消毒。④培养良好的卫生习惯,不与他人共用毛巾、脸盆、手帕,注意揉眼卫生,防止交叉感染。⑤选择卫生条件好的地方理发、游泳、洗澡等。

四、翼状胬肉

  (一)概述

  翼状胬肉是指睑裂区增殖的球结膜及结膜下组织侵袭到角膜上,呈三角形,尖端指向角膜,形似翼状。翼状胬肉通常累及双眼,多见于鼻侧。

  (二)病因与发病机制

  其病因尚不十分明确,一般认为与结膜慢性炎症、风沙、粉尘等长期刺激使结膜组织变性、肥厚及增生有关,也可能与长期紫外线照射导致角膜缘干细胞损害有关,故多见于户外工作者,如渔民、农民、勘探工人等。

  (三)护理评估

  1.健康史

  (1)了解患者的发病时间。

(2)评估患者的视力情况。

2.症状与体征

(1)小的翼状胬肉一般无症状,偶有异物感。若侵及瞳孔可影响视力。

(2)初起时,球结膜充血肥厚,结膜下有三角形变性增厚的膜样组织,表面有血管走行。常发生于鼻侧,也可发生于颞侧,或鼻侧、颞侧同时存在。

(3)三角形翼状胬肉的尖端为头部,角膜缘处为颈部,球结膜上处为体部。进行性翼状胬肉的头部前端角膜呈灰白色浸润,颈部及体部肥厚充血。静止性翼状胬肉的头部前方角膜透明,颈部及体部较薄且不充血。

3.心理、社会状况评估

(1)注意评估患者的年龄、职业、生活或工作的环境卫生,生活居住条件和个人生活习惯。

(2)评估患者的文化层次、对疾病的认识程度、心理特点。

4.辅助检查

裂隙灯检查以确定损害范围、角膜完整性及厚度变化。

(四)护理诊断

1.自我形象混乱

与翼状胬肉生长在睑裂,影响美观有关。

2.知识缺乏

缺乏翼状胬肉的防治知识。

(五)护理措施

(1)静止性翼状胬肉不侵入瞳孔区者一般不予手术,以免手术刺激促进其发展,积极防治眼部慢性炎症,避免接触有关致病因素,户外活动时戴防风尘及防紫外线眼镜;避免风尘、阳光的刺激。

(2)进行性翼状胬肉未侵及瞳孔区,不影响视力时,局部可用糖皮质激素滴眼液滴眼或结膜下注射。小而无须治疗者,应做好病情解释工作,并嘱患者定期复查。

(3)手术治疗患者,参照外眼手术护理。术前3天滴抗生素滴眼液。介绍手术过程和配合方法,消除患者的紧张心理,使其积极配合手术。

(4)术后嘱患者注意眼部卫生,一般于7~10天后拆除缝线。定期复查,观察患者是否有胬肉复发,复发率可高达20%~30%。

(5)为预防术后复发,可应用X射线照射、丝裂霉素C给药等。

(李 淳)

第六节 屈光不正与弱视

临床上将眼的屈光状态分为两类,即屈光正常(正视眼)、屈光不正(非正视眼)。在眼调节的松弛状态下,外界平行光线进入眼内经眼的屈光系统屈折后,不能聚焦在视网膜黄斑中心凹上,称为屈光不正。屈光不正包括近视、远视和散光。外界光线经过眼的屈光系统折射在视网膜上,形成清晰的物像,称为眼的屈光作用。眼屈光作用的大小称为屈光力,单位是屈光度,简写为D。

一、近视

(一)概述

近视眼是指在眼调节的松弛状态下,平行光线经过眼的屈光系统屈折后,聚焦在视网膜之前,在视网膜上形成一个弥散环,导致看远处目标模糊不清。近视眼按度数可分为三类:轻度小于-3.00 D,中度为-3.00 D～-6.00 D,高度大于-6.00 D。

(二)病因与发病机制

1.遗传因素

高度近视可能为常染色体隐性遗传。中低度近视可能为多因子遗传,既服从遗传规律又有环境因素参与,而以环境因素为主。其中,高度近视比低度近视与遗传因素的关系更为密切。

2.发育因素

婴幼儿时期眼球较小,为生理性远视,随着年龄增长,眼球各屈光成分协调生长,逐步变为正视。若眼轴过度发育,即成为轴性近视。

3.环境因素

青少年学生与近距离工作者中近视眼较多,主要与长时间近距离阅读、用眼卫生不当有关。此外,营养成分的失调、使用工具不符合学生的人体工程力学要求、大气污染、微量元素的不足等也是近视的诱发因素。

(三)护理评估

1.健康史

注意询问患者有无视疲劳、眼外斜视及近视家族史等。了解患者佩戴眼镜史及用眼卫生情况、发现近视的时间及近视的进展程度。

2.症状与体征

(1)视力:近视最突出的症状是远视力减退、近视力正常。

(2)视力疲劳:近视初期常有远视力波动,注视远处物体时喜眯眼,容易产生视疲劳,常见于低度近视者,但症状较远视者轻。

(3)视疲劳与外斜视。视疲劳重者可发展为外斜视,是调节与集合平衡失调的结果,机体为使调节与集合间固有的不平衡能够维持暂时的平衡,故容易产生视疲劳。看近时不用或少用调节,造成平衡紊乱即产生眼位变化,斜视眼为近视度数较高的眼。

(4)眼球前后径变长:多见于高度近视,属轴性近视。

(5)眼底高度近视可引起眼底退行性变化和眼球突出,出现豹纹状眼底、近视弧形斑、脉络膜萎缩甚至巩膜后葡萄肿、黄斑出血等变化。周边部视网膜可出现格子样变性和视网膜裂孔,增加视网膜脱离的危险。

(6)并发症:如玻璃体异常(液化、混浊、后脱离)、视网膜脱离、青光眼、白内障等,以高度近视者为多见。

3.心理、社会状况评估

有部分患者认为佩戴眼镜影响外观而表现为不愿意配合。需要评估患者的学习、生活和工作环境及对近视的认识程度。

4.辅助检查

常用屈光检查,方法如下。客观验光法、主觉验光法、睫状肌麻痹验光法。对于高度近视中有眼底改变的患者,应进行荧光素眼底血管造影或吲哚青绿血管造影。

(四)护理诊断

1. 视力下降

与屈光介质屈光力过强有关。

2. 知识缺乏

缺乏近视眼及其并发症的防治知识。

3. 潜在并发症

视网膜脱离、术后伤口感染、上皮瓣移位、角膜混浊、高眼压等。

(五)护理措施

1. 用眼卫生指导

(1)避免长时间连续用眼,一般持续用眼1小时应休息5~10分钟。

(2)保持良好的学习、工作姿势。不躺在床上、车厢内阅读,不在太阳直射下或光线昏暗处阅读。双眼平视或轻度向下注视荧光屏,眼睛与电脑荧光屏的距离应在60 cm以上。

(3)高度近视患者应避免剧烈运动,如打篮球、跳水等,防止视网膜脱落。

(4)饮食以富含蛋白质、维生素的食物为主,如新鲜水果、蔬菜、动物肝脏、鱼等。

(5)定期检查视力,建议半年复查一次,根据屈光检查结果及时调整眼镜度数。

2. 配镜矫正护理

向患者及其家长解释近视视力矫正的重要性及可能的并发症,纠正"戴眼镜会加深近视度数"的错误认知。建议在睫状肌麻痹状态下验光,可取得较为准确的矫正度数。

(1)佩戴框架眼镜的护理。框架眼镜是最常用和最好的方法,配镜前须先经准确验光确定近视度数,镜片选择以获得最佳视力的最低度数凹透镜为宜。指导患者和其家属学会眼镜护理:①坚持双手摘戴眼镜,单手摘戴若力度过大会使镜架变形;②戴眼镜的位置正确,将镜片的光学中心对准眼球中心部位,才能发挥眼镜的正确功能;③镜架沾上灰尘时,用流水冲洗,再用眼镜专用布或软纸拭干;④参加剧烈运动时不要戴眼镜,以免眼镜受到碰撞。

(2)佩戴角膜接触镜的护理。①根据不同材料的角膜接触镜的不同特点予以护理指导:软镜验配简单,佩戴舒适;角膜塑形镜(OK镜)睡眠时佩戴,起床后取出;硬性透氧性接触镜(RGP)验配较复杂,必须严格按规范验配,佩戴前须向患者详细交代注意事项,使患者充分了解其重要性,以提高患者的依从性。初次戴镜通常第1天戴5~6小时,然后每天延长1~2小时,1周左右每天可佩戴12~16小时,期间必须定期复查。②养成良好的卫生习惯,取、戴前均应仔细洗手,定期更换镜片。③避免超时佩戴和过夜佩戴。④戴镜后刺激症状强烈,应摘下重新清洗后再戴,如有异物感、灼痛感应马上停戴。⑤游泳时不能戴镜片。

3. 屈光手术护理

目前屈光手术治疗的方法如下。

(1)角膜屈光手术:分为非激光手术与激光手术。非激光手术包括放射状角膜切开术、表层角膜镜片术、角膜基质环植入术。激光手术包括准分子激光角膜切削术(PRK)、激光角膜原位磨镶术(LASIK)、准分子激光角膜上皮瓣原位磨镶术(LASEK)。

角膜屈光手术前的护理:按手术常规做好术前准备。①佩戴隐形眼镜者,手术前的眼部检查须在停戴48~72小时后进行;长期佩戴者须停戴1~2周;佩戴硬镜者须停戴4~6周。②冲洗结膜囊和泪道,如发现感染灶,要先治疗后再行手术。按医嘱滴用抗生素滴眼液。③注意充分休息,以免眼调节痉挛。④全面的眼部检查,包括视力、屈光度、眼前段、眼底、瞳孔直径、眼压、角膜地形图、角膜厚度和眼轴测量等。⑤告知患者,术后短时间内视力可能不稳定,会有逐步适应的过程。

角膜屈光手术后护理:①3天内避免洗头,洗脸洗头时,不要将水溅入眼内;②1周内不要揉眼睛,最好避免看书报等,外出佩戴太阳镜,避免碰伤,近期避免剧烈运动和游泳;③进清淡饮食,避免刺激性食物;④遵医嘱用药和复查,如出现眼前黑点、暗影飘动、突然视力下降等症状,应立即门诊复查。

(2)眼内屈光手术:目前已开展的手术治疗方法有白内障摘除及人工晶体植入术、透明晶状体摘除及人工晶体植入术、晶状体眼人工晶体植入术。

(3)巩膜屈光手术:如后巩膜加固术、巩膜扩张术等,巩膜屈光手术后注意观察有无眼球运动障碍、出血、复视、植入物排斥等并发症。

二、远视

(一)概述

远视眼是指在眼调节的松弛状态下,平行光线经眼的屈光系统屈折后,焦点聚在视网膜后面的一种屈光状况。远视眼按度数可分为三类:轻度小于+3.00 D,中度为+3.00 D~+5.00 D,高度大于5.00 D。远视按屈光成度分为轴性远视和屈光性远视。

(二)病因与发病机制

1.轴性远视

眼的屈光力正常,眼球前后径较正常眼短,为远视最常见的原因。初生婴儿有2~3 D远视,在生长发育过程中,慢慢减少,约到成年成为正视或接近正视。如因发育原因,眼轴不能达到正常长度,即成为轴性远视。

2.屈光性远视

眼球前后径正常,由于眼的屈光力较弱所致。其原因一是屈光间质的屈光指数降低,二是角膜或晶状体弯曲度降低,如扁平角膜,三是晶状体全脱位或无晶状体眼。

(三)护理评估

1.健康史

注意询问患者有无远视家族史,了解患者佩戴眼镜史、用眼卫生情况、发现远视的时间及远视的进展程度。

2.症状与体征

(1)视疲劳是远视最突出的临床症状,表现为视物模糊、头痛、眼球眼眶胀痛、畏光、流泪等。闭目休息后,症状减轻或消失。尤其以长时间近距离工作时明显,这是由于眼调节过度产生的,多见于高度远视和35岁以上患者。

(2)视力障碍:轻度远视的青少年,由于其调节力强,远近视力可不受影响;远视程度较高,或因年龄增加而调节力减弱者,远视力好,近视力差;高度远视者,远近视力均差,极度使用调节仍不能代偿;远视程度较重的幼儿,常因过度使用调节,伴过度集合,易诱发内斜视。看近处小目标时,内斜加重,称为调节性内斜视。若内斜持续存在,可产生斜视性弱视。

(3)眼底:高度远视眼球小,视乳头小而色红,边界较模糊,稍隆起,形似视乳头炎,但矫正视力正常,视野无改变,长期观察眼底像不变,称为假性视乳头炎。

3.心理、社会状况评估

轻度远视不易被发现,常在体检时才被发现;部分患者认为佩戴眼镜影响外观而表现为不愿意配合。需评估远视对患者学习、生活和工作环境的影响及患者对远视的认知程度。

4.辅助检查

屈光检查方法:客观验光法、主觉验光法、睫状肌麻痹验光法。

(四)护理诊断

1.知识缺乏

缺乏正确佩戴眼镜的知识。

2.舒适改变

与过度调节引起的眼球、眼眶胀痛,视疲劳有关。

3.视力下降

与眼球屈光力弱或眼轴过短有关。

(五)护理措施

(1)向患者及其家属介绍远视眼的防治知识。①轻度远视,无症状者不需矫正,但若有视疲劳和内斜视,即使远视度数低也应戴镜;中度远视或中年以上患者应戴镜矫正以提高视力,消除视疲劳,防止内斜视发生。②原则上远视眼的屈光检查应在睫状肌麻痹状态下进行,用凸透镜矫正。每半年进行1次视力复查,根据屈光检查结果及时调整眼镜度数。12周岁以下者或调节能力强者应采用睫状肌麻痹剂散瞳验光配镜。③保持身心健康,生活有规律,锻炼身体,增强体质,保持合理的饮食习惯,避免偏食。

(2)观察患者视力及屈光度的改变以及有无眼位改变。

三、散光

(一)概述

散光是指由于眼球各屈光面在各径线(子午线)的屈光力不等,平行光线进入眼内不能在视网膜上形成清晰物像的一种屈光不正现象。

(二)病因与发病机制

本病最常见的病因是角膜和晶状体各径线的曲率半径大小不一致,通常以水平及垂直两个主径线的曲率半径差别最大。发病还可能与遗传、发育、环境、饮食、角膜瘢痕等因素有关。

根据屈光径线的规则性,可将散光分为规则散光和不规则散光两种类型。

(1)规则散光是指屈光度最大和最小的两条主子午线互相垂直,用柱镜片可以矫正,是最常见的散光类型。规则散光可分为顺规散光、逆规散光和斜向散光。根据各子午线的屈光状态,规则散光也可分为五种:单纯远视散光、单纯近视散光、复性远视散光、复性近视散光和混合散光。

(2)不规则散光是指最大和最小屈光力的主子午线互相不垂直,如圆锥角膜、角膜瘢痕等,用柱镜片无法矫正。

(三)护理评估

1.健康史

了解患者发现散光的年龄及佩戴眼镜史。

2.症状与体征

(1)视疲劳:头痛、眼胀、流泪、看近物不能持久、单眼复视、视力不稳定以及看书错行等。

(2)视力:散光对视力的影响取决于散光的度数和轴向。散光度数越高或斜轴散光对视力影响大,逆规散光比顺规散光对视力影响大。低度散光对视力影响不大;高度散光者远、近视力均下降。

(3)眯眼:以针孔或裂隙作用来减少散光。散光者看远看近均眯眼,而近视者仅在看远时眯眼。

(4)散光性弱视:幼年时期的高度散光易引起弱视。

(5)代偿头位:利用头位倾斜和斜颈等自我调节,以求得较清晰的视力。

(6)眼底:眼底检查有时可见视乳头呈垂直椭圆形,边缘模糊,用检眼镜不能很清晰地看清眼底。

3.心理、社会状况评估

评估患者的情绪和心理状态。评估患者的年龄、性别、学习、生活、工作环境以及对散光的认知程度。

4.辅助检查

屈光检查的方法有客观验光法、主觉验光法、睫状肌麻痹验光法。

(四)护理诊断

1.知识缺乏

缺乏散光的相关知识。

2.舒适改变

与散光引起的眼酸胀、视疲劳有关。

3.视力下降

与眼球各屈光面在各子午线的屈光力不等有关。

(五)护理措施

(1)向患者及其家属宣传散光的相关知识,若出现视物模糊、视疲劳、散光,应及时矫正,防止发生弱视。规则散光可戴柱镜矫正,如不能适应全部矫正可先以较低度数矫正,再逐渐增加度数。不规则散光可佩戴硬性透氧性角膜接触镜(RGP)矫正,佩戴时需要先适应一定的时间。手术方法包括准分子激光屈光性角膜手术和散光性角膜切开术。

(2)护理要点:①避免用眼过度导致视疲劳;②高度散光常伴有弱视,在矫正散光的同时进行弱视治疗;③定期检查视力,青少年一般每半年检查一次,以及时发现视力及屈光度的改变,从而及时调整眼镜度数;④保持身心健康,生活有规律,锻炼身体,增强体质,保持合理的饮食习惯,避免偏食;⑤注意眼镜和角膜接触镜的护理和保养。

四、老视

(一)概述

老视又称老花,是指随着年龄的增加,眼的调节功能日益减退,近距离阅读或工作日渐困难的一种生理现象,一般出现在40~45岁。

(二)病因与发病机制

随着年龄增长,晶状体逐渐硬化,弹性下降,睫状肌功能逐渐减弱,因而眼的调节力变小,近点逐渐远移,近视力愈来愈低。这是一种由于年龄所致的生理性调节力减弱的现象。

(三)护理评估

1.健康史

(1)了解患者有无视疲劳和佩戴眼镜的情况。

(2) 了解患者的工作性质、阅读习惯、老视发生年龄等。

2. 症状与体征

(1) 视近物困难：初期近点逐渐远移，需将注视目标放得远些才能看清。在光线不足的情况下，近视力更差。随着年龄增长，即使将注视目标尽量放远，也无法看清。

(2) 视疲劳：头痛、眼胀、流泪、看近物不能持久、单眼复视、视力不稳定、看书错行等。

3. 心理、社会状况评估

由于老视者近视力是逐渐下降的，容易发现不及时，需评估患者的用眼情况，了解患者年龄、职业、生活和工作环境以及对本病的认知程度。

4. 辅助检查

屈光检查方法有客观验光法、主觉验光法、睫状肌麻痹验光法。

(四) 护理诊断

1. 镜片选择

了解老视者的工作性质和阅读习惯，选择合适的镜片，使患者在阅读时视力能保持持久的清晰和舒适，缓解视疲劳症状。单光镜是首次佩戴眼镜者的较好选择，但它只适合看近时。双光眼镜弥补了单焦镜远近不能兼顾的不足，但外观不美，而且常出现图像跳动现象；近年推出的渐变多焦点镜能满足远、中、近不同距离的视觉需求，验配前要了解佩戴者的视觉需求，并指导其正确使用。戴近用的凸透镜，镜片的屈光度依年龄和原有的屈光状态而定，一般规律是，原为正视眼者，45岁佩戴+1.00 D；50岁佩戴+2.00 D；60岁佩戴+3.00 D。非正视眼者，老视眼镜的屈光度数为上述年龄所需的屈光度与原有屈光度的代数和。

2. 健康指导

避免用眼过度导致视疲劳。老视一般从45岁开始发生，随着年龄增长，老视程度逐渐加重，老视眼镜的度数应随着年龄改变而调整。保持身心健康，生活有规律，锻炼身体，增强体质及保持合理的饮食习惯。

五、弱视

(一) 概述

弱视是指眼部无明显器质性病变，但在视觉发育期间，由于各种原因引起视觉细胞有效刺激不足，导致单眼或双眼最好矫正视力低于0.8的一种视觉状态。弱视在学龄前儿童及学龄儿童的患病率为1.3%～3%，是一种可治疗的视力缺损性常见眼病，发现越早，治疗越早，预后越好。

(二) 病因与发病机制

按发病机制的不同，弱视一般可分为如下几种。

1. 斜视性弱视

为消除和克服斜视引起的复视和视觉紊乱，大脑视皮层中枢主动抑制由斜视眼传入的视觉冲动，该眼的黄斑功能长期被抑制而形成弱视。

2. 屈光参差性弱视

一眼或两眼有屈光不正，两眼屈光参差较大，使两眼在视网膜上的成像大小不等，融合困难，大脑视皮层中枢抑制屈光不正程度较重的一眼，日久便形成弱视。

3. 屈光性弱视

多见于双眼高度远视或高度近视者，在发育期间未能矫正，使所成的像不能清晰聚焦于黄斑中心凹,造成视觉发育的抑制,而形成弱视。

4.形觉剥夺性弱视

由于先天性或早期获得的各种因素导致视觉刺激降低,如眼屈光间质混浊(如白内障、角膜瘢痕等)、完全性上睑下垂、不恰当的眼罩遮盖眼等,妨碍视网膜获得足够光刺激,而干扰了视觉的正常发育过程,造成弱视。

5.先天性弱视

器质性弱视,如新生儿视网膜或视路出血和微小眼球震颤。

(三)护理评估

1.健康史

向家长询问患儿出生时情况,有无眼病,有无不当遮眼史,有无复视和头位偏斜,有无家族史,了解患儿诊治经过。

2.症状与体征

视力减退,临床上将屈光矫正后视力在0.6~0.8者定为轻度弱视,在0.2~0.5者定为中度弱视,不大于0.1者定为重度弱视。但在暗淡光线下,弱视眼的视力改变不大,临床上弱视患儿往往无主诉,常在视觉检查时发现异常。视力测定在散瞳后进行会更准确,常用方法如下。

(1)2岁以内婴幼儿。①观察法,婴幼儿的视力检查比较困难,不伴有斜视的弱视则更不易被发现。可用临床观察法衡量婴幼儿的视力,如交替遮盖法,先后交替遮盖患儿的一只眼,观察和比较其反应,或用一件有趣的图片或玩具引逗他,连续移动,根据患儿的单眼注视和追随运动评估其视力。②视动性眼球震颤方法,利用能旋转的黑色条纹的眼震鼓,观察眼动状态。

(2)2~4岁儿童。用图形视力表或E视力表检测其视力。检测时应完全遮盖一眼,有拥挤现象(对单个字体的识别能力比对同样大小但排列成行的字体的识别能力要强)。

(3)5岁以上儿童与成人一样,用E视力表检测。

3.心理、社会状况评估

由于弱视患者多为年幼患儿,除应评估患者的年龄、受教育水平、生活方式和环境外,还应评估患儿家属接受教育的水平、对疾病的认识程度、心理障碍程度、社会支持系统的支持程度等。

4.辅助检查

详见症状与体征相关内容。

(四)护理诊断

1.感知改变

与弱视致视力下降有关。

2.潜在并发症

健眼遮盖性弱视。

3.知识缺乏

缺乏弱视的防治知识。

(五)护理措施

(1)向患儿和其家属详细解释弱视的危害性、可逆性、治疗方法及注意事项等,取得他们的信任与合作。随着弱视眼视力的提高,受抑制的黄斑中心凹开始注视,但由于双眼视轴不平行(如斜视等),打开双眼后可出现复视,这是治疗有效的现象,应及时向家属解释清楚。只要健眼视力不下降,就应继续用遮盖疗法。矫正斜视和加强双眼视功能训练,复视能自行消失。

(2)治疗方法的指导。①常规遮盖疗法指导。利用遮盖视力较好一眼,即优势眼,消除双眼相互竞争中优势眼对弱视眼的抑制作用,强迫弱视眼注视,同时让大脑使用被抑制眼,提高弱视眼的固视能力和提高视力,这是弱视患儿最有效的治疗方法。遮盖期间鼓励患儿用弱视眼做描画、写字、编织、穿珠子需要等精细目力的作业。遵照医嘱选择具体遮盖比例,健眼必须严格和彻底遮盖,应避免偷看,同时警惕遮盖性弱视发生;定期随访,每次复诊都要检查健眼视力及注视性质。同时因遮盖疗法改变了患者的外形,应予以心理疏导。②压抑疗法,即利用过矫、欠矫镜片或睫状肌麻痹剂抑制健眼看远和/或看近的视力;视觉刺激疗法(光栅疗法);红色滤光胶片疗法等。③后像疗法,即平时遮盖弱视眼,治疗时盖健眼,用强光炫耀弱视眼(黄斑中心凹3°~5°用黑影遮盖保护),再于闪烁的灯光下,注视某一视标,此时被保护的黄斑区可见视标,而被炫耀过的旁黄斑区则看不见视标。每天2~3次,每次15~20分钟。

(3)调节性内斜视经镜片全矫后,应每半年至1年检眼1次,避免长期戴远视镜片而引起调节麻痹。为巩固疗效、防止弱视复发,所有治愈者均应随访观察,一直到视觉成熟期,随访时间一般为3年。

(李 淳)

第七节 白 内 障

一、概述

白内障是指因年龄、代谢、外伤、药物、辐射、遗传、免疫、中毒等因素导致晶状体透明度降低或颜色改变所致光学质量下降的退行性变,是最常见的致盲性眼病。常分为年龄相关性白内障、先天性白内障、外伤性白内障、代谢性白内障等。白内障的治疗目前以手术治疗为主,手术方式主要采用超声乳化联合人工晶状体植入术、飞秒激光辅助白内障超声乳化联合人工晶体植入术。

二、病情观察与评估

(一)生命体征

监测生命体征,观察患者有无血压异常。

(二)症状体征

(1)观察患者有无视力下降、视物模糊、遮挡、变形、眼痛、眼胀等症状。有无眼部外伤史等。

(2)了解患者晶状体混浊部位及程度。

(三)安全评估

评估患者有无因年龄、视力障碍导致跌倒/坠床的危险。

三、护理措施

(一)术前护理

1.完善检查

协助完善术前常规及专科检查。

2.散瞳

术前充分散瞳,增大术野,有利于晶体、晶体核的吸出及人工晶体的植入,避免虹膜损伤,保证手术成功。前房型人工晶体植入者禁止散瞳。

3.访视与评估

了解患者基本信息和手术相关信息,确认术前准备完善情况。

4.患者交接

与手术室工作人员核对患者信息、手术部位标识及患者相关资料,完成交接。

(二)术后护理

1.眼部护理

(1)观察患者术眼敷料有无渗血、渗液,保持敷料清洁干燥。

(2)术眼有无疼痛,有无恶心、呕吐等伴随症状。

(3)勿揉搓、碰撞术眼,避免突发震动引起伤口疼痛及晶体移位。

(4)术后如出现明显头痛、眼胀、恶心、呕吐时,应警惕高眼压的发生,报告医师给予相应处理。

(5)术眼佩戴治疗性角膜接触镜者,手术2小时后至睡前遵医嘱滴用抗生素眼液及人工泪液,每2小时1次,至少3次以上;术眼包扎者,术后1天敷料去除后遵医嘱滴眼药。

2.用药护理

(1)散瞳剂:防止术后瞳孔粘连,滴药后会出现视物模糊,应睡前使用,预防跌倒。

(2)激素类:严格遵医嘱用药。

3.预防跌倒/坠床

视力不佳者佩戴老花镜,晚上使用夜灯,将常用的物品置于随手可取之处,保持周围环境无障碍物,指导患者使用厕所、浴室的扶手,避免跌倒/坠床。

四、健康指导

(一)住院期

(1)告知患者ERG、眼AB超、角膜曲率、角膜内皮细胞计数等专科检查的目的,积极配合检查。

(2)告知手术的目的、方法、大致过程及注意事项等,积极配合治疗。

(二)居家期

(1)告知患者术后注意事项,指导用眼卫生,避免脏水入术眼。

(2)未植入人工晶体者3个月后验光配镜。

(3)出院后1周门诊复查,若出现视力突然下降,眼部分泌物增加等应及时就医。

(李 淳)

第八节 青 光 眼

一、概述

青光眼是病理性高眼压导致视神经损害和视野缺损的一种主要致盲性眼病,具有家族遗传性。高眼压、视盘萎缩及凹陷、视野缺损及视力下降是本病的主要特征。根据前房角形态、病因机制及发病年龄等主要因素,将青光眼分为原发性、继发性及先天性。原发性青光眼又分为开角型和闭角型。

二、病情观察与评估

(一)生命体征
监测生命体征,观察患者有无体温、脉搏、呼吸、血压异常。

(二)症状体征
(1)观察患者有无眼压升高、眼部充血、角膜水肿、瞳孔散大、光反射迟钝或消失等症状。
(2)观察患者有无剧烈头痛、眼胀、虹视、雾视、视力下降、视野变小、恶心、呕吐等症状。
(3)了解患者有无前房浅、房角变窄、虹膜节段萎缩、角膜后沉着物、晶体前囊下混浊等症状。

(三)安全评估
(1)评估患者有无因双眼视力障碍导致跌倒/坠床的危险。
(2)评估患者对疾病的认知程度、心理状态,有无焦虑、恐惧等表现。

三、护理措施

(一)术前护理

1.完善检查
协助完善术前常规及专科检查。

2.卧位
卧床休息,抬高床头15°~30°。

3.疼痛护理
采用数字分级法(NRS)进行疼痛评估,分析疼痛的原因,安慰患者,遵医嘱予以降眼压对症处理,观察疼痛缓解情况及眼压的动态变化。

4.用药护理
(1)磺胺类降眼压药物:观察患者有无口唇、四肢麻木等低钾表现,遵医嘱同时补钾。该类药物易引起泌尿道结石,应少量多次饮水、服用小苏打等碱化尿液,磺胺过敏者禁用。
(2)缩瞳剂眼药、β受体阻滞剂眼药:滴药后压迫内眦部2~3分钟,防止药物经泪道进入鼻腔由鼻黏膜吸收引起心率减慢、哮喘及呼吸困难等全身毒副反应。有心功能不全、心动过缓、房室传导阻滞、哮喘、慢性阻塞性肺部疾病的患者慎用。
(3)20%甘露醇:快速静脉滴注完毕后平卧1~2小时,防止引起直立性低血压及脑疝等,观察神志、呼吸及脉搏的变化。长期输入者,监测电解质的变化。

5.心理护理
加强与患者沟通,做好心理疏导,消除其焦虑、恐惧心理,以免不良情绪导致青光眼急性发作,增强战胜疾病的信心,积极配合治疗。

6.访视与评估
了解患者基本信息和手术相关信息,确认术前准备完善情况。

7.患者交接
与手术室工作人员核对患者信息、手术部位标识及患者相关资料,完成交接。

(二)术后护理

1.卧位

卧床休息,抬高床头15°～30°,减轻颜面水肿,利于房水引流。

2.眼部护理

(1)观察术眼敷料有无松脱、渗血渗液、脓性分泌物;有无头痛、眼痛、恶心呕吐、角膜水肿或角膜刺激症状。

(2)结膜缝线会有术眼异物感,勿揉搓术眼。

(3)观察眼压、视功能的变化。

(4)浅前房患者半卧位休息,加压包扎术眼,促进伤口愈合、前房形成。

3.用药护理

术眼应用散瞳剂防止虹膜粘连,非手术眼禁用散瞳剂。

4.预防青光眼发作

(1)进食清淡、软、易消化饮食,保持大便通畅;戒烟酒,不宜食用浓茶、咖啡及辛辣刺激性食品;不宜暴饮,应少量多次饮水,一次饮水不超过300 mL。

(2)劳逸结合,保持精神愉快,避免情绪波动;不宜在黑暗环境中久留,衣着宽松,不宜长时间低头弯腰,睡觉时需垫枕,以免影响房水循环导致眼压升高。

(3)原发性青光眼术前禁用散瞳剂。

四、健康指导

(一)住院期

(1)告知患者裂隙灯、房角镜、眼底、眼压、视野、OCT、VEP、角膜内皮细胞计数等检查的目的、重要性,积极配合检查。

(2)强调预防青光眼发作的措施及重要性。

(3)有青光眼家族史者,告知其直系亲属定期门诊检查,做到早发现、早诊断、早治疗。

(二)居家期

(1)告知患者坚持局部滴药,教会正确滴眼药方法。

(2)出院后1周门诊复查。如发生眼胀、红肿、分泌物增多或突然视物不清,应立即就医。青光眼术后需终身随访。

(李　淳)

第九节　玻璃体积血

一、概述

玻璃体积血是各种原因造成视网膜、葡萄膜血管或新生血管破裂,血液流出并聚积于玻璃体腔。大量玻璃体积血时,不仅造成视力障碍,还可引起视网膜脱离、青光眼、白内障等并发症。

二、病情观察与评估

(一)生命体征
监测生命体征,观察患者有无血压异常。

(二)症状体征
(1)观察患者视力、眼压情况,眼前有无漂浮物、闪光感等症状。
(2)了解患者有无外伤史、手术史、视网膜血管病变史、高血压、糖尿病、血液病史等。

(三)安全评估
(1)评估患者有无因视力障碍导致跌倒/坠床的危险。
(2)评估患者对疾病的认知程度、心理状态及家庭支持系统。

三、护理措施

(一)术前护理

1.完善检查
协助完善术前常规及专科检查。

2.卧位
半卧位休息,减少活动。

3.用药护理
(1)滴用散瞳剂麻痹睫状肌,保证眼球休息,利于检查,防止术后瞳孔粘连。
(2)滴药后压迫泪囊2~3分钟,以减少药物经泪道进入鼻腔由鼻黏膜吸收引起全身毒副反应。
(3)若出现呼吸加速、神经兴奋症状、全身皮肤潮红等应高度警惕药物中毒,立即停药、吸氧,协助医师处理。
(4)糖尿病、高血压患者坚持治疗,监测血糖、血压变化,观察患者有无并发症。

4.心理护理
加强与患者沟通,了解患者对治疗的预期效果,给予正确的引导。讲解成功案例,增强战胜疾病的信心,积极配合治疗。

5.访视与评估
了解患者基本信息和手术相关信息,确认术前准备完善情况。

6.患者交接
与手术室工作人员核对患者信息、手术部位标识及患者相关资料,完成交接。

(二)术后护理

1.卧位
合并视网膜脱离行玻璃体腔注气/硅油填充者取裂孔处于最高位休息,根据气体吸收及视网膜复位的情况变换体位。

2.眼部护理
(1)勿碰撞揉搓术眼、用力咳嗽、打喷嚏、用力排便,3个月内勿过度用眼、避免剧烈活动,防止再出血及视网膜再脱离。
(2)观察眼压、眼内气体吸收、视网膜复位等情况,若有异常,协助医师处理。

3.预防跌倒/坠床
根据患者视力障碍程度及自理能力,协助患者完成生活护理,落实住院患者跌倒/坠床干预措施,如使用床栏、保持地面干燥、穿防滑鞋、将用物置于易取放处,保持病房和通道畅通等。

四、健康指导

(一)住院期

(1)告知患者眼底、三面镜、眼压、眼底血管造影、OCT、ERG、VEP、眼B超等检查的目的、重要性,积极配合检查。

(2)强调正确体位的重要性,提高患者特殊体位依从性。

(二)居家期

(1)球内注气未吸收者2个月内禁止乘坐飞机或至海拔1 200米以上的地方。硅油填充者3~6个月后取出。

(2)出院后1周门诊复查。如出现视物变形、遮挡感、眼前闪光感等,立即就医。

(李 淳)

第十节 视网膜脱离

一、概述

视网膜脱离是指视网膜神经上皮与色素上皮之间的潜在间隙发生分离,根据发病原因可分为孔源性视网膜脱离、牵拉性视网膜脱离和渗出性视网膜脱离。高度近视、糖尿病性视网膜病变、高血压性视网膜病变、外伤等是发病的主要因素。早发现、早诊断、早治疗可有效减少视网膜脱离对视功能的损害。

二、病情观察与评估

(一)生命体征

监测生命体征,观察患者有无体温、脉搏、呼吸、血压异常。

(二)症状体征

(1)观察患者视力、眼压、眼底情况,有无视物变形、眼前黑影、遮挡感、闪光感等症状。

(2)了解患者有无高度近视、眼部外伤史、糖尿病、高血压、玻璃体积血等病史。

(三)安全评估

(1)评估患者有无因视力障碍导致跌倒/坠床的危险。

(2)评估患者对疾病的认知程度、心理状态,有无焦虑、抑郁等表现。

三、护理措施

(一)术前护理

1.完善检查

协助完善术前常规及专科检查。

2.体位与活动

(1)协助患者取视网膜裂孔处于最低位休息,减少视网膜下积液,促进视网膜回帖。如上方裂孔采取低枕卧位、下方裂孔采取高枕卧位。

(2)减少用眼,避免剧烈活动、突然转头、瞬目、咳嗽、打喷嚏、俯卧、埋头等动作,减少玻璃体对视网膜的牵拉,防止视网膜脱离范围扩大。

3.用药护理

(1)遵医嘱散瞳,麻痹睫状肌,保证眼球休息,利于检查,防止术后瞳孔粘连。

(2)滴药后压迫泪囊区2~3分钟,防止药物经泪道进入鼻腔由鼻黏膜吸收出现口干、视物模糊、皮肤潮红、心悸等毒副反应,若症状加重,立即停药,吸氧,协助医师进行处理。

4.预防跌倒/坠床

根据患者视力障碍程度及自理能力,协助其完成进食、洗漱、如厕等生活护理。将常用的物品置于随手可得之处,保持周围环境无障碍物,晚上使用夜灯,指导患者使用厕所、浴室、通道的扶手,活动及外出时有人全程陪同,避免跌倒/坠床。

5.糖尿病患者监测血糖变化,控制血糖在正常范围。

观察患者有无糖尿病足等并发症。

6.心理护理

加强与患者沟通,了解患者对治疗的期望值,给予正确的引导。讲解成功案例,增强战胜疾病的信心,积极配合治疗。

7.访视与评估

了解患者基本信息和手术相关信息,确认术前准备完善情况。

8.患者交接

与手术室工作人员核对患者信息、手术部位标识及患者相关资料,完成交接。

(二)术后护理

1.体位与休息

协助患者正确卧位,眼内注气或硅油填充患者术后取裂孔处于最高位休息,利用气体向上的浮力及硅油表面张力促进视网膜复位。可采取坐卧交替或按摩颈肩背部等方法以缓解手术后被动体位带来的身体不适。

2.眼部护理

(1)勿过度用眼,减少眼球转动,避免揉搓碰撞术眼、剧烈活动、咳嗽、打喷嚏、头部震动。

(2)观察患者眼压、眼内气体吸收、视网膜复位等情况,若有异常,协助医师处理。

3.饮食护理

(1)饮食清淡、软、易消化、富含维生素及蛋白质,保持大便通畅,避免过度咀嚼、用力排便引起视网膜再脱。

(2)巩膜外垫压术或巩膜环扎术的患者,手术牵拉眼肌可引起恶心、呕吐等不适,应少量多餐进食。

4.疼痛护理

巩膜外垫压术或环扎术患者,因手术范围大、牵拉眼肌,术后疼痛明显,采用数字分级法(NRS)进行疼痛评分,分析疼痛原因,指导患者采取听音乐、默念数字等分散注意力的方法缓解疼痛。NRS≥4分时,遵医嘱用药,观察疼痛缓解情况。

四、健康指导

(一)住院期

(1)告知患者裂隙灯、眼底、三面镜、眼压、眼底血管造影及 OCT、ERG、VEP、眼 B 超等检查的目的、重要性及配合要点。

(2)告知患者视网膜脱离的治疗原则是尽早封闭裂孔,促进视网膜复位。

(二)居家期

(1)告知患者选择适当交通工具避免剧烈颠簸,3 个月内避免剧烈活动。

(2)球内注气或硅油填充者低头位休息,根据气体吸收及视网膜复位情况,确定更换体位时间。

(3)球内注气者 2 个月内禁止乘坐飞机或到海拔 1 200 米以上的地方;硅油填充者 3~6 个月后取出硅油。

(4)出院后 1 周门诊复查。如出现视力下降、眼前黑影遮挡、闪光感等立即就医。糖尿病性视网膜脱离患者需终身随访。

(李　淳)

第十一节　视网膜母细胞瘤

一、概述

视网膜母细胞瘤是由原始神经外胚层组织未成熟的视网膜细胞形成的原发性眼内恶性肿瘤。确切病因不明。多发生在 3 岁以下婴幼儿,可单眼、双眼先后或同时发病,具有家族遗传倾向。根据肿瘤的发展过程,临床上将视网膜母细胞瘤分为眼内期、青光眼期、眼外期、转移期。因本病易发生颅内及远处转移,危及患儿生命,因此应早发现、早诊断、早治疗。

二、病情观察与评估

(一)生命体征

监测生命体征,观察患儿体温、脉搏、呼吸有无异常。

(二)症状体征

(1)了解患儿发病年龄、有无家族史。

(2)了解患儿视网膜母细胞瘤的分期:眼内期、青光眼期、眼外期及转移期。

(三)安全评估

(1)评估患儿有无因年龄、视力障碍导致跌倒/坠床的危险。

(2)评估家属对疾病的认知程度、心理状态,如焦虑、悲观等。

三、护理措施

(一)术前护理

1.完善检查

协助完善术前常规及专科检查。

2.心理护理

向患儿家属讲解疾病的治疗方法和预后,关心患儿、安慰家属,减轻其焦虑、悲观情绪,协助家属做好患儿的心理安抚,积极配合治疗。

3.访视与评估

了解患儿基本信息和手术相关信息,确认术前准备完善情况。

4.患者交接

与手术室工作人员核对患儿信息、手术部位标识及患儿相关资料,完成交接。

(二)术后护理

1.卧位

协助患儿平卧位休息,头偏向健眼一侧,及时清除口鼻分泌物,保持呼吸道通畅,防止窒息。4~6小时后半卧位休息,减轻局部水肿。

2.观察生命体征

低流量吸氧、心电监护,监测并记录患儿生命体征、氧饱和度、尿量等。

3.眼部护理

(1)观察眼部加压包扎松紧度、是否压迫耳郭及鼻孔;观察敷料有无渗血、渗液,如有异常,协助医师处理。

(2)安抚患儿,减少哭闹,勿抓挠术眼,防止敷料脱落;术眼敷料去除后,勿揉搓、碰撞术眼,避免脏水进术眼。

4.预防跌倒/坠床

落实预防跌倒/坠床干预措施,如上床栏、保持地面干燥、防滑、协助患儿床旁活动,保障患儿安全。

四、健康指导

(一)住院期

(1)告知家属 X 线、CT、MRI、眼 B 超等检查的目的及配合要点。

(2)告知家属该病的手术方式为眼球摘除或眶内容物剜除术,以控制肿瘤生长及转移,挽救患儿生命。

(二)居家期

(1)告知需行放疗、化疗的患儿家属,及时到相关科室继续治疗。

(2)出院后 1 周门诊复查,病情变化及时就医。

(李 淳)

参考文献

[1] 兰洪萍.常用护理技术[M].重庆:重庆大学出版社,2022.

[2] 曲慧,潘红蕾,姜亚双,等.现代护理实践与护理管理[M].上海:上海科学普及出版社,2022.

[3] 李英霞,卢伟静,付海鸥.实用急诊ICU护理技术[M].北京:中国纺织出版社,2022.

[4] 于翠翠.实用护理学基础与各科护理实践[M].北京:中国纺织出版社,2022.

[5] 成育玲,张智慧.康复护理[M].武汉:华中科技大学出版社,2021.

[6] 张静华,曾超男,胡洁,等.心血管内科临床护理手册[M].昆明:云南科技出版社,2023.

[7] 吴雯婷.实用临床护理技术与护理管理[M].北京:中国纺织出版社,2021.

[8] 朱燕.儿科疾病护理与健康指导[M].成都:四川科学技术出版社,2022.

[9] 李密密,杨晓冉,刘东胜,等.现代常见病临床护理[M].青岛:中国海洋大学出版社,2022.

[10] 金莉,郭强.老年基础护理技术[M].武汉:华中科技大学出版社,2021.

[11] 张晓艳.临床护理技术与实践[M].成都:四川科学技术出版社,2022.

[12] 张振香,许梦雅,陈素艳,等.失能老人生活重建康复护理指导[M].郑州:河南科学技术出版社,2022.

[13] 高淑平.专科护理技术操作规范[M].北京:中国纺织出版社,2021.

[14] 岳立萍,李舒玲,王伟.护理技术实践与指导[M].上海:上海科学技术出版社,2023.

[15] 尉伟,郭晓萍,杨继林.常见疾病诊疗与临床护理[M].广州:世界图书出版广东有限公司,2021.

[16] 董桂银,卢唤鸽.临床常见急危重症护理研究[M].北京:中国纺织出版社,2021.

[17] 徐娟.临床护理管理与常见病护理[M].上海:上海交通大学出版社,2023.

[18] 赵雪莲.综合护理技术与专科实践[M].北京:中国纺织出版社,2022.

[19] 刘爱杰,张芙蓉,景莉,等.实用常见疾病护理[M].青岛:中国海洋大学出版社,2021.

[20] 李南南.常见疾病护理与护理管理[M].长春:吉林科学技术出版社,2023.

[21] 刘伶俐,雷振华.常见传染病临床护理路径[M].宁夏:阳光出版社,2021.

[22] 任丽,孙守艳,薛丽.常见疾病护理技术与实践研究[M].西安:陕西科学技术出版社,2022.

[23] 周芬.基层医院急诊科护理指导手册[M].昆明:云南科技出版社,2021.

[24] 杨丽,杨锟.实用老年疾病诊治护理及对策[M].北京:中国纺织出版社,2021.

[25] 代美玲,马秀玲,殷亚梅,等.内科护理常规与护理路径[M].西安:世界图书出版西安有限公司,2023.

[26] 张利萍,兰玛.养老护理操作技能实践教程[M].成都:西南交通大学出版社,2021.
[27] 杨青,王国蓉.护理临床推理与决策[M].成都:电子科学技术大学出版社,2022.
[28] 徐凤杰,郝园园,陈萃,等.护理实践与护理技能[M].上海:上海交通大学出版社,2023.
[29] 刘莉.心血管内科疾病护理与健康指导[M].成都:四川科学技术出版社,2022.
[30] 姜芹.新编临床护理研究[M].天津:天津科学技术出版社,2023.
[31] 尹濠奎.临床疾病护理精要[M].西安:世界图书出版西安有限公司,2023.
[32] 冯丽.急诊急救实用护理规范[M].上海:复旦大学出版社,2021.
[33] 李志丽.现代全科护理[M].天津:天津科学技术出版社,2023.
[34] 游桂英,温雅.心血管病内科护理手册[M].成都:四川大学出版社,2021.
[35] 李艳.临床常见病护理精要[M].西安:陕西科学技术出版社,2022.
[36] 龙苗,贾叙锋,何平,等.护理风险管理对急性呼吸窘迫综合征患者呼吸机相关性肺炎应用效果的Meta分析[J].护理管理杂志,2022,22(6):431-435.
[37] 陈爽.人性化护理干预模式应用于功能失调性子宫出血患者中的效果[J].中国医药指南,2022,20(6):1-4.
[38] 郭秋燕,王伟,徐佩风.护理敏感指标对老年子宫脱垂盆底重建术患者术后康复及生活质量的影响[J].临床护理杂志,2022,21(5):26-29.
[39] 詹文元,肖辉,李玲.奥硝唑联合头孢曲松用于急性阑尾炎围手术期感染治疗疗效及护理对策研究[J].北方药学,2022,19(7):183-185.
[40] 金艳,金燕平,王毓薇,等.营养护理作业流程标化管理对重症急性胰腺炎患者的影响分析[J].全科医学临床与教育,2022,20(1):89-91.